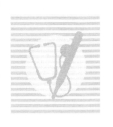

Neurosurgeon
Rounds
Handbook

# 神经外科
## 医师查房手册

林志雄　张旺明 ○ 主编

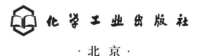

化学工业出版社

·北京·

本书结合病例，以神经外科临床需要为内容取舍标准，对神经外科疾病的主要知识点作了较为全面和深入的阐述，突出神经外科查房实践中的重点知识和逻辑思维，但又不仅是临床查房工作的简单再现，还广泛涉及神经外科疾病诊治的最新研究进展和循证医学证据。图文并茂，设置问题目录便于读者查阅。

适合初上临床的轮转医师、临床型研究生、见习/实习医学生，也适合神经外科的主治医师和住院医师阅读、参考。

**图书在版编目（CIP）数据**

神经外科医师查房手册/林志雄，张旺明主编.
北京：化学工业出版社，2018.4（2024.2重印）
ISBN 978-7-122-31404-8

Ⅰ.①神… Ⅱ.①林…②张… Ⅲ.①神经外科学-诊疗-手册 Ⅳ.①R651-62

中国版本图书馆 CIP 数据核字（2018）第 012455 号

责任编辑：戴小玲　　　　　　装帧设计：史利平
责任校对：边　涛

出版发行：化学工业出版社（北京市东城区青年湖南街 13 号　邮政编码 100011）
印　　装：北京印刷集团有限责任公司
850mm×1168mm　1/32　印张 17¼　字数 538 千字
2024 年 2 月北京第 1 版第 2 次印刷

购书咨询：010-64518888　　　　　售后服务：010-64518899
网　　址：http://www.cip.com.cn
凡购买本书，如有缺损质量问题，本社销售中心负责调换。

定　　价：69.00 元　　　　　　　　　　版权所有　违者必究

# 编写人员名单

**主　　编**　　林志雄　　张旺明

**副主编**　　张明山　　林　达

**编　　者**　　（排名不分先后）

林志雄　首都医科大学三博脑科医院

张旺明　南方医科大学珠江医院

杨志林　南方医科大学珠江医院

张世忠　南方医科大学珠江医院

林瑞生　福建医科大学附属漳州市医院

林国诗　福建医科大学附属漳州市医院

钱东翔　广州医科大学附属第三医院

翁超群　福建三博福能脑科医院

张金峰　福建三博福能脑科医院

王向宇　暨南大学华侨医院

张明山　首都医科大学三博脑科医院

任　铭　首都医科大学三博脑科医院

郑秉杰　哈尔滨医科大学附属第一医院

刘方军　首都医科大学三博脑科医院

吴陈兴　首都医科大学三博脑科医院

张林朋　首都医科大学三博脑科医院

林　达　首都医科大学三博脑科医院

韩　松　首都医科大学三博脑科医院

王浩然　首都医科大学三博脑科医院

柯以铨　南方医科大学珠江医院

夏　雷　温州医科大学附属第一医院

董志强　兰州大学第二医院
景治涛　中国医科大学盛京医院
李守巍　首都医科大学三博脑科医院
曲彦明　首都医科大学三博脑科医院
赵尚峰　首都医科大学同仁医院
刘　宁　首都医科大学三博脑科医院
郭俊秀　首都医科大学三博脑科医院
陈剑舞　福建医科大学附属第一医院
段传志　南方医科大学珠江医院
何旭英　南方医科大学珠江医院
焦力群　首都医科大学宣武医院
陈祎招　南方医科大学珠江医院
罗成义　南方医科大学珠江医院
张鸿祺　首都医科大学宣武医院
赵新岗　首都医科大学三博脑科医院
范　涛　首都医科大学三博脑科医院
靳　文　山西省儿童医院
刘智强　福建三博福能脑科医院
郭燕舞　南方医科大学珠江医院
关宇光　首都医科大学三博脑科医院

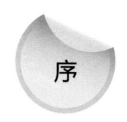

序

　　神经外科医师的成长周期较长，需要通过严格的临床实践，方能形成严谨的逻辑思维和解决临床问题的能力。这不仅是年轻神经外科医师成熟的必由之路，也是上级医师应具备的责任才能。

　　林志雄和张旺明教授组织编写的《神经外科医师查房手册》，涵盖了神经外科各领域，涉及颅脑外伤、颅内肿瘤、椎管内肿瘤、脑和脊髓血管性疾病、颈腰椎退行性疾病、小儿神经外科先天性疾病、脑积水、中枢神经系统感染和寄生虫疾病及疼痛和功能神经外科疾病，采用问答方式模拟临床查房，突出神经外科的重点知识，以临床实际病例为主线，比较全面地阐述神经外科常见疾病的诊疗过程。本书还配有经典手术视频，手机扫描即可观看，方便读者观摩手术与学习手术操作技巧。

　　本书编者均来自一线的神经外科医师，对各自领域疾病有较深刻的理解和认知，能引领读者聚焦神经外科临床的核心问题。相信《神经外科医师查房手册》的出版，可为神经外科实习医师、规范化培训医师、轮转医师、神经外科临床型研究生以及神经外科各级临床医师提供一部有益的参考书，尤其有助于年轻的神经外科医师快速成长。

赵继宗

中国科学院　院士

国家神经系统疾病临床医学研究中心　主任

首都医科大学附属北京天坛医院神经外科学系主任、教授

2018 年 1 月 22 日　北京

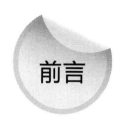

# 前言

　　尽管神经外科在整个外科领域中相对年轻，但是近年来发展却相当迅猛。那么，把一个神经外科初学者培训成一位有经验的神经外科医生的最佳教材在哪里？毫无疑问，是一例一例活生生的病例，因为"患者永远是医生的老师"。目前，有关神经外科的各级教科书与专著已有不少杰作，甚至有不少是针对某一疾病的专著。然而，通览这些充满智慧的教材与专著，不难发现，教科书有些简明，专著又略感艰深且偏重于理论。

　　作为过来人，我们相信，年轻医师在掌握基本理论知识、基本应用原则等方面相对较容易，但是要培养成正确、严谨的诊疗思路则不易。为此，我们组织同道编写了本书。

　　本书采用问答形式，模拟临床查房，从常见病、多发病及临床遇到的个案入手，在诊断和处理上采用层层推进的模式，训练实习医生、住院医师或者低年资神经外科医师的逻辑思维能力。本书着重强调神经外科基本原则的同时，扼要地介绍了当下的诊疗进展和指南。力求帮助低年资神经外科医师养成正确、严谨的诊疗思路，以提高临床工作能力，开拓诊疗视野。

　　由于受临床水平和经验所限，书中难免有不足之处，恳请同行批评指正，以使我们能更好地进步，在将来新版中补充纠正。

编者

**2017 年 10 月**

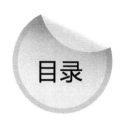

# 目录

# 问题目录

## 脑挫裂伤　　26

## 慢性硬膜下血肿　　33

## ❓ 外伤性脑梗死 ⑪

## ❓ 颅骨凹陷性骨折 ㊿

## ❓ 开放性颅脑损伤 �55

## 听神经瘤 61

## 颈静脉孔区神经鞘瘤 72

## 岩斜区脑膜瘤  82

## 岛叶胶质细胞瘤　113

## 高级别胶质细胞瘤　122

## 脊索瘤

161

## 下丘脑错构瘤 172

## ? 颅咽管瘤 185

## ? 血管母细胞瘤 196

## 蝶骨嵴脑膜瘤 227

## 原发性中枢神经系统淋巴瘤 233

## 髓母细胞瘤　264

## 丘脑胶质细胞瘤　273

## 脊髓神经纤维瘤　286

## 颈髓室管膜瘤 293

## 颅内动脉瘤 303

## 脑动静脉畸形 ③11

## 颈内动脉海绵窦瘘 ③19

## 颈动脉狭窄  330

## ❓ 高血压脑出血 346

## ❓ 烟雾病 355

## 硬脊膜动静脉瘘

**362**

## 颈椎病

**370**

## 腰椎间盘突出

**376**

## 腰椎管狭窄 382

## 脑膨出 388

## 特发性正常压力脑积水 445

## 脑积水 455

## 脑脓肿　473

## 脑裂头蚴病　479

## 顽固性癫痫　488

## 帕金森病

# 第一章　颅脑损伤

## 病例 1：前颅底骨折

⊛ [实习医师汇报病历]

患者男性，20 岁。因"骑摩托车致头部外伤治疗后鼻腔流液 1 周"入院。患者 1 周前骑摩托车摔倒撞伤头部，当时昏迷约半小时，右侧额部裂口及口鼻可见流血，被送至当地医院急救，行头颅 CT 扫描提示双侧额叶脑挫裂伤，额骨及前颅底骨折，左额部硬膜外血肿，急诊行右侧额部伤口清创缝合，予住院治疗，患者伤情逐步稳定并好转，复查 CT 提示额骨骨折，额窦破裂，左额部薄层硬膜外血肿，量约 10ml，局部小量积气。但患者仍间断出现鼻腔流液情况，低头或右侧卧时明显，为清亮液体，期间无发热、头痛、恶心、呕吐以及四肢抽搐等情况，为进一步诊治转来本院。患者受伤以来，精神差，进食少，大小便基本正常。

体格检查　体温（T）36.7 ℃，呼吸（R）15 次/min，脉搏（P）68 次/min，血压（BP）118/75mmHg。神志清楚，GCS（E3V5M6）＝14 分，精神差，反应稍迟缓，言语清晰，查体合作。右侧额部可见长约 3cm 皮肤裂口，已行缝合，裂口愈合良好，前额部肿胀，双侧眼睑可见淤血。双侧瞳孔等圆等大，均为 2.5mm，对光反应灵敏，双侧嗅觉迟钝，双侧鼻唇沟无变浅，口角无歪斜，伸舌居中，双侧颜面部及躯干感觉对称，四肢肌力、肌张力正常，双侧病理征阴性。

辅助检查　头颅 CT（图 1-1）显示额骨骨折，右侧额窦前后板骨质断裂，双侧额叶底部散在出血点，左额部薄层硬膜外血肿，量约 10ml，局部小量积气，中线无偏移，侧脑室额角受压变窄。

诊断　重型颅脑损伤：①双侧额叶脑挫裂伤；②左侧额部硬膜外血肿；③前颅底骨折并脑脊液鼻漏；④右侧额部头皮裂伤。

治疗　血常规、尿常规、粪常规（前三项为三大常规）、凝血功能、肝肾功能、电解质检验，完善心电图、胸部 X 线片、腹部超声等常规检查。予患者卧床，头部抬高30°，头孢曲松预防感染治疗，同时予对症、支持处理。

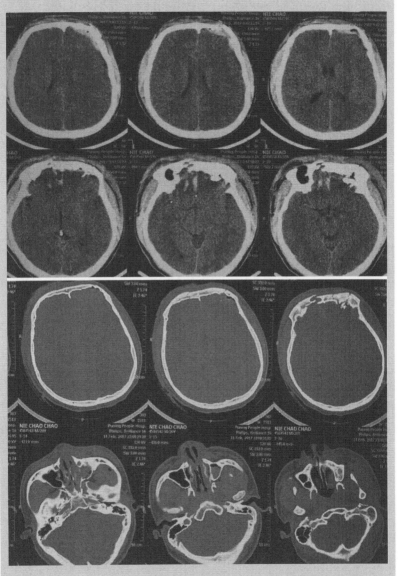

图 1-1 头颅 CT 扫描

**主任医师常问实习医师的问题**

● **何谓颅前窝？ 该患者诊断为前颅底骨折的依据有哪些？**

答：颅前窝特指颅底骨的前部，由额骨眶板、筛骨筛板、蝶骨小翼及蝶骨体前部构成。其后界为蝶骨小翼后缘，前床突后缘，视神经管颅口及视交叉沟前缘。颅前窝底正中为筛骨筛板，构成鼻腔的上壁。筛板外侧与额骨眶板相接，形成额筛缝，额筛缝后缘与蝶骨相接形成蝶筛缝。这些缝隙及筛骨筛板为颅前窝底最薄弱区，易遭受外伤骨折而发生脑脊液鼻漏或者脑脊液眶漏。

该患者诊断的依据有：①青年男性，有明确的额部外伤史；②伤后有鼻腔流血及流液情况，考虑脑脊液鼻漏可能；③查体可见伤后出现两侧眼睑黑眼征（"熊猫"眼，图1-2），合并存在嗅觉减退，其他神经系统查体无明显阳性体征；④X线检查骨折线经过眶上壁、额窦；头颅CT检查提示额骨骨折，右侧额窦前后板骨质断裂，双侧额叶底部散在出血点，左额部薄层硬膜外血肿，量约10ml，局部小量积气。

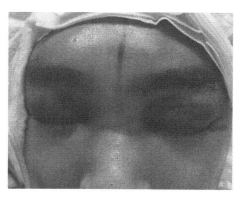

彩图:图1-2

图 1-2　"熊猫"眼征

● **如何诊断脑脊液鼻漏？**

答：脑脊液鼻漏的诊断主要依靠临床症状、体征和辅助检查。临床表现主要为一侧或双侧鼻孔持续或间歇性流出清亮液体，向一侧倾斜、低头症状加重，常合并存在嗅觉减退或消失。多发生在颅脑外伤后，少数患者仅有过轻微颅脑外伤史或喷嚏后发生鼻漏。变应性鼻炎发作时也可出现流清水样鼻涕症状，应与本病鉴别。

辅助检查主要用于定性和确定漏口，包括以下方法。

（1）鼻内镜检查　脑脊液持续外流时，内镜可能直接发现脑脊液鼻漏的部位，脑脊液漏液量少或间断流出时，可以配合使用鞘内注射荧光素，以便发现漏口。

（2）鼻腔漏出液葡萄糖浓度检测　定量检测漏出液葡萄糖浓度，并与血清中葡萄糖的浓度进行比较，若比值为 $0.50\sim0.67$，在排除其他可引起脑脊液和血清中葡萄糖浓度变化的因素下，该漏出液很可能是脑脊液。如漏出液中葡萄糖浓度大于 $1.7mmol/L$，可确诊。

（3）三维 CT 成像技术　行颅底重建可更加直观地显示骨折情况，以明确漏口部位。CT 脑池造影特异性高，能直接显示脑脊液鼻漏的漏道形态、大小、位置及数量。

（4）局部鼻内荧光素法　可用于术前诊断、术中定位及术后复发的检测，为非创伤性检查，简单安全，灵敏度高。

（5）MRI 及 MRI 水成像　常采用脑脊液最易漏出的体位，即俯卧位，选择轴位、矢状位或冠状位的 T1 加权像、T2 加权像平扫及脂肪抑制的快速自旋回波 T2 加权像，可确定病因及漏口部位。现广泛使用的 MRI 水成像技术，定位漏口准确。

### ● 脑脊液鼻漏的非手术治疗有哪些措施？

答：一般情况下脑脊液鼻漏的患者均应先非手术治疗，尤其是外伤性脑脊液鼻漏非手术治疗也应贯穿于脑脊液鼻漏治疗的始终。疗程可根据病情而定，一般为 $2\sim4$ 周，期间应密切观察。

（1）卧床休息　脑脊液鼻漏患者应绝对卧床，以避免加重脑脊液鼻漏。一般采用头高 $20°\sim30°$ 半坐位，卧向患侧，脑组织可沉落于漏口，促使自然愈合。

（2）保证鼻腔洁净　保持鼻腔局部清洁及脑脊液流出畅通，即时擦洗漏出液，避免局部堵塞导致脑脊液逆流及局部细菌生长。

（3）预防颅内压增高　可酌情使用甘露醇、呋塞米（速尿）等降低颅内压，防止感冒，保持大便通畅，给予通便药物以避免便秘，不宜行屏气、擤鼻及咳嗽等增加颅内压动作。

（4）应用抗生素　视病情决定抗生素使用的用药时间、周期。由于漏口与颅外相通，脑脊液鼻漏患者有潜在并发脑膜炎的可能，一般来说，当脑脊液鼻漏超过 24h，就有合并脑膜炎的可能，尤其是隐匿性脑脊液鼻漏，可并发脑膜炎的反复出现。一旦发生脑膜炎，应给予足量适当的抗生素，脑脊液鼻漏引起的颅内感染以革兰阴性菌多见，因此临床以头孢菌素类抗生素为主。

 ［住院医师或主治医师补充病历］

　　患者入院后按前述方法给予头高位卧床非手术治疗5天，患者精神状况有明显好转，面部肿胀逐渐消退，双眼睑淤血颜色变淡，仍诉低头或头侧卧位时右侧鼻腔有清亮液体流出，遂给予腰大池置管引流，继续予头高位卧床，静脉应用抗生素预防感染治疗，间断给予白蛋白支持治疗，近两天未再诉有鼻腔流液。

## 主任医师常问住院医师、进修医师或主治医师的问题

### ● 腰大池持续引流为何能治疗脑脊液鼻漏？

　　答：腰大池持续引流（LCFD）是应用腰椎穿刺的方法向椎管蛛网膜下腔置入引流管以达到引流脑脊液，分流减压的目的，通过持续低流量的引流分流脑脊液，降低颅内压，有利于硬膜破口的修复。

### ● 腰大池引流术后的注意事项有哪些？

　　答：腰大池引流术后注意事项如下。

　　（1）严密观察患者瞳孔、意识状态、生命体征及有无头痛、呕吐、肢体活动障碍、颈部抵抗感等。置管后要去枕平卧6h，12h内要密切观察，24h后根据患者的病情定时监测，发现异常及时处理。

　　（2）密切观察引流量、颜色和性状，严格控制引流的速度，避免引流过量，防止继发枕骨大孔疝、颅内出血、低颅压及气颅等。集液袋入口处以高于外耳道平面10～20cm为佳，或根据每天引流量调节高度。引流量为200～300ml/d，即10ml/h左右。

　　（3）保持引流通畅　引流不畅时，积极找出原因。注意检查引流管是否扭曲、脱落；如堵塞或血性引流液较浓的患者，可经引流管定期用少量生理盐水冲洗，必要时更换引流管或重新置管。

　　（4）注意患者体位和引流管的高度　保持患者卧床（抬高床头30°），但可以左右翻身，转动体位时，可暂夹闭引流管。积极消除引起颅内压变化的因素，如控制患者咳嗽、保持大便通畅等。

（5）保持穿刺点敷料干燥及完整，如发现敷料潮湿，应立即查明原因，并及时更换。避免增加感染的机会。

（6）腰大池持续体外引流，丢失了大量的蛋白质，要鼓励患者进食或鼻饲高蛋白、高纤维素、高热量的食物，补足所需的营养。

（7）感染预防，严格无菌技术　保持局部皮肤干燥，减少探视和人员流动。严格控制置管引流时间，定期留取脑脊液做脑脊液的常规及生化检查，必要时可做细菌培养。

（8）随着脑脊液漏的消失，患者一般情况的好转，应及时拔管，以防止引流过久，导致感染发生。一般置管不超过 7 天，拔管后严密观察患者的意识状态、瞳孔、生命体征，以防脑脊液漏的再发生。

❀ ［主治医师再次补充病历］

> 患者行腰大池置管引流术后 1 周未诉有鼻腔流液，初步考虑非手术治疗成功，给予拔管。患者下地活动 3 天后出现打喷嚏，随后诉鼻腔再次流液，情况同前，再次嘱患者抬高头位卧床，拟进一步检查寻找漏口，考虑行手术修补治疗。

## ❓ 主任医师常问住院医师、进修医师或主治医师的问题

### ● 脑脊液鼻漏的手术治疗指征是什么？

答：外伤性脑脊液鼻漏多采用非手术治疗，若非手术治疗 4 周以上不能自行愈合，或反复出现颅内感染或脑脊液漏愈合后又复发者具有手术治疗指征。急诊手术修补的适应证为：①前颅窝底粉碎性骨折，或合并颅骨缺损，漏液较多者；②鼻腔内有脑组织块流出者；③漏液多且有张力性气颅，颅内广泛积气者；④穿透性颅底骨折。急诊手术成功的关键在于寻找破损硬膜的边缘，分层修补。要逐一探查双侧颅前窝底、筛板、额窦后壁及蝶窦前壁。若必须要去骨瓣减压时，一定要修补好各窦腔。颅前窝底的硬膜修补均采用硬膜内外联合修补，这样才能保证不留有漏口。

### ● 如何术前或术中进行漏口确定？

答：如何准确地行脑脊液鼻漏漏口定位是手术成败的关键。术前常用的方法有：鼻腔粉剂冲洗法、椎管内注药法、核素扫描、影像学检查

及鼻内镜检查等方法，这些方法对诊断脑脊液鼻漏有较大的帮助，并可提供漏口方位的信息，但对漏口的具体定位仍欠准确。对于脑脊液鼻漏漏口不明确的病例，术前可依靠三维 CT 成像技术行颅底重建，更加直观地显示骨折情况，以明确漏口部位，或间接从影像学上局限性的窦腔积液中得以判断。CT 脑池造影特异性高，能直接显示脑脊液鼻漏的漏道形态、大小、位置及数量。必要时可借助鼻内镜检查寻找漏液的来源。临床上精确定位漏口，主要还是根据术前所获得的信息在术中仔细寻找漏口；开颅术中，有时寻找漏口较困难，因此对于颅底所有的骨折区或病变区均应逐一搜寻。鼻内镜手术术中脑脊液持续外流时，内镜可能直接发现脑脊液鼻漏的部位，脑脊液漏液量少或间断流出时，可以配合使用鞘内注射荧光素，以便发现漏口。

### ● 脑脊液鼻漏的手术方式有哪几种？

答：脑脊液鼻漏的手术修补方法较多，有颅内法和颅外法，其中颅外法分为鼻内入路和鼻外入路两种。

（1）开颅修补术　脑脊液鼻漏的传统手术治疗是由神经外科医生进行开颅修补术，其适应证包括：多发性骨折广泛颅脑损伤达开颅指征者，开颅处理血肿骨折及漏口；高颅压性脑脊液鼻漏，可导致脑疝致死者；其他方法修补后失败或复发者；颅内脓肿形成者；严重的颅底畸形；颅内外交通性肿瘤，鼻内镜及显微镜下单鼻孔入路显露困难者，当颅底骨质缺损或漏口较大时可首选。开颅修补术的优点是直视下修补漏口，可同时处理其他颅内病变；缺点是手术创伤较大，患者住院时间较长，术后嗅觉多受影响，对于多个漏口或较小的漏口术中容易遗漏，手术失败率高。

（2）内镜下鼻内入路脑脊液鼻漏修补术　1981 年 Wigand 首次成功用纤维蛋白胶经鼻内镜下修复脑脊液鼻漏，现在该项技术广泛开展，显示出其极大的优势，为耳鼻咽喉科医生常用。鼻内镜修补术是治疗筛窦和蝶窦脑脊液鼻漏的首选式术，手术难点是术中漏口位置的确定，借助鼻内镜仔细寻找脑脊液鼻漏的来源，然后清除漏口周围的肉芽组织及坏死组织，充分冲洗术区，使用肌肉筋膜等修复材料，充分铺盖漏口，压迫。

（3）显微镜下鼻外入路常采用鼻外额窦、筛窦、蝶窦手术入路，鼻外入路处理额窦的脑脊液鼻漏其优点是手术野大，可结合鼻内法进行；缺点在于面部容貌受影响。在修补筛顶或蝶窦时中鼻甲常遭破坏，鼻部功能受影响。由于鼻内镜技术的发展，现在鼻外入路已逐渐被鼻内入路取代。

## 主任医师总结

该患者有明确的车祸头部外伤史，伤后有鼻腔流血及流液，伤后查体可见两侧眼睑"熊猫"眼征，合并存在嗅觉减退，头颅 CT 检查提示额骨骨折，右侧额窦前后壁骨质断裂，颅内积气。因此，前颅底骨折诊断明确，入院时患者存在脑脊液鼻漏，首先考虑非手术治疗，予绝对卧床，头高 20°～30°半坐位，卧向患侧，以及相关对症支持治疗等处理，效果欠佳。在此基础上行腰大池引流术，继续予头高位卧床，非手术治疗 1 周后脑脊液鼻漏好转。后患者在打喷嚏后再次出现脑脊液漏复发，最终考虑采用开颅手术修补。

外伤性脑脊液鼻漏多采用非手术治疗，若非手术治疗 4 周以上不能自行愈合，或反复出现颅内感染或脑脊液漏愈合后又复发者具有手术治疗指征。如何准确地进行脑脊液鼻漏漏口定位是手术成败的关键。常用的方法有椎管内注药法、核素扫描、薄层 CT 与 MRI 影像学检查及鼻内镜检查等方法，这些方法对诊断脑脊液鼻漏有较大的帮助，并可提供漏口方位的信息，但对漏口的具体定位仍存在困难，仍有赖于术者的经验。

脑脊液鼻漏的手术修补方法较多，有颅内法和颅外法。脑脊液鼻漏的传统手术治疗是由神经外科医生进行开颅修补术，其优点是可直视下修补漏口，并能同时处理其他颅内病变；缺点是手术创伤较大，患者住院时间较长，术后嗅觉多受影响，对于多个漏口或较小的漏口术中容易遗漏，手术失败率高。内镜下鼻内入路脑脊液鼻漏修补术为耳鼻咽喉科医生常用，随着神经内镜的广泛使用，现在该项技术也在神经外科医生中得到广泛开展，显示出极大的优势。鼻内镜修补术是治疗筛顶窦和蝶窦脑脊液鼻漏的首选术式，手术难点是术中漏口位置的确定，优点是微创，手术简单，患者恢复快。

### 参 考 文 献

[1] 谢昌纪，李亮，黄纯真等. 外伤性脑脊液鼻漏的诊断治疗进展[J]. 中华神经外科疾病研究杂志，2013, 12 (01)：87-89.

[2] 乔莉，陈福权，邱建华等. 经鼻内镜脑脊液鼻漏修补术中漏口定位分析[J]. 中华神经外科疾病研究杂志，2006, 5 (06)：539-541.

[3] 徐华，郑燕，张琰等. 多层螺旋 CT 脑池造影诊断脑脊液鼻漏的价值[J]. 医学影像学杂志，2013, 23 (07)：1001-1003, 1007.

[4]　林达，金玲江，滕灵方等. 腰大池持续引流治疗外伤性脑脊液鼻漏临床观察[J]. 浙江创伤外科，2015，(01)：58-59.

[5]　庄惠文，文卫平，李健等. 外伤性迟发性脑脊液鼻漏的诊断和治疗[J]. 中华耳鼻咽喉头颈外科杂志，2010，45（03）：190-192.

[6]　王革生，高鲜红，李智等. 脑脊液鼻漏的开颅手术经验总结[J]. 中华神经创伤外科电子杂志，2015，1（03）：11-13.

[7]　陶超，徐佳，程刚等. 脑脊液鼻漏的经颅外科手术治疗[J]. 国际神经病学神经外科学杂志，2014，41（05）：401-403.

[8]　陈寒春，王义敏. 前颅底骨折后的外伤性迟发性脑脊液鼻漏手术治疗[J]. 安徽医药，2016，20（11）：2081-2083.

[9]　李春晖，王佳良，史彦芳等. 创伤性前颅底骨折的急性期手术治疗（附134例报告）[J]. 中国神经精神疾病杂志，2008，34（07）：390-392.

[10]　Yadav YR, Parihar V, Janakiram N, et al. Endoscopicmanagement of cerebrospinal fluid rhinorrhea. Asian J Neurosurg，2016，11（3）：183-193.

[11]　DeConde AS, Suh JD, Ramakrishnan VR. Treatment of cerebrospinal fluidrhinorrhea. Curr Opin Otolaryngol Head Neck Surg，2015，23（1）：59-64.

[12]　Yeo NK, Cho GS, Kim CJ, et al. The effectiveness of lumbar drainage in the conservative and surgical treatment of traumatic cerebrospinal fluid rhinorrhea. Acta Otolaryngol. 2013，133（1）：82-90.

[13]　Liu P, Wu S, Li Z, Wang B. Surgical strategy for cerebrospinal fluid rhinorrhea repair. Neurosurgery，2010，66（6）：281-285.

# 病例 2：急性硬膜外血肿

✸ ［实习医师汇报病历］

　　患儿男性，11岁。因"跌伤头部后头痛、昏睡33h"入院。患者入院前两天与同学玩耍追逐时摔倒在水泥地上跌伤头部，左侧头部着地，受伤当时神志不清，约10min后苏醒，诉头痛、呕心，1h后被送至当地医院急诊科就诊，行头颅CT扫描提示左侧颞顶部硬膜外血肿，量十余毫升，给予住院观察。入院后患者仍有头痛，进食后呕吐，呈嗜睡状态，呼唤可睁眼，四肢有自主活动，入院后第二天复查头颅CT提示左侧颞顶部硬膜外血肿较前增大，血肿量达三十余毫升，为进一步诊治转来本院。患者受伤以来，精神差，进食少，小便基本正常。

体格检查　T 36.8℃，R 18 次/min，P 100 次/min，BP 121/80mmHg。神志呈嗜睡状态，GCS 计分 12 分（E3V4M5），精神差，呼唤睁眼，反应迟钝，言语含混不清，查体不能合作。左侧颞顶部头皮肿胀，压痛明显。双侧瞳孔等圆等大，均为 2.5mm，对光反应灵敏，双侧鼻唇沟无变浅，口角无歪斜，四肢肌力、肌张力正常，双侧病理征阴性。

辅助检查　头颅 CT（图 1-3）提示左侧颞顶部颅骨骨板下梭形高密度影，最大截面约 66mm×17mm，最厚处 22mm，血肿层面 10 层（层厚 5mm），占位效应存在，中线结构向右稍偏移，左侧脑室受压变窄，左侧颞顶颅骨可见线性骨折。

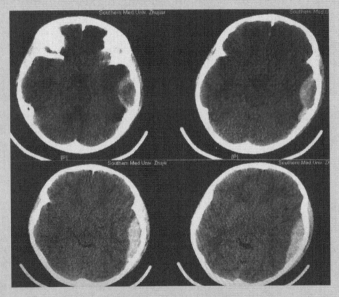

图 1-3　左侧颞顶部颅骨骨板下梭形高密度影

诊断　重型闭合颅脑损伤：①左侧颞顶部硬膜外血肿；②左侧颞顶颅骨骨折；③左侧颞顶部头皮血肿。

治疗　三大常规、凝血功能、肝肾功能、电解质检验，完善心电图、胸部 X 线片、腹部超声等常规检查。予患者卧床，密切观察生命体征与神志、瞳孔、肢体活动情况，予脱水、对症、支持处理。

**主任医师常问实习医师的问题**

● **该患者的主要诊断是什么？ 其发生机制如何？**

答：该患儿的主要诊断为左侧颞顶部急性硬膜外血肿。硬膜外血肿特指位于颅骨内板与硬脑膜之间的血肿，多见于幕上半球凸面，约占外伤性颅内血肿的 30%，其发生机制与颅骨损伤有关，主要因头部受外力直接打击后，产生受力点处的颅骨变形或骨折，伤及脑膜血管导致出血，出血积聚于硬膜与颅骨内板潜在间隙内，使硬脑膜与颅骨内面发生剥离，这样血液越积越多，最终形成血肿（图 1-4）。随着血肿的扩大，颅内压逐渐增高，如颅内压达到与血肿的压力平衡时出血可自行停止。但在达到这平衡时，多数患者早已出现较明显的颅内压增高症状。

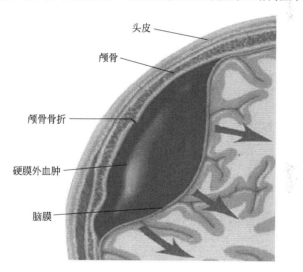

图 1-4　硬膜外血肿形成示意

● **硬膜外血肿的主要出血来源有哪些？**

答：硬膜外血肿的主要出血来源如下（图 1-5）。

（1）脑膜血管　是造成急性硬膜外血肿的主要原因，尤以脑膜中动脉或静脉最为常见。脑膜中动脉经棘孔入颅后，沿颅骨内板的脑膜中动脉沟走行，在翼点处分为前后两支。颞部骨质较薄，受外力打击后引起骨折，可刺破脑膜血管引起出血。如损伤位于脑膜中动脉主干或主要分支，则出血凶猛，血肿迅速增大，可短时间内形成巨大血肿，导致颞叶沟回疝。如出血由脑膜静脉引起，则病情发展稍缓，血肿通常不大。

（2）**静脉窦** 上矢状窦、横窦和乙状窦均位于同名骨沟中，如发生骑跨静脉窦的颅骨骨折，即可使其受损。由于静脉窦没有平滑肌层，破裂后无收缩能力，此种出血非常凶猛，随着血肿范围的扩大可出现硬膜进一步剥离，导致破裂静脉窦再出血。

（3）**颅骨板障静脉或导静脉** 颅骨板障内有网状的板障静脉和穿通颅骨的导血管，损伤后出血可沿骨折线流入到硬脑膜外形成血肿，但出血量有限，不易单独形成巨大血肿，是颅后窝硬膜外血肿的主要来源。

（4）**筛前、后动脉** 颅前窝骨折时可致损伤，形成额极部位硬脑膜外血肿，但较罕见。

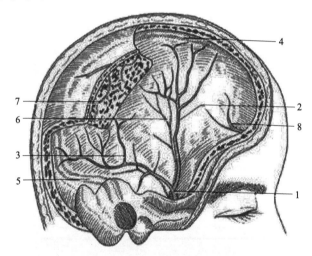

图 1-5　硬脑膜外血肿的出血来源

1—脑膜中动脉主干；2—脑膜中动脉前支；3—脑膜中动脉后支；4—上矢状窦；

5—横窦；6—脑膜中静脉；7—板障静脉；8—脑膜前动脉

### ● 硬膜外血肿有何影像学特征？

答：硬膜外血肿易于通过头颅 CT 扫描和 MRI 检查得到确诊，其影像学特征如下。

（1）**CT 检查** 绝大多数硬脑膜外血肿都存在典型的 CT 影像特征，即在颅骨内板下方有双凸形或梭形边缘清楚的高密度影（图 1-6），CT

值 40～100HU；有的血肿内可见小的圆形或不规则形的低密度区，认为是外伤时间太短仍有新鲜出血（较凝血块的密度低），并与血块退缩时溢出的血清混合所致；少数血肿可呈半月形或新月形，个别血肿可通过分离的骨折缝隙渗到颅外软组织下；骨窗位常可显示骨折。此外，血肿可见占位效应，中线结构移位，病变侧脑室受压，变形和移位。静脉源性硬膜外血肿因静脉压力低，血肿形成及症状出现晚，CT 扫描时血肿可能溶解，表现为略高密度或低密度区。少数患者受伤时无症状，以后发生慢性硬膜外血肿，这时行增强后扫描可显示血肿内缘的包膜增强，有助于等密度硬膜外血肿的诊断。

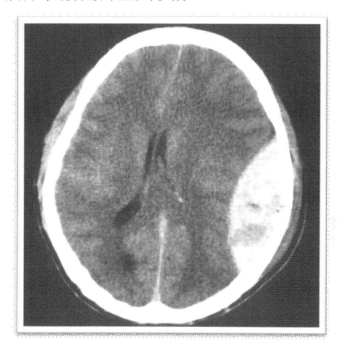

图 1-6　急性硬膜外血肿的典型 CT 影像

（2）MRI 检查　硬膜外血肿的 MRI 影像形态改变和 CT 相仿。血肿呈双凸形或梭形，边界锐利，位于颅骨内板和脑表面之间（图 1-7）。血肿的信号强度改变，与发生血肿的不同时期有关。急性期，在 T1 加权像，血肿信号与脑实质相仿。在 T2 加权像血肿呈现为低信号。在亚急性和慢性期，在 T1 和 T2 加权像均呈高信号。此外，由于血肿占位效应，患侧脑皮质受压扭曲，与颅骨内板距离增大，提示脑外占位病变征象而得到确诊。

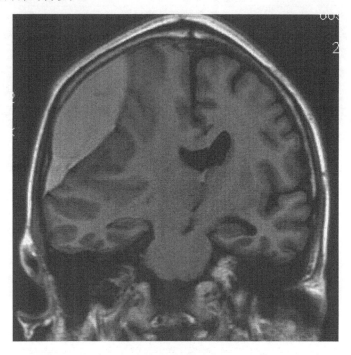

图 1-7　硬膜外血肿的典型 MRI 影像

❀ ［住院医师或主治医师补充病历］

　　患儿入院后给予脱水等非手术治疗，患者病情无明显好转，呈昏睡状态，仍间歇主诉有头痛、呕吐，GCS 计分 11 分（E3V3M5），答非所问，四肢可见自主活动。主任医师查房后，认为患儿左侧颞顶部急性硬膜外血肿诊断明确，血肿量已大于 30ml，主要位于颞部，非手术治疗有一定风险，建议积极手术治疗。故急诊全麻下行左侧颞顶部开颅血肿清除术，手术顺利，术中可见左侧颞顶骨线形骨折，清除硬膜外血肿三十余毫升（图 1-8），术后骨板复位，颅骨锁固定，予抗生素及对症支持治疗，术后 24h 复查头颅 CT 提示血肿清除干净（图 1-9），患者意识状况明显改善。

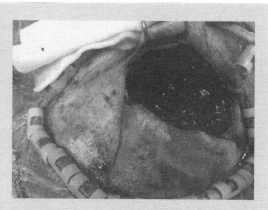

图 1-8 术中可见颅骨线形骨折下及骨板下血凝块

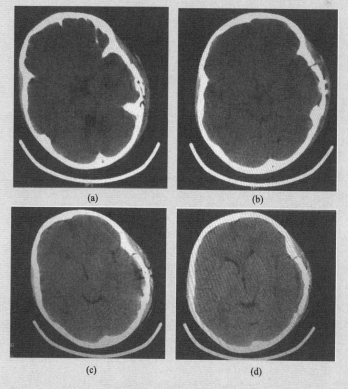

(a)

(b)

(c)

(d)

图 1-9 术后 CT 复查提示左侧颞部硬膜外血肿已消失

**主任医师常问住院医师、进修医师或主治医师的问题**

● **硬膜外血肿有何临床表现？ 急性硬膜外血肿典型特征性意识障碍表现如何？**

答：硬膜外血肿的临床表现与血肿的部位、增长速度和合并的原发性脑损伤有关。

（1）意识障碍 硬膜外血肿患者的意识状态改变取决于原发脑损伤的程度、血肿形成速度和颅内其他损伤的严重程度。患者受伤后的意识改变可有以下几种类型：①伤后一直清醒；②伤后一直昏迷；③伤后清醒随即昏迷；④伤后昏迷随即清醒；⑤伤后昏迷，苏醒后经过中间清醒期，随即又昏迷。中间清醒期指患者受伤当时出现昏迷，数分钟或数小时后意识障碍好转，甚至完全清醒，随着硬膜外血肿的形成，脑受压引起再度昏迷，"昏迷—清醒—再昏迷"通常被认为是急性硬膜外血肿的典型特征性意识障碍。

（2）神经系统症状 单纯的硬膜外血肿，早期较少出现神经系统体征，仅在血肿压迫脑功能区时才表现出相应症状。但如血肿持续增大引起脑疝，则可表现出患侧瞳孔散大、对侧肢体瘫痪等典型征象。当出现此类症状时，应及时手术减压，挽救生命。

（3）颅内压增高 随着血肿的体积增大，患者常有头痛、呕吐加剧，严重时出现库欣反应。如颅内压持续增高，则可引起脑疝，造成严重后果。

Gurdjian（1960）及 McKissock（1960）曾对硬膜外血肿患者的意识改变作出下列概括，共有五种类型：①自伤后至手术一直清醒；②伤后没有原发昏迷，以后出现迟发的意识障碍；③原发昏迷恢复后一直相当清醒；④有明显的中间清醒期；⑤伤后昏迷并持续加深。儿童病例以①、②型多见，中老年病例以⑤型较多见。

● **硬膜外血肿的手术治疗指征是什么？**

答：急性硬膜外血肿的手术治疗指征如下。①意识障碍程度逐渐加深；②颅内压的监测压力在 2.7kPa 以上，并呈进行性升高表现；③有局灶性脑损害体征；④在非手术治疗过程中病情恶化者；⑤硬膜外血肿幕上＞30ml，幕下＞10ml 可考虑手术；⑥尚无明显意识障碍或颅内压增高症状，但 CT 检查血肿较大（幕上＞30ml，幕下＞10ml，颞部＞

20ml，或血肿虽不大但中线移位＞1cm），脑室或脑池受压明显者；⑦横窦沟微型硬膜外血肿如出现排除其他原因引起的进行性颅内压增高征象，应积极手术治疗。

### ● 硬膜外血肿的手术方式有哪些？

答：硬膜外血肿的手术方式有以下几种。

（1）骨瓣开颅术　适用于血肿定位准确的患者，术毕回置骨瓣。术前已有脑疝形成特别是双侧瞳孔散大者行去骨瓣减压及硬膜减张缝合。如颅骨已粉碎，可考虑行骨窗开颅术。

（2）钻孔探查术　在紧急情况下对病情急剧恶化、来不及行诊断性检查时，就应进行钻孔探查术。所有神经外科医生都应熟悉这种操作。第一个钻孔应该在颞区，恰好在颧弓上方，根据神经系统体征定位并制订手术方案：①瞳孔散大侧；②异常运动反应对侧；③颅骨骨折侧。接下来钻孔应该在枕区与额区。探查到血肿后按需要延长切口并扩大骨窗。清除血肿，妥善止血。当一侧手术已完成，还应在另一侧重复进行。

（3）钻孔穿刺抽吸术　简便易行，有利于迅速挽救患者生命，用于特急性硬膜外血肿的紧急抢救，可暂时部分缓解颅高压，赢得治疗时间，常常用于院前或术前急救。

（4）钻孔置管引流术　也可用于部分急性硬膜外血肿的治疗，做到快速引流血肿，抢救患者。其适应证为病情相对稳定，出血量在20～50ml，经CT明确定位，中线移位达0.5cm以上，无继续出血者。方法：按照CT片所示血肿最厚层面处行锥孔或钻孔，插入吸引针管或小引流管，排出部分血肿后再反复多次注入溶栓药物如尿激酶等并引流，3～6天CT复查血肿消失即可拔除引流管。

### ● 硬膜外血肿手术有哪些注意要点？

答：术中注意事项如下。

（1）在清除血肿过程中，如残留薄层血块与硬脑膜紧密粘连，且无活动性出血时，不必勉强剥离，以免发生新的出血。

（2）血肿清除后，如果发现硬脑膜张力很高，下方呈蓝色，说明硬脑膜下可能仍有血肿，应切开硬脑膜进行探查，如发现有血肿，则按硬脑膜下血肿继续处理。如未见硬脑膜下有血肿并排除邻近部位的颅内血肿时，提示可能在远隔部位存在血肿，应行CT复查或钻孔探查，以免将血肿遗漏。

（3）如果血肿清除后，受压的脑区未出现膨起恢复，且无脑搏动，多因脑疝未能复位所致。如将床头放低，行腰椎穿刺向内注入滤过空气20～30ml，常能使脑疝复位，脑即逐渐膨起。若仍处于塌陷状态不见膨起，可经颞叶下面轻轻上抬钩回使之复位，或切开小脑幕游离缘，解除钩回的嵌顿，复位脑疝。

## 主任医师总结

该患者入院前有明确的头部跌伤史，伤后有短暂昏迷史，出现头痛、呕吐、嗜睡等颅内压增高和意识障碍表现，头颅 CT 提示左侧颞顶部颅骨板下梭形高密度影，呈现典型急性硬膜外血肿特征，因此诊断并不困难。硬膜外血肿患者的意识状态改变取决于原发脑损伤的程度、血肿形成速度和颅内其他损伤的严重程度。"昏迷—清醒—再昏迷"是急性硬膜外血肿典型、特征性意识障碍表现，由于此患儿硬膜外血肿量不大，因而未出现继发性昏迷表现。

入院时患儿意识障碍轻，予非手术治疗，头高位卧床，以及相关对症支持治疗等处理，但嗜睡等意识障碍无明显改善。考虑硬膜外血肿量达到 30ml，出血部位主要位于颞部，非手术治疗有一定风险，故予以积极手术治疗，急诊全麻下行左侧颞顶部开颅血肿清除术。对于硬膜外血肿患者，目前临床多推荐积极手术，包括尚无明显意识障碍或颅内压增高症状，但 CT 检查血肿较大（幕上＞30ml，幕下＞10ml，颞部＞20ml，或血肿虽不大但中线移位＞1cm），脑室或脑池受压明显者；儿童硬膜外血肿幕上＞20ml，幕下＞10ml，均可考虑手术。

硬膜外血肿的手术方式较多，具备开颅条件的患者首选骨瓣开颅血肿清除，术毕回置骨瓣。术前已有脑疝形成特别是双侧瞳孔散大者可考虑去骨瓣减压。紧急情况下或不具备开颅条件时，可考虑紧急钻孔探查、血肿穿刺抽吸或置管引流术，用于急性硬膜外血肿的紧急抢救，可暂时部分缓解颅高压，赢得治疗时间，常常用于院前或术前急救。绝大多数硬膜外血肿患者经过及时、积极的手术治疗都能获得良好的预后恢复。

### 参 考 文 献

[1] 李奇，李扩，王宁等.硬膜外血肿的手术治疗[J].中华神经创伤外科电子杂志，2016，2（5）：316-317.

[2] 包永武. 微创钻孔联合尿激酶灌注引流术治疗硬膜外血肿的体会[J]. 温州医科大学学报, 2016, 46 (5): 376-378.

[3] 聂新建. 颅脑硬膜外血肿与硬膜下血肿的CT诊断[J]. 大家健康 (学术版), 2016, 10 (14): 45-46.

[4] 谢坚, 罗世祺, 马振宇等. 儿童硬膜外血肿的治疗[J]. 中华创伤杂志, 2004, 20 (9): 24-26.

[5] 单宝昌. 外伤性急性硬膜外血肿穿刺治疗 109 例分析[J]. 中华神经外科杂志, 2004, 20 (1): 72-73.

[6] 司福祥, 孟波. 硬膜外血肿的治疗方法选择经验[J]. 中华神经外科杂志, 1993, 9 (6): 61.

# 病例 3: 急性硬膜下血肿

⊛ [实习医师汇报病历]

　　患者女性, 57 岁。因 "车祸致头部外伤后意识障碍 2h" 入院。家属代诉, 患者于入院前 2h 在驾驶摩托车时被面包车撞倒, 当即出现意识障碍。由急诊 120 送至本院急诊科, 急查头颅 CT 提示: 右侧额颞顶脑挫裂伤、右侧额颞顶硬膜下血肿, 左侧颞枕头皮挫伤。

　　体格检查　　T 37.4℃; R 22 次/min, P 92 次/min, BP 149/82mmHg。发育正常, 营养中等, 急性病容。心、肺、腹检查未发现异常, 无骨折体征。余查体不配合。神志浅昏迷。GCS 评分: E1, V2, M5。右侧瞳孔直径 5mm, 对光反应消失, 左侧瞳孔直径 3mm, 对光反应灵敏。双侧额纹对称。双侧鼻唇沟对称。鼻腔及外耳道无流血及渗液。患者昏迷, 肌力无法检查, 双侧肢体肌张力正常, 病理征未引出。

　　辅助检查　　头颅 CT (图 1-10) 提示右侧额颞顶脑挫裂伤、右侧额颞顶硬膜下血肿, 左侧颞枕头皮挫伤。

　　诊断　　重型颅脑损伤: ①右侧额颞顶脑挫裂伤; ②右侧额颞顶硬膜下血肿; ③左侧颞枕头皮挫伤; ④脑疝形成。

　　治疗　　①甘露醇脱水降颅压, 缓解颅内高压; ②完善术前检查, 包括血常规、凝血功能、肝肾功能、HIV、HCV、电解质检验, 完善胸片、心电图等常规术前评估; ③拟急诊手术, 开颅清除右侧额颞顶硬膜下血肿，去骨瓣减压，缓解脑疝。

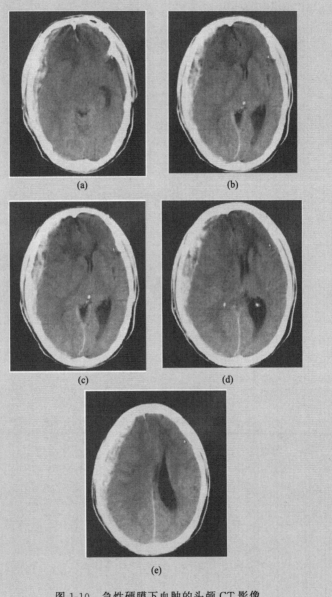

图 1-10　急性硬膜下血肿的头颅 CT 影像

**主任医师常问实习医师的问题**

● **意识障碍分为哪几种？**

答：（1）嗜睡　是最轻的意识障碍，患者陷入一种持续的睡眠状态，患者可以被唤醒，醒后也能回答问题和配合检查，但是刺激消失后很快入睡。

（2）意识模糊　是一种较嗜睡为重的意识障碍，患者处于觉醒状态，但意识的清晰度明显下降，能保持简单的精神活动，但对时间、地点、人物的定向能力发生不同程度的障碍。

（3）昏睡　是接近于人事不省的意识状态。患者处于熟睡状态，不易被唤醒，虽在强刺激下可以被唤醒，但醒时回答问题含糊不清或答非所问，停止刺激很快入睡。

（4）昏迷　是最严重的意识障碍，表现为意识完全丧失，任何刺激均不能把患者唤醒。具体还可分为以下几种。

① 浅昏迷：无自主运动，对周围事物及声、光等刺激全无反应，对疼痛刺激尚可以引起痛苦表情或肢体的退缩等防御反应。角膜反射、瞳孔对光反应、眼球运动、吞咽反射仍存在。

② 中昏迷：对周围事物及各种刺激均无反应，对强烈的疼痛刺激可出现防御反应。角膜反射减弱，瞳孔对光反应迟钝，眼球运动消失。

③ 深昏迷：全身肌肉松弛，意识完全丧失，对各种刺激均无反应。眼球固定，各种深浅反射消失，瞳孔散大，血压异常，二便多失禁。

● **如何进行格拉斯哥评分？**

答：格拉斯哥昏迷指数的评估有睁眼反应、语言反应和肢体运动三个方面，三个方面的分数加总即为昏迷指数。

睁眼反应（E，eye opening）

4分：自然睁眼（spontaneous），靠近患者时，患者能自主睁眼，术者不应说话、不应接触患者。

3分：呼唤会睁眼（to speech），正常音量呼叫患者，或高音量呼叫，不能接触患者。

2分：有刺激或痛楚会睁眼（to pain），先轻拍或摇晃患者，无反应后予强刺激，如：以笔尖刺激患者第2或第3指外侧，并在10s内增加刺激至最大，强刺激睁眼评 2 分，若仅皱眉、闭眼、痛苦表情，不能评 2 分。

1 分：对于刺激无反应（none）。

C 分：如因眼肿、骨折等不能睁眼，应以"C"（closed）表示。

语言反应（V，verbal response）

5 分：说话有条理（oriented），定向能力正确，能清晰表达自己的名字、居住城市或当前所在地点、当年年份和月份。

4 分：可应答，但有答非所问的情形（confused），定向能力障碍，有答错情况。

3 分：可说出单字（inappropriate words），完全不能进行对话，只能说简短句或单个字。

2 分：可发出声音（unintelligible sounds），对疼痛刺激仅能发出无意义叫声。

1 分：无任何反应（none）。

T 分：因气管插管或切开而无法正常发声，以"T"（tube）表示。

D 分：平素有言语障碍史，以"D"（dysphasic）表示。

肢体运动（M，motor response）

6 分：可依指令动作（obey commands），按指令完成 2 次不同的动作。

5 分：施以刺激时，可定位出疼痛位置（localize），予疼痛刺激时，患者能移动肢体尝试去除刺激。疼痛刺激以压眶上神经为金标准。

4 分：对疼痛刺激有反应，肢体会回缩（withdrawal）。

3 分：对疼痛刺激有反应，肢体会弯曲（decorticate flexion），呈"去皮质强直"姿势。

2 分：对疼痛刺激有反应，肢体会伸直（decerebrate extension），呈"去大脑强直"姿势。

1 分：无任何反应（no response）。

### ● 如何判定昏迷程度？

答：格拉斯哥昏迷评分法最高分为 15 分，表示意识清楚；12～14 分为轻度意识障碍；9～11 分为中度意识障碍；8 分以下为昏迷；分数越低则意识障碍越重。注意运动评分左侧右侧可能不同，用较高的分数进行评分。

**✿ [住院医师补充病历]**

> 患者中年女性，有明确外伤病史，受伤后立刻出现意识障碍。查体：神志浅昏迷，右侧额颞部有明显皮肤挫伤、皮肤肿胀，说明受力点为右侧额颞部。术后短时间出现意识障碍，说明原发颅脑损伤严重，受伤后2h检查头颅提示右侧额颞脑挫裂伤并硬膜下血肿，受伤后脑挫裂伤导致脑血管损伤，形成血肿进一步加重颅内高压，引起脑疝。出现右侧瞳孔散大、直接对光和间接对光反应消失，说明脑疝积压动眼神经。颅高压导致颅内血供不足，反应性地引起血压升高。

## ❓ 主任医师常问住院医师的问题

### ● 颅脑损伤如何分轻、中、重度和特重型？

答：（1）**轻型** 包括：①伤后昏迷时间0～30min；②有轻微头痛、头晕等自觉症状；③神经系统和脑脊液检查无明显改变。主要包括单纯性脑震荡，可伴有或无颅骨骨折。

（2）**中型** 包括：①伤后昏迷时间在12h以内；②有轻微的神经系统阳性体征；③体温、呼吸、血压、脉搏有轻微改变。主要包括轻度脑挫裂伤，伴有或无颅骨骨折及蛛网膜下腔出血，无脑受压者。

（3）**重型** 包括：①伤后昏迷12h以上，意识障碍逐渐加重或再次出现昏迷；②有明显神经系统阳性体征；③体温、呼吸、血压、脉搏有明显改变。主要包括广泛颅骨骨折、广泛脑挫裂伤及脑干损伤或颅内血肿。

（4）**特重型** 包括：①脑原发损伤重，伤后昏迷深，有去大脑强直或伴有其他部位的脏器伤、休克等；②已有晚期脑疝，包括双侧瞳孔散大、生命体征严重紊乱或呼吸已近停止。

### ● 如何诊断急性硬膜下血肿？

答：根据外伤病史及头颅CT发现颅内皮质上、颅骨下新月形的高密度影可以明确诊断急性硬膜下血肿。

### ● 急性硬膜下血肿一般有哪些临床表现？

答：由于急性硬膜下血肿常合并有原发性脑挫裂伤，临床表现较严重，发展迅速。伤后持续昏迷，或者昏迷不断加深，极少数有中间清醒期。根据挫裂伤的部位不同，可能出现不同的局灶性症状和体征。严重的可能有瞳孔和生命体征的明显改变，危重者常有去皮质强直、双侧瞳孔散大、病理性呼吸等危急征象。

### ● 急性硬膜下血肿的出血机制是什么？

答：硬膜下血肿发生在 3 天内的称为急性硬膜下血肿。硬膜下血肿的出血来源主要有两个方面：皮质血管出血或桥静脉出血。一般加速性损伤常会使脑组织移位，将皮质与静脉窦之间的桥静脉撕裂，引起出血。而如果合并脑挫裂伤的硬膜下血肿，常是由于挫伤破裂的皮质血管出血，血液可以直接流入硬膜下隙或经过皮质流入硬膜下隙，形成硬膜下血肿。

### ❀ ［主治医师补充病历］

患者有明确外伤病史，根据症状体征及头颅 CT 情况，"①重型脑损伤；②硬膜下血肿；③脑疝形成"诊断明确，出血量大于 40ml，中线移位超过 1cm，有急诊手术指征。已经行急诊手术清除血肿，去骨瓣减压术。术中情况如下：右侧额颞脑皮质表面覆盖一层暗红色血肿，范围累及额颞叶，剥除血肿后见额颞叶脑组织表面多处皮质挫裂伤，数支小血管活动性出血。予双极电凝止血。脑组织肿胀明显，颅内压高。根据术中情况，予去骨瓣减压，防止术后脑水肿高峰期颅内高压。

## ❓ 主任医师常问主治医师的问题

### ● 如何治疗急性硬膜下血肿？

答：急性硬膜下血肿的病情发展迅速，往往需要急诊手术清除血肿。根据血肿的大小，颅内压的高低及合并损伤的程度决定是否手术。一般情况下只要头颅 CT 检查发现血肿厚度大于 5mm，有明显的占位效应和中线移位，往往需要急诊开颅行血肿清除术。

### ● 硬膜下血肿手术有哪些注意事项？

答：急性硬膜下血肿常合并脑挫裂伤，因此常需要开颅清除血肿。手术时注意把挫伤坏死的脑组织吸除，开颅减压充分。术后根据脑损伤的程度决定是否去骨瓣，压力不高可以手术后缝合硬膜，还纳骨瓣。如果脑挫伤严重，估计手术后可能发生严重的脑水肿，应去骨瓣减压，敞开硬膜以充分减压。

## 硬膜下血肿量较少，但脑挫裂伤较严重患者的手术指征有哪些？

答：对于硬膜下血肿量较少，而脑挫裂伤较重的颅脑损伤较早进行手术可以取得较好的疗效，出现以下指征，应立即进行手术：①意识障碍进行性恶化，GCS 评分小于或等于 8 分；②有急性脑受压的症状和体征；③神经系统症状加重或者出现新的阳性体征；④头颅 CT 提示脑挫裂伤、脑水肿明显，中线移位 10mm 以上，有脑室受压，鞍上池闭塞，或有继发性脑内血肿形成，并有占位效应；⑤颅内压大于等于 40cmH$_2$O，容积压力反应大于等于 30cmH$_2$O 或颅内压进行性增高；⑥经非手术治疗无效，意识障碍进行性加重等。

## 脑挫裂伤的手术方法有哪些？

答：（1）对于枕部着力引起的脑挫裂伤，由于常发生在额颞底部，容易引起严重的血管损伤，从而引起严重的脑水肿，因此，此类脑挫裂伤采取额颞枕部"标准大骨瓣"开颅。骨窗面积足够大，一般为 12cm×15cm，这样可以起到充分减压、改善脑循环的作用。

（2）对于中线移位的双侧额叶脑挫裂伤，由于其后部为视丘下部、脑干等重要结构，颅内压增高所致的脑移位很容易造成继发性脑干损伤，常突发形成脑疝，称中央型脑疝，因此应该特别慎重。在血肿增加、水肿加重的情况下，如双侧侧脑室额角受压明显，双侧额角的夹角大于 120°，环池、四叠体池、鞍上池明显缩小甚至消失，即使中线不移位，也应该采取积极的手术治疗。通常采取冠状瓣开颅，双侧额颞顶去骨瓣减压，避免单侧减压引起中线结构移位和大脑镰下疝的发生。

## 脑挫裂伤术中有哪些注意事项？

答：对于"标准大骨瓣"开颅的患者，骨窗面积足够大，骨窗基底至颅中窝底，向前咬除蝶骨嵴，向后至颧弓根，这样可以充分减压。对于严重的额叶、颞叶脑挫裂伤伴恶性脑水肿清除血肿和挫碎的脑组织后脑搏动差、脑组织肿胀明显的，可以切除额叶和颞叶作为内减压：在优势半球切除颞极 4cm 范围的脑组织，在非优势半球可以切除前 6cm 的颞极脑组织。部分额叶切除，在优势半球距离外侧裂 2～3cm，保留额下回的三角区，非优势半球的额极出血性脑挫裂伤，切除的外届距离外侧裂 1～2cm，内侧达中线，后极在中央前回前 2～3cm，但不应超过蝶鞍平面。切除过程中要充分保护好脑内的血管及脑功能区。对于颅内压力较高者，通常减压缝合，去骨瓣减压。

● **围手术期的综合治疗措施有哪些？**

答：①保持呼吸道通畅，清除呼吸道异物或者分泌物，舌后坠严重者予气管插管或者气管切开；②持续吸氧；③防治脑水肿，予平卧、床头抬高 30°、甘露醇脱水、呋塞米（速尿）利尿、人血白蛋白提高胶体渗透压等治疗；④亚低温治疗——降温冰毯（32～35℃）；⑤肾上腺皮质激素；⑥能量合剂予能量支持；⑦钙通道阻滞药——尼莫地平治疗；⑧神经营养；⑨对症治疗——抗癫痫、冬眠合剂等；⑩严密观察病情，入住 ICU 监测生命体征。

### 主任医师总结 ┈┈┈┈┈┈┈┈┈┈┈┈┈┈┈┈┈┈┈┈┈┈┈┈┈┈┈

硬膜下血肿是重型颅脑损伤，往往有明确的外伤病史，病情发展急，往往在数小时内导致脑疝形成，病情危重，需引起足够重视，一旦确诊需严密观察病情，迅速完成术前准备，有急诊手术指征的患者需尽快手术清除血肿，缓解颅内高压症状。按手术操作规范，清除血肿，尽量减少正常脑组织损伤，尽量保留有功能的脑组织，根据术前及术中情况，决定是否需要去骨瓣减压及切除部分脑组织行内减压。围手术期治疗注意保证正常脑组织灌注，维持内环境稳定，预防及治疗各种并发症。

### 参 考 文 献

[1] 王忠诚.王忠诚神经外科学.武汉：湖北科学技术出版社，2005.
[2] 江涛.刘佰运.马杰等.神经外科主治医师 1111 问.北京：中国协和医科大学出版社，2009.

# 病例 4：脑挫裂伤

※ [实习医师汇报病历]

患者男性，57 岁。因"外伤致神志模糊 6h"入院。患者 6h 前车祸伤致头部外伤，伤后出现意识模糊，伴呕吐数次，为胃内容物，无肢体抽搐、大小便失禁，无外耳道流血、溢液，口鼻腔无出血，无呼吸困难，无腹胀、血便，无面色苍白、肢端湿冷。120 急救车送至本院就诊。

**体格检查** T 37.2℃，R 22 次/min，P 103 次/min，BP 145/90mmHg。患者躁动，呼之睁眼，语无伦次，双侧瞳孔等大等圆，直径 3mm，对光反应（＋＋），左顶枕部可见大小约 3.0cm×4.0cm 头皮包块，淤血、肿胀明显。口腔、鼻腔、外耳道未见流血、溢液。心率齐，双肺呼吸对称，呼吸音粗，可闻及少许湿啰音。颈略抵抗，刺痛见肢体躲避，四肢肌张力正常，病理征未引出。

**辅助检查** 头颅 CT 平扫（图 1-11）显示：左侧额叶可见不规则片状混杂密度影，部分脑沟内见高密度影充填。左侧脑室额角略受压，中线结构略向右移位。

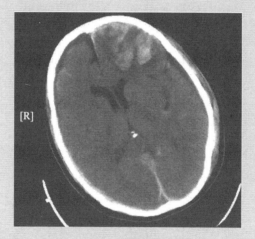

图 1-11 颅脑损伤的头颅 CT

**诊断** ①急性中型颅脑损伤：左侧额叶脑挫裂伤，外伤性蛛网膜下腔出血；②左顶枕部头皮血肿；③吸入性肺炎可能。

**治疗** 予监测生命体征，观察神志、瞳孔变化。完善相关检查，包括血常规等三大常规、凝血功能、肝肾功能、电解质检验，完善心电图、胸部 CT、腹部超声等。予以止血、营养神经等对症支持治疗。

## 主任医师常问实习医师的问题

### 脑挫裂伤的主要发生机制是什么？

答：脑挫裂伤的发生机制包括两个方面。

（1）暴力打击的相应部位及附近脑组织直接受力致伤，范围较局限，常合并颅骨骨折或变形，亦可合并硬膜下血肿。

（2）在着力点的对冲部位，因脑组织在颅腔内碰撞及在凹凸不平的颅底滑动，故以额、颞叶前端及底部最为常见，范围较广，可合并硬膜下血肿。

### 脑挫裂伤的病理改变有哪些？

答：病理上，挫伤和裂伤常同时并存，多发生于脑表面，大致可分为三个阶段。①首先，在受伤数日内，主要表现为脑组织出血、水肿、坏死，往往伤后3～7天脑水肿发展到高峰，严重者可发生脑疝；②此后数日至数周，损伤脑组织进入修复性改变，镜下可见胶质细胞增生，神经细胞周围可见卫星现象，局部神经细胞消失，由瘢痕组织取代；③伤后数月，脑回软化最终形成局限性脑萎缩灶，瘢痕组织影响脑脊液回流而发生外伤性脑积水，亦可刺激脑皮质引起外伤性癫痫。

### 脑挫裂伤的临床表现有哪些？

答：脑挫裂伤的临床表现因受伤因素及损伤部位而异，轻者仅表现为轻度头痛，可无意识障碍，重者可深昏迷，甚至死亡。主要表现为：意识障碍，头痛、呕吐，生命体征改变、脑膜激惹征及局灶症状。

### 诊断早期脑挫裂伤首选的检查方法是什么？

答：头颅 CT 是明确早期脑挫裂伤的首选检查方法，主要表现为低密度区内可见多处散在的斑点状高密度出血灶，临床上常需动态复查 CT 观察脑水肿的演变及是否发生迟发性颅内血肿，以指导治疗。虽 MRI 在诊断脑挫裂伤具有 98% 的敏感性，但因成像时间长、金属急救设备干扰，以及 CT 扫描在急性期出血方面优于 MRI 等原因，故不作为急性期首选。

### 脑挫裂伤 MRI 的表现有哪些？

答：不同时期表现不同，脑挫裂伤早期 MRI（图 1-12）常表现为右侧颞叶见斑片状稍长 T1 ［图 1-12(a)］稍长 T2 ［图 1-12(b)］信号影，其内参杂小斑片短 T1 信号影 ［图 1-12(a)］，FLAIR 信号增高 ［图 1-12(b)］，局部多发斑片 SWI 信号减低 ［图 1-12(d)］，周围见小片稍长 T2 水肿带 ［图 1-12(b)］环绕，考虑为右侧颞叶脑挫裂伤并血肿形成。

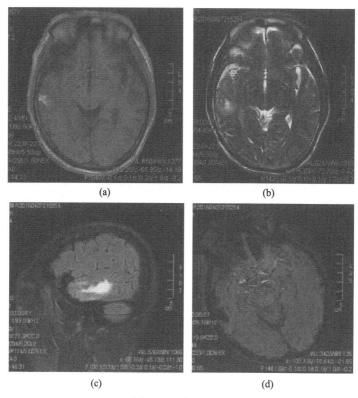

(a)　　　　　　　　　(b)

(c)　　　　　　　　　(d)

图 1-12　头颅 MRI

◉ ［住院医师或主治医师补充病历］

　　中老年患者，明确外伤史，结合患者外伤后神经系统症状、体征及头颅 CT 所见，目前诊断明确。入院给予脱水降颅压等治疗后，于第 4 天患者意识障碍进一步加重，中线结构移位明显，在患者家属同意下，予以行"开颅血肿清除＋去骨瓣减压术"。

**主任医师常问住院医师、进修医师或主治医师的问题**

### .对该患者的诊断是否有不同意见？

答：结合患者外伤史、临床表现，上述诊断可明确，但需注意排查是否存在复合伤、多发伤，特别是胸腹腔脏器损伤。该患者外伤后肺部闻及湿啰音，结合其外伤后出现呕吐，存在误吸可能，故考虑合并吸入性肺炎，但需进一步完善胸部 CT 排除是否存在肺挫伤等。并完善腹腔彩超排除腹腔脏器损伤。

### 急诊收治脑挫裂伤基本流程是什么？

答：（1）在急诊室初步评估，第一时间发现并解除危及生命的损伤如气道梗阻、大出血等，建立静脉通道，为保证有效通气和氧合，必要时急诊建立人工气道。

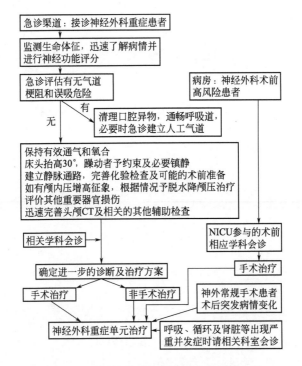

图 1-13　神经外科急诊及重症患者救治流程

（2）迅速进行神经功能评分，按照"CRASH PLAN"方案详细检查，评估患者创伤情况，CRASH PLAN：C（心脏）、R（呼吸）、A（腹部）、S（脊柱）、H（头部）、P（骨盆）、L（四肢）、A（动脉）、N（神经）。迅速完善头颅CT评估颅脑情况，必要时完善其他相关辅助检查以明确是否存在多发伤、复合伤。

（3）请相关学科会诊，明确诊断并确定初步治疗方案（图1-13）。

### 临床上颅脑损伤常应用什么评分标准？如何评分？

答：目前临床颅脑损伤常用评分标准为格拉斯评分标准，具体见病例2的相应内容。

### 脑挫裂伤需和哪些常见病变进行鉴别诊断？

答：（1）脑震荡　外伤史，伤后短暂昏迷，一般不超过30min，有逆行性遗忘，神经系统及头颅CT检查无阳性发现。

（2）颅内血肿　属于继发性颅脑损伤，在伤后一段时间出现症状及体征逐渐加重，可有意识中间好转期，但随血肿进展意识障碍进一步加重，CT扫描见团块样高密度区影。

（3）弥漫性轴索损伤　因惯性力致脑弥漫性损伤，脑内由于剪切力或牵拉，导致脑白质广泛损伤，镜下见轴突断裂的结构改变。主要表现为受伤当时即出现昏迷，且时间较长，CT可见脑皮质髓质交界处、脑室旁、胼胝体、内囊、脑干有多灶点状或小片状出血。

（4）原发性脑干伤　典型表现多是伤后立即出现持续性昏迷，昏迷程度更深，持续时间更长，瞳孔多变，严重者早期多有生命体征紊乱，表现为血压下降、病理性呼吸，亦可早期发生去大脑强直。

### 何为弥漫性轴索损伤？

答：弥漫性轴索损伤是头部外伤后出现的一种原发性脑实质损伤，以脑深部神经轴索断裂、肿胀为特征，常合并其他类型的颅脑损伤，病死率高。其镜下可见广泛性脑白质变性，小灶性出血，神经轴索断裂，出现小胶质细胞簇。临床表现为伤后立即出现昏迷，或者躁动不安，且持续时间长，恢复缓慢；无明确的神经系统局灶性损害的定位体征；CT主要表现为双侧脑白质弥散性水肿、脑肿胀、灰质白质界线不清楚，弥散性脑肿胀伴脑白质内弥散性点、片状出血，但无血肿形成，无占位性效应，脑沟、脑池、脑室变窄或消失，无中线移位，部分患者可伴硬脑膜下薄层血肿。

### 脑挫裂伤的治疗方法有哪些？

答：（1）脑挫裂伤以非手术治疗为主，主要是对症治疗和防止脑水肿，严密观察是否发生继发性颅内血肿，维持机体内环境稳定，预防各种并发症的发生。具体包括加强护理、保持呼吸道通畅、防止误吸及预防吸入性肺炎、防治脑水肿、营养支持、对症支持等治疗。

（2）手术治疗　当脑挫裂灶周围水肿严重或继发性颅内血肿引起明显占位效应，出现难以遏制的颅内高压，则需积极外科手术干预。具体术式包括清除占位效应的脑挫裂伤灶并彻底止血、视病情决定是否进一步行内减压或（和）外减压术。

### 对脑挫裂伤患者如何应用甘露醇？

答：甘露醇可有效降低颅内压，在处理创伤性颅内高压时可以应用，当血浆渗透压浓度超过 320mmol/L 及有低血容量时应避免应用。对于颅内压<20mmHg，不应该常规使用甘露醇，更不应该长期使用。

### 脑挫裂伤的手术指征有哪些？

答：当脑挫裂广泛，体积>50mm³，并发严重蛛网膜下隙积血、脑水肿造成颅内压升高，进行性意识障碍，经非手术治疗无效时，应尽早清除失活的挫碎脑组织和血凝块，并行去骨瓣减压术，尽可能采取标准外伤去大骨瓣减压术。

## 主任医师总结

脑挫裂伤是脑外伤最常遇到的损伤之一，其临床症状常为危重，发展进程较快，病情较复杂，如不及时诊断和救治，常导致高致残率和病死率。特别是伤情较重患者可能合并多发伤，属临床重症范畴，临床医师应在充分掌握脑挫裂伤临床特点的基础上，密切关注伤者的病情进展情况，尽早对患者伤情做出准确的诊断，并控制相关并发症，据病情变化决定是否进行手术干预，尽可能降低致残率、病死率。因此，神经外科临床医师熟练掌握颅脑损伤的诊疗常规显得尤为重要。

### 参 考 文 献

[1]　中华医学会神经外科分会. 神经外科重症管理专家共识（2013 版）. 中华医学杂志，

2013, 93（23）：1765-1779.

[2] 江基尧，朱波，罗其中等. 颅脑创伤临床救治指南［M］. 上海：第二军医大学出版社，2015：30，142-149.

# 病例 5：慢性硬膜下血肿

⊛ ［实习医师汇报病历］

　　患者男性，71 岁。因"左侧肢体乏力 1 周"入院。患者 1 周前无明显诱因出现左侧肢体乏力，行走拖步，持物不能，并进行性加重，后逐渐出现精神差，反应淡漠。期间无发热，无头痛、头晕，无恶心、呕吐，无烦躁、乱语、言语不清、四肢抽搐、听力下降，遂到本院急诊就诊，为进一步诊治予住院处理。患者起病以来，胃纳差、进食少，二便正常。

　　**体格检查**　T 36.6℃，R 20 次/min，P 78 次/min，BP 142/86mmHg。神志清楚，GCS（E3V5M6）＝14 分，反应淡漠，言语清，检体合作，双侧瞳孔等圆等大，均为 2.5mm，对光反应灵敏，双侧鼻唇沟无变浅，口角无歪斜，伸舌居中，双侧面部感觉对称无减退，四肢肌张力无增强或减弱，左上肢近端远端肌力均为Ⅱ级，左下肢近端远端肌力均为Ⅲ级，右侧肢体肌力均为Ⅴ级，四肢及躯干感觉对称无异常，双侧病理征阴性。

　　**辅助检查**　头颅 CT（图 1-14）显示右侧额颞顶枕部见条形混杂高等低密度影，范围广，累计长度 17.3cm，右侧大脑半球明显受压，中线向右侧偏移约 0.7cm。

　　**诊断**　右侧额颞顶枕硬膜下血肿。

　　**治疗**　完善术前准备，包括三大常规、凝血功能、肝肾功能、电解质检验，完善心电图、胸部 X 线片、腹部超声等常规术前评估。除外上述常规的外科术前检查以外，还有如下专科检查和处理。

　　头颅 MRI（图 1-15）检查：目的是进一步明确血肿性状、形态、受压脑组织的损伤情况，排除其余颅内病变，其表现为硬脑膜下短 T1、长 T2 的信号改变。

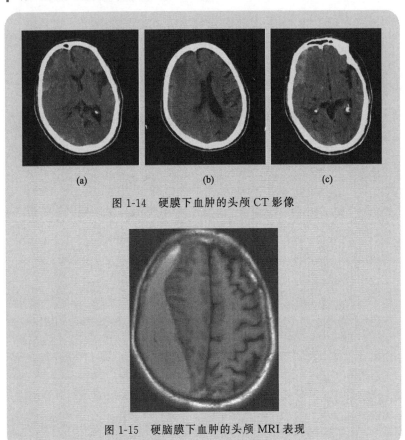

图 1-14 硬膜下血肿的头颅 CT 影像

图 1-15 硬脑膜下血肿的头颅 MRI 表现

## 主任医师常问实习医师的问题

### 目前考虑的诊断是什么？诊断依据是什么？

答：(1) 诊断考虑 右侧额颞顶枕慢性硬膜下血肿。

(2) 诊断依据

① 老年男性，慢性病程；

② 轻微头部外伤病史；

③ 一侧肢体乏力并进行性加重；

④ 头颅 CT 提示硬膜下等密度影，MRI 提示硬膜下信号改变。

● **慢性硬膜下血肿的定义是什么？**

答：头部外伤后 3 周以上逐渐出现症状或无明显外伤病史逐渐出现症状，发生于硬脑膜与蛛网膜之间，具有包膜的血肿；发生率占颅脑损伤的 1%，占颅内血肿的 10%。

● **颅内各膜性层次的结构是怎样的？**

答：颅内各膜性层次的结构由外自内，分别是硬脑膜、蛛网膜以及软脑膜。

● **为什么慢性硬膜下血肿多发生于老年患者？**

答：因为老年患者多存在脑萎缩，脑组织松弛，脑皮质易与硬膜分离，皮质的引流静脉尤其桥静脉受牵拉，在外力作用下，桥静脉容易撕裂出血；且部分老年患者颅内压低、凝血功能障碍致使出血后不易自止，血肿逐渐形成。

● **为什么部分老年慢性硬膜下血肿患者无明显症状或症状轻微？**

答：因为血肿位于硬膜下、脑组织表面，其引起症状是对脑组织的挤压；此种压迫是一个慢性过程，且老年人脑萎缩明显，颅腔容受性较高，只有当血肿形成到一定体积后才会造成脑组织功能受损引起症状；但有部分老年患者一旦出现神经功能缺损表现，其病情会急剧下降，并出现昏迷，甚至脑疝引起生命危险，因此一旦确诊硬膜下血肿，应当及早予以治疗。

⊛ ［住院医师或主治医师补充病历］

> 追问患者病史，患者诉 1 个月前有右侧前额不小心磕碰过餐桌边病史，当时稍感局部疼痛，自涂药油后好转；一直未感不适，因此未到院就诊。

### 主任医师常问住院医师、进修医师或主治医师的问题

● **对该患者的诊断是否有不同意见？**

答：患者老年男性，慢性起病，以肢体乏力为主要症状，肢体乏力呈慢性进展过程，患者有右侧额部外伤病史，CT 可见硬膜下等密度为

主改变，相应脑组织受压、中线结构偏移，首先考虑硬膜下血肿。

● **需和哪些常见病变进行鉴别诊断？**

答：（1）脑梗死　急性缺血性脑血管病，尤其常见基底节区、脑干、广泛脑皮质等部位梗死可以出现肢体偏瘫症状，其中动脉粥样硬化性脑梗死更易表现为肢体乏力的进行性加重；该类患者常有高血压病、糖尿病等基础疾病，头颅 CT 应表现为相应脑实质区域的低密度影，头颅 MRI 弥散成像更可清晰地显示不同序列的信号改变（图 1-16）。

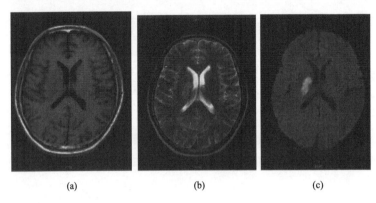

(a)　　　　　　　　(b)　　　　　　　　(c)

图 1-16　急性脑梗死的 MRI 表现

（2）大脑半球占位性病变　如脑肿瘤、脑脓肿、脑寄生虫病等，患有该类疾病的患者同样可以表现为隐匿起病，偏侧神经功能缺失；所不同的是该类患者无外伤史，头颅 CT/MRI 可见脑实质相应功能区的占位性病变或水肿反应（图 1-17）。

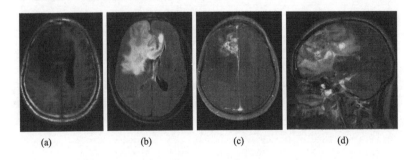

(a)　　　　(b)　　　　(c)　　　　(d)

图 1-17　胶质细胞瘤的 MRI 表现

## ● 慢性硬膜下血肿的病因有哪些？

答：（1）一般为外伤起病，尤见于额前或枕后着力；但在部分老年患者病例中，其可遗忘受伤过程或无明确的外伤病史；当脑组织在颅腔内摆动过大，最易撕裂大脑表面汇入上矢状窦的桥静脉、静脉窦、蛛网膜粒等。

（2）非损伤性慢性硬膜下血肿可能与动脉瘤、动静脉畸形、动静脉瘘等脑血管病有关。

## ● 慢性硬膜下血肿形成的病理生理机制是什么？

答：早期血肿出现，并逐渐形成包膜，该包膜发生一系列慢性炎症反应，其中促使血管生成因子大量生成并引起血肿纤溶亢进；其可引起假膜中新生毛细血管的大量形成，由于血管生成因子过高的浓度，同时抑制了新生的毛细血管管壁结构的成熟，增加了毛细血管的管壁通透性，这引起血液渗漏的同时引起渗漏在外的血液难以被吸收，促进血肿增大和形成。

### ❀ ［主治医师再次补充病历］

　　该老年男性患者，在手术室基础麻醉＋局麻下行右侧额颞顶枕硬膜下血肿钻孔冲洗引流术，术中可见暗褐色或酱油色液体自引流管流出，手术过程顺利，术后留置引流管持续引流。

### ？ 主任医师常问住院医师、进修医师或主治医师的问题

## ● 慢性硬膜下血肿的手术方式有哪些？ 如何合理选择个体化的手术方式？

答：（1）钻孔冲洗引流术（图 1-18） 作为首选的术式，可做双孔引流，也可做单孔钻孔引流，要依据血肿的量和部位而作个体化选择，一般来说血肿量大、跨度较长、占位效应明显的慢性硬膜下血肿更多采取双孔引流。以双孔引流术为例，局麻下，根据 CT/MRI 定位血肿范围，在头皮相应区域作出标识，分别取血肿前份和后份两处钻孔点；切皮并分离头皮各层组织后以颅钻钻孔；切开硬膜后可见陈旧性血液流出，并置入引流管进一步引流陈旧性血液；继而通过两个导管，用生理

盐水反复冲洗，直至冲洗液变清为止；术毕留置引流管持续引流，根据引流液性状和量，或复查头颅 CT 显示脑复张情况后拔除，期间需 3～5 日。

（2）骨瓣开颅硬膜下血肿清除术　适用于血肿壁很厚、血肿腔内为血凝块、血肿已有钙化者。

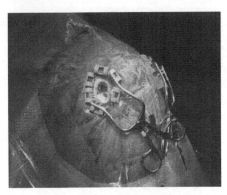

图 1-18　硬膜下血肿钻孔引流术

### 慢性硬膜下血肿术后监护的注意事项有哪些？

答：（1）患者生命体征以及神经系统体征，如患者神志、瞳孔、肢体肌力和肌张力、病理征改变。

（2）引流液性状、引流管引流量，必要时引流液送检。

### 慢性硬膜下血肿术后有哪些常见的并发症？如何判断？如何处理？

答：（1）术后残腔积气　观察患者神志、肢体肌力恢复不理想，复查 CT 提示硬膜下隙积气，严重时可有一定占位效应；一般予动态观察，定期复查头颅 CT，其吸收及脑复张一般需要 10～20 天时间。

（2）硬膜下积液　主要因为术中蛛网膜损伤并形成活瓣，脑脊液潴留血肿残腔而发生；术后复查 CT 可发现硬膜下低密度影、脑复张不理想；若患者无临床症状，即便硬膜下积液存在，可继续随访观察，最迟半年左右多可自然吸收；必要时再次手术处理。

（3）血肿复发　患者术后病情由好转变为加重，引流管内可见鲜红色凝血块；可能是相对或绝对颅内压降低而使得脑复张不良，加之腔内血凝块和纤维蛋白降解产物冲洗、引流不充分、残留等因素叠加导致；血肿量少者予继续引流或观察处理，量大者可考虑开颅手术处理。

⚙ ［主治医师再次补充病历］

　　术后该患者留置引流管持续引流，引流量从 300ml 逐渐减少至 0ml，引流液由暗褐色转回淡黄色；术后患者肌力逐渐恢复，由Ⅲ级恢复至Ⅴ⁻级，复查头颅 CT（图 1-19）显示硬膜下血肿较前明显减少，术腔少许积气积液，予拔除引流管，伤口愈合良好。

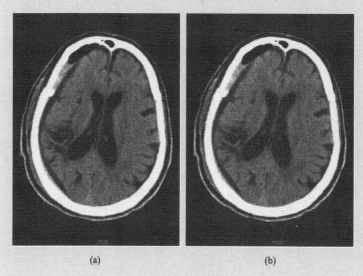

(a)            (b)

图 1-19　硬膜下血肿钻孔引流术后头颅 CT

 **主任医师常问进修医师或主治医师的问题**

● **如何避免术后硬膜下残腔积气积液？**

　　答：（1）术中放置引流管并冲洗完毕后，关闭硬脑膜前，将钻孔点置于最高点，血肿腔内注满生理盐水，且夹闭引流管方可关闭切口，减少气颅的发生。

　　（2）术后头低位、卧向患侧，适当增加补液量，不用强脱水剂，促进复张，减少积液的发生。

## 主任医师总结

（1）该老年患者为典型的慢性硬膜下血肿病例，但容易造成误诊，因临床上依据慢性的肌力下降来判断，常见误诊为缺血性脑血管病，未及时行 CT/MRI 检查是造成误诊的原因；部分患者有明确外伤史，首次 CT 检查排除急性硬膜下血肿，但未及时随诊或复诊，直至血肿慢性形成引起症状再次复查 CT 才发现硬膜下血肿情况；因此临床上对于此类老年患者，需要谨慎对待，及时进行 CT/MRI 检查具有必要性。

（2）这里再次强调，慢性硬膜下血肿的手术操作难度不大，但需要严格预防并发症的发生才能真正达到手术效果。现在多采用改良式钻孔冲洗引流，前额部和顶结节两处钻孔引流，可以预防张力性气颅的发生，但同时尚需预防术后空气经导管进入颅内。而硬膜下积液的预防强调术前充分评估，术前应评估血肿有无分隔，设计好钻孔位置，多重分隔可以通过脑室镜观察，直视下分离分隔可减少脑蛛网膜损伤；另外导管需轻柔置入，角度尽量与脑表面平行，并应同时采取低压冲洗避免管端误入皮质脑组织。

（3）新近研究发现，除了常规手术干预，药物治疗亦起着重要作用，其能直接减少血肿的体积，也能促进术后残腔积液的吸收，增加手术效果；其中包括糖皮质激素、他汀类药物、氨甲环酸的应用。糖皮质激素在早期抗炎中可起重要作用，但存在增加感染等并发症发生的可能性，其应用尚存争议；他汀类药物因其改善血管生成和减少炎症作用，已被相关研究证实其有效性；氨甲环酸的抗纤溶和抗炎作用，同样在临床研究中证实其可有效减少血肿体积。

### 参 考 文 献

[1] 王忠诚，张玉琪. 王忠诚神经外科学. 第 2 版. 武汉：湖北科学技术出版社，2015：442-444.

[2] 何永生，黄光富，章翔. 新编神经外科学［M］. 北京：人民卫生出版社，2014：361-366.

[3] Christianto B Lumenta, Concezio Di Rocc, Jens Haase, et al. Neurosurgery. Springer，2010：632-645.

# 病例 6：外伤性脑梗死

⊛ [实习医师汇报病历]

患者男性，15 岁。因"外伤后昏迷 2 天"入院。患者 2 天前被人用木棒殴打致伤头部，即出现持续昏迷，呼之不应，伴呕吐 2 次，为胃内容物，量中等，无四肢抽搐、大便失禁。急诊送到当地医院就诊，行头颅 CT 检查后诊断为"左颞顶部急性硬膜外血肿、右颞顶部急性硬膜下血肿、右额顶叶多发脑挫裂伤、右颞骨骨折"。予急诊行"左颞顶部急性硬膜外血肿清除术"。术后复查颅脑 CT 示"右额颞部颅内血肿明显增大"，立即再行"右额颞顶部硬膜下、硬膜外血肿清除术＋右额颞顶部去骨瓣减压术"，手术顺利。术后予以降颅压、改善脑功能、预防癫痫、保护胃黏膜、支持等对症治疗。术后患者仍呈昏迷状态，于 1h 前观察出现左侧瞳孔散大，意识障碍加重，现为进一步治疗，转诊本院。

体格检查 T 36.8℃，R 20 次/min，P 115 次/min，BP 149/73mmHg。神志中度昏迷，GCS 评分：E1＋VT＋M3＝4T。左颞顶部见一马蹄形手术切口，右额颞顶部见一问号手术切口，局部骨质缺损，骨窗张力高。枕顶部头皮肿胀。左瞳孔直径 5mm，对光反应消失，右侧瞳孔直径约 3mm，对光反应迟钝。余颅神经检查欠合作。颈无抵抗，经口气管插管，距门齿 23cm。四肢肌力不配合，右侧肢体肌张力增高，左侧肢体肌张力正常，双侧 Babinski 征（＋）。

辅助检查 头颅 CT 平扫（图 1-20）示：幕上广泛脑沟消失，环池消失，双侧侧脑室受压变小，中线向右侧移位，左侧基底节区、左颞叶、左顶叶、左扣带回、右侧丘脑多处低密度改变，右额叶、顶叶脑内高、低密度混杂密度灶。

诊断 特重型颅脑损伤：①左侧基底节区、左颞叶、左顶叶、左扣带回、右侧丘脑外伤性脑梗死；②右额顶叶多发脑挫裂伤并广泛脑肿胀；③左侧小脑幕切迹疝；④左颞顶部、右额颞部急性硬膜外血肿、右额颞顶部硬膜下血肿术后；⑤右颞骨骨折；⑥右额颞顶部去骨瓣压术后；⑦枕顶部头皮挫伤。

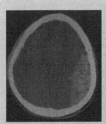 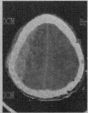 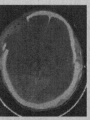 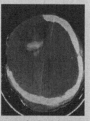

(a) 颅脑CT平扫示左颞顶一巨大呈高密度硬膜外血肿，局部脑组织明显受压，脑肿胀，左侧颞顶部可见少量硬膜下血肿

(b) 术后复查示局部血肿已清除，右侧颞顶硬膜下、硬膜外血肿明显增大

(c) 术后2天复查示左侧基底节区、右侧丘脑、左颞叶低密度改变，双侧侧脑室明显缩小，中线右移

(d) 术后2天复查示左侧扣带回、左顶叶脑实质低密度改变，右额叶脑内高密度出血灶，并周围低密度水肿带，脑沟回消失，广泛脑肿胀

图 1-20　头颅 CT 平扫

治疗　（1）完善术前准备，包括血常规等三大常规、凝血功能、肝肾功能、电解质检验、血型、交叉配血，完善心电图常规术前评估。

（2）急诊行全麻下左额颞顶部去骨瓣减压手术治疗。

## ❓ 主任医师常问实习医师的问题

### ● 什么是外伤性脑梗死？ 此患者的临床特点是什么？

答：（1）外伤性脑梗死（posttraumatic cerebral infarction，PTCI）是继发于颅脑损伤后脑血管发生严重痉挛或闭塞，并致闭塞血管供血区脑组织缺血、梗死的一种严重并发症。

（2）临床特点

① 15 岁青少年患者，因钝器直接打击致伤头部，致重型颅脑损伤。受伤早期幕上双侧明显占位效应的颅内血肿，右额顶叶多发脑挫裂伤，右颞骨骨折，急诊左颞顶部急性硬膜外血肿清除术，术后复查 CT 示右额颞顶颅内血肿增大，再行右额颞部硬膜下、硬膜外血肿清除术＋右额颞部去骨瓣减压术。但病情仍再度进展，继发左侧基底节区、左颞叶、左顶叶、左扣带回、右侧丘脑外伤性脑梗死，广泛脑肿胀，左侧小脑幕切迹疝。

② 体格检查：神志中昏迷，GCS 评分：E1＋VT＋M3＝4T，左瞳孔直径 5mm，对光反应消失，右侧肢体肌张力增高，双侧 Babinski 征（＋）。

③ 头颅 CT 平扫示左侧基底节区、左颞叶、左顶叶、左扣带回、右侧丘脑多处低密度改变，幕上广泛脑沟消失，环池消失，双侧侧脑室受压变小，中线向右侧明显移位。

结合患者的临床特点和头颅 CT 影像，符合左侧基底节区、左颞叶、左顶叶、左扣带回、右侧丘脑外伤性脑梗死。

### ● 诊断外伤性脑梗死常用的辅助检查方法有哪些？

答：辅助检查方法如下。

（1）CT 检查　CT 是诊断脑梗死的有效方法，但在脑血管痉挛或闭塞后 0～24h 多数患者 CT 可无阳性发现。在 0～24h CT 表现为正常或稍低密度，部分患者有脑沟消失。所以当伤后发生迟发性神经功能缺损时，或受伤程度与神经系统体征不一致，用原发脑损伤不能解释时，临床上要考虑到本病发生的可能，要在伤后 24～48h 复查 CT。24h 后显示与供血区域相一致的边界清晰的低密度梗死灶，梗死范围广的可发现占位效应。CT 同时可对颌面部骨折、颅底骨折、脑组织损伤进行评估，发现创伤性脑血管损伤（blunt cerebrovascular injury，BCVI）的危险因素。当怀疑 BCVI 引发的脑梗死时，CT 血管造影（CTA）可作为 BCVI 可靠的筛查工具。

（2）MRI 检查　脑组织缺血主要表现在由于组织内水的含量增加使 T1 和 T2 弛豫时间延长，虽然 T2 加权（简称 T2WI）对显示组织内水分增加比 T1 加权（简称 T1WI）敏感，但梗死后 8h 也可表现为正常。随后在急性期，尤其是 24h 内，T2WI 显示缺血灶信号逐渐增高。24h 内图像显示信号变化多见于灰质，尤其是深部的灰质结构，如丘脑、基底节等。值得注意的是急性皮质梗死，在皮质下白质区表现为低信号，与出血急性期的典型表现为低信号位于受累的皮质区域可鉴别。脑梗死引起血管源性水肿导致脑肿胀，在 T1 和 T2 加权像上显示脑回肿胀或脑沟消失，大范围的脑组织受累可出现占位效应。静脉注射对比剂 MRI 增强病变表现为进行性强化和动脉早期强化，可持续 5～7 天，脑实质无强化或强度强化，脑梗死后 5～7 天表现为皮质明显强化。弥散加权图像（diffusion weighted imaging，DWI）对脑梗死具有高度敏感性，表现为高信号（图 1-21）。怀疑创伤性脑血管损伤引发的脑梗死，也可行磁共振血管造影（magnetic resonance angiography，MRA），了解血管腔内的血流状况，发现双腔征和线样征、管壁增厚以及管腔狭窄。MRA虽然具有无创、无需对比剂，且可更早发现脑梗死等优点，但存在费时、相对昂贵、对危重患者或机械通气患者检查不便、对血肿诊断不敏感、易高估血管狭窄程度的缺点。

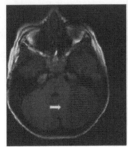 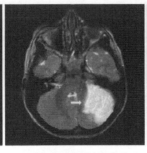 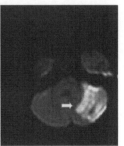

(a) T1加权橡左侧小脑半球　　(b) T2加权橡左侧小脑半球　　(c) DWI系列见高信用
　　T片状低信号改变　　　　　　T片状高信号改变　　　　　卡号弥散受限改变

图 1-21　外伤性小脑梗死的头颅 MRI

（3）数字减影脑血管造影（DSA）　怀疑 BCVI 引发的脑梗死，可行 DSA 检查。BCVI 的典型表现为：血管壁不规则、管腔逐渐变细甚至出现"一线征"，狭窄常位于颈动脉分叉上方 2～3 cm，向上延伸至颅底，以及火焰样闭塞、动脉瘤样扩张、远端血管不显影等，偶尔仅表现为血管壁不规则。颅内血管较颅外血管缺乏特异性表现。但是，DSA 检查费时、有创、相对昂贵，且不适合危重患者。

✳ ［住院医师补充病历］

　　入院后完善术前准备后，急诊在全麻下行左额颞顶部去大骨瓣减压术，将左颞顶部原切口向额部延长，去除颞顶部原复位骨瓣，向额部扩大骨窗，骨窗大小约 12 cm×12 cm，硬脑膜减张修补，手术顺利，术后复查头颅 CT 示（图 1-22）中线复位，双侧脑室形态较术前改善。术后左侧瞳孔回缩至 3 mm，右侧瞳孔直径 2 mm。

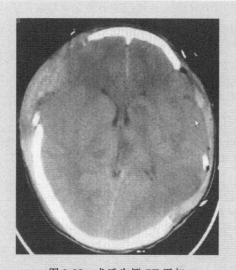

图 1-22 术后头颅 CT 平扫

示中线复位，脑室系统受压减轻，可见双侧侧脑室复张，幕上脑组织广泛脑肿胀

## 主任医师常问住院医师的问题

### 外伤性脑梗死的诊断标准是什么？

答：（1）出现新的神经功能障碍，不能用原发病灶解释。

（2）复查 CT 出现了首次 CT 未有的低密度影，并且此低密度影能解释患者所出现的新的神经功能障碍，或低密度影能用某一支血管的病变来解释。

（3）除外心源性脑梗死等类型和外伤性脑水肿。

### 引起外伤性脑梗死的危险因素有哪些？

答：（1）脑疝 除脑动脉如大脑后动脉、大脑前动脉受到机械性卡压外，脑静脉回流受阻也是 PTCI 发生的重要原因。

（2）低血压。

（3）合并感染 开放性颅脑损伤、部分老年患者伤后或术后易合并颅内或肺部感染，炎性反应是引发缺血细胞梗死的重要原因。

（4）医源性因素 也会对 PTCI 的发生产生一定影响。①药物治疗不当：大剂量的脱水药及利尿药会使血液浓缩，脑灌注压下降可加重脑梗死，需注意甘露醇的过量使用会增加 PTCI 发生的可能性。术后止血药的不正当使用也可加剧脑缺血、脑梗死。②手术缺陷：骨瓣设计偏小，减压不充分及损伤脑组织；手术清除血肿及止血不彻底可使血液及其降解产物对血管形成持续刺激，刺激血管痉挛；术中脑组织牵拉不当，使脑血管扭曲、移位引起血管内膜损伤致血管痉挛。

（5）存在创伤性脑血管损伤的危险因素　颈椎骨折（尤其是横突孔骨折、齿状突骨折、C1/C2/C3 骨折、寰枕关节脱位）、颅底骨折（尤其是波及颈动脉管的骨折）。

### ● 外伤性脑梗死的发病机制是什么？

答：（1）颅内动脉主干的机械压迫或移位被认为是最常见的因素。血肿、骨折、小脑幕、大脑镰压迫血管，其中以大脑后动脉最多见，其次为大脑前动脉。因 ICP 增高诱发脑疝，动脉通过小脑幕和大脑镰边缘区域被其边缘压迫。大脑中动脉被血肿压迫或牵拉。皮质梗死与皮质周围的血肿直接压迫相关。

（2）血管痉挛　为潜在因素，但作用机制尚未完全明确。外伤性蛛网膜下腔出血是血管痉挛的主要因素；高热也是血管痉挛的独立危险因素。

（3）创伤性脑血管损伤　血管过度牵拉或旋转、血管直接撕裂、被周围骨折片刺破等因素致血管内膜破裂、管壁剥离，血小板激活和聚集以及随后血栓形成，从而导致管腔狭窄、栓子脱落引发的脑缺血及管壁破裂出血。

（4）凝血功能异常　有研究发现约 60％ 的重型颅脑损伤患者出现凝血功能异常，因此可引发脑内小血管中微血栓形成。

### ● 外伤性脑梗死需与哪些疾病鉴别诊断？

答：（1）外伤性脑水肿

① 继发于脑挫裂伤和血肿的脑水肿为血管源性水肿，水肿一般发生于伤后数小时，迁延和发展可达数天之久，如出血不明显，CT 平扫主要显示为低密度区，MRI T1WI 表现为低信号，T2WI 表现为高信号，但 DWI 弥散不受限。如有出血则血管源性水肿包围在出血灶的周围，在 CT 上表现为高密度区周围的一圈边界弥漫的低密度区。MRI 除显示出血灶外，其外周的水肿带在 T1WI 表现为低信号，T2WI 表现为高信号。

② 继发于弥漫性轴索损伤者主要为细胞毒性水肿，或其与血管源性水肿共存。主要为细胞毒性水肿在 CT 和 MRI 普通序列主要显示为病变区容积增大，而常无密度和信号强度改变。在 MRI DWI 序列对细胞毒性水肿可显示为高信号区。

③ 充血性脑肿胀：脑血流自我调节机制失常所致，CT 和 MRI 表现为灰质和白质的分界变得模糊，脑室、脑沟、脑裂和脑池均因容积增大而缩小。

（2）脑脓肿　炎症早期 CT 表现为皮质下或皮髓质交界区局灶性不规则、边界模糊的低密度影，或不均匀的低、等混合密度影，占位效应较明显。脓肿期显示脓肿中央由坏死组织和脓液组成呈略低密度影，周边显示完整或不完整的等密度或略高密度纤维包膜层，增强扫描呈环形强化。MRI 检查脓肿在 T1WI 上呈低信号，T2WI 是呈高信号，脓肿壁在 T1WI 上呈相对等或略高信号，在 T2WI 上呈相对低信号。周围脑水肿 T1WI 上呈低信号，T2WI 呈高信号。增强后显示脓肿壁明显强化，可分辨出脓腔、脓肿壁、水肿带三个部分。

◎ ［主治医师补充病历］

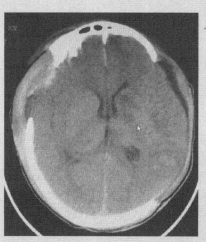

图 1-23　术后 1 周头颅 CT 平扫复查

示脑沟回肿胀明显减轻，右侧侧裂池显示，双侧侧脑室复张，中线居中，左额颞部见少量低密度硬膜下积液

循环；予以高渗性脱水、镇静、镇痛、抬高床头 30°、控制体温、控制脑肿胀；防止低蛋白血症、预防癫痫、控制肺部感染，病情相对稳定后，行高压氧、康复治疗。术后 1 周头颅平扫见图 1-23。

## 主任医师常问进修医师或主治医师的问题

### 如何早期诊断外伤性脑梗死？

答：有助于早期发现并诊断外伤性脑梗死的方法如下。

（1）伤后 14 天内每天监测经颅多普勒（transcranial doppler，TCD），及时发现外伤后脑血管痉挛。外伤后脑血管痉挛 TCD 诊断标准：检测 1 次或 1 次以上出现大脑中动脉平均流速（$V_{MCA}$）≥120cm/s，并且同侧 Lindergaard 指数（LR）≥3，和（或）基底动脉平均流速（$V_{BA}$）＞90cm/s。发现脑血管痉挛应予以积极干预，无法改善并出现临床症状恶化、ICP 增高时应进一步检查。

（2）临床症状恶化、ICP 增高，立即行 CT 平扫。CT 平扫发现与动脉供血相一致区域的边界清晰的低密度灶存在，必要时可行头颅 MRI 检查证实脑梗死。

（3）如果患者生命体征正常，肾功能正常，可行脑血管造影。脑血管痉挛可在 CTA 见动脉狭窄。CTA 也能排除是否合并 BCVI。

### 如何治疗外伤性脑梗死？

答：（1）急性期病因性治疗

① 有明显占位效应的颅内血肿予以手术清除血肿。

② 监测 ICP，存在严重颅内高压、脑疝或大面积脑梗死者，予以去骨瓣减压。去骨瓣减压直接缓解高颅内压，减轻对脑组织的直接压力及对供血动脉的压迫，改善脑供血。

③ 因创伤性脑血管损伤所致者：结合脑血管损伤程度和出血风险个体化决策。对抗凝治疗有禁忌的患者可考虑给予抗血小板聚集治疗（阿司匹林）。无抗凝治疗禁忌者，抗凝治疗可预防夹层动脉血栓的形成和持续血管闭塞。合并假性动脉瘤、夹层动脉瘤、动静脉瘘需考虑血管介入治疗。

（2）一般性治疗

① 血管造影或 TCD 示存在血管痉挛，予以尼莫地平注射液等防治

脑血管痉挛，保证正常脑灌注压。

② 收缩压＜100mmHg 或血管痉挛，用多巴胺或去甲肾上腺素使收缩压≥100mmHg，直到血管痉挛缓解。

③ NICU 治疗包括行 ICP 监测、脑灌注压监测、中心静脉压监测等，必要时机械通气治疗防止低氧血症，按指南应用甘露醇、白蛋白、巴比妥类药物和抗生素。

（3）亚急性期治疗包括高压氧、康复功能锻炼。

## 主任医师总结

PTCI 是颅脑损伤严重的继发性损害，导致高致死率和致残率。因常伴随严重的脑原发性损害，在急性期患者常呈昏迷状态，PTCI 有时无法及时发现，临床特点缺乏特异性，未能及时发现及治疗 PTCI，可导致不良预后。伤后早期定期的 CT 复查、颅内压监测、脑血流监测对早期发现脑梗死是有益的。控制危险因素，降低 PTCI 发生率，正确诊断并积极治疗以减轻脑梗死程度对患者的预后有着重要影响。

本例患者因外伤致重型颅脑损伤，并发大脑半球多发外伤性脑梗死灶，以左侧大脑半球为主，并存脑疝，予及时行左额颞顶部去大骨瓣减压术，降低颅内压，改善脑血流灌注，可避免进一步神经功能损害。

## 参 考 文 献

[1] 曾而明，徐春华，洪涛. 创伤性脑血管损伤的研究进展. 中华神经外科杂志，2016，32（9），969-972.

[2] 陈建江，时国兵，胡曦等. 颅脑外伤后脑梗死危险因素及其发生机制. 中华神经外科疾病研究杂志，2008，7（2）：176-177.

[3] Liu S, Wan X, Wang S, et al. Posttraumatic cerebral infarction in severe traumatic brain injury：characteristics, risk factors and potential mechanisms. Acta Neurochir (Wien), 2015 , 157（10）：1697-1704.

[4] Tian HL, Geng Z, Cui YH, et al. Risk factors for posttraumatic cerebral infarction in patients with moderate or severe head trauma. Neurosurg Rev., 2008，31（4）：431-436.

[5] Ham HY, Lee JK, Jang JW, et al. post-traumatic cerebral infarction：outcome after decompressive hemicraniectomy for the treatment of traumatic brain injury. J Korean Neurosurg Soc., 2011，50（4）：370-376.

[6] Ibrahim Ilker OZ, Evrim Bozay OZ, et al. Cerebellar Infarction in Childhood：Delayed-Onset Complication of Mild Head Trauma. Iran J Child Neurol., 2016，10（3）：82-85.

# 病例 7：颅骨凹陷性骨折

⚘ ［实习医师汇报病历］

　　患者男性，2 岁。因"外伤致哭闹不安 2h"入院。患儿于入院前 2h 在楼梯上不慎跌倒右顶部着地受力，当即出现哭闹不安，无昏迷，无耳鼻溢液，无恶心及呕吐，无四肢抽搐。本院急救中心，头颅 CT 平扫示："右侧颞骨、顶骨粉碎性凹陷性骨折"。

　　体格检查　　T 37.2℃，R 28 次/min，P 112 次/min，BP 96/57mmHg。发育正常，营养中等，哭声响亮，无发绀。心肺、腹部检查未见明显异常，四肢无骨折体征。专科查体：神志清楚，右颞顶部头皮肿胀，局部中心区触及组织轻度内陷。GCS 评分：E4＋V5＋M6＝15。双侧瞳孔直径 2.5mm，对光反应灵敏。双侧额纹对称。双侧鼻唇沟对称。鼻腔及外耳道无血迹及渗液。四肢肌力 5 级，肌张力正常，双 Kernig 征、Babinski 征阴性。

　　辅助检查　　头颅 CT 平扫（图 1-24）示右侧颞骨、顶骨粉碎凹陷性骨折。

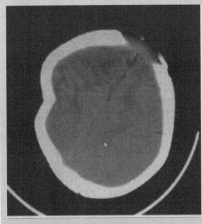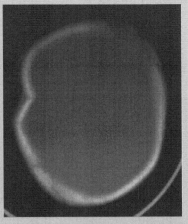

(a)脑窗像示右顶部骨质向颅内内陷，局部脑组织受压

(b)骨窗像示右顶骨连续性中断，见多处线形骨折线，顶骨骨折片向颅内内陷

图 1-24　头颅 CT 平扫

诊断　右侧颞骨、顶骨闭合性粉碎性凹陷性骨折。

治疗　完善常规检查，包括血常规、凝血功能、肝肾功能、电解质等，完善胸片、心电图等常规术前评估。拟急诊行右侧颞骨、顶骨闭合性粉碎性凹陷性骨折整复手术治疗。

 **主任医师常问实习医师的问题**

### ● 该患者的临床特点是什么？

答：（1）幼儿患者，跌倒致右顶部着地受力，局部快速受力，受力面积相对较大。因幼儿言语表述困难，主要表现出哭闹不安。

（2）体格检查　右颞顶部头皮肿胀，局部触及颅骨内陷，无头皮破损。

（3）头颅 CT 平扫示右颞顶骨颅板全层向内凹陷约 1.5cm，且凹陷区位于中央沟旁功能区附近。

结合患者的临床特点和头颅 CT 影像，符合右侧颞顶骨闭合性粉碎性凹陷性骨折的诊断。

### ● 颅骨凹陷性骨折的定义是什么？

答：颅骨凹陷性骨折指骨折局部以骨板凹陷（多 0.5cm 以上）为主要特征的一类骨折，它可以单独或与线状骨折合并发生。一般在致伤物作用面较局限、作用力较大且作用速度不快时才能形成，最多见于钝器打击时，也能见于锐器砍伤时。凹陷性骨折一般较局限，能较好地反映致伤物作用面的大小和形状。

### ● 颅骨凹陷性骨折的临床诊断要点是什么？

答：颅骨凹陷性骨折的临床诊断要点如下。①骨折局部头皮有挫伤或头皮血肿；②着力点可触及颅骨凹陷；③颅骨 X 线平片或头颅 CT 骨窗片可见到陷入骨折片的边缘呈环形、锥形或放射状的内陷。

### ● 颅骨骨折如何分类？

答：颅骨骨折常用的分类：①据骨折是否与外界相通分为开放性骨折和闭合性骨折；②按骨折的形态分为线性骨折、粉碎性骨折、凹陷性骨折、穿入性骨折；③按骨折的部位分为颅盖骨折和颅底骨折。

● **颅骨凹陷性骨折常用的辅助检查方法有哪些？**

答：(1) X线检查　平片上凹陷骨折表现常为颅板全层向内凹陷，单纯内板凹陷者极少见，骨折线多规则或呈环状，常部分透光，部分致密，为骨板断处凹陷和重叠所致。切线位片能确切显示凹陷的深度。

(2) CT检查　明确诊断及获取骨折详细信息的首选检查。骨窗像可清晰地显示凹陷性骨折的详细情况，常常是内板凹陷多于外板凹陷。个别情况亦有内板单独向颅内陷入。严重的凹陷性骨折常刺破硬脑膜，可伴局限硬膜外血肿。对于颅底骨折涉及颈内动脉管走行区，可行CT脑动脉血管造影成像，排除血管性损伤，了解骨折与动脉血管详细的关系。涉及矢状窦、横窦等静脉窦的凹陷性骨折应行CT静脉造影成像，充分了解骨折与静脉窦的关系。

✪ ［住院医师补充病历］

> 　　患儿在全麻下行右侧颞顶骨闭合性粉碎性凹陷性骨折整复手术治疗。做右颞顶部马蹄形切口，范围约6cm×5cm。探查见右颞顶骨向颅内凹陷性骨折，范围约5cm×4cm，最深内陷约1.5cm，骨折线并向颅底延伸。于凹陷性骨折旁钻一骨孔，铣刀沿骨折边缘铣下骨瓣。见硬脑膜上一长约1.0cm破损，予以硬脑膜裂口缝合封闭破损。骨瓣凹陷性骨予以整复塑形并用钛连接片固定，骨瓣复位，用钛连接片固定于骨窗上。手术顺利，术中出血约50ml，未输血，术后麻醉清醒，患儿意识清楚，双侧瞳孔直径约2.5mm，对光反应灵敏。

**❓ 主任医师常问住院医师的问题**

● **儿童颅骨骨折与成人相比有什么特点？**

答：儿童颅骨骨折有别于成人，表现如下。

(1) 幼儿颅骨薄而软，有纤维隔，弹性较好，缓冲力强，钝性物致伤后除头皮青紫肿胀、皮下血肿、头皮裂伤等常见临床表现外，还会伴随出现颅骨骨折，且骨折处多表现为骨缝分离或凹陷性骨折，虽有凹陷，但未断裂，无明显骨折线，外表形状似"乒乓球凹陷"，多无明显神经系统症状，在生长中可自行复位，一般无需手术治疗。

(2) 前额窦从4～5岁开始形成至青春期发育完全，因此，对于小于 4~5 岁的患儿不用担心额窦破坏引起的颅内感染的可能性。所以小儿颅骨骨折因年龄及解剖特点差异不同，在处理原则上同成人有很大差别。

### 颅骨凹陷性骨折手术治疗的指征是什么？

答：颅骨凹陷性骨折手术治疗的指征如下。

（1）闭合性凹陷性骨折凹陷深度在 1cm 以上。

（2）闭合性凹陷性骨折位于脑功能区，压迫导致神经功能障碍。

（3）开放性凹陷性颅骨骨折。

（4）闭合性凹陷性颅骨骨折压迫静脉窦导致血流回流障碍而出现高颅压患者。

### 儿童与成人颅骨凹陷性骨折的治疗区别是什么？

答：儿童颅骨凹陷性骨折的处理与成人的区别如下。

（1）在新生儿中颅骨骨折经一段时间可发生重新塑型的可能，在新生儿单纯颅骨凹陷性骨折尽可能采用非手术方法复位，可借负压装置床边手法复位，如果骨折不能塑型复位，可延期手术；年长儿童的凹陷性骨折由于不易重新塑型，有手术指征的应选择手术治疗。

（2）手术指征　包括：骨片陷入较深，刺破硬脑膜或进入脑内；头皮下有脑脊液积留征象；自行复位或非手术方法复位失败。

◈ ［主治医师补充病历］

术后复查头颅 CT 平扫（图 1-25）示右颞顶骨骨折整复良好，脑组织复位，无迟发血肿，患儿神志清楚，无神经功能障碍。

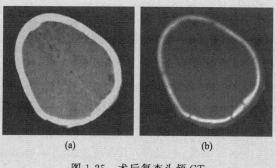

(a)　　　　(b)

图 1-25　术后复查头颅 CT

## 主任医师常问主治医师的问题

### ● 小儿颅骨凹陷性骨折行钻孔撬复术的指征是什么？

答：（1）具有颅骨凹陷性骨折手术治疗的指征。

（2）患儿＜2岁，受伤时间＜2周，仅仅需要处理骨折，或者无活动性出血且仅有少量硬膜外血肿并可以从骨孔处清除时。

### ● 颅骨凹陷性骨折行钻孔撬复术的手术要点是什么？

答：在凹陷附近的正常颅骨钻孔，凹陷骨折下方剥离硬脑膜后，小心经硬膜外将神经剥离子置入骨折下方凹陷最低点顶起，将陷入的骨片撬起复位。

### ● 颅骨凹陷性骨折整复手术的注意事项有哪些？

答：（1）颅骨钻孔在骨折和正常颅骨的边缘，撬复困难的可改用铣刀沿骨折周围取下凹陷颅骨，复位后用钛连接片固定。

（2）新鲜、清洁的游离骨折片可以用钛连接片固定；凹陷性骨折中已粉碎的碎小骨片应予以摘除；严重污染的骨折片应该取除，待二期修补。

（3）对静脉窦表面的凹陷性骨折必须先做好充分的止血和输血准备。对静脉窦的小破口可用明胶海绵压迫止血，为防脱落可用细丝线固定。较大破口可用细丝线缝合后再予以明胶海绵或止血纱布外敷。

（4）术中若见到硬膜青紫、张力高时应切开探查有无硬膜下血肿或脑内血肿；悬吊硬膜以防继发硬膜外血肿。

（5）早期手术以降低感染率。

（6）当开放性骨折伤口严重污染或＞24h，颅骨成型修补术应在1～2个月后进行。

### 主任医师总结

颅骨凹陷性骨折多见于额骨和顶骨，常为作用力大、接触面小的钝器打击或头颅碰撞在凸出的物体上所致。可依据颅骨 X 线摄片和头颅CT 及骨窗片来明确诊断，同时要注意根据小儿和成人两者间的颅骨凹陷性骨折不同特点区别对待，掌握凹陷性骨折手术的适应证和注意事项。

# 参 考 文 献

[1] 王忠诚. 王忠诚神经外科学. 第2版. 武汉：湖北科学技术出版社，2016.

[2] 周良辅. 现代神经外科学. 第2版. 上海：复旦大学出版社，2015：1151-1159.

[3] 何川，陈勃，赵景伟等. 小儿颅骨凹陷性骨折手术治疗的临床研究[J]. 中华神经创伤外科电子杂志，2017，3（01）：12-16.

[4] 孙卫东，李深誉，杨坤等. 微骨窗加撬复术治疗婴幼儿颅骨凹陷骨折16例临床分析[J]. 立体定向和功能性神经外科杂志，2015，（02）：115-116.

[5] 中国医师协会神经外科医师分会. 中国颅脑创伤外科手术指南. 中华神经外科杂志，2009，25（2）：100-101.

# 病例8：开放性颅脑损伤

◉ ［实习医师汇报病历］

患者男性，19岁。因"车祸致意识障碍3h余"入院。患者于3h余前骑摩托车与大货车相撞（具体情况不详），随即出现意识不清，头颅及颌面部损伤，被"120"接入外院，当地医院查体：患者昏迷状，GCS评分5分，右侧额部可见长约10cm创口，活动性出血，可见有脑组织外渗，左侧瞳孔直径约1.5mm，对光反应迟钝，右侧瞳孔直径约1.5mm，对光反应灵敏。右侧外耳道可见血性液溢出，双肺呼吸音粗，双下肺可闻及少许湿啰音，当地医院予以止血，对症支持后为求进一步治疗转入本科。既往体健。

体格检查　T 37.5℃，P 145次/min，R 35次/min，BP 104/50mmHg。平车入室，神志模糊。烦躁。胸廓无畸形，呼吸运动对称，语颤对称，双侧未触及皮下捻发感或骨擦感，双肺叩诊音清，双肺呼吸音粗，可闻及大量湿啰音。腹肌无强直，全腹未触及肿块。腹部叩诊呈鼓音。移动性浊音（－）。肝区、肾区无叩击痛。肠鸣音正常。脊柱、四肢无畸形，不自主活动正常，无关节红肿、强直及杵状指。

专科体检　被动体位，神志昏睡，GCS9分（E2V2M5）。颌面部肿胀，右侧额部可见长约10cm创口，创缘不整齐，无活动性出血，创面掺杂少量泥沙，创面下部分颅骨骨折。双侧瞳孔等大等圆，直径约1.5mm，对光反应迟钝。右侧外耳道可见血性液溢出。四肢肌力约3级，肌张力正常，病理征阴性。

辅助检查　头颅CT（图1-26）蝶骨体及蝶骨翼突、双侧筛骨眶板、额骨、右侧颧骨、颧弓及左侧颞骨多发骨折；左侧额、颞部多发硬膜外血肿，后纵裂池少量积血；左侧额顶部颅内积气；左侧额叶脑挫裂伤；外伤性脑肿胀；双侧上颌窦、筛窦、蝶窦、额窦积血积液。

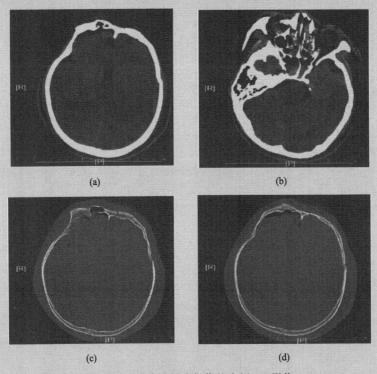

(a)　　　　　　　　　　　(b)

(c)　　　　　　　　　　　(d)

图1-26　开放性颅脑损伤的头颅CT影像

诊断

（1）特重型开放性颅脑损伤：

① 左颞部硬膜外血肿；

② 双侧额叶脑挫裂伤；

③ 外伤性蛛网膜下腔出血；

④ 左侧颞骨、双侧额骨及前中颅底骨折。

（2）颌面部多发骨折，左侧第3、第4指指骨骨折。

（3）双肺挫裂伤。

（4）颜面部及左下肢多处皮肤挫裂伤。

（5）外伤性骨折。

*治疗*

（1）进一步完成血常规、血型、凝血功能、肝肾功能、电解质、胸片、心电图、腹部彩超检查。

（2）气管插管呼吸机辅助通气，纠正水电解质紊乱，保护胃黏膜，止血，复查头部、胸部CT。

（3）积极进行心肺复苏，并请口腔科及普外科、骨科医师会诊。

（4）做好术前准备。

## 主任医师常问实习医师的问题

### ● 什么是开放性颅脑损伤？ 临床表现一般有哪些？

答：开放性颅脑损伤是指致伤物造成头皮、颅骨、硬脑膜和脑组织均向外界开放的损伤。如硬脑膜未破裂、颅腔与外界不相同，则脑损伤仍为闭合性。

临床表现一般包括：局部头皮破损，掺杂异物，有时可见脑脊液或脑组织从伤口溢出；意识障碍，颅内高压表现，生命体征改变，局灶神经系统症状如偏瘫、失语等。

### ● 开放性颅脑损伤有哪些诊断要点？

答：注意患者的气道、呼吸及循环等情况。注意因创伤部位出血过多而产生失血性休克，若发现有活动性出血，则应尽快用辅料包扎伤口，减少污染。注意伤口部位、大小及形态，不可贸然拔除插入颅腔的致伤物，以防引起突然的颅内大出血。

### ● 应完善哪些影像学检查？

答：颅骨正、侧位及切线位片可了解颅骨骨折部位，异物数量、位置，有利于指导清创；CT平扫可示颅内血肿的大小、范围及位置等，也可以提供异物与颅内脑组织的解剖信息，CTA及CTV有助于对是否合并颅内动脉或者静脉窦损伤进行快速、无创的判断。MRI一般不作为常规检查，可以作为后期判断脑损伤程度、脑水肿及血肿而进行检查。当患者有颈内动脉或静脉窦损伤时，脑血管造影可作为诊疗依据。

**❀ [主治医师补充病历]**

该患者收治神经重症监护室后，密切监测病情变化，根据"镇静-躁动评分（SAS）"计分为7分，为危险躁动状态。

## ❓ 主任医师常问住院医师和主治医师的问题

**● 神经危重患者镇静镇痛的目的包括什么？**

答：降低应激反应；脑保护，控制脑损伤引起的交感风暴，维持脑氧供需平衡，控制颅内高压等；控制癫痫持续状态；低温治疗中的辅助用药。

**● 患者收治神经重症监护室后，有哪些控制颅内压的治疗方法？**

答：（1）抬高床头30°，保持静脉引流通畅。

（2）镇静镇痛，降低患者应激状态、脑氧耗和脑代谢。

（3）机械通气，适当地过度通气可以有效降低二氧化碳分压并可使颅内压降低，但是也增加了脑缺血风险，因而仅用于颅内压急剧升高时作为临时降低颅内压的手段，维持 $PaCO_2$ 32～36mmHg。

（4）使用高渗盐水和甘露醇，应注意患者的血容量及肾功能情况。

（5）维持体温34～36℃，降低脑代谢水平。

（6）控制癫痫发作。

（7）必要时行脑室外引流术或者去骨瓣减压术。

**● 对于该患者，应如何实施镇静镇痛策略？**

答：重症颅脑损伤患者的镇静镇痛治疗应遵循危重患者的总原则，即应用镇静药前首先控制疼痛，纠正生理学异常，如低氧血症、低血压、低血糖。当以控制躁动为主要目的时，应监测镇静深度，让患者维持平静和配合的状态。在镇静镇痛过程中，定时进行意识状态的评估，如GCS评分，瞳孔观察和神经系统查体，以及神经系统影像学检查。在药物选择方面，目前尚无证据支持何种镇静镇痛药物最适合颅脑损伤患者，目前常用的药物包括丙泊酚、咪达唑仑、芬太尼、右美托咪定等药物。当预计将于短时间内进行意识评估时，可以选择低剂量的丙泊酚持续静脉注射，而当预计短时间内无需进行意识评估时，可选择咪达唑仑静脉持续注射。右美托咪定是 $\alpha_2$ 肾上腺素受体激动药，兼具镇静和镇痛作用，能产生可唤醒的镇静，配合指令，且几乎没有呼吸抑制作用。镇静-躁动评分（SAS）见表 1-1。

**表 1-1 镇静-躁动评分（SAS）**

| 计分/分 | 状态 | 定义 |
| --- | --- | --- |
| 7 | 危险躁动 | 不能唤醒试图拔除气管插管或其他导管,爬床栏,攻击医务人员,翻来覆去 |
| 6 | 十分躁动 | 不顾经常言语提醒,不能平静,肢体频繁伸出床外,需肢体约束 |
| 5 | 躁动 | 焦虑或轻微躁动,试图坐起,言语劝阻后可安静 |
| 4 | 安静合作 | 容易唤醒,听从命令 |
| 3 | 镇静 | 不易唤醒,语言刺激或轻轻摇动可醒,但重又入睡,听从简单命令 |
| 2 | 十分镇静 | 物理刺激苏醒,不能交流及听从命令,可自主移动 |
| 1 | 不能唤醒 | 对恶性刺激反应轻或无反应,不能交流及听从命令 |

### ● 开放性颅脑损伤的手术原则是什么？

答：原则上需尽早进行清创缝合术，使之闭合。清创缝合应争取在伤后 6h 内进行；在使用抗生素的前提下，可延长时间至 72h。清创顺序应从头皮至脑组织伤道逐层进行，去除失活的头皮组织，彻底清除异物，修整创缘；清除游离的骨碎片，于邻近部位钻孔，咬除污染区碎骨片；最小限度地切除硬脑膜边缘，最后清除血凝块、异物和嵌入脑组织的骨碎片；修补硬脑膜。对于已经感染的开放性颅脑损伤，先行抗感染、伤口引流等措施，待感染控制后行二期清创。

### 主任医师总结

（1）该患者有明确车祸外伤史，结合头颅 CT 等影像学检查和查体，开放性颅脑损伤诊断明确。对于车祸外伤患者，应注意多发伤可能，在稳定血压等生命体征前提下，应尽快进行全身查体和必要的床边影像学检查，明确有无其他重要器官损伤或出血。尤其应警惕失血性休克，及早行液体复苏，必要时补充血液制品及使用血管活性药物。全身循环衰竭会导致脑灌注不足，加重颅脑损伤；而颅脑损伤亦会进一步加重全身多器官功能损害，如脑心综合征、脑肾综合征、神经源性肺水肿等。

（2）对于开放性颅脑损伤的患者，大多数都伴有挫裂伤灶的污染，易发生难以控制的颅内及头皮软组织感染，因而抗生素的使用必须及时、足量、足程、广覆盖，至少应持续受伤后 3～5 天。碎裂失活的脑组织或脑表面的挫裂伤灶是癫痫的潜在致痫灶，因此抗癫痫药物也应持续伤后约 7 天时间，若患者存在癫痫发作，则应行脑电图检查，更应长期服用抗癫痫药物。

（3）术前应完善血常规、肝肾功能、凝血功能等检查，积极做好备血工作，尤其对于怀疑有静脉窦损伤的患者，应备好红细胞、冰冻血浆、血小板等血液制品，与麻醉医生做好沟通，注意术中控制血压。

（4）对于有异物嵌入脑组织的患者，不可贸然拔除异物，以防发生难以控制的大出血。手术可以头皮伤口为中心，做"S"形切口，沿异物周围做成形骨瓣，将异物连同骨瓣一起沿纵轴方向缓慢取出，发现活动性出血时立即剪开硬脑膜并寻找止血点，清除失活脑组织及残余异物。

## 参 考 文 献

［1］ Hickman Z L. Atlas of Emergency Neurosurgery[J]. 2015.

［2］ Oddo M，Steiner L A. Sedation and analgesia in the neurocritical care unit. Research-Gate，2016.

［3］ Gupta M M. Intensive Care Management of Postoperative Neurosurgical Patients[J]. Critical Care，2015：346.

［4］ Xiong Y，Zhang Y，Mahmood A，et al. Investigational agents for treatment of traumatic brain injury[J]. Expert opinion on investigational drugs，2015，24（6）：743-760.

［5］ Kolias A G，Guilfoyle M R，Helmy A，et al. Traumatic brain injury in adults[J]. Practical neurology，2013：practneurol-2012-000268.

［6］ Rosenfeld J V，Maas A I，Bragge P，et al. Early management of severe traumatic brain injury[J]. The Lancet，2012，380（9847）：1088-1098.

［7］ Carney N，Totten A M，O'Reilly C，et al. Guidelines for the management of severe traumatic brain injury[J]. Neurosurgery Epub，2016.

［8］ Spaite D W，Hu C，Bobrow B J，et al. The effect of combined out-of-hospital hypotension and hypoxia on mortality in major traumatic brain injury[J]. Annals of emergency medicine，2016.

# 第二章　颅内肿瘤

## 病例1：听神经瘤

❀ [实习医师汇报病历]

　　患者女性，37岁。因"右耳鸣、听力下降3年余，头晕4个月余"入院。患者3年余前无明显诱因出现右侧耳鸣，呈嗡嗡样，持续发作，无其他不适。一次登山后出现暂时性双耳听力丧失，数秒后自行恢复，1天后出现头晕，右耳听力明显下降。按突发性耳聋予扩张血管、高压氧对症处理近2.5个月，效果不佳。停药半个月后，病情好转，头晕、耳鸣减轻并逐渐消失，但右耳听力未恢复。4个月余前又感头晕，有时伴有头痛、恶心，呈渐加重趋势，睡眠差时尤甚，休息后可缓解，视物恍惚，步态不稳，有时右侧歪斜。3周前出现头痛2次，程度较重。按血管性头痛对症处理，疗效差。8天前感右侧面部触摸有麻木感，随时间加重。近2天出现右侧半牙龈及咽部麻木感。病程中，食欲不佳，二便正常。

　　**体格检查**　T 36.5℃，R 20次/min，P 80/min，BP 130/80mmHg，右侧额颞部及右半面部触痛觉均较左侧减退，右下斜视时有复视，右侧半口、咽、软腭、上颚及舌感觉减退，悬雍垂左偏，右耳听力显著下降。

　　**辅助检查**　纯音测听（图2-1）显示：右耳听力丧失，平均听阈110dB，言语分辨率为0，左耳平均听阈20dB，言语分辨率为100%。头颅CT（骨窗）（图2-2）显示右侧内听道扩大。头颅MRI（图2-3）：右侧桥小脑角区囊实性占位性病变，大小3.0cm×2.8cm×2.5cm，考虑听神经瘤。

　　**诊断**　右侧听神经瘤。

　　**治疗**　完善术前准备，包括血常规等三大常规、凝血功能、肝肾功能、电解质检验，完善心电图、胸部X线片、腹部超声等常规术前评估。除上述常规的外科术前检查以外，还有如下专科检查和处理。

(1) 纯音测听、神经传导速、脑干诱发电位、体感诱发电位。

(2) 岩骨 CT、头部 MRI。

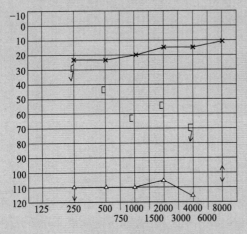

彩图:图2-1

图 2-1　纯音测听

提示右耳听力丧失

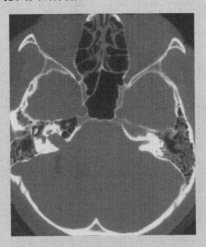

图 2-2　头颅 CT 平扫（骨窗）

可见右侧内听道扩大

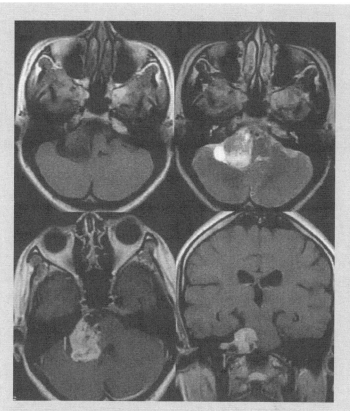

图 2-3 头颅 MRI

磁共振可见肿瘤位于右侧 CPA 区，长 T1、长 T2，增强后呈不均匀强化

## 主任医师常问实习医师的问题

### ● 目前考虑的诊断是什么？

答：右侧听神经鞘瘤。

### ● 听神经位于哪里？

答：听神经位于头部两侧的颅骨之内，自延髓（脊髓和大脑连接的一段）延伸至内听道。也就是说，听神经位于内耳及颅内。

● **听神经的功能是什么?**

答:听神经一方面负责传递听觉的讯息;另一方面传递平衡的讯息。听神经受损会导致耳聋及人体平衡失调(如步态不稳)。

● **要确诊听神经瘤一般可选做哪些检查?**

答:(1)头颅 CT  可见小脑脑桥角区域等密度或低密度团块影,瘤体内一般无钙化,形态大多为圆形、椭圆形,少数形态不规则。骨窗可显示内听道正常或不对称性扩大。增强扫描可见肿瘤实体部分明显强化,而囊性部分无明显强化。由于颅后窝 CT 检查有较明显的伪影,有时会影响对小脑脑桥角区的观察,故推荐 MRI 为首选方法。

(2)头颅 MRI  包括平扫和增强检查,MRI 平扫检查包括 T1WI、T2WI 以及 FLAIR 序列,通常包括矢状面、横断面检查;增强检查应包括矢状面、横断面和冠状面检查,其中建议横断面增强检查为脂肪抑制序列。MRI 可显示内听道内的微小听神经瘤,肿瘤位于内听道及小脑脑桥角,T1WI 呈低信号或等信号,T2WI 呈不均匀高信号,增强后呈不均匀强化。听神经瘤常出现囊变及坏死区,因此增强 MRI 常表现为囊实性病变。

(3)纯音测听  常表现为单侧或两侧不对称的感音神经性听力下降。

(4)听性脑干反应  常表现为蜗后病变,Ⅰ波、Ⅲ波、Ⅴ波潜伏期延长、波幅下降。

(5)言语识别率  多数(72%~80%)有异常,准确性不如 MRI 和 ABR。

● **为什么听神经瘤患者术中要进行听觉脑干诱发电位监测?**

答:听神经瘤术中对听觉脑干诱发电位(BAEP)的Ⅰ波、Ⅲ波、Ⅴ波及潜伏期进行监测,其中Ⅴ波几乎在任何情况下均可引出,因此当术中Ⅴ波潜伏期延长或波幅下降时,需及时通知术者,以便进行调整,甚至停止操作,直至Ⅴ波恢复。

✸ [住院医师或主治医师补充病历]

青年女性患者,以"右耳鸣、听力下降 3 年余,头晕 4 个月余"为主诉,查体右侧额颞部及右半面部触痛觉均较左侧减退,右下斜视时有复视，右侧半口、咽、软腭、上颚及舌感觉减退，悬雍垂左偏，右耳听力显著下降。头颅 MRI：右侧小脑脑桥角区囊实性占位性病变，可见鼠尾征。头颅 CT 提示右侧内听道扩大。纯音测听：提示右侧感音神经性聋。因此考虑听神经瘤。

## 主任医师常问住院医师、进修医师或主治医师的问题

### ● 对该患者的诊断是否有不同意见？

答：患者中年女性，慢性起病，以耳鸣和听力下降为首发症状，CT 可见由内听道扩大，MRI 可见肿瘤呈囊实性病变，增强后呈不均匀强化，纯音测听：提示右侧感音神经性聋。考虑听神经瘤可能性大。但需与面神经瘤进性鉴别。

### ● 需和哪些常见病变进行鉴别诊断？

答：（1）小脑脑桥角脑膜瘤　中年多见，女性略多于男性，首发症以后枕部疼痛、麻木多见，其次是眩晕、耳鸣及听力下降，CT 骨窗像内听道形态正常，MRI（图 2-4）显示肿瘤呈半球形，位于岩骨背侧，呈等 T1、等 T2，强化呈均匀一致增强。

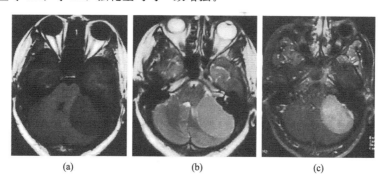

(a)　　　　　　　　　(b)　　　　　　　　　(c)

图 2-4　桥小脑角脑膜瘤的 MRI 表现

（2）桥小脑角胆脂瘤　中青年多见，临床通常以三叉神经痛为首发症状，耳鸣及听力下降少见，CT 示肿瘤呈低密度，MRI（图 2-5）可见肿瘤呈不规则生长，易向其他脑池生长，肿瘤呈长 T1、长 T2，增强后肿瘤不强化，DWI 肿瘤不弥散为其特点。

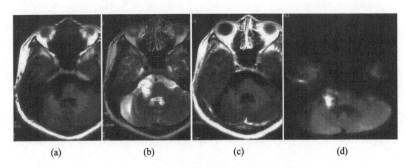

(a)      (b)      (c)      (d)

图 2-5　小脑脑桥角胆脂瘤的 MRI 表现

### ● 听神经瘤的 Hannover 分期如何？ 本例属于第几期？

答：听神经瘤的 Hannover 分期如下。

$T_1$：完全位于内听道内。

$T_2$：自内听道生长至内听道外。

$T_{3a}$：肿瘤生长至 CPA，未触及脑干。

$T_{3b}$：肿瘤充满 CPA 池，并触及脑干。

$T_{4a}$：第四脑室受压但仍通畅。

$T_{4b}$：第四脑室闭塞，脑干明显移位。

本例属于 $T_{4a}$ 期。

### ● 听神经瘤术前听力 AAO-HNS 分级是什么？ 本例是何级别？

答：听神经瘤术前听力 American Academy of Otolaryngology-Head and Neck Surgery（AAO-HNS）分级见表 2-1。

表 2-1　听神经瘤术前听力 AAO-HNS 分级

| 分级 | 纯音听阈测试 | 言语分辨率/％ |
|---|---|---|
| A 级 | ≤30dB | ≥70 |
| B 级 | 33～50dB | ≥50 |
| C 级 | ≥50dB | ≥50 |
| D 级 | 任何水平 | <50 |

本例属于 D 级。

### ● 听觉脑干诱发电位各波所代表的是什么？

答：BAEP 通常可记录 7 个波（图 2-6），Ⅰ 波是蜗神经动作电位，

Ⅱ波是耳蜗核，Ⅲ波是上橄榄核和四叠体区，Ⅳ波是脑桥平面的外侧丘系腹核，Ⅴ波是下丘中央核团，Ⅵ是内侧膝状体，Ⅶ波是丘脑和皮质间的听辐射（图 2-6）。

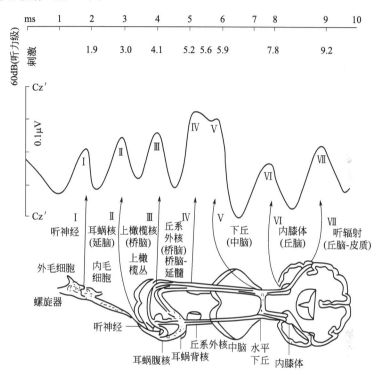

图 2-6 听觉脑干诱发电位各波的意义

### 🔵 听神经瘤的治疗原则及方法有哪些？

答：听神经瘤的治疗原则为挽救生命，保护神经功能（如面神经功能），保证生活质量，根治肿瘤。

（1）wait-and-scan 随诊观察，对于一些肿瘤体积较小，或患者年龄较大的患者，全身疾病较重不适合手术的患者，可以长时间做影像学随访。

（2）手术治疗，目前是听神经瘤治疗的首选方法，手术全切除肿瘤可以获得治愈。

（3）立体定向外科治疗，γ 刀治疗，适合体积小于 2cm 的肿瘤及手术后残存的肿瘤，但不是首选的治疗方法。

 ［主治医师再次补充病历］

完善术前准备后如期进行手术，术中见肿瘤位于 CPA 区，呈灰黄色，质地软，边界清楚，血供丰富，内有微小囊变，囊液清亮淡黄。瘤内切除减压，沿肿瘤边缘分离见三叉神经、面听神经被肿瘤向腹侧上方推挤，后组神经位于肿瘤后下方。磨除内听道，镜下全切肿瘤。

## 主任医师常问住院医师、进修医师或主治医师的问题

### ● 听神经瘤的手术方式有哪些？

答：（1）枕下乙状窦后入路（图 2-7），神经外科医师常用此入路，适合于各种大小的肿瘤，如需保留听力的患者。

（2）迷路入路，耳科医师常用此入路，适合于术前无有效听力的患者。

（3）颅中窝入路，耳科医师常用此入路，适合于局限于内听道内体积较小的肿瘤。

视频:右侧枕下乙状窦后入路病变切除术

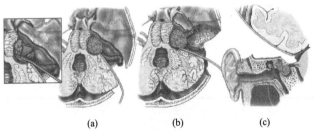

(a)　　　　　(b)　　　　　(c)

图 2-7　枕下乙状窦后入路

### ● 根据术前影像学，如何合理选择个体化的手术方式？

答：听神经瘤涉及神经外科和耳科，不同的专业医师会选择不同的手术入路切除听神经瘤，总的原则是，如果保留听力可以选择枕下乙状窦后及颅中窝入路，如果患者术前听力丧失，可以选择迷路入路或枕下

乙状窦后入路。

### 术后监护的注意事项有哪些？

答：术后应常规转入 ICU 进行监护，关注患者生命体征、意识状态、瞳孔、肢体活动情况及言语，特别是呼吸、吞咽功能和咳嗽反射，如患者咳嗽反射弱或吞咽功能差，应延迟拔除气管插管。及时评估患侧面神经功能，关注面神经功能变化，同时复查血常规、生化、凝血功能等，关注水、电解质、尿量。

### 术后有哪些常见的并发症？ 如何判断？ 如何处理？

答：（1）头痛、眩晕，恶心、呕吐，发热　明确头痛及发热原因，采取镇痛、抗眩晕、镇吐及退热等对症处理。

（2）面瘫，听力消失　眼睑闭合不全者保护角膜，中医针灸理疗、功能锻炼，完全断裂者可行面神经与舌下神经吻合；耳蜗神经结构正常、听力丧失的患者，可采用人工耳蜗置入重建听力，未能保留耳蜗神经者可考虑置入骨锚式助听器。

（3）呛咳，声嘶，吞咽困难，舌肌麻痹　症状轻者给予密切观察，严重者行气管插管甚至气管切开，留置鼻胃管。

（4）脑脊液漏　术后脑脊液漏分切口漏、鼻漏和耳漏，以鼻漏最为多见，易导致颅内感染。发生脑脊液漏后，首先考虑非手术治疗，包括绝对卧床、应用降颅压药物和局部加压包扎，如效果不佳，可行腰椎穿刺、腰大池置管引流、手术修补、脑室-腹腔分流术等措施。

（5）发热　寻找原因（做腰椎穿刺术了解颅内压，留取脑脊液做分析、生化、培养，排除颅内感染），给予病因或对症治疗。

（6）颅内血肿　根据患者症状和体征（突然出现意识或神经功能障碍、躁动、抽搐、喷射性呕吐、血压突然升高等）判断，即刻复查头颅 CT 即可诊断，根据具体情况选择非手术治疗或开颅血肿清除。

（7）皮下积液　触摸切口及其附近区域可触及皮下囊性包块，质软，可活动，给予注射器抽吸，抽搐液体即可诊断，抽吸尽后加压包扎。

### 如何进行面瘫程度的 House-Brackmann（H-B）分级？

答：关于面瘫国际上常采用 House-Brackmann（H-B）分级法进行严重程度和疗效评估，具体如下。

Ⅰ级：两侧对称，各区面肌功能正常。

Ⅱ级：轻度面肌功能不良，静态对称；稍用力能闭目，用力时可动口角，可略不对称；刚能觉察的联动，无挛缩及半面痉挛。

Ⅲ级：中度面肌功能不良，肌张力差别明显但无畸形；可有抬眉不能，用力时眼睑能完全闭拢，用力时可动口角，但不对称；有明显联动、挛缩及半面痉挛。

Ⅳ级：中重度面肌功能不良，肌张力明显减弱和（或）畸形不对称；不能抬眉，用力时眼睑不能完全闭拢，口部运动不对称，有严重的联动或痉挛。

Ⅴ级：重度面肌功能不良，静态不对称，额无运动，闭目不全，用力时睑、口角略能动；常无联动、挛缩及半面痉挛。

Ⅵ级：面全瘫，无张力，不对称，无联动、挛缩及痉挛。

### ● 听神经瘤术后面瘫的治疗方法有哪些？

答：听神经瘤术后面瘫的治疗方法有抗生素眼药液及眼药膏点眼，封闭眼睑保护眼球，严重者需缝合眼睑，出院后可行高压氧治疗，配合针灸及按摩治疗，如果面神经未能解剖保留可行面神经与舌下神经吻合。

### ❀ ［主治医师再次补充病历］

患者术后住院期间出现间断头痛、眩晕、发热等不适，最高体温38.7℃，给予对症处理：腰椎穿刺术测压330mmHg、脑脊液化验（提示白细胞高）、脑脊液培养（未培养出细菌）。继续给予抗生素预防感染、腰椎穿刺放脑脊液、补液、镇痛、抗眩晕等对症治疗。病情恢复较快，无并发症发生，病理结果汇报为神经鞘瘤，总住院时间为18天。出院时面神经功能Ⅰ～Ⅱ级，患侧听力消失，余神经功能同术前。未建议辅助化疗、放疗。

### ？ 主任医师常问进修医师或主治医师的问题

### ● 枕下乙状窦后入路切除听神经瘤术后脑脊液鼻漏发生的原因有哪些？ 如何治疗？

答：枕下乙状窦后入路切除听神经瘤术后脑脊液鼻漏是由于术中乳

突气房没有封闭完全，或内听道后壁气化良好，磨除内听道后壁骨质后没有用肌肉封闭。

脑脊液漏的途径是乳突气房—中耳鼓室—咽鼓管—鼻咽部—鼻漏。

治疗方法：患者保持平卧位，行腰大池外引流术持续引流 7～10天，如果还不好转则需再次开颅修补脑脊液鼻漏。

## 主任医师总结

听神经瘤是主要起源于内听道前庭神经鞘膜施万细胞的良性肿瘤，又称前庭神经鞘瘤，占颅内肿瘤的 6%～9%，占小脑脑桥角肿瘤的80%～90%。因其位于内听道及小脑脑桥角区域，随着肿瘤生长而逐渐压迫周围重要组织，可出现严重症状，甚至威胁患者生命。

听神经瘤好发于中青年，常以耳鸣或听力下降为首发症状，病程可达数 10 年之久，继之可出现脑干受压症状，听力进行性下降或耳聋，头颅 CT 可见内听道呈喇叭形扩大，头部 MRI 可见小脑脑桥角区囊实性病变，可压迫小脑、脑干，增强后呈不均匀强化，纯音测听提示感音神经性聋或听力下降，术前完成脑干诱发电位、岩骨薄层 CT 及头颅MRI 检查，有助于制订手术治疗计划。

近年来，随着诊断技术的不断发展，听神经瘤的早期检出率大幅提高。听神经瘤治疗目标已经从单纯切除肿瘤、降低病死率和致残率逐渐向神经功能保留、提高生命质量等方向发展。治疗方法综合了显微外科手术、立体定向放射外科、随访观察等多种手段，处理策略也倾向于个体化和多学科协作。外科手术切除仍然是首选，神经外科常用枕下乙状窦后入路切除肿瘤，术中必须有面神经监测，手术目标是肿瘤全切除保留面神经功能，面神经功能保留一直是难点，也是热点，目前国际上面神经保留率可达 90% 及以上。

术后早期可能出现头痛、头晕、恶心、呕吐等不适，可能的并发症有面瘫、耳聋、脑脊液鼻漏、颅内血肿、呛咳、吞咽困难、声音嘶哑等。

## 参 考 文 献

[1] Rivas A，Boahene KD，Bravo HC，et al. A model for early prediction of facial nerve recovery after vestibular schwannoma surgery[J]. Otol Neurotol，2011，32（5）：826-833.

[2] Rozen SM，Harrison BL，Isaacson B，et al. Intracranial Facial Nerve Grafting in the Setting of Skull Base Tumors：Global and Regional Facial Function Analysis and Pos-

sible Implications for Facial Reanimation Surgery[J]. Plast Reconstr Surg., 2016，137（1）：267-278.

# 病例 2：颈静脉孔区神经鞘瘤

❀ ［实习医师汇报病历］

患者男性，48 岁，主诉"右侧耳鸣、听力下降 8 年余，加重伴头晕 1 个月余"入院。患者于 8 年前无明显诱因开始出现右耳耳鸣，呈嗡嗡样，持续发作，劳累或失眠后耳鸣可加重；伴有右侧听力下降，程度较轻，无发热、头痛、头晕、面部麻木、饮水呛咳、声音嘶哑，无肢体活动障碍、感觉异常等症状，一直未予诊治。病程中耳鸣、听力下降逐渐加重，逐渐出现声音嘶哑、张口困难，伴有间断性头晕。1 个月前上诉症状加重，右耳听力丧失，伴头晕，非天旋地转，改变体位时较为明显。当地医院就诊，查头部 MRI 提示 CPA 区及颈静脉孔区占位性病变，给予抗眩晕、营养神经等治疗，效果欠佳。病程中，食欲欠佳，二便正常。

体格检查    T 36.4℃，P 82 次/min，R 16 次/min，BP 124/82mmHg，口齿不清，声音嘶哑，左侧鼻唇沟稍浅，张口向右侧偏斜，伸舌右偏，右侧舌肌萎缩，右侧咽反射弱，右耳听力显著下降。

辅助检查    头颅 MRI（图 2-8）示右侧小脑脑桥角区及右侧颈静脉孔区囊实性占位性病变，大小约 45mm×36mm×38mm，考虑神经鞘瘤。岩骨 CT（图 2-9）显示右侧颈静脉孔扩大。

诊断    右侧颈静脉孔神经鞘瘤。

治疗    （1）完善术前常规检查，如血常规、尿常规、凝血功能、肝肾功能、电解质、心电图、胸部 X 线片。

（2）专科检查，如纯音测听、岩骨 CT、MRI 平扫＋增强＋静脉血管成像或 DSA。

（3）待完善术前检查后择日手术。

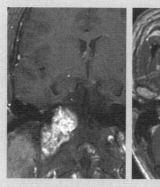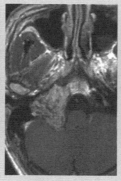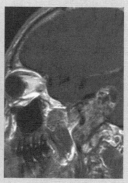

(a) 冠状位　　　　　(b) 轴位　　　　　(c) 矢状位

图 2-8　头颅 MRI

可见肿瘤位于颅内，岩骨及颈部呈不均匀强化

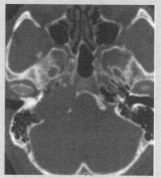

图 2-9　头颅 CT

轴位岩骨骨窗扫描，可见右侧颈静脉孔明显扩大，边缘规则

## ❓ 主任医师常问实习医师的问题

### ● 目前的诊断考虑什么？

答：根据病史、查体及影像学表现首先考虑颈静脉孔神经鞘瘤的可能性大。

### ● 颈静脉孔神经鞘瘤位于哪里？ 是颅内还是颅外？

答：颈静脉孔神经鞘瘤主要起源于后组颅神经，即后组颅神经各段均可起源，可向颅内或颅外生长，故可位于颅骨、颅内、颅外。

✸ ［住院医师或主治医师补充病历］

> 中年男性患者，"右侧耳鸣、听力下降8年余，加重伴头晕1月余"，查体：言语不清、声音嘶哑、左侧鼻唇沟稍浅，右耳听力显著下降，张口向右侧偏斜，右侧咽反射弱，伸舌右偏，右侧舌肌萎缩。CT骨窗显示右侧颈静脉孔扩大，边界较光滑。查MRI示：右侧小脑脑桥角区及右侧颈静脉孔区囊实性占位性病变，呈不匀均强化。首先考虑颈静脉孔神经鞘瘤。

## ❓ 主任医师常问住院医师、进修医师或主治医师的问题

### ● 对该患者的诊断是否有不同意见？

答：患者中年男性，慢性起病，以耳鸣、听力下降为首发症状，CT可见由颈静脉孔扩大，MRI可见肿瘤呈囊实性病变，增强后呈不均匀强化，首先考虑神经鞘瘤。

### ● 需和哪些常见病进行鉴别诊断？

答：（1）颈静脉球瘤　青、中年多见，男性多于女性，首发症状以耳鸣、听力下降多见。

岩骨CT（图2-10）示颈静脉孔骨质不规则破坏和扩大。头颅CT为等或略高密度，增强后明显强化。MRI（图2-11）示颈静脉孔区肿块多呈实性，边界不规则，瘤内可有点状、迂曲、条状低信号影，即"椒盐"征。DSA可见同侧颈静脉变细或闭塞，肿瘤内可见粗大的异常血管。

（2）颈静脉孔脑膜瘤　中年多见，女性略多于男性，首发症状以头痛及听力下降为最常见，颈枕部疼痛及后组颅

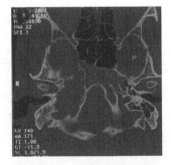

图2-10　颈静脉球瘤的岩骨CT
颈静脉孔扩大，边缘极不规则

神经症状常见，岩骨CT（图2-12）示内听道形态正常，颈静脉孔扩大，边缘规则。MRI（图2-13）显示肿瘤位于颈静脉孔，呈等T1、等T2，

强化呈均匀一致增强。

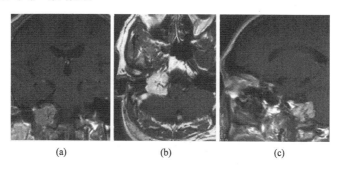

(a)　　　　　　　　　　(b)　　　　　　　　　　(c)

图 2-11　颈静脉球瘤的头颅增强 MRI

肿瘤位于右侧颈静脉孔区，肿瘤形状不规则，瘤内可见血管流空像，<br>肿瘤强化明显，瘤内可见粗大的异常血管

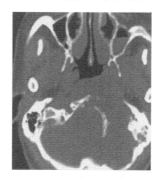

图 2-12　颈静脉孔脑膜瘤的岩骨 CT

颈静脉孔扩大，边缘规则

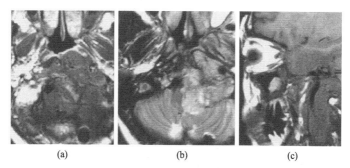

(a)　　　　　　　　　　(b)　　　　　　　　　　(c)

图 2-13　颈静脉孔脑膜瘤的头颅 MRI

左侧颈静脉孔区等 T1、等 T2 实性病变，肿瘤形状不规则

（3）软骨肉瘤　青年男性多见，亚急性起病，主要以耳鸣、听力下降为首诊症状。岩骨 CT（图 2-14）可见颈静脉孔区斑点状钙化或骨化。头颅 MRI（图 2-15）为较均匀的长 T1、长 T2 信号。增强扫描呈均质中等强化。

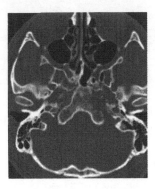

图 2-14　软骨肉瘤的岩骨 CT

颈静脉孔扩大不明显，有骨质破坏

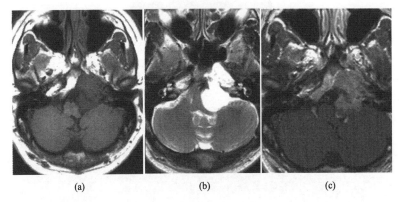

(a)　　　　　　　　　(b)　　　　　　　　　(c)

图 2-15　软骨肉瘤的头颅 MRI

左侧颈静脉孔区长 T1、长 T2 均匀一致信号，增强后呈中等均匀强化，
肿瘤形状不规则，与周围组织边界清楚

**颈静脉孔神经瘤的 Kaye/Pellet 分型如何？本例患者属于哪型？**

答：颈静脉孔神经瘤的 Kaye/Pellet 分型见表 2-2。

表 2-2　颈静脉孔神经瘤的 Kaye/Pellet 分型

| 分型 | 描　　述 |
| --- | --- |
| A(颅内型) | 肿瘤主体位于颅内,可有部分孔内生长 |
| B(孔内型) | 肿瘤主体位于孔内,可部分向颅内生长 |
| C(颅外型) | 肿瘤主体位于颅外,可部分向孔内生长 |
| D(颅内外沟通型) | 肿瘤主体呈哑铃形分布于颅内和颅外 |

本例患者属于 D 型。

## ● 颈静脉孔神经鞘瘤的治疗方法有哪些?

答：颈静脉孔神经鞘瘤的治疗方法如下。

(1) 随诊观察　对于一些肿瘤体积较小，或患者年龄较大的患者，全身疾病较重不适合手术的患者，可以长时间影像学随访。

(2) 手术治疗　目前是颈静脉孔神经鞘瘤的首选治疗方法，手术全切除肿瘤可以获得治愈。

(3) 介入栓塞　适合于手术不能切除或风险极大的高血供颅内外沟通型肿瘤，但不是首选的治疗方法。

## ● 颈静脉孔区神经鞘瘤的手术方式有哪些?

答：颈静脉孔区神经鞘瘤的手术方式有后方入路及侧方耳科入路。

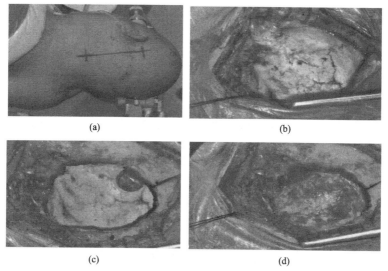

(a)　　　　　　　　　　(b)

(c)　　　　　　　　　　(d)

图 2-16　枕下乙状窦后入路开颅所见

（1）后方入路　分枕下乙状窦后入路、远外侧入路及其经髁或经颈静脉突入路等，其中枕下乙状窦后入路是神经外科医师最常使用的入路，适合于肿瘤主体位于颅内的肿瘤或需要保留听力者，具有创伤小、面神经功能保留率高、术后恢复快等优点。图 2-16 为枕下乙状窦后入路开颅所见。

（2）侧方耳科入路　包括 Fisch 颞下窝入路、岩枕经乙状窦入路等。耳科医师常用此入路，适合于颈静脉孔内外沟通型肿瘤，此入路的优点是可以充分显露颅内、岩骨内及颈部的肿瘤。Fisch 颞下窝入路适合于颈静脉孔内外沟通型肿瘤，尤其适用于颈静脉球瘤。手术显露的范围大，移位面神经致其损伤机会大，应注意保护。Fisch 颞下窝入路，如图 2-17 所示。

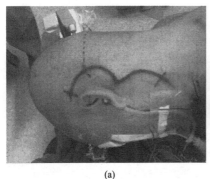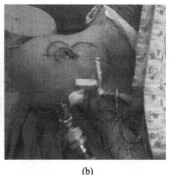

(a)　　　　　　　　　　　　　(b)

图 2-17　Fisch 颞下窝入路

### ● 该患者适合应用哪种手术入路？

答：该患者可以考虑使用枕下乙状窦后入路，颈静脉孔扩大明显，开颅后切除颅内 CPA 肿瘤后，可以通过扩大的颈静脉孔切除孔内的肿瘤及颈部的肿瘤。

❀ ［主治医师再次补充病历］

术中见（图 2-18）颈静脉孔区硬膜明显向内膨隆变薄，此处切开硬膜见肿瘤呈灰黄色，质地软，边界清楚，血供丰富，内有微小囊变，囊液清亮淡黄色。瘤内切除减压，沿肿瘤边缘分离见三叉神经、面听神经被肿瘤向腹侧上方推挤，后组神经与肿瘤关系密切。镜下全切肿瘤。

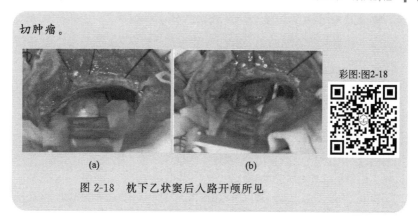

(a)                          (b)

图 2-18　枕下乙状窦后入路开颅所见

 **主任医师常问住院医师、进修医师或主治医师的问题**

### ● 枕下乙状窦后入路的开颅要点有哪些？

答：枕下乙状窦后入路的开颅要点如下。

(1) 患者侧卧位，头架固定，乳突根部处于视野最高处。

(2) 耳后发迹内直切口，依次切开头皮、枕下肌肉，注意导静脉的止血。

(3) 颅骨钻孔位于星点前下方 1.0cm 处，及乳突导静脉孔下方。

(4) 骨瓣显露范围上方至横窦水平，外侧至乙状窦边缘。

(5) 骨蜡封闭开放的乳突气房。

### ● 颈静脉孔神经鞘瘤的切除要点有哪些？

答：颈静脉孔神经鞘瘤切除要点如下。

(1) 剪开硬膜后充分释放枕大池及小脑脑桥角池脑脊液，使颅内压下降。

(2) 分离肿瘤周边蛛网膜，解剖肿瘤周围后组颅神经及小脑前下动脉，并予以保护。

(3) 肿瘤中心减压，后分离肿瘤周边，分别切除肿瘤上、下极。

(4) 分离脑干侧肿瘤，注意保护脑干并在电生理监测下寻找并定位面神经、后组颅神经脑干端。

(5) 磨除颈静脉孔骨质，切除孔内肿瘤。

● **颈静脉孔神经鞘瘤术后患者需进行哪些处理？**

答：颈静脉孔神经鞘瘤术后处理事项参见听神经瘤的处理。

● **颈静脉孔神经鞘瘤常见的术后并发症有哪些？**

答：颈静脉孔神经鞘瘤术后并发症及其处理参见听神经瘤。

● **颈静脉孔区神经鞘瘤起源于什么神经？**

答：颈静脉孔区神经鞘瘤起源于后组颅神经，包括舌咽神经、迷走神经、副神经、舌下神经，以舌下神经最常见。

● **颈静脉孔神经鞘瘤术后面瘫的治疗方法有哪些？**

答：颈静脉孔神经鞘瘤术后面瘫的治疗方法参见"听神经瘤术后有哪常见的并发症？如何判断？如何处理？"

● **颈静脉孔综合征（Vernet 综合征）的临床表现有哪些？**

答：IX～XI颅神经受累，表现为声音嘶哑、饮水呛咳、吞咽困难、咳嗽无力、咽痛等症状。体检发现咽部感觉减退、咽反射消失、声带及软腭肌瘫痪、舌后 1/3 味觉缺失、斜方肌萎缩伴肩下垂等。提示肿瘤累及该区域。

● **枕髁-颈静脉孔综合征（Collet-Sicard 综合征）的临床表现有哪些？**

答：IX～XII颅神经同时受累，除了颈静脉孔区综合征的症状和体征外，还伴有舌肌萎缩和伸舌偏向患侧，提示肿瘤侵及颈静脉孔及枕骨髁区。

● **Horner 综合征的临床表现及其与该区肿瘤的关系如何？**

答：Horner 综合征主要表现为患侧瞳孔缩小，眼睑下垂，眼裂狭小，眼球内陷，患侧额部无汗。提示病变进一步生长，侵及咽旁间隙内的颈交感干或颈内动脉周围的颈内动脉交感丛。

● **颈静脉孔神经鞘瘤术后出现后组颅神经损伤，如何处理？**

答：颈静脉孔神经鞘瘤术后出现后组颅神经损伤，可做如下处理。

（1）患者咳嗽反射差时应保留气管插管，雾化，吸痰，观察咳嗽反射恢复情况，如果咳嗽反射短期内无法改善者需行气管切开。

（2）床头抬高 30°，有利于呼吸及吞咽，吞咽困难时鼻饲饮食，少量多次饮食，防止食物误吸气管内。

## 主任医师总结

该病中青年多见，临床开始以后组颅神经症状为特点，又可无症状，随肿瘤增大累及面听神经，表现为耳鸣、听力下降及眩晕，压迫脑干时表现为平衡障碍、肢体运动障碍。该病症状与该区其他占位性病变相似，故与该区域脑膜瘤、颈静脉球瘤、软骨肉瘤、听神经瘤等肿瘤鉴别困难。辅助检查：头颅 CT 可见颈静脉孔扩大，边缘规则，无钙化；头部 MRI 可见小脑脑桥角区或颈静脉孔囊实性病变，可压迫小脑、脑干，增强后呈不均匀强化，可见鼠尾征；纯音测听提示神经性聋或听力下降，术前完善常规术前评估后，还需完成脑干诱发电位，头颅 CT（平扫＋颅骨 3D 成像＋岩骨薄层 CT）及头颅 MRI 检查（平扫＋增强＋血管成像），有助于制订个体化手术治疗计划。

颈静脉孔区神经鞘瘤首选手术治疗，肿瘤较小或无症状可选择随访观察，目前伽马刀治疗颈静脉孔区神经鞘瘤的效果不确定，手术方式根据肿瘤的大小、生长部位、临床表现、术前听力情况决定。A 型肿瘤首选枕下乙状窦后入路，其他类型肿瘤具体手术入路存在争议，各家报道不同，倾向于临床医师熟悉的手术入路，包括：远外侧入路、Fisch 颞下窝入路、联合入路，术中应有电生理监测。术后患者可能出现的并发症有面瘫、脑脊液漏、呛咳、吞咽困难、声音嘶哑、肺炎等，均需密切注意及采取积极措施。

颅内神经鞘瘤占中枢神经系统肿瘤的 5％～10％，颈静脉孔区神经鞘瘤起源于颈静脉孔内的 Ⅸ、Ⅹ、Ⅺ 颅神经，仅占颅内神经鞘瘤的 2.9％～4％。颈静脉孔区神经鞘瘤手术切除程度及预后各家报道差异大，全切除率为 0～100％，后组颅神经麻痹发生率在 9.4％～100％，手术死亡率为 0.5％～16.7％，术后肿瘤复发率为 0％～53.5％。

## 参 考 文 献

[1] Kaye AH, Hahn JF, Kinney SE, et al. Jugular for amenschwannomas. J Neurosurg, 1984, 60: 1045-1053.

[2] Pellet W, Cannoni M, Pech A. The widened transcochlear approach to jugular foramen tumors. J Neurosurg, 1988, 69: 887-894.

[3] Samii M, Babu RP, Tatagiba M, et al. Surgical treatment of jugular foramen schwannomas. J Neurosurg, 1995, 82: 924-932.

［4］ Rhoton AL Jr. Jugular foramen. Neurosurgery, 2000, 47: S267-S285.

［5］ Eldevik OP, Gabrielsen TO, Jacobsen EA. Imaging findings in schwannomas of the jugular foramen. AJNR Am J Neuroradiol, 2000, 21: 1139-1144.

［6］ Bakar B. The jugular foramen schwannomas: review of the large surgical series. J Korean Neurosurg Soc., 2008, 44: 285-294.

［7］ Sedney CL, Nonaka Y, Bulsara KR, et al. Microsurgical management of jugular foramenschwannomas. Neurosurgery, 2013, 72: 42-44.

［8］ Samii M, Alimohamadi M, Gerganov V. Surgical treatment of jugular foramen schwannoma: surgical treatment based on a new classification. Neurosurgery, 2015, 77: 424-432.

# 病例3: 岩斜区脑膜瘤

## ❀ ［实习医师汇报病历］

　　患者女性，52岁。主诉"头晕、右侧肢体乏力4年，加重1年"入院。患者于4年前无明显诱因出现间断头晕及右侧肢体乏力，偶有耳鸣，无视物旋转、听力下降、恶心呕吐、面部感觉异常。当时患者未在意，未诊治。1年前患者自觉右侧肢体乏力较前加重，出现右手活动不利，持续性头晕，且感觉"头沉"，精神差、易疲劳，遂于1周前在当地医院行头颅MRI检查，提示"右侧岩斜区占位性病变"。患者为求一步诊治来本院就诊，门诊以"右侧岩斜区脑膜瘤"收住院治疗。病程中患者一般情况尚好，饮食睡眠正常，体重无减轻。

　　**体格检查**　神志清楚，言语流利，双侧瞳孔等大等圆，直径3mm，对光反应灵敏，双眼视力、视野粗测正常，双眼球各方向活动自如。双耳听力粗测正常，面部浅感觉正常，面纹对称，伸舌居中，咽反射正常。四肢肌力5级，肌张力正常，双侧肱二头肌反射、膝腱反射及踝反射正常，双侧Babinski征（一）。右侧指鼻实验欠准确，闭目难立征（一）。

　　**辅助检查**　头颅CT检查（图2-19）提示右侧岩斜区略高密度团块性占位性病变，考虑脑膜瘤。

　　头颅MRI检查（图2-20）提示右侧岩斜区跨颅中、颅后窝占位性病变，信号均匀，边界清楚，明显均匀强化，可见脑膜尾征；侧脑室及第三脑室扩张，考虑右侧岩斜区脑膜瘤合并梗阻性脑积水。

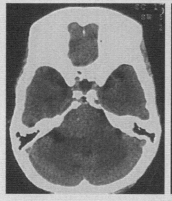

(a) 脑窗像示脑干受压移位明显     (b) 骨窗像示右侧岩尖骨质破坏

图 2-19 术前头颅 CT 检查提示右侧岩斜区略高密度异常团块影

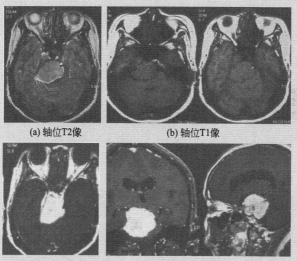

(a) 轴位 T2 像     (b) 轴位 T1 像

(c) 轴位增强     (d) 矢状位增强

图 2-20 术前头颅 MRI 检查

提示右侧岩斜区跨颅中、颅后窝巨大占位性病变，大小约 3.0cm×3.5cm×3.8cm，呈等 T1、等 T2 信号影，信号均匀，边界清楚，脑干受压移位，部分包裹基底动脉及右侧大脑后动脉；增强扫描可见病灶明显均匀强化，可见脑膜尾征；侧脑室及第三脑室扩张

诊断 ①右侧岩斜区脑膜瘤；②幕上脑积水。

治疗 （1）完善术前常规检查，如血常规、尿常规、凝血六项、肝肾功能、电解质、心电图、胸部X线片。

（2）专科检查，如岩骨CT、MRI及眼底检查。

（3）待完善术前检查后，择日手术。

## 主任医师常问实习医师的问题

### ● 目前的诊断考虑什么？

答：根据病史、查体及影像学表现首先考虑脑膜瘤合并幕上脑积水。

### ● 脑积水的原因是什么？

答：患者肿瘤体积巨大，占据右侧环池，造成脑脊液循环障碍，故引起脑积水，为梗阻性脑积水。

### ❀ [住院医师或主治医师补充病历]

中年女性患者，慢性起病，因"头晕、右侧肢体乏力4年，加重1年"入院，病史中偶有耳鸣。查体：视力视野无障碍，面部感觉无障碍，无面瘫，无听力下降，无复视，四肢肌力肌张力正常，右侧指鼻实验欠准确。入院后请眼科会诊双眼视力均为1.0，双侧视野正常，双侧眼底未见明显异常。岩骨CT薄层扫描可见右侧岩骨尖破坏，双侧内听道无扩大。

## 主任医师常问住院医师、进修医师或主治医师的问题

### ● 对该患者的诊断依据是什么？

答：患者中年女性，慢性起病，以头晕、肢体乏力起病，症状为肿瘤占位效应所致，无明显颅神经缺失症状及体征。影像学上，岩斜区为脑膜瘤好发部位；该例患者头颅CT可见右侧岩斜区脑干旁类圆形团块影，密度略高、均匀一致，MRI可见肿瘤呈实性病变，等T1等T2信号影，明显均匀一致的强化，且有脑膜尾征，故首先考虑脑膜瘤。肿瘤

占位性病变引起脑脊液循环障碍，引起梗阻性脑积水，影像学检查提示侧脑室及第三脑室扩张，可见室旁水肿信号，故支持诊断。

### ● 需要和哪些常见病进行鉴别诊断？

答：（1）三叉神经鞘瘤 三叉神经鞘瘤以中年患者多见，女性略多于男性，岩尖颅中、颅后窝为肿瘤好发部位，故应予鉴别。由于肿瘤起自三叉神经，因此患者首发症状多为一侧面部麻木等颅神经损害症状，查体患者有明确的面部三叉神经分布区浅感觉减退；面部疼痛或痛觉敏感多见于三叉神经痛；部分患者可有患侧咀嚼无力的症状。肿瘤体积增大后可压迫脑干引起一侧肢体肌力减退，占位效应可以引起脑积水，头痛、头晕、恶心呕吐等颅内高压症状。因此三叉神经鞘瘤的起病方式与脑膜瘤不同。

脑膜瘤的影像学表现为形态较规则，圆形、类圆形膨胀性生长，等T1、等T2改变，信号均匀，强化也呈均匀一致明显强化，与术中所见肿瘤呈质地韧（硬）、血运丰富的实性占位性病变特点相一致。另外核磁显示"脑膜尾征"是脑膜瘤的典型特点，可资鉴别。脑膜瘤的CT所见多为骨质增生，亦可见骨质破坏，比如本例。而对于三叉神经鞘瘤而言，岩尖骨质破坏为其一大典型特点（图2-21），肿瘤不会造成骨质增生。

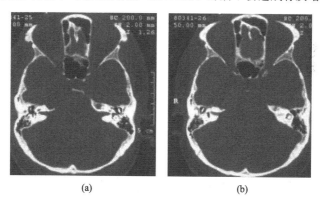

(a)                    (b)

图 2-21　右侧巨大三叉神经鞘瘤的骨窗 CT 表现
显示由于受肿瘤生长压迫，右侧岩骨尖大范围骨质破坏

核磁表现上三叉神经鞘瘤为长 T1、长 T2 为主的混杂信号，多有囊变，分叶状，中等强化，没有脑膜瘤强化明显，为不均匀强化；病变有沿三叉神经分支及麦克尔腔走形的特点（图2-22）。与术中所见相一致，

三叉神经鞘瘤质地比脑膜瘤软，血运也没有脑膜瘤丰富。

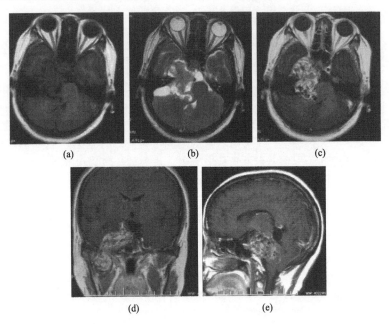

(a)　　　　　　(b)　　　　　　(c)

(d)　　　　　　(e)

图 2-22　右侧三叉神经鞘瘤的 MRI 表现

肿瘤沿三叉神经分支及麦克尔腔走形骑跨颅中颅后窝生长，形态不规则，
信号混杂、有囊变，不均匀中等强化

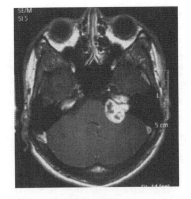

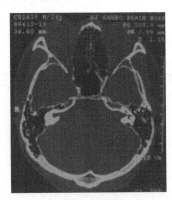

图 2-23　左侧听神经瘤的典型 MRI 表现　图 2-24　左侧听神经瘤的骨窗 CT 表现

可见左侧 CPA 及内听道内实性占位性病变，　　肿瘤生长压迫破坏内听道骨质，

由于沿面听神经生长，肿瘤呈"σ 征"　　　　造成左侧内听道扩大

（2）听神经瘤 该患者有耳鸣症状，尚需与听神经瘤鉴别。听神经瘤通常以耳鸣及听力下降为首发症状，磁共振图 2-23 可见听神经增粗、明显强化，呈"σ 征"。岩骨 CT（图 2-24）可见患侧内听道扩大。岩斜脑膜瘤可侵入患侧内听道，引起内听道内强化影，但不会引起内听道扩大。另外，听神经瘤为前庭神经鞘瘤，肿瘤沿前庭神经走形生长，因此不会侵犯颅中窝及海绵窦。

### ● 按生长方式分，岩斜区肿瘤有哪些分型？

答：岩斜区肿瘤可按生长方式分为三个亚型。

Ⅰ型，肿瘤主要向颅中窝方向生长（包括海绵窦、蝶窦）；MRI 表现为肿瘤主要位于中颅底、鞍旁、鞍上和鞍背、上斜区。

Ⅱ型，肿瘤主要向颅后窝生长；MRI 表现为肿瘤主要位于小脑脑桥角和中、下斜坡区。

Ⅲ型，肿瘤骑跨岩尖，分别向颅中窝、颅后窝生长；MRI 表现为肿瘤沿岩骨尖呈哑铃状生长。

### ● 岩斜区脑膜瘤的手术入路有哪些？

答：20 世纪 90 年代初期，扩大颅中窝入路（Kawase 入路）、颞下乙状窦前入路一度分别是切除Ⅰ型、Ⅲ型岩斜脑膜瘤的首选入路。这两种入路尽管优点突出，但创伤大、解剖关系复杂、易损伤重要解剖结构、并发症多的缺点同样明显，因此渐渐被大家淘汰。

目前，多数有经验的神经外科中心对于岩斜脑膜瘤的手术入路选择如下。

（1）肿瘤主体位于幕下，幕上部分不超过后床突水平，特别是肿瘤下极侵犯到内听道水平以下的岩斜脑膜瘤，选择乙状窦后经天幕入路（图 2-25）。该部位肿瘤较 CPA 脑膜瘤位置更靠内、更靠上，因此要求在常规乙状窦后开颅基础上完全显露横窦，术中向上方牵开小脑幕，有利于切开幕缘，从而切除幕上肿瘤。

（2）肿瘤主体位于内听道水平以上的岩斜脑膜瘤，选择颞枕开颅，颞下经天幕-经岩骨嵴入路，术中广泛切开小脑幕，通过磨除岩骨嵴，增加对中上斜坡、鞍背、脚间窝、岩骨背侧区域的暴露，以利于肿瘤的切除。该入路适用于多数骑跨岩尖向颅中、颅后窝生长的岩斜脑膜瘤。

（3）对于体积巨大，骑跨颅中、颅后窝生长的岩斜区脑膜瘤，特别是幕上肿瘤侵犯颅中窝、明显累及海绵窦，同时肿瘤下极达内听道水平以下者，需采用幕上下联合入路，即颞下联合乙状窦后入路切除肿瘤（图 2-26）。

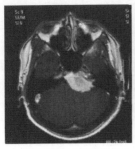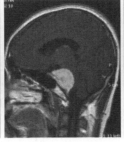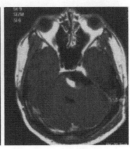

(a) 术前轴位MRI显示肿瘤下　(b) 矢状位MRI显示幕上肿瘤　(c) 术后轴位MRI显示
　极侵犯到内听道水平以下　　　未超过后床突水平　　　　肿瘤近全切除

图 2-25　左侧岩斜区脑膜瘤

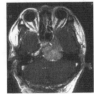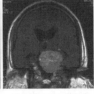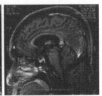

(a) 矢状位MRI　　(b) 示肿瘤上极充满　(c) 冠位MRI示肿瘤　(d) 术后矢状位
　　　　　　　　　脚间窝,向上压迫　　下极位于内听道　　MRI显示肿瘤全切
　　　　　　　　　第三脑室底　　　　水平以下

图 2-26　左侧巨大岩斜区脑膜瘤

### ● 本例患者适合应用哪种手术入路？

答：该患者可以考虑采用颞枕开颅颞下经天幕入路，因为肿瘤主体位于幕上，幕上肿瘤已远远超过后床突水平；幕下肿瘤虽然已达内听道水平以下，但肿瘤体积巨大，肿瘤本身形成一个手术通道，因此随着肿瘤切除，手术空间逐渐增大，可以沿肿瘤通道切除深方幕下的肿瘤，从而避免幕上下联合入路。此外，是否需要磨除岩骨嵴，经岩骨嵴显露和处理肿瘤基底，根据术中具体情况而定。

### ● 围手术期对于脑积水有什么处理？

答：从患者目前临床症状看，没有明显头痛、恶心呕吐的颅内高压症状，而且患者脑积水是继发于肿瘤，因此无需行脑室-腹腔分流或脑室外引流，肿瘤切除后脑积水可自然缓解。围手术期可以静滴甘露醇，有利于增加脑顺应性，减少术中因牵拉颞叶造成脑组织挫伤的概率。由于患者幕上脑积水，应该尽量避免术前行腰椎穿刺或腰池引流。

 **主任医师常问住院医师、进修医师或主治医师的问题**

● **颞枕开颅颞下入路开颅的要点有哪些？**

答：颞枕开颅颞下入路开颅的要点如下。

（1）患者侧卧位，头架固定，肩部牵开，颧弓水平处于视野最高处，头顶下垂约 10°（图 2-27）。

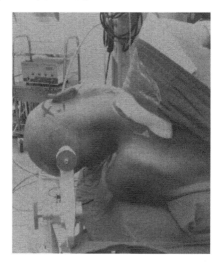

图 2-27　手术体位

（2）行耳上个性化弧形切口（图 2-28），起自颧弓下缘耳屏前约1cm 内，注意保护颞浅动脉的主干。沿耳廓上方弧形切口，根据肿瘤部位、大小、质地决定耳上切口的走形：走形角度越大、位置越高、走形越长显露的骨瓣越大。

（3）沿肌纤维钝性分离颞肌，牵开器牵开皮肌瓣，颅骨暴露范围前方显露颧弓根部，后方显露顶乳缝与鳞状缝的交点，在该交点处钻孔［图 2-29(a)］。根据术前 CT 骨窗像评估乳突气房情况，决定是否需在外耳道上方钻第二孔。骨瓣成型后，继续用磨钻磨平颅中窝底，尤其注意前方骨窗要足够低，可以磨除部分颞弓上缘以增加显露［图 2-29(b)、(c)］；最后用骨蜡封闭开放的乳突气房。

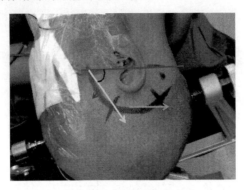

图 2-28　耳上弧形切口

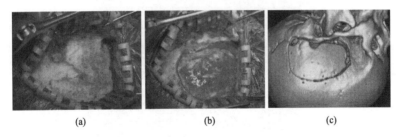

(a)　　　　　　　　　(b)　　　　　　　　　(c)

图 2-29　颞下入路开颅术钻孔位置及骨窗示意

### 🔵 岩斜脑膜瘤的切除要点有哪些？

答：岩斜脑膜瘤的切除要点如下。

（1）剪开硬膜后充分释放环池脑脊液，使颅压下降，脑组织足够松弛后再暴露肿瘤。

（2）滑车神经是第一个显露的颅神经，直径小、走形长，要注意分离、保护。

（3）自滑车神经汇入小脑幕缘的后方充分电凝切开小脑幕，以充分显露肿瘤。

（4）离断位于小脑幕、岩骨背侧及斜坡的肿瘤基底，边断血供，边分块切除肿瘤。

（5）肿瘤减压后，沿肿瘤蛛网膜界面逐渐分离出三叉神经、动眼神

经、展神经，注意肿瘤内侧推挤或包绕的基底动脉、大脑后动脉及其
分支。

（6）根据情况磨除岩骨嵴，以增加中上斜坡的显露。

（7）基底侧肿瘤切除后分离脑干侧肿瘤，注意保护脑干蛛网膜界
面，肿瘤与脑干粘连紧密时可残留薄层肿瘤。

（8）肿瘤完全游离后，最后将肿瘤翻起全切肿瘤。术野盲区处的硬
膜伪足用带角度的双极电凝给予电凝。

（9）手术全程需在电生理监测下完成。

### 岩斜脑膜瘤一定要全切除吗？ 如果没有全切，术后如何处理？

答：岩斜脑膜瘤作为良性肿瘤应该争取全切除，但是对于侵入海
绵窦内的肿瘤，切除过程中海绵窦出血汹涌、海绵窦内颅神经损伤几
乎不可避免，甚至有损伤颈内动脉的可能，因此对于该部位肿瘤不建
议强行切除，术后可先行立体定向放射治疗效果良好。另外，如果肿
瘤突破软脑膜，与脑干粘连异常紧密，也不应强行切除造成严重的术
后并发症，应该残留薄层肿瘤临床观察，多数数年可无进展，必要时
再进一步处理。

### 岩斜脑膜瘤术后患者需进行哪些处理？

答：岩斜脑膜瘤术后患者的处理参考听神经瘤、颈静脉孔神经鞘瘤
术后处理要点。

### 岩斜脑膜瘤术后颅神经相关手术并发症有哪些？ 如何预防？

答：（1）面瘫　可能与面神经在内耳道或颞骨岩部损伤有关，分离
时手术要轻柔；另外，磨除岩骨嵴时，岩浅大神经的牵拉亦可致术后面
瘫，因此术中应注意减轻对岩浅大神经的牵拉。

（2）听力障碍　原因是迷路或耳蜗受损，术中的准确定位可避免
损伤。

（3）复视　与滑车神经和展神经受损有关，在小脑幕切开和岩尖操
作时注意避免损伤。

（4）动眼神经麻痹　如肿瘤向鞍上、鞍旁生长，甚至包绕动眼神
经，术后可能出现暂时性动眼神经麻痹，引起同侧瞳孔扩大、眼球活动
障碍、上睑下垂，故术中应注意保护。

● **颞下入路切除岩斜脑膜瘤术后脑脊液鼻漏发生的原因是什么？如何治疗和处理？**

答：脑脊液鼻漏的发生，是由于术中乳突气房没有封闭完全，加之硬膜没有严密缝合，脑脊液经乳突气房—中耳鼓室—咽鼓管—鼻咽部引起脑脊液鼻漏。

治疗和处理方法：患者保持平卧位，行腰大池外引流术，持续引流7～10天，如果仍不好转则需再次开颅，严密封堵乳突气房，对硬膜有漏口者行不透水严密修补，硬膜有缺损者可取肌肉或筋膜修补，并用生物胶封固。

● **岩斜脑膜瘤术后颅神经麻痹的治疗方法有哪些？**

答：对于面瘫患者可用抗生素眼药液及眼药膏点眼，封闭眼睑保护眼球，严重者需缝合眼睑；外展神经受损严重患者可行矫正手术；所有颅神经麻痹患者出院后可行高压氧治疗，可促进患者康复。

● **岩斜脑膜瘤术后随访包括哪些？**

答：岩斜脑膜瘤术后随访可以参考听神经瘤、颈静脉孔神经鞘瘤术后随访内容。

## 主任医师总结

本例为中年女性患者，慢性起病，没有明显颅神经缺失的症状和体征，影像学提示右侧岩斜区实性占位，累及海绵窦，均匀一致的明显强化，有脑膜尾征，首先考虑岩斜脑膜瘤，选择颞枕开颅颞下经小脑幕入路切除肿瘤，术中需电生理监测，术中注意沿肿瘤蛛网膜界面操作，保护脑干及颅神经。累及海绵窦内肿瘤体积很小，可以残留给予观察，3个月后复查如果肿瘤进展可行立体定向辅助治疗。该患者术后可能出现颅神经麻痹，应当注意防护，早期行高压氧康复治疗。

该例患者肿瘤体积巨大，主体位于幕上，因此幕上开颅是必要的，需要考虑是否有必要行幕下联合。对于幕下位于内听道水平以下的脑膜瘤，即使广泛切开小脑幕，要充分暴露幕下肿瘤基底也是困难的，特别是内听道外侧脑桥小脑角区因为受岩骨嵴的阻挡，显露尤其困难，因此最好的办法是行幕下联合。对于本例患者，肿瘤侵犯幕下仅位于内听道水平稍下方，球形的肿瘤本身自然形成一个手术通道，随着肿瘤逐步切除，手术空间逐渐增大，可以沿肿瘤通道切除深方幕下的肿瘤，从而避免幕上下联合入路，可以单纯考虑采用颞枕开颅颞下经天幕入路。

值得注意的是，是否需要术中磨除岩骨嵴，经岩骨嵴显露和处理肿瘤基底，则根据术中具体情况而定。首先切开并剥离覆盖岩骨嵴上方的硬脑膜及岩上窦，将内听道上嵴及其外侧的岩骨嵴完整暴露出来，内侧至三叉神经根外缘的岩尖部，外至岩骨基底部的横窦乙状窦交脚处。对岩骨嵴的磨除要灵活运用，在岩尖骨质磨除过程中，磨除方向是指向深方的脑干腹侧面，而不是向前方指向颅中窝。岩锥前面的颈内动脉岩骨水平段周围骨质松软，而耳蜗周边是象牙样骨质。因此，在磨除岩尖时，如突然遇到松质骨，则提示已接近颈内动脉；向外侧磨除时，如突然遇到异常坚硬的骨质，则提示已到耳蜗边缘。

另外，对于本例患者，由于肿瘤体积巨大，环池受压明显，术前合并梗阻性脑积水，术中很可能释放脑脊液困难，因此本例强调开颅骨窗一定要够低，骨窗前部要平前颅窝底至少达颧弓水平；后部要平岩骨嵴水平。另外，在充分开颅及配合静滴甘露醇、过度换气的情况下仍可能出现脑组织张力高，此时切除颅底部分脑组织，形成约 $1.0\text{cm}\times1.5\text{cm}$ 的"脑窗"是必要的（图 2-30），可以有效避免因牵拉颞叶造成的脑挫伤、脑出血和脑梗死。

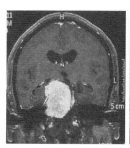 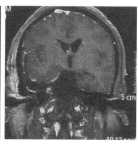 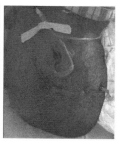

(a) 术前冠位MRI显示肿瘤体积巨大，中线明显移位侧脑室扩张，合并梗阻性脑积水

(b) 术后冠位MRI显示经颞底"脑窗"肿瘤全切除

(c) 术后切口

图 2-30 右侧岩斜区巨大脑膜瘤

## 参 考 文 献

[1] 于春江译. 颅底外科手术学. 沈阳：辽宁教育出版社, 1999：251-278.

[2] 宫剑，于春江，关树森等. 改良岩斜区手术入路的解剖学研究. 中国微侵袭神经外科

杂志，2005，10（1）：11-14.

[3] 宫剑，于春江，关树森等. 颞下经岩骨嵴入路的应用解剖学研究. 中华外科杂志，2005，43（5）：321-324.

[4] 吴哲褒，于春江，关树森. 岩骨后脑膜瘤（附 82 例报告）. 中华神经外科杂志，2003，19（3）：166-169.

[5] Kawase T，Shiobara R，Toya S. Anterior transpetrosal-transtentorial approach for sphenopetroclival meningiomas：surgical method and results in 10 patients. Neurosurgery，1991，28（6）：869-876.

[6] Rhoton AL Jr. The temporal bone and transtemporal approaches. Neurosurgery，2000，47（3 Suppl）：S211-265.

[7] Horgan MA，Anderson GJ，Kellogg JX，et al. Classification and quantification of the petrosal approach to the petroclival region. J Neurosurg，2000，93（1）：108-112.

[8] Spetzler RF，Daspit CP，Pappas CT. The combined supra- and infratentorial approach for lesions of the petrous and clival regions：experience with 46 cases. J Neurosurg，1992，76（4）：588-599.

[9] Couldwell WT，Fukushima T，Giannotta SL，et al. Petroclival meningiomas：surgical experience in 109 cases. J Neurosurg，1996，84（1）：20-28.

[10] Wu ZB，Yu CJ，Guan SS. Posterior petrous meningiomas：82 cases. J Neurosurg，2005，102（2）：284-289.

# 病例 4：松果体区生殖细胞瘤

## ❂ ［实习医师汇报病历］

　　患者男性，14 岁。因"头痛、头晕伴反复呕吐 2 周，加重 2 天"入院。患者 2 周前无明显诱因出现头痛，持续性全头性闷痛，伴阵发性双侧眼眶周围疼痛，视物模糊，行走不稳，头重脚轻，无复视；伴头晕、恶心、食欲缺乏，进食后反复呕吐，非喷射性，无眩晕、耳鸣或听力下降，无抽搐、肢体无力或麻木。在当地卫生院按"感冒""胃炎"等服药治疗，病情仍进行性进展。近 2 天来上述症状逐渐加重，频繁喷射性呕吐，卧床不起，转诊本院，门诊行头颅 CT 平扫示松果体区肿瘤、梗阻性脑积水。发病以来食欲差，二便正常。

体格检查　T 37.1℃，R 22 次/min，P 98 次/min，BP 122/76mmHg。神志清楚，精神倦怠，疲乏外观，站立困难，后仰强迫体位，眼震（－）。双侧瞳孔等圆等大，对光反应灵敏，双侧眼球上视受限，其余各方向活动正常；双侧视力粗测下降，视野检查欠配合；双侧眼底视盘水肿明显；双侧听力粗测正常；共济失调征检查无法配合，四肢肌力、肌张力正常，感觉正常，病理征未引出。

辅助检查　头颅CT平扫（图2-31）示松果体区占位性病变伴梗阻性脑积水。

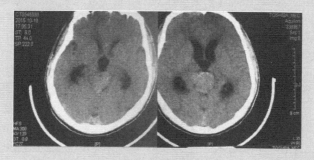

图 2-31　头颅CT平扫

松果体区略高密度类圆形占位性病变，瘤内密度不均，

松果体钙化斑被推挤至肿瘤前方，三脑室-侧脑室

明显扩大，大脑皮质脑沟变模糊

诊断　松果体区肿瘤伴梗阻性脑积水，颅高压危象。

治疗　行急诊术前准备，包括剃头及血常规、凝血功能、急诊生化（肝肾功能及电解质）、心电图、胸部X线片等，尚需如下专科检查和处理。

（1）急诊处理脑积水、颅内高压危象：甘露醇125ml快速静滴；急诊行脑室-腹腔分流术。

（2）脑积水缓解后进一步检查，包括头颅MRI平扫、增强扫描；CSF/血清中 AFP、$\beta$-HCG 检测

（3）手术切除肿瘤，明确病理性质，根据病理结果制订后续治疗方案（化疗、放疗）。

**主任医师常问实习医师的问题**

● **松果体区包括哪些结构？**

答：松果体区是指松果体及其周围结构，包括前方的三脑室后部、下方的中脑顶盖和四叠体（池）、上方的 Galen 静脉复合体及胼胝体压部。

● **临床上松果体区肿瘤有哪些？**

答：松果体区肿瘤包括两组。一组起源于松果体腺的肿瘤，包括由多潜能胚胎生殖细胞分化来的肿瘤（主要是生殖细胞瘤及畸胎瘤）和松果体主质细胞分化来的肿瘤（松果体细胞瘤及松果体母细胞瘤）；另一组起源于松果体腺周围组织的肿瘤，包括胶质细胞瘤、脑膜瘤、转移瘤和非肿瘤性病变如皮样囊肿、表皮样囊肿、松果体囊肿、脂肪瘤、蛛网膜囊肿等。

● **松果体区肿瘤的主要临床表现有哪些？**

答：松果体区肿瘤的临床表现与肿瘤对邻近结构的压迫或浸润相关，包括 Parinaud 综合征、性早熟以及脑积水引起的颅高压症状。Parinaud 综合征系顶盖受压或受侵致眼球共轭垂直运动障碍、瞳孔散大、眼球会聚障碍及眼睑痉挛；性早熟常与生殖细胞肿瘤分泌的 HCG 有关；脑积水系中脑导水管阻塞所致。

● **生殖细胞瘤 WHO 分类有几种？**

答：生殖细胞瘤（WHO 分类）分为生殖细胞瘤型及非生殖细胞瘤型生殖细胞瘤。后者包括畸胎瘤（包括成熟与未成熟畸胎瘤、恶性畸胎瘤）、胚胎性癌、卵黄囊瘤、绒毛膜癌及混合型生殖细胞瘤。

● **什么是 Parinaud 综合征？**

答：Parinaud 综合征是由中脑上丘的眼球垂直同向运动皮质下中枢病变而导致的眼球垂直同向运动障碍，累及上丘的破坏性病灶可导致两眼向上同向运动不能。特征为两眼同向上视不能、两侧瞳孔散大或不等大、对光反应消失，调节反射存在。可并发眩晕，有时共济失调，睑下垂，复视，双眼同向上视运动麻痹，但无会聚性麻痹。退缩性眼球震颤，瞳孔变位，眼底见视盘水肿。是松果体区肿瘤特征性临床特点。

🏵 ［住院医师或主治医师补充病历］

> 14 岁男性患儿，除了明显的颅内高压症状以及典型的上视受限的体征外，患者第二性征发育已完全成熟，应考虑有性早熟表现，所以根据典型的临床症状、体征结合头颅 CT 所见，诊断考虑松果体区生殖细胞瘤合并梗阻性脑积水。需进一步检查包括头颅 MRI 平扫＋增强检查，血清/脑脊液的 AFP、β-HCG 检测有助于定性诊断。
>
> 因患儿目前有明显的颅内高压三主症，并已出现强迫后仰体位，说明存在颅内高压危象，需急诊解除脑积水、颅内高压危象后再做后续检查。

● **常用于生殖细胞瘤的肿瘤标志物有哪些？ 有何临床意义？**

答：常用于生殖细胞瘤的肿瘤标志物有甲胎蛋白（AFP）、绒毛膜促性腺激素（β-HCG）、癌胚抗原（CEA）、人胎盘碱性磷酸酶（PLAP）等。血清中肿瘤标志物阳性者肯定存在来源于胚胎生殖细胞的肿瘤，如 AFP＞25ng/ml 和（或）HCG＞50IU/L 几乎可肯定存在非生殖细胞型生殖细胞瘤；而 AFP＜25ng/ml 和 HCG＜50IU/L，PLAP（＋），估计为纯生殖细胞瘤；CEA 增高表明存在着非生殖细胞型生殖细胞瘤。

血清/脑脊液中肿瘤标志物检测对制订治疗方案有着重要参考价值，即标志物阳性或极高时应加大治疗力度，治疗后标志物转阴时是病情好转的指标之一，若阴性再度转为阳性则说明可能是肿瘤复发。

🏵 ［住院医师再次补充病历］

> 本例患者经 VP 分流术后，颅内高压症状缓解，进一步行 MRI 平扫＋增强发现松果体区不规则异常信号肿瘤影，T1WI 略等信号，T2WI 高低混杂信号，增强明显不均匀强化，垂体柄区可见一结节状明显均匀增强病灶（图 2-32），血清 AFP 值 396ng/ml、β-HCG 值 194IU/L。

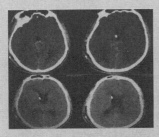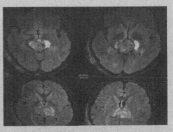

(a) VP分流术后CT平扫示脑室缩小，
松果体区略高密度类圆形占位性病变，
松果体钙化斑被推挤至肿瘤前方

(b) MRI平扫(FLAIR相)
显示松果体区类圆形肿瘤

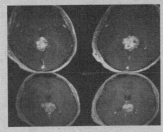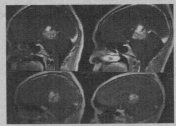

(c) MRI增强(轴位)

(d) MRI增强(矢状位)

图 2-32　MRI 平扫＋增强

（c）、（d）显示松果体区肿瘤明显不均匀强化，
同时垂体柄区可见明显均匀强化的结节状病灶

 主任医师常问住院医师、进修医师或主治医师的问题

● 该患者的诊断是什么？ 需与哪些疾病鉴别？ 手术切除肿瘤前
还需进一步做何检查？

答：目前诊断为松果体区混合型非生殖细胞型生殖细胞瘤伴垂体柄
种植转移，梗阻性脑积水（VP 分流术后）。

鉴别诊断：需与松果体细胞瘤、松果体母细胞瘤、神经胶质细胞
瘤、上皮样囊肿及皮样囊肿、脑膜瘤等鉴别。

手术切除肿瘤前需要行全脊髓 MRI 平扫＋增强扫描，以了解椎管
内是否有种植转移病灶。

## ● 松果体区生殖细胞瘤的治疗原则是什么？

答：目前松果体区生殖细胞瘤的治疗原则为在保护中脑被盖、Galen 静脉等重要结构功能的前提下尽可能彻底地切除肿瘤，术后辅以放化疗。

在制订治疗方案时应遵循个体化原则：①若术前梗阻性脑积水、颅内高压症状明显者，可先行分流手术，然后再行肿瘤切除，术后辅以全脑＋全脊髓放化疗；②脑脊液离心收集细胞送病理科行细胞学检查找到瘤细胞，结合临床、肿瘤标志物即可确诊生殖细胞瘤，可直接行放疗、化疗；③试验性放疗/化疗后肿瘤明显缩小者，可继续常规放化疗，若肿瘤缩小不明显甚至增大者，需手术切除肿瘤。

## ● 松果体区生殖细胞瘤的手术入路有哪些？ 本例患者适合何种手术入路？

答：常见的手术入路如下。

（1）经枕部小脑幕入路（Poppen 入路） 最常用的手术入路，当肿瘤位于四叠体上方时可采用此入路。该入路可能因枕叶视觉中枢受影响而于术后可能出现视野缺损甚至皮质盲等并发症。

（2）经胼胝体-穹隆间入路 适用于第三脑室后部的生殖细胞瘤。该入路可能因胼胝体切开过长而出现失联络综合征；双侧穹隆损伤导致术后记忆力障碍。

（3）经幕下小脑上入路（Krause 入路） 适用于肿瘤位于四叠体池下方者。

（4）经侧脑室三角区入路 主要用于肿瘤向一侧大脑半球生长时。

本例患者 MRI 提示肿瘤主体位于四叠体池上方、三脑室后部，中脑导水管上口受压梗阻，Galen 静脉位于肿瘤背上方，可采取 Poppen 入路或经胼胝体-穹隆间入路切除肿瘤。

## ● 本例患者经 Poppen 入路全切除肿瘤，手术过程重点应注意的事项有哪些？

答：Poppen 入路术中注意保护枕叶视觉中枢，避免术后因枕叶视觉中枢挫伤或缺血而导致术后视野缺损，甚至皮质盲；切除肿瘤过程中注意避免损伤 Galen 静脉、大脑内静脉，同时注意保护中脑顶盖结构、胼胝体压部，若肿瘤与上述结构粘连不易分离时，应以保护上述结构为首要，可残留部分肿瘤；术中尽可能解除中脑导水管上口梗阻，疏通脑脊液循环通路。

## 主任医师总结

生殖细胞肿瘤是松果体区最常见的肿瘤性病变。多发生于男性青少年，WHO分类（2016）分为生殖细胞型和非生殖细胞型生殖细胞瘤两大类，后者又分为六个亚型，分别是胚胎性癌、卵黄囊瘤、绒毛膜癌、畸胎瘤、畸胎瘤伴恶性转化和混合型生殖细胞肿瘤。有关肿瘤的起源仍未完全阐明，其中胚芽移行异常学说得到较多学者的认同。Parinaud综合征、性早熟、梗阻性脑积水致颅内高压症状为典型的临床表现，肿瘤细胞易沿脑脊液进行播散种植。不同类型肿瘤的CT/MRI影像表现各异，单纯生殖细胞瘤常表现为典型的"蝴蝶征"，松果体钙化斑常包裹在肿瘤内部，而非生殖细胞型肿瘤可因肿瘤内部多种不同成分而呈现不同的混杂信号。

脑脊液肿瘤细胞学病理学检查、试验性放疗或化疗结合肿瘤标志物检测有助于术前定性诊断。肿瘤标志物检测不但有助于定性诊断，而且对制订治疗方案具有重要参考价值。

治疗上以手术切除肿瘤为主，术后辅以放化疗的综合治疗为原则，根据不同临床表现、影像特点、肿瘤类型来制订个体化的治疗方案。

自体干细胞移植是目前较前沿的治疗方法，主要用于复发或难治的非生殖细胞型生殖细胞瘤，但疗效尚待更多累积病例观察。

### 参 考 文 献

[1] 王忠诚. 王忠诚神经外科学：武汉：湖北科学技术出版社，2005：3，709-723.
[2] 肖罡，漆松涛，邱炳辉等. 松果体区非生殖细胞瘤性恶性生殖细胞瘤的治疗. 中华神经外科杂志，2011，27（10）：1016-1019.

# 病例 5：中枢神经系统海绵状血管畸形

✳ [实习医师汇报病历]

患者男性，49岁，因"间断头痛2天"入院。患者入院前2天，无明显诱因出现头痛，呈间断性，以顶枕部为重，无头晕，无恶心、呕吐，无肢体抽搐，无视野障碍，无言语不利，于当地医院行头颅核磁检查示左顶部占位，今患者为进一步诊治就诊本院，门诊以"颅内占位病变"收住院。

**体格检查** T 36.3℃，R 19 次/min，P 83 次/min，BP 116/71mmHg。专科查体：神志清楚，对答切题、流利。嗅觉正常，无视野缺损，双侧瞳孔等大等圆，直接、间接对光反应灵敏，眼球活动充分，眼睑无下垂。咀嚼有力。额纹、鼻唇沟对称。粗测听力正常。伸舌居中。颈软，无抵抗。四肢活动自如。

**辅助检查** 头颅 CT 检查（图 2-33）提示：左顶叶类圆形高密度占位性病变。头颅 MRI 检查（图 2-34）提示：左顶叶类圆形病灶，T2WI 呈病变周围环形低信号表现。增强扫描，病灶强化不明显。

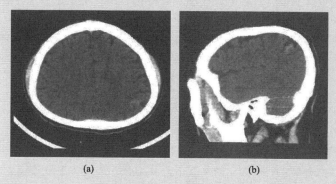

(a)        (b)

图 2-33 头颅 CT 表现

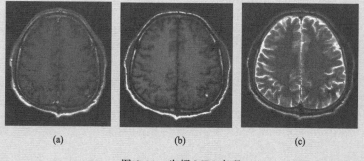

(a)     (b)     (c)

图 2-34 头颅 MRI 表现

> 诊断　颅内海绵状血管畸形。
>
> 治疗　完善血常规、凝血功能、肝肾功能等检查。行心电图、胸部 X 线片等术前评估。手术方案为左顶部开颅病变切除术。

## ❓ 主任医师常问住院医师、进修医师或主治医师的问题

### ● 目前考虑的诊断是什么？

答：根据病史及相关辅助检查，诊断脑内海绵状血管畸形。

### ● 什么是脑内海绵状血管畸形？

答：脑内海绵状血管畸形由多个扩张的薄壁血管组成的海绵状异常血管团，其间没有正常脑组织，管壁由单层内皮细胞组成，缺乏弹力膜及平滑肌。绝大多数海绵状血管畸形被认为是先天性起源，多呈散发性和常染色体显性遗传。散发型海绵状血管畸形患者大多只有一个病灶，而遗传型海绵状血管畸形常有多个病灶，与 CCM 基因突变相关。

### ● 中枢神经系统海绵状血管畸形的病因有哪些？

答：其致病基因 CCM-1 定位于人类染色体 7q11.2～q22，编码产物称为 KRIT1 蛋白，CCM-1 基因突变导致 KRIT 蛋白功能改变或缺失为海绵状血管畸形的遗传学病因。后天性如常规放疗、病毒感染、外伤、手术、出血后血管性反应均可诱发海绵状血管畸形。

### ● 什么是放疗诱发海绵状血管畸形？

答：为恶性肿瘤放疗后引起的后遗症，一般见于儿童，在放疗后期出现，潜伏期为 3 个月至 41 年。发病机制为放疗辐射损伤脑微循环所诱发的毛细血管扩张症。

### ● 颅内海绵状血管畸形常与哪些疾病鉴别？

答：有典型的 MRI 特征性表现者，诊断困难性不大。根据不同发病部位，考虑鉴别诊断的疾病不同。皮质下及脑内海绵状血管畸形可与胶质细胞瘤、淋巴瘤及其他出血性疾病鉴别，颅中窝部位病变须与脑膜瘤、神经鞘瘤鉴别，脑干部位病变可与胶质细胞瘤、血管母细胞瘤

鉴别。

## 儿童海绵状血管畸形有哪些临床特点？

答：儿童海绵状血管畸形的发病率较成人低，且有其特点。儿童海绵状血管畸形基本位于脑内，而成人可以位于脑外，且多发生在颅中窝底的硬膜外，内侧皆突入海绵窦。儿童首发症状多为癫痫，而成人多表现为颅内出血。儿童颅内海绵状血管畸形多位于幕上，且幕上和幕下首发症状也不同，幕上常表现为癫痫，幕下多表现为出血及其相关的神经功能障碍。手术是治疗儿童脑内海绵状血管畸形的首选方法，切除儿童幕上脑内海绵状血管畸形的目的不仅是防止再出血，而且要控制癫痫发作。手术将病灶及其周围的含铁血黄素和胶质增生带一并切除，可提高术后癫痫控制的效果，并能有效防止术后再出血。另外，术前癫痫病程的长短也是影响术后癫痫控制的因素，术前病程越长术后癫痫控制的可能性会越低。

## 视交叉海绵状血管畸形的临床特征有哪些？

答：视交叉海绵状血管畸形临床上十分罕见，其主要症状是视力障碍，表现为急性一过性或慢性进展性视力下降。其他可表现为海绵状血管畸形卒中导致的蛛网膜下腔出血或脑内出血、垂体功能紊乱等。出现视力障碍是确切的手术指征，特别是脑卒中导致视力急性下降者，目的是尽快清除血肿，解除视神经压迫，尽早恢复视力。关于视交叉海绵状血管畸形的影像学表现：CT表现无特异性，为鞍区边界清楚类圆形、等或高密度占位性病变，可伴有钙化；MRI表现有一定的特征性，其能显示病变不同时期出血成分的信号变化，高信号为出血后正铁血红蛋白释放造成，以T1加权像表现明显，含铁血黄素为低信号，肿瘤内血栓、纤维组织及反应性胶质增生显示为混杂信号，强化不明显。

## 什么是脊髓海绵状血管畸形？

答：脊髓海绵状血管畸形是脊髓血管畸形的一种，占脊髓血管病的5%～12%，其病理变化是紧密充填的血窦样良性血管瘤结构，内衬以血管内皮细胞。脊髓内较脑内发病率较低，其特征表现为"爆米花"状混杂信号，周围含铁血黄素沉积所致低信号（图2-35）。病变可造成脊髓功能的下降甚至截瘫。

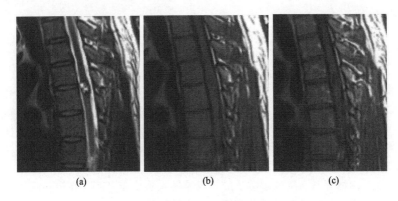

(a)　　　　　　　　(b)　　　　　　　　(c)

图 2-35　脊髓海绵状血管畸形 MRI 表现

### ● 脊髓海绵状血管畸形的流行病特点有哪些？

答：脊髓海绵状血管畸形可发生于髓内、硬膜外及髓周，以髓内及硬膜外病变多见，髓周病变相对罕见。脊髓海绵状血管畸形多发于30～40岁，颈段和胸段多见，无明显性别差异。脊髓海绵状血管畸形具有家族遗传性，并伴发相关血管痣及颅内血管病变。且多发海绵状血管畸形的患者发病年龄更早。

### ● 脊髓海绵状血管畸形的临床表现有哪些类型？

答：（1）反复、间断性的神经功能恶化，伴不同程度的恢复。

（2）缓慢进展性的神经功能恶化。

（3）突发神经功能迅速恶化，但即使是突发起病，也会有一个约数小时到数天的加重过程。

（4）突发症状温和、持续数周到数月的脊髓功能逐渐加重。

### ● 怎么把握脊髓海绵状血管畸形的手术时机？

答：手术切除是脊髓海绵状血管瘤治疗的金标准，特别是对有症状的患者。由于二次出血的风险可高达60％以上，预防远期出血的唯一措施是全切病变。有症状的患者在出现严重或长期神经功能障碍前，早期接受手术治疗，可获得最佳预后结果。但是，在急性出血后4～6周的亚急性期进行手术，此时脊髓水肿减轻，病变周围的神经胶质可以保护正常脊髓组织，髓内的海绵状血管畸形与正常脊髓的界限更清楚，利于完整切除病变。对于无症状的患者，在长期随访同时，必须考虑到出血风险，其终生神经功能损伤风险远高于手术风险。对病变深在且无临床症状的患者，或病变深且症状短暂、轻微、临床症状有改善的患者，一旦出现病灶向外部生长或出现渐进、严重的神经功能障碍时，应该积极手术治疗。

### ● 脊髓海绵状血管畸形的手术方式有哪些选择？

答：脊髓海绵状血管畸形的手术方式一般为后方入路椎板切除术或椎板半切术。

（1）脊髓后正中部位病变　对位于脊髓后方或中心部位的海绵状血管畸形，常规和安全的手术入路是通过后正中切开脊髓。对位于后方且于脊髓表面可见的病变，可直接在病变处切开脊髓。使正常脊髓组织的受损程度最小。若在脊髓表面看不见，需要沿中线行脊髓后正中切开，注意保护后正中静脉。

（2）脊髓后外侧部位病变　对于未达脊髓表面的后外侧病变，可通过后根入区路，于脊髓后动脉附近的后外侧沟进入脊髓，锐性剪开蛛网膜后，向头侧或尾侧延伸脊髓切口，通向脊髓灰质后角后内侧的胶状质。

（3）脊髓侧方、前侧方病变　对于未达脊髓后方表面的侧方或前侧方病变，可行椎板扩大切除以保证充分暴露病变，减少脊髓牵拉。于脊髓前根、后根之间，齿状韧带腹侧入路。另外，前方入路造成缺血及梗死的风险较高。

### ● 在脊髓海绵状血管畸形手术中有哪些辅助技术手段可以应用？

答：脊髓海绵状血管畸形安全切除需要应用多种辅助技术，目的是完整切除病变的同时减少对周围正常神经组织的损害。娴熟的显微操作技术结合体感诱发电位监测可以指导手术策略，能预测严重的脊髓损伤。术中超声的应用可以帮助定位髓内海绵状血管畸形，特别是病变未在脊髓表面显现时，有利于全部切除病变。另外，应用全导向 $CO_2$ 激光在显微镜下切除海绵状血管畸形，可以让病变收缩，更好地与正常脊髓组织分离。

### ● 视交叉海绵状血管畸形的手术治疗要点有哪些？

答：此部位手术的目的为避免视神经损伤的前提下，彻底切除病变，防止肿瘤复发。切除时将异常的纤维及血窦包膜分离并切除，术中先将陈旧性血肿吸除，增加手术空间，并沿血肿壁周围分离，切断周围的血管联系，紧贴瘤壁进行分离，病变周围含铁血黄素沉积的脑组织是有功能的，应尽量保持瘤外含铁血黄素环的完整。

### ● 海绵窦区海绵状血管畸形典型的 MRI 特征有哪些？

答：其典型 MRI 表现如下。

（1）边界清晰，通常没有脑膜尾征。

（2）与正常脑实质相比，病灶在 T1WI 上呈均匀低信号。

（3）在 T2WI 上表现为明亮的高信号，有时病灶内可出现线性分隔样低信号。

（4）注射对比剂后均匀强化。

（5）被包绕的颈内动脉无明显狭窄。

### ● 海绵窦区海绵状血管畸形的治疗策略有哪些？

答：对于较大的海绵状血管畸形，且症状明显，手术为首选的治疗方法。手术要点如下。

（1）病变暴露一定要充分。当病变较大时可切断颧弓，颞肌牵至颧弓平面以下，磨除蝶骨嵴打开眶上裂，骨窗咬齐至颅中窝底。

（2）整块切除。沿颅中窝底隆起的边缘切开，将硬脑膜和病灶一起切除。另外，电灼硬膜可使病灶缩小，便于显露和切除。

（3）善于处理术中出血。海绵窦出血较为凶猛，但为静脉性出血，应用压迫性止血材料可止住出血。注意脑膜垂体干的损伤。

（4）注意突向鞍内的病变，避免残留。对于中小型（一般为＜4cm）的海绵状血管畸形，伽马刀也可作为首选的治疗方法。

### ● 颅内海绵状血管畸形的起源、病变部位及特点有哪些？

答：颅内海绵状血管畸形又称脑实质海绵状血管畸形，是起源于脑内毛细血管水平的血管畸形，病变部位常见于大脑半球皮质、皮质下及侧脑室旁。临床多以癫痫、运动和感觉障碍等为主。脑干也为脑内海绵状血管畸形的重要发生部位，多见于脑桥。

脑外海绵状血管畸形多见于颅中窝底、鞍旁。其起源于脑外硬膜血管系统及微动脉的扩张。颅中窝硬膜型海绵状血管畸形多见于中年女性，病史长，临床症状多以头痛、颅神经麻痹为主。

## 颅内海绵状血管畸形的病理变化与影像学特征有哪些？

答：典型的颅内海绵状血管畸形肉眼呈紫红色或深红色血管性团块，而显微镜下见病灶由密集而扩大的血管构成，管壁由菲薄的内皮细胞和成纤维细胞组成，缺乏弹力纤维和肌层。管腔内充满血液。管腔之间无正常脑组织，病灶有时可见片状出血及坏死囊变灶。

（1）颅内海绵状血管畸形 由于颅内海绵状血管畸形血窦壁菲薄，易破裂出血，血流缓慢，反复出血后不同时期出血成分沉积及血栓形成、钙化等继发病理变化是颅内海绵状血管畸形的主要影像学成像基础。CT 表现为界限清楚的圆形或卵圆形的等至稍高密度影，可合并斑点状钙化。MRI 可清晰地显示不同时期出血成分的信号变化。瘤巢内的反复慢性出血和新鲜血栓内含稀释的游离正铁血红蛋白，使其在所有成像序列中均呈高信号。病灶内胶质间隔和沉积的含铁血黄素表现为网格状长 T1、短 T2 信号带。陈旧性血栓以及反应性胶质增生呈长 T1、长 T2 信号。钙化在 T1WI 和 T2WI 上均为低信号。病灶周围可见含铁血黄素沉积形成长 T1、短 T2 低信号环。典型的颅内海绵状血管畸形表现为低信号环围绕的网格状或桑葚状混杂信号团块。颅内海绵状血管畸形在 DSA 检查大多不显影的原因是，血管口径过细、血管内血栓形成、循环时间延长、出血压迫供血血管或血管痉挛等。

（2）颅外海绵状血管畸形 与颅内病灶相比，颅中窝硬膜型海绵状血管畸形病灶相对较大，其增大机制与激素水平变化、毛细血管芽扩张以及血管腔内的血栓形成有关。CT 表现为鞍旁内小外大的类哑铃形病灶，且病灶内未见钙化为该型海绵状血管畸形的主要特点，此类型病变与鞍旁脑膜瘤相似，注意鉴别。MRI 表现为鞍旁、颅中窝边界清楚的类哑铃形病变，呈均匀的稍长 T1、长 T2 信号，且病灶内未见血管流空表现，增强扫描为明显均匀强化。鞍旁始于毛细血管期延至窦期的团块状淡染色影是颅中窝硬膜型海绵状血管畸形比较特异的 DSA 表现，原因为供血动脉较细或病灶内血流缓慢使造影剂被稀释。对于怀疑颅中窝海绵状血管畸形的患者进行 DSA 检查时，延长摄影时间使造影剂聚集达到足够的浓度，便于观察染色。另外，颈内、颈外动脉分别造影有利于观察其血供。

## 颅内海绵状血管畸形致癫痫的发病机制是什么？

答：颅内海绵状血管畸形所致癫痫的发病机制与病灶局部电生理改

变、神经递质的改变（兴奋性氨基酸增高）、含铁血黄素沉积及胶质增生有关。

## ● 颅内海绵状血管畸形的外科治疗策略有哪些？

答：（1）不推荐外科切除无症状海绵状血管畸形，特别是位于功能区、深部或脑干者，也不推荐外科切除多发且无症状海绵状血管畸形。

（2）对于入路容易且位于非功能区的单发无症状海绵状血管畸形，以下原因可以考虑外科切除海绵状血管畸形预防出血：心理负担过重，担心随访检查项目价格昂贵，改善生活方式，职业需要，需要抗凝治疗。

（3）引起癫痫的海绵状血管畸形可以考虑早期切除，特别是难治性癫痫以及肯定海绵状血管畸形致癫者。

（4）症状性且入路容易的海绵状血管畸形可以考虑外科切除。

（5）症状性或出血后的深部海绵状血管畸形可以考虑外科切除。

（6）对于手术后早期死亡和致病高危的患者以及影响生活质量的患者，手术切除症状性再出血的海绵状血管畸形是合理的，因为这些海绵状血管畸形危害很大。

（7）外科手术切除单次致残性出血的脑干海绵状血管畸形或脊髓海绵状血管畸形的指征较弱。

（8）对于位于功能区且症状性出血的单发海绵状血管瘤，如果无法接受外科切除术的风险可以考虑放射外科手术。

（9）以下情况不推荐放射外科手术：无症状海绵状血管畸形，外科入路容易海绵状血管畸形，家族性海绵状血管畸形（由于考虑到再发海绵状血管畸形）。

⊛ ［住院医师或主治医师补充病历］

术中沿顶上小叶脑回间剪开蛛网膜，于脑沟深面脑表面可见淡黄色含铁血黄素沉积，于皮质切开约1cm，可见病变呈实性、灰黄色、质韧，边界清楚，周围有淡黄色含铁血黄素沉积，沿病变周围分离，整块切除病变（图2-36）。

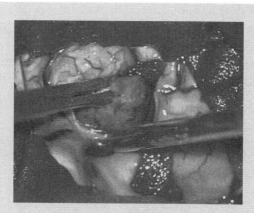

图 2-36 切除主体病变

● **海绵状血管畸形的分型及各自特点有哪些？**

答：结合病理形态和 MRI 表现，将其分为假包膜型、团块型、混合型和巨大型。

（1）假包膜型的病变核心位于包膜某个部位，表现为"小病灶、大出血"的形态，血肿形成后，由于某种促纤维增生物质的释放，出血更容易形成包膜包裹并机化。

（2）团块型病变的大小与 MRI 显示大小基本一致，可见病灶血管内血栓形成和机化，表现为"中病灶、微出血、多机化"的形态。

（3）混合型兼有上述两种类型的特点，表现为"中病灶、中出血、多机化"。病理切片也显示血管内有不同时期的血栓形成和血管外不同时期的纤维化、钙化，以及不同时期的血肿和包膜。

（4）巨大型病变相当于团块型的增大版，呈现"大病灶、微出血、多机化"的形态，由于病变较大，易误为其他肿瘤性病变。

● **中枢神经系统多发性海绵状血管畸形的特点有哪些？ 如何治疗？**

答：中枢神经系统多发性海绵状血管畸形是指存在两个或两个以上互不相连的海绵状血管畸形病灶（图 2-37）。此病呈两种发病形式：家族性占 50％～67％；散发性占 33％～50％。随着分子生物学和遗传学的进展，越来越多的证据表明，中枢神经系统多发性海绵状血管畸形为一种常染色体不全显性遗传疾病，特别是在美洲人群，迄今已发现55％的多发性海绵状血管畸形有明显的家族遗传史，而散发的病例亦可能存在同样的遗传机制。

相比单发性海绵状血管畸形而言，多发性海绵状血管畸形更易出血而引起癫痫等神经功能障碍。手术指征包括：多发性脑海绵状血管畸形并发癫痫者，术前检查确定手术切除海绵状血管畸形病变与癫痫密切相关者，海绵状血管畸形出血使病变增大并引起临床症状者。

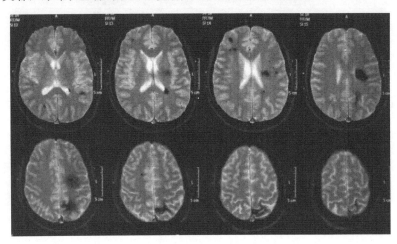

图 2-37　多发性海绵状血管畸形 MRI 表现

## ❓ 主任医师常问实习医师的问题

### ● 在脑干海绵状血管畸形手术中有哪些辅助技术手段可以应用？

答：由于病变对脑干结构的推挤或破坏，上述安全区也可能存在一定的移位。因此，在实际手术中，可在安全区这一基本印象的指引或参考下，结合术中神经导航或术中 B 超以更精确地定位病变，结合脑干运动诱发电位监测以排除颅神经核团及神经纤维集中区域，结合术前磁共振弥散张量成像所显示的病变与白质纤维束的相互关系，以进一步确认脑干皮质切口的安全可靠，从而降低手术风险。

### ● 在手术切除海绵状血管畸形过程中需要注意哪些问题？

答：保护含铁血黄素沉积层面的完整性，因该层面含有正常脑干组织。保护可能伴发的静脉血管畸形，因其同时引流正常脑干组织，损伤后可能造成静脉性梗死，严重影响脑干功能。静脉血管畸形常与海绵状血管瘤伴发，其发生为 8％～36％。即使术前 MRI 检查并未显示静脉血管畸形，手术中也要保持警惕，务求病变的全切除。海绵状血管畸形术后残留，其再出血率风险较高，显著高于未手术患者的再出血率。

● **妨碍手术全切脑干海绵状血管畸形的因素有哪些？**

答：妨碍手术全切的因素如下。

（1）术前 MRI 检查示病变呈多叶状。因各小叶之间可能并不延续，为胶质组织相隔，出血可能仅源于其中某小叶，血肿也仅局限于该小叶。手术清除血肿后，可因该小叶内血肿残腔光滑而遗漏了邻近病变。

（2）较小的脑干皮质切口及显微镜直视视野的局限妨碍了病变的全切。因此，术中辅助设施的合理应用对于病变全切除尤显重要。例如，术中导航辅助判断病变部位，术中 B 超或神经内镜对手术切除后残腔的探查，均有利于降低病变的残留率。术后早期 MRI 复查，以早期发现残留病变。

● **有关放射治疗脑干海绵状血管畸形的争论有哪些？**

答：立体定向放疗对脑干海绵状血管畸形的效果仍然存在争论。主张对不适合手术治疗的患者行立体定向放疗的根据是，相对于放疗前，放疗后海绵状血管畸形再出血率显著降低，可由 32.38％降至 8.22％，而且其效应在经过 2 年的潜伏期后达到最大，年出血率降至 1.37％。反对进行放射治疗的原因在于，即使未经放射治疗，海绵状血管畸形的再出血率在首次出血 2 年后也呈现显著降低，与放射治疗所引起的再出血率下降呈现相类似的改变。在对一些因放疗后再出血而行手术治疗病变的病理学检查，并未观察到放疗引起的内皮细胞增生、纤维增生及血管腔闭塞等可导致再出血率降低的病理学基础。而且，放射治疗可致脑干水肿的并发症发生。

## 主任医师总结

中枢神经系统海绵状是一种常见的血管畸形，其中以散发性居多。放射线是诱发颅内海绵状血管畸形最重要的外部因素，且容易诱发海绵状血管畸形出血，故对于脑内型不主张采用放射治疗。此外，遗传因素在家族性海绵状血管畸形的发病中扮演着重要角色，目前发现 CCM 基因与家族性海绵状血管畸形相关。

颅内海绵状血管畸形可发生于任何年龄，没有明显的性别差异。在分布上，脑内型海绵状血管畸形占绝大多数，且以幕上居多。脑干是幕下的好发部位，以脑桥最易被累及。

典型的脑内型海绵状血管畸形在 CT 上多呈类圆形或分叶状混杂或略高密度影像，边界清晰，无明显水肿，且发生出血或钙化的比例较高，因此 CT 对此类病灶有较高的敏感性。海绵窦区病灶 CT 平扫为等或略高密度，增强扫描可见明显均匀强化，有时难以与脑膜瘤、神经鞘瘤等鉴别。与 CT 相比，MRI 诊断海绵状血管畸形的敏感性和特异性更高，是其诊断的金标准。

出血是脑内型海绵状血管畸形引起临床症状的最主要原因，而且与病灶的大小以及是否存在低密度环无直接关系。家族性海绵状血管畸形患者、儿童患者以及多发病灶者，容易发生出血。此外，深部病灶出血率比表层病灶高。病灶出血后引起的临床症状与病变部位密切相关，幕上病灶最常见的临床症状是癫痫。患者年龄越小，术前癫痫持续时间越长，癫痫引起神经功能障碍的可能性越大，术后效果越差。

手术治疗的目的为消除或减轻因出血引起的神经功能缺损。近些年来，随着手术设备的改进及手术技术的提高，海绵状血管畸形手术治疗指征更加宽泛。与成人相比，儿童海绵状血管畸形病灶出血的可能性更大，病程也更具侵袭性，因此儿童患者更应积极行手术治疗。手术入路遵循避开重要功能区，选择距病灶最短距离处进入。脑干部位的病灶切除一般尽量选择脑干外侧入路，因神经结构和穿支血管相对较稀疏，引起损伤的可能性较小。病灶切除过程中，为防止含铁物质刺激导致癫痫持续，连同周围的含铁血黄素包膜一同切除极为必要。对于脊髓海绵状血管畸形，手术切除是其治疗的金标准，但要把握好治疗时机，将致残率降到最低。另外，术前轴突成像、皮质功能图、皮质脊髓束成像、术中运动诱发电位、脑干诱发电位及术中超声等的辅助技术有助于提高病灶的全切率。

颅外海绵状血管畸形相对少见，且多位于海绵窦区，与颅内病灶相比，颅外病灶的生物学行为更类似于肿瘤，多为占位效应而导致的临床症状，而自发性出血少见。近年来，海绵窦区海绵状血管畸形的全切率也在明显提高。由于放疗能有效缩小此区病灶的体积，对于体积较小的病灶可首选放射治疗，但对于体积巨大，引起明显临床症状的病灶可先行手术解除压迫，然后再行放疗。对中枢神经系统海绵状血管畸形认识逐渐清晰，根据病情制订个体化治疗方法，更加能提高海绵状血管畸形的治愈率，降低致残率，使病患获益。

## 参 考 文 献

[1] Frischer JM，Gatterbauer B，Holzer S，et al. Microsurgery and radiosurgery for brainstem cavernomas：effective and complementary treatment options. World Neurosurg，2014，81（3-4）：520-528.

[2] 张剑宁，程岗. 脑干海绵状血管瘤治疗的研究进展. 中华神经医学杂志，2013，12（3）：322-324.

[3] Akers A，Al-shahi Salman R，A awad I，et al. Synopsis of guidelines for the clinical management of cerebral cavernous malformations：consensus recommendations based on systematic literature review by the Angioma Alliance Scientific Advisory Board Clinical Experts Panel[J]. Neurosurgery，2017，80（5）：665-680.

# 病例 6：岛叶胶质细胞瘤

⊛ ［实习医师汇报病历］

　　患者女性，38 岁。因"右侧肢体抽搐 2 年，加重伴恶心、呕吐 40 天"入院。患者 2 年余前无明显诱因始出现右侧上肢抖动，持续 2～3min 后自行缓解，1 周发作 1～2 次，未予以特殊处理。40 天前患者右侧上肢抽动频率较前明显增加，2～3 天发作 1 次，持续 2～3min，伴恶心、呕吐，无意识障碍，无大小便失禁。就诊于当地医院，行头颅 MRI 检查提示：左侧额叶、岛叶见长 T1 长 T2 异常信号影，FLAIR 像呈稍高信号影，DWI 像呈稍高信号，强化不明显，左侧侧脑室稍受压，未见明显水肿，考虑低级别胶质细胞瘤可能性大。今患者为求进一步治疗就诊本院，门诊拟"胶质细胞瘤（额叶、岛叶，左）"收入住院，发病以来，精神、睡眠、食欲尚可，大小便如常，体重无明显改变。

　　**体格检查**　T 37.0℃，R 17 次/min，P 86 次/min，BP 115/70mmHg。神经查体未见明显异常。

　　**辅助检查**　头颅 CT（图 2-38）：左侧额岛叶见片状不均匀低密度影，其内见多发片状钙化影。

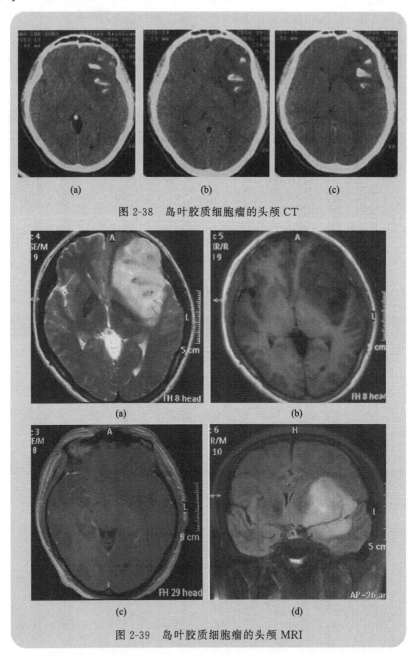

图 2-38　岛叶胶质细胞瘤的头颅 CT

图 2-39　岛叶胶质细胞瘤的头颅 MRI

头颅 MRI：左侧额叶、岛叶、颞叶长 T1 长 T2 异常信号影，大小 7.0cm×5.2cm×5.0cm，FLAIR 呈稍高信号影，DWI 呈稍高信号，强化不明显，左侧侧脑室稍受压，未见明显水肿，考虑低级别胶质细胞瘤可能性大（图 2-39）。

诊断　胶质细胞瘤（额叶、岛叶、颞叶，左）；继发性癫痫。

治疗　完善术前准备，包括血常规等三大常规、凝血功能、肝肾功能、电解质检验，完善心电图、胸部 CT 等常规术前评估。除上述常规的外科术前检查以外，还有如下专科处理。

（1）预防性抗癫痫药物。

（2）脱水、降颅压治疗。

## ？ 主任医师常问实习医师的问题

### ● 目前考虑的诊断是什么？

答：（1）颅内占位性病变（额叶、岛叶、颞叶，左侧）：考虑低级别胶质细胞瘤的可能性大。

（2）继发性癫痫。

### ● 岛叶位于哪里？

答：岛叶（insula）（图 2-40）是大脑皮质的一部分。它是向内凹陷

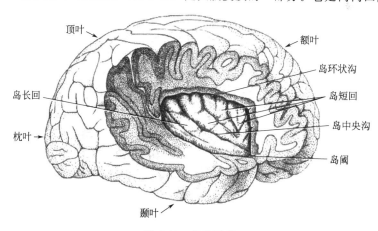

图 2-40　岛叶示意

的皮质区域，被包埋在外侧裂之内，无法直接从完整的脑的外部观察到。它与额叶、颞叶和顶叶的皮质相连通。额叶、颞叶和顶叶在面向外侧裂，与岛叶相邻的部分称为"岛盖"（operculum）。岛叶有时也被称为"赖耳岛"（island of reil）。一些学者将岛叶看作大脑皮质和端脑独立的一个区域，与额叶、颞叶等并列；另外一些学者将岛叶视为颞叶的一部分。根据一些观点，岛叶是脑的边缘系统的一部分。

## 🔵 岛叶的功能是什么？

答：岛叶位于侧脑室的 C 形曲线范围内。Zentner 提出岛叶是旁边缘三联体（岛叶-额盖-颞极）的中心，构成一个介于旧皮质和新皮质之间的解剖学和功能学界面。岛叶皮质无特定功能，是中枢神经系统的"哑区"之一，目前认为岛叶与内脏感觉及运动、前庭功能和语言功能相关，在高级认知领域的功能界定也在逐步深入，如成瘾依赖、奖惩博弈及记忆等。由于侧裂的代偿功能以及病变发展缓慢等原因，岛叶病变常不能及时被发现。大多数患者以癫痫为首发症状，其原因主要与边缘系统本身的结构有关，即与海马回及杏仁核受压迫和刺激有关，这是因为海马回及杏仁核等结构既是致痫灶又是癫痫放电传导的中继站，且其周围的脑结构易受干扰而形成致痫灶。

## 🔵 要确诊岛叶胶质细胞瘤一般可选做哪些检查？

答：（1）头颅 CT　岛叶胶质细胞瘤在 CT 上多表现为低密度，周边水肿不明显，肿瘤与周边组织结构有分界。少数为间变性星形细胞瘤、胶质母细胞，CT 上可见肿瘤向额叶、颞叶发展。

（2）头颅 MRI　术前 MRI 对于确诊岛叶胶质细胞瘤，十分有助于精确定位岛叶、盖部、肿瘤之间复杂的解剖关系。由于岛叶低级别胶质细胞瘤呈膨胀性生长，肿瘤边界较清楚，其向内压迫壳核的同时，间接受到苍白球、内囊坚韧的纵向走行纤维的阻力，因而壳核外缘变直，T2 加权像上显示肿瘤内缘清晰平直称为"内缘平直征"，其对判断肿瘤能全切与否很有帮助。功能核磁（fMRI）及弥散张量成像（DTI）可进一步了解肿瘤与功能区及重要纤维传导束的关系（是单纯推挤还是破坏），这对有效保留重要功能非常重要。

（3）语言定位图　左侧岛叶胶质细胞瘤往往与语言中枢毗邻，因此许多患者术前即出现语言功能障碍。语言定位图可以帮助了解肿瘤与语言中枢的关系，同时也可指导术中对于语言中枢的保护。

（4）脑电图　岛叶胶质细胞瘤患者大多以癫痫起病，因此术前行常规脑电图检查十分必要。癫痫灶往往位于肿瘤侧，以棘波、棘慢波为主。

⊛ ［住院医师或主治医师补充病历］

中年女性患者，慢性病史，既往体健，主诉："右侧肢体间歇性抽搐 2 年，加重伴恶心、呕吐 40 天"，神经系统查体未见明显阳性体征。头颅 MRI：左侧额颞岛叶实性占位性病变，注药无明显强化。初步诊断：低级别胶质细胞瘤（额叶、岛叶、颞叶，左）；继发性癫痫。

 **主任医师常问住院医师、进修医师或主治医师的问题**

● **对该患者的诊断是否有不同意见？**

答：患者中年女性，慢性起病，以右侧肢体抽搐为首发症状，CT可见左侧额岛叶低密度影，其内见钙化灶，MRI可见左侧额叶、岛叶、颞叶长 T1 长 T2 异常信号影（主要位于左侧岛叶），强化不明显，首先考虑岛叶低级别胶质细胞瘤，少突胶质细胞瘤可能性大。

● **需和哪些常见病进行鉴别诊断？**

答：（1）局限性脑炎　脑实质由病毒引起的局限性炎症，多为急性或亚急性病程，临床表现可有发热、头痛、癫痫发作等，病灶多发生在皮质或皮质下，CT 显示低密度影像，无占位效应，MRI 增强扫描无强化。

（2）岛叶脑梗死　常发生于中老年患者，最常见为动脉粥样硬化所致，且常伴有高血压病、糖尿病、高脂血症等危险因素，常发生在基底核和相应脑血管分布区，梗死部位局限于岛叶少见。

● **岛叶病变的 Yasargil 分型是什么？**

答：岛叶胶质细胞瘤的 Yasargil 分型如下。

（1）纯岛叶肿瘤　病变完全位于岛叶未超过环状沟。

（2）岛叶-额盖病变　病变累及岛叶及额叶岛盖（眶额后部）。

（3）颞底内侧面-岛叶肿瘤　病变位于颞底内侧面-岛叶。

（4）眶额-岛叶-颞极肿瘤。

● **岛叶胶质细胞瘤术前语言 WAB 评分是什么？**

答：西方失语症成套测验（western aphasia battery，WAB）是目前广泛用于失语症检查的方法之一。因其内容受语言和文化背景影响较小，稍做修改即可用于我国。对失语类型的评定主要借助其中4 项。

① 自发言语：含信息量；流畅度、语法能力和错语 2 个亚项。

A. 信息量的检查：提出七个问题，其中前六题就患者本人姓名、住址等简单提问，第七个问题则要求描述所示图画内容。根据回答结果评分。

B. 流畅度、语法能力和错语检查：根据上述七题对这些功能进行评分。

② 听觉理解：包含是非题、听词辨认和相继指令三个亚项。

A. 是非题：包括姓名、性别、住址等简单问答 20 题，每题 3 分，根据情况评分。

B. 听词辨认：包含实物、绘出的物体、形状、身体左右部等 10 个内容，根据情况评分。

C. 相继指令：在患者前方桌上按一定顺序摆放几种物品（如笔、梳子和书），然后要求患者完成依次发出的指令，根据情况评分。

③ 复述检查：让患者复述各项内容，每项可重复一次。根据复述情况评分。

④ 命名检查：包括物体命名、自发命名、完成句子和反应命名四个亚项。

A. 物体命名：向患者出示 20 件物体让其命名，根据情况评分。

B. 自发命名：让患者在 1min 内尽可能多地说出动物名称，根据情况评分。

C. 完成句子：让患者完成检查者说出的不完整的分段句子，根据情况评分。

D. 反应命名：要求患者用物品名回答问题，根据情况评分。

● **岛叶胶质细胞瘤术前进行 Karnofsky 体力状态（KPS）评分，该例如何评分？**

答：Karnofsky 体力状态（KPS）评分标准见表 2-3。

表 2-3 KPS 评分

| 描述 | 评分/分 |
|---|---|
| 正常,无症状和体征 | 100 |
| 能进行正常活动,有轻微症状和体征 | 90 |
| 勉强可进行正常活动,有一些症状或体征 | 80 |
| 生活可自理,但不能维持正常生活工作 | 70 |
| 生活能大部分自理,但偶尔需要别人帮助 | 60 |
| 常需人照料 | 50 |
| 生活不能自理,需要特别照顾和帮助 | 40 |
| 生活严重不能自理 | 30 |
| 病重,需要住院和积极的支持治疗 | 20 |
| 重危,临近死亡 | 10 |
| 死亡 | 0 |

该例评分 100 分。

● **岛叶少突胶质细胞瘤的治疗方法有哪些？**

答：目前多数学者主张在保留功能及安全的前提下最大程度切除肿瘤，术后根据病理结果，制订进一步放化疗方案。

⊛ ［主治医师再次补充病历］

> 患者中年女性，以癫痫为首发症状入院，头颅 MRI：左侧额叶、岛叶、颞叶长 T1 长 T2 异常信号影，大小 7.0cm×5.2cm×5.0cm，FLAIR 呈稍高信号影，DWI 呈稍高信号，强化不明显，左侧侧脑室稍受压，未见明显水肿，考虑低级别胶质细胞瘤可能性大。头颅 CT：左侧额岛叶见片状不均匀低密度影，其内见多发片状钙化影。目前诊断岛叶低级别胶质细胞瘤明确，定性上考虑少突胶质细胞瘤可能性大。治疗上积极完善相关术前常规检查及准备，脱水、抗癫痫，积极准备手术。手术方式：左额颞开颅肿瘤切除术。术后病理如证实为少突胶质细胞瘤，结合患者年龄，应建议放化疗，此类型肿瘤放化疗治疗相对敏感，预后较好。

**？** **主任医师常问住院医师、进修医师或主治医师的问题**

● **根据术前影像学，如何合理选择个体化的手术方式？**

答：由于肿瘤深埋在岛盖中，目前手术多采取翼点或改良翼点入路,经外侧裂暴露肿瘤。手术切除岛叶胶质细胞瘤分为 5 个阶段。

(1) **分离侧裂** 切除岛叶肿瘤需要广泛的打开外侧裂,一般为 6～7cm,广泛开放外侧裂易于显露环岛沟、整个 MCA 及所有的 $M_2$ 分支。大的跨侧裂的引流静脉尤其是它的终末支,尽可能保留,小静脉通常可以切断。一般先打开外侧裂池,然后是颈动脉池、视交叉池和脚间池。锐性分离侧裂蛛网膜时注意保护侧裂血管,不能轻易阻断以防术后出现脑梗死和严重的脑水肿,肿瘤与侧裂血管及其分支粘连紧密时不要片面追求全切肿瘤。

(2) **暴露 MCA** 手术中暴露 MCA 有以下几个要求。①术中必须显露和确定可能被肿瘤包裹的 $M_2$ 分支,以免在肿瘤切除过程中由于疏忽而电凝重要的分支。②术中必须分离 $M_2$ 分支以便确定和切断起源于 $M_2$ 深面的短穿支。③术中沿着 $M_1$ 段确定豆纹动脉(LLAs)。Yasargil 强调岛叶肿瘤的内侧面可包裹这些 LLAs,电凝这些血管是引起术后偏瘫的主要原因。提出避免损伤供应内囊部位的 LLAs 血管是岛叶肿瘤手术最关键的技术之一。

(3) **显露环岛沟** 解剖这些沟的底部至关重要,因为深度标记了岛叶肿瘤的深部边界。重要的是在沟的底部容易确定肿瘤和周围白质之间的胶质界面。相比而言,上环岛沟及后岛点最难显露,因为大脑中动脉(MCA)血管垂直而不是平行于上环岛沟走形。

(4) **阻断岛叶血供** $M_2$ 段产生 3 种不同类型的穿支,其中大多数短、中穿支血管主要供血于肿瘤,必须电凝切断。相对这些短、中穿支血管,长穿支通常由 $M_2$ 分支的后部发出,其损伤是引起运动纤维损伤的另一原因。Ture 等认为这些长穿动脉是供应放射冠和皮质脊髓束纤维的关键血管,这些血管一般直径大于中短穿支血管,没有逐渐变细。

(5) **切除肿瘤** 术者最大的问题是确定切除的内侧边界,以下几个特征有助于确定内侧边界。首先,环岛沟底部常常限定了肿瘤的最深界面。豆纹动脉最外侧分支可以作为肿瘤内界的标记。术中超声和计算机辅助立体定向也有助于判定。此外,穿支血管的方向能够提供线索,因为平行于手术床走行的血管可能是豆纹动脉穿支血管。最后术者必须准确了解肿瘤颜色、质地和组织结构变化,遇到组织颜色变为淡灰色时,说明已经达到基底节灰质结构,应停止继续切除。

低级别胶质细胞瘤界限相对明确,肿瘤残留及术后致残率相对较小。高级别胶质细胞瘤侵袭范围广,内侧浸润基底节,包绕 LLAs,切除程度及术后并发症控制均不理想。

## 主任医师总结

岛叶位于外侧裂深部，完全被功能性额、颞、顶叶皮质覆盖，大脑中动脉 $M_2$ 段各分支及外侧裂深部引流静脉被覆盖岛叶皮质，岛叶皮质下依次为最外囊、屏状核、外囊、豆状核及内囊等联系纤维束，岛叶前界沟与侧脑室额角，下界沟与侧脑室房部和颞角关系密切。岛叶深在的位置，复杂的毗邻结构，广泛的纤维联系，及功能上的不确定性，使得该部位病变的手术治疗，仍然是目前神经外科研究领域的难点问题之一。

岛叶深部紧邻基底节和内囊，前岛点与内囊前肢前部，后岛点与内囊后肢后部紧邻，并分别邻近侧脑室额角和房部，手术中参照前、上、下界沟与基底节、内囊、侧脑室各部的对应关系及相互间的距离，在有助于术中最大限度地切除肿瘤的同时，将最大限度地避免损伤毗邻结构。额颞开颅经外侧裂入路或经皮质入路为岛叶胶质细胞瘤切除的良好入路。手术前通过影像学对岛叶胶质细胞瘤进行准确的定性和定位，并掌握病变与岛盖、最外侧豆纹动脉、穿支动脉、基底节内囊、侧脑室各部的关系，手术中有效的电生理监测和 B 超定位，可有效提高肿瘤的切除率，减少并发症的发生率。

## 参 考 文 献

[1] 江涛，刘福生. 脑胶质瘤[M]. 北京：人民卫生出版社，2007：192-193.

[2] Sanai N, Polley MY, Berger MS. Insular glioma resection：assessment of patient morbidity, survival, and tumor pro-gression[J]. J Neurosurg, 2010, 112 (1)：1-9.

[3] 王磊，赵继宗. 岛叶病变的显微外科手术治疗[J]. 中华医学杂志，2000，80 (7)：507-508.

[4] 李家亮，于春江. 岛叶低级别胶质瘤的显微外科治疗[J]. 中华神经外科杂志，2006，22 (6)：364-365.

[5] Media S, Christensen P, Lauge I, et al. Reproducibility and validity of radiographically determined gastrointestinal and segmental colonic transit times in spinal cord-injured patients[J]. Spinal Cord, 2009, 47 (1)：72-75.

[6] Liu GX, Yang YX, Yan J, et al. Glial-derived neurotrophic factor reduces inflammation and improves delayed colonic transit in rat models of dextran sulfate sodium-induced colitis[J]. Int Immunopharmacol, 2014, 19 (1)：145-152.

[7] Yasargil MG, Ammon K, Cavazos E, et al. Tumour of the limbic and paralimbic systems[J]. Acta Neurochir (Wien), 1992, 11 (8)：40-52.

[8] Neuloh G, Pechstein U, Schramm J. Motor tract monitoring during insular glioma surgery[J]. J Neurosurg, 2007, 106 (4)：582- 592.

[9] Yasargil MG, Krisht AF, Ture U, et al. Microsurgery of insu-lar gliomas Part Ⅳ. Surgical treatment and outcome[J]. Contemporary Neurosurgery, 2002, 24 (14): 1-8.

[10] Ture U, Yasargil MG, AL-Mefty O, et al. Arteries of the in-sula[J]. Neurosurgery, 2000, 92: 676-678.

# 病例7: 高级别胶质细胞瘤

❀ [实习医师汇报病历]

患者男性，40岁。主因"头痛、头晕2个月，加重伴呕吐1周"入院。缘于2个月前患者无明显诱因出现头痛、头晕，呈间断性发作，劳累后加重，未予以重视及特殊治疗，1周前患者症状较前明显加重，并伴有呕吐。就诊于当地医院，行头颅CT检查提示：颅内占位性病变，建议行MRI检查明确诊断。现为求进一步诊治，就诊本院。既往体健。

体格检查　T 36.7℃，R 22次/min，P 70次/min，BP 121/79mmHg。发育正常，头颅正常无畸形。神志清楚，言语流利，记忆力、计算力等认知力减退，双侧瞳孔等大等圆，直径3.0mm，对光反应灵敏，双眼视力、视野正常，四肢肌力、肌张力正常，病理征阴性。

辅助检查　头颅CT（图2-41）显示：右侧额颞顶叶可见类圆形不均匀低密度影，边缘稍高密度影，边界不清楚，右侧脑室受压。头颅MRI（图2-42）显示：右侧额颞顶叶可见团块状不均匀稍长T1、长T2信号影，FLAIR像呈稍高信号，DWI像呈高信号，右侧脑室额角受压变窄，中线结构左移；增强后右侧额颞顶叶见明显不均匀强化影。

诊断　胶质母细胞瘤（额叶、颞叶、顶叶，右）。

治疗　完善术前准备，包括血常规等三大常规、凝血功能、肝肾功能、电解质检查，完善心电图、胸部X线片等常规术前评估，术前予以预防癫痫、抗脑水肿及对症处理，手术拟行右额颞开颅肿瘤切除术。

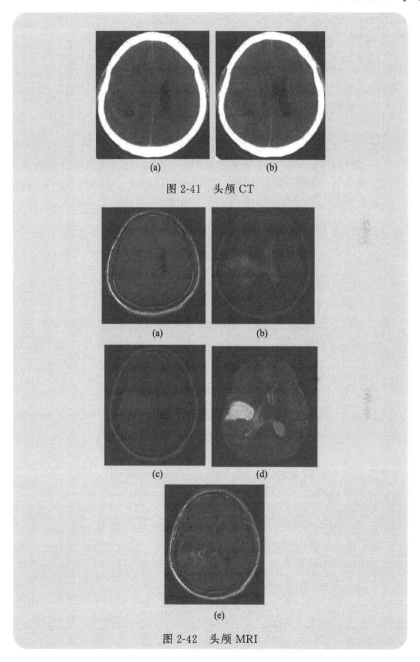

图 2-41　头颅 CT

图 2-42　头颅 MRI

**主任医师常问实习医师的问题**

### ● 目前考虑的诊断是什么？

答：颅内占位性病变（额叶、颞叶、顶叶，右）：高级别胶质细胞瘤？具体明确定性诊断需要手术并结合病理诊断。

### ● 目前的最佳治疗方案是什么？

答：胶质母细胞瘤是常见的中枢神经系统恶性肿瘤，恶性程度高，预后极差，目前多数学者主张最大限度地切除肿瘤，术后配合同步放化疗及相关辅助化疗等综合治疗。

### ● 要确诊该病变性质有哪些方案？

答：（1）开颅手术，切除病变，明确病理诊断。
（2）立体定向活检术明确病理。

✲ ［主治医师补充病历］

> 结合患者病史、临床表现及影像学检查结果，诊断为高级别胶质细胞瘤。目前高级别胶质细胞瘤手术治疗方案主要有以下 3 种：①肿瘤全切除（非功能区）；②最大安全范围切除肿瘤（累及功能区）；③位置深在，无法手术者以开颅或立体定向活检，明确病理。该患者位置在右额颞顶叶，可全切肿瘤。术后根据病情情况，可进一步行同步放化疗及综合治疗。

**主任医师常问住院医师、进修医师或主治医师的问题**

### ● 高级别胶质细胞瘤的临床表现有哪些？ 如何诊断？

答：高级别胶质细胞瘤生长迅速，病程短，多以颅内压增高症状或癫痫起病，临床症状主要表现为：①颅内压增高导致的一般症状，如头痛、恶心、呕吐、视力减退等；②局部神经功能缺失、障碍，如肿瘤位于额叶可逐渐出现精神症状、语言功能障碍，如性格改变、淡漠、言语及活动减少，记忆力减退，对事物不关心，语言功能障碍。局部症状则依肿瘤所在部位产生相应的症状，并进行性加重。

鉴于高级别胶质细胞瘤的特殊影像表现及临床特点，一般不难做出诊断。高级别胶质细胞瘤 MRI 平扫通常表现 T1WI 稍低、等信号、T2WI 及 FLAIR 高信号，增强扫描多明显不均匀增强，肿瘤周边可伴明显水肿带。

## ● 需和哪些常见病变进行鉴别诊断？

答：高级别胶质细胞瘤是临床上常见的原发性中枢神经系统恶性肿瘤，其本质上是一种弥漫性生长的恶性肿瘤，影像表现为边界不清楚的囊实性病变，中心可有坏死灶，周边环绕大片状水肿带，影像上需与脑转移瘤、脑脓肿、淋巴瘤相鉴别。

（1）转移瘤　患者多有颅外肿瘤病史，病灶常为多灶性，CT 示肿瘤多近皮质，肿瘤小而水肿重，而单发转移瘤与胶质细胞瘤 MRI 平扫及增强很难鉴别，[1]H-MRS 有助于鉴别，转移瘤属脑外肿瘤，乙酰天门冬氨酸（NAA）、肌酸（Cr）降低而胆碱（Cho）明显升高，高耸脂质（Lip）是转移瘤突出的特点。若瘤内有 Cr 升高则提示胶质细胞瘤。

（2）脑脓肿　患者有感染病史，多有脑膜刺激征。脑脓肿很少累及胼胝体，引起水肿仅限于患侧，不逾越中线。脑脓肿的壁富含血管呈异常对比增强，增强后脓肿壁往往呈环形或类环形，光整，全周厚薄一致，无结节状异常信号突入脓腔。脑脓肿的[1]H-MRS 除了高耸的 Lac 峰外，还常显示多个联合峰，醋酸盐、琥珀酸盐、氨基酸以及分散波谱。DWI 是唯一能反映水分子弥散特性的 MRI 成像方法。脓肿内容物是富含多种炎性细胞、坏死组织和蛋白质的黏稠液体，该液体使其运动速度和水分子的弥散运动降低，导致 DWI 像呈明显高信号，ADC 值较低，文献报道 DWI 像为高信号的敏感性达93.3%，特异性达90.91%。

（3）淋巴瘤　淋巴瘤也是侵袭性生长，头颅 CT 呈高密度或等密度肿物，MRI 增强呈"团块样"或"握雪样"均匀、明显强化。在肿瘤周边区仍可测异常波谱，但肿瘤实质区内可有更高 Lip 峰，而 Cr 明显降低，且 Cho/Cr 比所有级别的胶质细胞瘤都高。

## ● 胶质细胞瘤的分类有哪些？

答：胶质细胞瘤是起源于神经胶质细胞的肿瘤，是最常见的原发性颅内肿瘤，WHO 中枢神经系统肿瘤分类将胶质细胞瘤分为 WHO Ⅰ～Ⅳ级，Ⅰ～Ⅱ级为低级别胶质细胞瘤，Ⅲ～Ⅳ级为高级别胶质细胞瘤。

## ● 影响高级别胶质细胞瘤预后的因素有哪些？

答：影响高级别胶质细胞瘤预后的因素有年龄、术前 KPS 评分、肿瘤部位、手术切除程度、术后放化疗。

视频:右侧额颞开颅病变切除术

### ❀ ［主治医师再次补充病历］

手术切除仍是高级别胶质细胞瘤治疗的首选方案，尽可能的手术切除对每一位术前全身情况良好的高级别胶质细胞瘤患者来说都十分有意义的，至少可以起到以下作用：①提供病理诊断的标本来源；②减少颅内肿瘤负荷；③减轻患者症状，为后续的放疗和化疗争取机会。虽然相当一部分高级别胶质细胞瘤在手术显微镜下能够做到肉眼全切除，但其术后复发往往在所难免，且复发部位多位于原发灶 2cm 以内，术后辅以放疗是目前延缓其局部复发的治疗措施。本例患者中年男性，既往体健，肿瘤位于非功能区，最大限度地全切除肿瘤，并积极配合后期同步放化疗是最佳治疗方案。

## 主任医师总结 ⋯⋯⋯⋯⋯⋯⋯⋯⋯⋯⋯⋯⋯⋯⋯⋯⋯⋯⋯⋯

胶质母细胞瘤是最常见的高级别脑胶质细胞瘤，占胶质细胞瘤的 25％以上，也是恶性程度最高的一种肿瘤类型。男性多于女性，男女之比约为 3：1。大多发生于成人，特别是 30～50 岁。胶质母细胞瘤呈浸润性生长，病程迅速进展，手术切除后常很快复发。多见于成人。肿瘤好发于额叶、颞叶白质，浸润范围广，常可穿过胼胝体到对侧，呈蝴蝶状生长。瘤体因常有出血坏死而呈红褐色。镜下，细胞密集，异形性明显，可见怪异的单核或多核瘤巨细胞。出血、坏死明显，是其区别于间变性星形胶质细胞瘤的特征。毛细血管明显增生，内皮细胞增生、肿大，可导致管腔闭塞和血栓形成。肿瘤发展迅速，预后极差，患者多在 2 年内死亡。

高级别胶质细胞瘤的临床表现没有特异性，以神经系统功能缺失伴颅内压增高症状为主。影像学诊断方面推荐 MRI 平扫加增强为主，CT 为辅。MRI 的表现是：平扫通常为混杂信号病灶，T1WI 为等信号或低信号，T2WI 为不均匀高信号，伴有出血、坏死或囊变，瘤周水肿及占位效应明显。肿瘤常沿白质纤维束扩散。增强时呈结节状或不规则环状强化。CT平扫示密度不均匀，常见出血、坏死或囊变，瘤周水肿及占位效应均较明显。增强为显著不均匀强化，不规则或环状强化。

高级别胶质细胞瘤治疗上以手术治疗为主。强烈推荐对于局限于脑叶的原发性高级别胶质细胞瘤应争取最大范围安全切除肿瘤。基于胶质细胞瘤膨胀性浸润性的生长方式及血供特点，推荐采用显微神经外科技术，以脑沟、脑回为边界，沿肿瘤边缘白质纤维束走向做解剖性切除，以最低程度的组织和神经功能损伤获得最大程度的肿瘤切除，并明确组织病理学诊断。对于优势半球弥漫浸润性生长、病灶侵及双侧半球、老年患者（＞65岁）、术前神经功能状态评分较差（KPS＜70）、脑内深部或脑干部位的恶性脑胶质细胞瘤及脑胶质细胞瘤病，推荐酌情采用肿瘤部分切除术、开颅活组织检查术或立体定向（或导航下）穿刺活检。肿瘤部分切除术具有比单纯活检术更高的生存优势。活组织检查主要适用于邻近功能区皮质或位置深在而临床无法手术切除的病灶。

建议术后2～4周尽快开始放疗。强烈推荐常规分割（1.8～2.0Gy/次，5次/周）6～10MV X线的外照射，标准放疗总剂量为54～60Gy，分割30～33次（Ⅰ级证据）。不推荐将X刀或γ刀作为恶性胶质细胞瘤术后首选的治疗方式。

对于高级别胶质细胞瘤强烈推荐替莫唑胺（TMZ）75mg/m² 化疗并同步放疗，接6个周期的TMZ辅助化疗。在放疗中和放疗后应用替莫唑胺，可显著延长患者的生存时间。

强烈推荐以MRI检查为主的定期随访。放疗后2～6周行MRI检查，以后2～3年每2～4个月MRI检查1次，3年后每3～6个月1次。

## 参 考 文 献

[1] Louis DN, Ohgaki H, Wiestler OD, et al. The 2007 WHO Classification of tumours of the Nervous System[J]. Acta Neuropathol，2007，114：97-109.

[2] 秦德兴，墨浩，欧广飞等. 脑胶质母细胞瘤放化疗疗效观察. 中华肿瘤杂志，2001，23：168-169.

[3] 范廷勇，李建彬，于金明. 功能影像在脑胶质瘤放射治疗靶区的价值. 中华肿瘤杂志，2006，28：721-723.

[4] 中华医学会神经外科分会肿瘤专业组. 中枢神经系统恶性胶质瘤的诊断与治疗[J]. 中华医学杂志，2009，89（43）：3028-3030.

# 病例 8：低级别胶质细胞瘤

⚛ [实习医师汇报病历]

患者男性，42 岁。因"外伤后 CT 检查发现颅内肿瘤半年，头痛1 周"入院。患者缘于半年前意外摔倒就诊于当地医院，行头颅 CT检查提示：左额颞岛叶占位性病变。后行头颅 MRI 提示：左侧额颞岛叶胶质细胞瘤。未予重视。近 1 周出现头部胀痛，呈持续性。现为求进一步诊疗，就诊本院。既往体健。

体格检查 T 36.8℃，R 20 次/min，P 77 次/min，BP 121/82mmHg。发育正常，头颅正常无畸形。神志清楚，言语流利，记忆力、计算力正常，双侧瞳孔等大等圆，直径 3.5mm，对光反应灵敏，双眼视力、视野正常，四肢肌力、肌张力正常，病理征阴性。

辅助检查 头颅 CT（图 2-43）显示：左侧额颞岛叶可见片状低密度影，边界不清楚，左侧脑室稍受压。头颅 MRI（图 2-44）显示：左侧额颞岛叶可见片状不均匀稍长 T1、长 T2 信号影，FLAIR 像呈稍高信号，DWI 像呈高信号，左侧脑室额角稍受压变窄，中线结构稍右移；增强后左侧额颞岛叶异常信号内可见小条状轻微强化影。

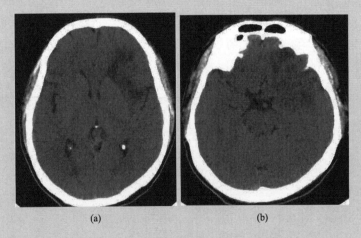

(a)　　　　　　　　　　(b)

图 2-43　低级别胶质细胞瘤的头颅 CT 表现

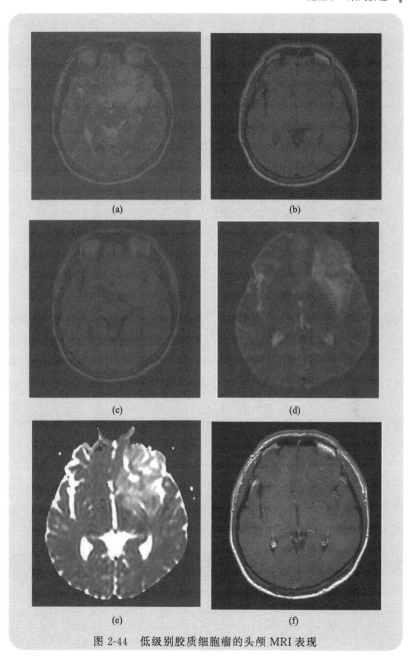

图 2-44 低级别胶质细胞瘤的头颅 MRI 表现

诊断　低级别胶质细胞瘤（额叶、颞叶、岛叶，左侧）。

治疗　完善术前准备，包括三大常规、凝血功能、肝肾功能、电解质检验等，完善心电图、胸部 X 线片等常规术前评估，术前予以预防癫痫及对症处理，行左额颞开颅肿瘤切除术。

## ❓ 主任医师常问实习医师的问题

### ● 目前考虑的诊断是什么？

答：胶质细胞瘤（额叶、颞叶、岛叶，左侧），考虑星形胶质细胞瘤（低级别），为 WHO Ⅱ级，最终诊断需病理学检查确定。

### ● 目前的最佳治疗方案是什么？

答：手术是主要治疗手段，术后结合病理情况，再行放化疗或者单一放疗等措施。

### ● 要确诊该病变性质有哪些方案？

答：（1）开颅手术，切除病变，行病理学检查确诊。

（2）立体定向活检术，行病理学检查确诊。

## ✺ ［住院医师或主治医师补充病历］

结合病史、体格检查及相关影像学资料，考虑左额颞岛叶低级别胶质细胞瘤。目前低级别胶质细胞瘤手术治疗方案，主要有以下 3 种：①肿瘤全切除（非功能区胶质细胞瘤）；②最大安全范围切除肿瘤（累及功能区的胶质细胞瘤）；③以诊断为目的肿瘤部分切除/活检。该患者的胶质细胞瘤位置在左额颞岛叶，可全切除肿瘤。术后根据病情，可进一步行放疗或者放化疗。

## ❓ 主任医师常问住院医师、进修医师或主治医师的问题

### ● 低级别胶质细胞瘤有哪些临床表现？

答：低级别胶质细胞瘤生长缓慢，病程较长，早期不易发现，多数是意外发现或者以癫痫发作就诊。晚期出现的临床症状主要表现为：

①颅内压增高和其他非特异性症状，如头痛、呕吐、视力减退、复视、癫痫发作和精神症状等；有些位于额叶者可逐渐出现精神症状，如性格改变、淡漠、言语及活动减少、注意力不集中、记忆力减退、对事物不关心、不知整洁等。②脑组织受肿瘤的压迫、浸润、破坏所产生的局部症状，造成神经功能缺失；局部症状则依肿瘤所在部位产生相应的症状，进行性加重。

### ● 低级别胶质细胞瘤的诊断方法有哪些？

答：诊断要综合考查患者的病史、症状、体征、辅助检查以及术后病理等。强烈推荐胶质细胞瘤影像学诊断以 MRI 平扫加增强检查为主，CT 为辅。低级别胶质细胞瘤 MRI 平扫通常表现 T1WI 稍低信号、T2WI 及 FLAIR 像呈稍高信号，增强扫描多不增强或轻度不均匀增强。毛细胞型星形细胞瘤、毛细胞黏液型星形细胞瘤和多形性黄色星形细胞瘤实性部分常明显强化。多形性黄色星形细胞瘤邻近脑膜常可受累并明显强化，约 70% 可呈现"脑膜尾征"。节细胞瘤和节细胞胶质细胞瘤囊性部分 MRI 的 T1WI 为低信号，T2WI 为高信号。实性成分 T1WI 为稍低信号，T2WI 为稍高信号，T1WI 增强呈不同程度强化。室管膜瘤呈中等不均匀强化。少突胶质细胞瘤约 80% 可见结节状、斑片状或簇状钙化，CT 检查有利于检出肿瘤内钙化，对术前定性诊断有很大帮助。

### ● 低级别胶质细胞瘤需和哪些常见病变进行鉴别诊断？

答：低级别胶质细胞瘤是临床上常见的脑肿瘤，其本质上是一种弥漫性生长的肿瘤，既可表现为边界清楚的肿块或囊状病变，也可表现为弥漫浸润生长而完全没有肿块形成。当肿瘤表现为扩散性生长而没有明确肿块时，其常规 MRI 表现无特异性，与脑炎、脑梗死相似，鉴别诊断困难。

（1）局限性脑炎　脑实质由病毒引起的局限性炎症，多为急性或亚急性病程，临床表现可有发热、头痛、癫痫发作等，病灶多发生在皮质或皮质下，CT 显示低密度影像，无占位效应，MRI 增强扫描无强化。

（2）急性或亚急性脑梗死　患者年龄较大，多有高血压病史，CT 可见出血灶而水肿相对较轻。应仔细观察异常信号是否符合血管分布区，此外患侧大脑中动脉信号异常亦有助于脑梗死。

### ● 低级别胶质细胞瘤有哪些种类？

答：低级别胶质细胞瘤（WHO Ⅰ～Ⅱ级）常见的有毛细胞型星形

细胞瘤、星形细胞瘤、少突胶质细胞瘤、多形性黄色星形细胞瘤和室管膜下巨细胞星形细胞瘤等。此外还包括混合型胶质神经元肿瘤，如节细胞胶质细胞瘤、胚胎发育不良性神经上皮肿瘤等。

### ● 低级别胶质细胞瘤预后不良的因素有哪些？

答：低级别胶质细胞瘤患者术后的不良预后因素包括组织学为弥漫性星形细胞瘤；年龄≥40岁；KPS<70；肿瘤最大径≥6cm；肿瘤跨中线；术前存在轻度以上的神经功能障碍；1p/19q仅有1个或无缺失；IDH1或IDH2野生型；具有3个或3个以上不良预后因素，即判定为高危险。

### ❀ [主治医师再次补充病历]

低级别胶质细胞瘤生存期长，除手术切除因素以外，患者生存期还受其他变量影响，有关手术切除程度对预后的作用仍缺乏Ⅰ级证据。目前认为，如果技术上可行，全切除肿瘤而又不明显致残应该作为低级别胶质细胞瘤的手术目标。最大范围安全切除肿瘤有助于延长低级别胶质细胞瘤的复发间期。弥漫性低级别胶质细胞瘤可以发生恶性转化，进展为高级别胶质细胞瘤。手术全切除可以降低恶性变的风险。该患者肿瘤在多个脑叶，病灶较为弥散，手术尽可能全切除，以延长患者复发间期。

## 主任医师总结

低级别胶质细胞瘤约占胶质细胞瘤的15%，平均发病年龄比高级别胶质细胞瘤年龄小，常位于或靠近重要功能区，如运动、语言、视觉和记忆中枢。关于低级别胶质细胞瘤的治疗策略和治疗时机存在不同意见。尤其是偶然发现的无症状低级别胶质细胞瘤，或患者仅有癫痫症状又可被药物良好控制，或肿瘤较小时。由于功能区手术可能致残，在影像学稳定的状态下，有观点认为允许"观察—等待"。但是，这类肿瘤无可避免要持续生长并伴发恶性转化，逐步进展为高级别肿瘤。推迟手术可能面对处理更大的肿瘤。在低级别胶质细胞瘤，尤其是弥漫性星形细胞瘤的组织学背景中，可能已经出现转化病灶，肿瘤部分切除可能残留这部分高级别病灶。对于低级别弥漫性胶质细胞瘤，如果可行也推荐最大限度地安全切除肿瘤。手术切除目标：明确组织病理学和分子病理学诊断；降低肿瘤细胞负荷，为辅助放化疗创造有利条件；降低颅内压；缓解神经功能障碍；维持可接受的生活质量；延长患者生存期。手术辅助脑功能定位可以增加患者影像学全切除和次全切除比例，减少术后永久性神经功能障碍可能。唤醒手术技术扩大了在功能区实施手术的指征。针对非功能区或邻近功能区的低级别胶质细胞瘤，脑功能定位技术可以识别与关键脑功能有关的皮质和皮质下结构，尤其是语言，使手术切除规模扩大到重要功能结构的邻界，以实现低级别胶质细胞瘤最大限度的安全切除，包括影像学全切除甚至超范围切除。对于只能部分切除的功能区低级别胶质细胞瘤，由于脑功能存在重塑机制，部分切除后再次手术时仍可能实现安全的全切除。放疗是治疗低级别胶质细胞瘤的重要手段，但对术后放疗的最佳时机和远期放射性神经毒性风险一直存在争议。通常根据患者预后风险高低来制订治疗策略。以往低级别胶质细胞瘤的化疗一直存在争议。随着对化疗新药的不断研发、肿瘤分子遗传学研究的深入和随机对照临床试验的开展，化疗在低级别胶质细胞瘤患者中的作用逐渐得到重视和肯定，主要用于高危新诊断患者的辅助化疗和复发患者的挽救化疗。建议患者在术后 72h 内及 3 个月行 MRI 平扫及增强检查，以评价肿瘤切除情况及作为影像学随访的参考标准。推荐在术后 2 周、3 个月、6 个月、12 个月分别评价患者的 KPS 评分、语言功能、运动功能及生命质量等。强烈建议患者 5 年内每 3～6 个月复查 MRI，观察判断肿瘤是否复发。

## 参 考 文 献

[1] hgaki H, Kleihues P. Genetic pathways to primary and secondary glioblastoma[J]. Am J Pathol, 2007, 170：1445-1453.

[2] Pignatti F, Bent M V D, Curran D, et al. Prognostic Factors for Survival in Adult Patients With Cerebral Low-Grade Glioma[J]. Journal of Clinical Oncology Official Journal of the American Society of Clinical Oncology, 2002, 20 (8)：2076-2084.

[3] T Kilic, K Ozduman, I Elmaci, et al. Effect of surgery on tumor progression and malignant degeneration in hemispheric diffuse low-grade astrocytomas[J]. Journal of Clinical Neuroscience, 2002, 9 (5)：549-552.

[4] Berger MS, Deliganis AV, Dobbins J, et al. The effect of extent of resection on recurrence in patients with low grade cerebral hemisphere gliomas.[J]. Cancer, 1994, 75 (6)：2785-2787.

[5] 张忠，江涛，谢坚等. 术中功能定位切除辅助运动区低级别胶质瘤[J]. 中华神经外科杂志，2008，24 (1)：35-38.

[6] Le R E, Taillibert S, Chamberlain M C. Current Management of Adult Diffuse Infil-

trative Low Grade Gliomas[J]. Current Neurology and Neuroscience Reports，2016，16（2）：26237-26242.

[7] Ahmadi R，Rezvan A，Dictus C，et al. Long-term outcome and survival of surgically treated supratentorial low-grade glioma in adult patients[J]. Acta Neurochir. 2009，151（11）：1359-1365.

[8] Ius T，Isola M，Budai R，et al. Low-grade glioma surgery in eloquent areas：volumetric analysis or extent of resection and its impact on overall survival. A single-institution experience in 190 patients：clinical article[J]. J. Neurosurg，2012，117（6）：1039-1052.

[9] Ius T，Angelini E，et al. Evidence for potentials and limitations of brain plasticity using an atlas of functional resectability of WHO grade II gliomas：towards a "minimal common brain"[J]. Neuroimage，2011，56（3）：992-1000.

[10] Yordanova YN，Moritz-Gasser S. Duffau H. Awake surgery for WHO Grade II gliomas within "noneloquent" areas in the left dominant hemisphere：toward a "supratotal" resection. Clinical article[J]. J Neurosurg，2011，115（2）：232-239.

[11] 马文斌，郭旭，王任直. 美国 NCCN 神经系统肿瘤治疗指南（2008）的介绍及解读[J]. 中国神经精神疾病杂志，2009，35（6）：323-326.

[12] 中国脑胶质瘤协作组. 成人幕上低级别胶质瘤的手术治疗指南[J]. 中华神经外科杂志，2016，32（7）：652-658.

# 病例 9：第四脑室室管膜瘤

⊛ ［实习医师汇报病历］

患儿 12 岁 8 个月，慢性鼻炎病史，亚急性病程。主因"头晕、恶心伴呕吐 20 余天"收治入院。患儿于 20 余天前无明显诱因出现头晕，呈持续性，体位变化时症状加重，呈"天旋地转"感。头晕时伴恶心、呕吐（3～5 次/天），呕吐物为黄色黏稠物，10～100ml 不等；就诊于当地诊所，以"中暑"对症处理（具体不详），症状改善不明显。遂转诊至当地医院，行头颅 MRI 示：四脑室可见一不规则占位性病变，大小为 3.8cm×2.1cm×1.9cm，呈长 T1、长 T2 信号影，注射造影剂后强化明显，行头颅 CT 示：四脑室内高密度占位性病变，脑室扩大不明显，未予特殊治疗。遂转至北京某三甲医院，予以甘露醇（100ml/q12）对症处理及常规补液治疗，症状略有缓解。现为求进一步明确诊治遂来本院，门诊以"颅内占位性病变（室管膜瘤？髓母细胞瘤？四脑室）"收治入院。患儿自患病以来，神志尚清，精神差，二便正常，饮食差，近期体重改变不明显。

**体格检查** T 36.8℃，R 18 次/min，P 72 次/min，BP 116/72mmHg。一般情况可，心、肺、肝未见异常，强迫侧卧位，痛苦面容，查体配合差。发育正常，营养中等，神志尚清楚，可对答、能言语、定向力、计算力、记忆力基本正常。头颅大小无畸形，颅骨无缺损；脊柱外形无畸形，外表皮肤无异物及毛发，头颅和脊柱无压痛及叩击痛。嗅觉粗试正常，双眼视力及视野无异常，双侧瞳孔等大正圆，左：右＝3.0cm，直接、间接对光反应灵敏，双侧眼球活动自如，眼睑无下垂、水肿；张口下颌无偏斜，咀嚼有力，角膜反射正常；双侧额纹、鼻唇沟对称，面部表情痛苦；颈部韧、有抵抗，双肩耸肩有力，无胸锁乳突肌萎缩，伸舌居中，四肢遵嘱活动，肌力4级；全身感觉无异常；指鼻试验、轮替试验、跟膝胫试验查体不配合，生理反射存在，病理反射未引出。

**辅助检查** 头颅CT检查（图2-45）：第四脑室区域高密度占位性病变，脑室扩大不明显。

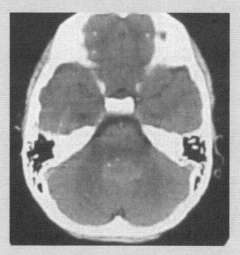

图2-45 第四脑室占位性病变的头颅CT表现

头颅 MRI（图 2-46）：第四脑室可见一不规则占位性病变，大小为 3.8cm×2.1cm×1.9cm，呈长 T1、长 T2 信号影，注射造影剂后病灶强化明显。

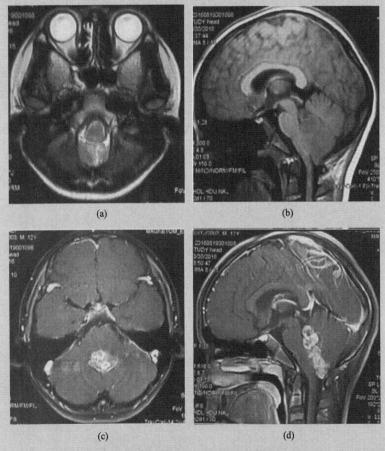

(a)        (b)

(c)        (d)

图 2-46 第四脑室占位性病变的头颅 MRI 表现

**诊断** 第四脑室占位性病变（室管膜瘤？髓母细胞瘤？）。

**治疗** 完善术前准备，包括血常规等三大常规、凝血功能、肝肾功能、电解质检验，完善心电图、胸部 X 线片、HIV、HCV 等常规术前评估。

**主任医师常问实习医师的问题**

● **目前考虑的诊断是什么？**

答：第四脑室占位性病变，室管膜瘤可能性大，髓母细胞瘤待排除。

● **什么是第四脑室室管膜瘤？**

答：第四脑室室管膜瘤多起自于第四脑室底部，肿瘤首先向第四脑室内生长，充满第四脑室，CT 平扫时可见该病变呈等密度、部分呈略高密度，肿瘤侧方及后方有脑脊液围绕，肿瘤的轮廓显示清楚，但有时前方与脑干界限长不清，因为第四脑室的室管膜瘤大多起于脑室底。本患者首先考虑此病。

● **什么是髓母细胞瘤？**

答：髓母细胞瘤是儿童最常见的一种肿瘤，起源于小脑上蚓部，即第四脑室顶的中线部，肿瘤迅速生长，突入第四脑室，CT 扫描可见呈稍高密度或等密度实质性肿块，境界清楚，多数比较均质，周围小脑有不同程度的低密度环，MRI T1 呈等或长 T1 信号影，T2 呈高信号影，增强后病灶呈均质明显强化，较室管膜瘤强化明显。有时肿瘤生长迅速，瘤体内有坏死，因此会生成囊变，本患者不排除此病。

❋ ［住院医师或主治医师补充病历］

专科查体同前，无特殊补充。行眼底镜检查：视盘边界清楚，A：V＝2：3，颜色橘红色。心肺功能正常，肝肾功能未见明显手术禁忌证。

 **主任医师常问住院医师、进修医师或主治医师的问题**

● **对该患者的诊断是否有不同意见？**

答：根据病史及影像学检查首先考虑室管膜瘤，不排除髓母细胞瘤。

患者病灶充满第四脑室，CT 扫描呈稍高密度影，MRI 呈等 T1、长 T2 信号，强化明显，前方与脑干界限不清，从影像学上看肿瘤来自第四脑室底的可能性大，且患者"呕吐"症状明显，这与迷走神经背核压迫相关性大，所以首先考虑第四脑室室管膜瘤，有时髓母细胞瘤影像学显示与室管膜瘤区分不是非常明显，因此不排除髓母细胞瘤的可能性。术后病理诊断为金标准。

### ● 患儿出现呕吐的原因是什么？

答：患儿呕吐的原因主要有两点。其一，第四脑室的占位因压迫正中孔及中脑导水管引起梗阻性脑积水，此时引起颅内压增高，出现头痛、恶心呕吐及视盘水肿；其二，肿瘤压迫刺激第四脑室底部的迷走神经背核引起患者呕吐。

### ● 第四脑室的占位性病变与哪些常见病进行鉴别诊断？

答：(1) 室管膜瘤　室管膜瘤起源于第四脑室底的室管膜，早期因刺激第四脑室底部的迷走神经背核而引起呕吐，病程较髓母细胞瘤长，小脑实质性损害不如髓母细胞瘤严重，部分病例甚至无明显的小脑体征。

(2) 髓母细胞瘤　髓母细胞瘤起源于小脑上蚓部的上髓帆，病程短，常因阻塞第四脑室或中脑导水管引起阻塞性脑积水，从而引起颅内压增高的症状，并且会引起小脑蚓部半球症状及体征，主要表现为躯干共济失调，髓母细胞瘤质地脆弱，表面的肿瘤易于脱落，造成蛛网膜下腔的播散，在脑表面及脊髓表面造成转移灶。

(3) 小脑星形细胞瘤　小脑星形细胞瘤多发生于儿童的小脑半球，偏良性，病程较长，主要表现为颅内压增高的症状，一侧肢体共济失调，CT 检查可发现后颅凹实性或囊性占位，呈等密度或稍高密度，MRI 检查可见等或长 T1、长 T2 信号影，瘤体可有不同程度的强化，小脑星形细胞瘤可有囊变。

(4) 脉络丛乳头状瘤　多发生于第四脑室及侧脑室，病程长短不一，主要表现为颅内压增高，后期可出现共济失调、眼震及强迫头位，CT 可见高密度的边缘不规则肿块，多见钙化，增强明显。

### ❀ [主治医师再次补充病历]

术中见肿瘤包绕小脑后下动脉（图 2-47），肿瘤血供一般，局部与脑干粘连紧密。在脑干电生理监测下予以镜下全切。手术顺利，术后安返 ICU。

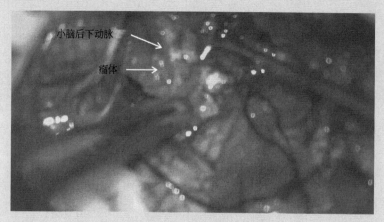

图 2-47　术中见肿瘤包绕小脑后下动脉

 **主任医师常问住院医师、进修医师或主治医师的问题**

● **根据术前影像学，如何合理选择个体化的手术方式及综合治疗方法？**

答：因病灶易导致梗阻性脑积水，手术治疗是治疗第四脑室室管膜瘤的主要方法，手术入路采用：枕下后正中入路肿瘤切除术。如果患者术前有脑室扩大则术前需要行侧脑室穿刺外引流术，患者术前脑室无扩大，因此只需要行"枕下后正中入路肿瘤切除术"。

室管膜瘤是放疗中度敏感的肿瘤之一，多数学者认为术后放疗有助于改善患者预后。原则上不论肿瘤是否全切除均应行放射治疗。目前对放疗的范围意见不统一，低度恶性可选择局部放疗。

化学治疗是颅内肿瘤的辅助手段之一，目前尽管进行了广泛的研究但仍处于探索阶段，疗效不确定。

● **术中见肿瘤与血管粘连紧密，第四脑室室管膜瘤病灶可包绕哪些血管？ 这些血管的功能是什么？**

答：第四脑室室管膜瘤病灶可包绕小脑下后动脑、小脑下前动脉。

（1）小脑下后动脉　是椎动脉的最大分支，在平橄榄核的下端附近分出，向后外行经延髓后外侧部供应小脑腹侧及部分延髓的血供。

（2）小脑下前动脉　自基底动脉起始端发出，经展神经、面神经和前庭蜗神经的腹侧达小脑下面，供应小脑下面的部分。

● **第四脑室室管膜瘤起源于第四脑室底部的室管膜，经常会与脑干粘连，其粘连的部位常见在什么部位？ 术中应该怎么处理？**

答：第四脑室室管膜瘤的基底一般位于接近侧孔的髓纹附近、舌下神经及迷走神经三角及其外侧、延髓闩部，也有少许起源于面丘表面。

对于起源于闩部的基底处理术中往往会引起心率的急剧下降，术后可能会引起呼吸功能障碍，所以此处若粘连紧密可不必强求全切除，必要时可残留薄薄一层，对于其他部位的基底可相对处理得彻底一些，这不同于髓母细胞瘤往往起源于上蚓部，此处可适当做扩大切除，以争取好的远期疗效。

● **室管膜瘤与延髓闩部粘连紧密，在切除术时若心率急剧下降怎么办？**

答：术中采用脑干电生理监测在为我们处理与脑干粘连紧密的肿瘤时提供了准确的反馈，在术中出现这种心率的变化是完全可逆的，暂时终止手术后很快就会恢复正常，可尝试更加轻柔地分离，迫不得已时可在该部位残留薄薄一层、切不可强行硬剥，造成致命性后果。

● **在手术切除第四脑室室管膜瘤过程中如何止血？**

答：室管膜瘤血供一般中等，而且肿瘤有相对的边界，术中可控的肿瘤性出血可不必耽误过多的时间急于电凝止血，可适当应用明胶海绵压迫同时快速切除肿瘤，待肿瘤彻底切除后出血自然停止。术中肿瘤易包绕血管，应该仔细剥离，尤其是分不清该血管是"当家的，还是路过的"时候更不能过分依赖电凝；术中亦不必急于将导水管打通。

● **第四脑室室管膜瘤肿瘤切除应该遵循怎样的原则？**

答：总体上遵循"由下至上、平面推进"的原则，推进过程中可先瘤内减容、再分离两侧和基底的顺序，最后将肿瘤完整切除，打通导水管，术中导水管打通后可应用小块棉片封堵，以防血液倒灌，还可以防止脑脊液释放太快，因为颅内减压太快容易导致脑组织塌陷太快，导致硬膜下血肿的可能性，尤其是术前有脑积水但术前未进行脑室穿刺外引流的患者。

⊛ ［主治医师再次补充病历］

> 术后第 7 天：患者病情平稳，呕吐症状消失，自主进食。查体：生命体征平稳，查体配合，粗侧双眼视力及视野同术前，双侧瞳孔等大正圆，左：右＝3.0cm，直接、间接对光反应灵敏；双侧眼球活动自如，双眼水平眼震，眼睑无下垂、水肿；张口下颌无偏斜，咀嚼有力，角膜反射正常；双侧额纹、鼻唇沟对称，面部表情痛苦；双肩耸肩有力，无胸锁乳突肌萎缩，伸舌居中，四肢遵嘱活动，肌力 5 级；全身感觉无异常；指鼻实验、轮替实验、跟膝胫试验查体阴性。术后病理结果：室管膜瘤（WHO Ⅱ 级）。

### ● 为什么术后患者呕吐症状会消失？

答：肿瘤压迫并刺激第四脑室底部的迷走神经背核引起呕吐，病灶切除后压迫迷走神经背核的占位效应消失，因此呕吐症状会消失。

### ● 术后患者出现眼震的原因是什么？

答：患者肿瘤体积偏大，术中为了充分暴露肿瘤，减少对小脑半球的牵拉，必要时切除了部分小脑蚓部，术后患者会出现眼震，一般这种症状随着术后的恢复会逐渐消失。

### ● 影响室管膜瘤的无进展生存期的相关因素有哪些？

答：室管膜瘤可发生于脑和脊髓内，起源于脑室和脊髓中央管内衬的室管膜细胞，是一种少见疾病，仅占中枢神经系统肿瘤的 2%～3%。室管膜瘤合作研究网络（Collaborative Ependymoma Research Network，CERN Foundation）在 2009 年 9 月建立了一个来自多中心的临床资料数据库。通过研究室管膜瘤患者的病程和分子标记物，美国得克萨斯大学安德森癌症中心的 ElizabethVera-Bolanos 等将数据库中关于成人室管膜瘤无进展生存期（PFS）的相关因素统计，见图 2-48～图 2-50。

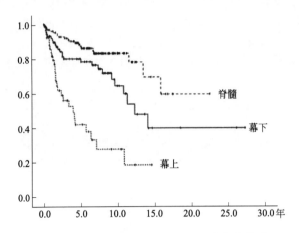

图 2-48　不同肿瘤部位的无进展生存期曲线示
脊髓肿瘤的预后优于幕下，幕下优于幕上

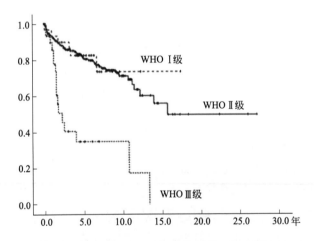

图 2-49　不同级别的无进展生存期曲线示 WHO Ⅰ级
预后近似于 WHO Ⅱ级，优于 WHO Ⅲ级

以上结果显示，室管膜瘤的无进展生存期主要受肿瘤级别、部位和
手术切除程度的影响。对于临床医生来说，尽量全切除肿瘤是唯一的手
术目标，也是治愈患者的唯一希望。幕上室管膜瘤术后，密切随访和进
一步治疗是必要的。

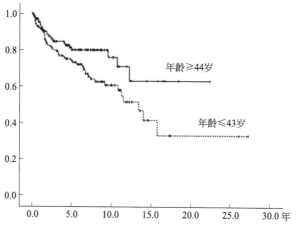

图 2-50 不同年龄的无进展生存期曲线示年龄
大于 44 岁的预后优于年龄小于 44 岁者

## 主任医师总结

　　一般来说室管膜瘤 75％位于幕上，幕下仅占 25％左右。术前发现第四脑室占位性病变的患者应该提高谨慎，如果术前没有发现梗阻性脑积水的患者，随时有发生脑积水的可能，应该尽快完善术前检查行手术治疗，如果术前患者已有梗阻性脑积水，且脑室增大比较明显，可以先做脑室外引流，待颅内压降下来后再进行手术切除病灶，避免因术中减压过快导致术后出现硬膜下血肿的可能。

　　第四脑室的室管膜瘤以手术治疗为主要手段，采用枕下后正中入路，术中脑干电生理监测是必要的，术中切开小脑下蚓部显露并分块切除肿瘤，因为肿瘤部分是从第四脑室底部长出的如果肿瘤与脑干粘连紧密时在切除肿瘤时可在脑干上留一薄层的肿瘤，至少要解除脑脊液梗阻，强行剥离会造成严重的并发症。如果术前有颅内压增高症状，术中切除肿瘤时应用棉条堵住第四脑室的头端，防止梗阻解除后脑脊液流失过快致减压过快引起脑组织塌陷导致硬膜下出血。另外，防止术中血流进入脑室系统而导致术后梗阻性脑积水。

## 参 考 文 献

[1] Elizabeth Vera-Bolanos, Kenneth Aldape, Ying Yuan, et al. Clinical course and pro-

gression-free survival of adult intracranial an spinal ependymoma patients. Neuro-on-cology, 2015, 17 (3): 440.

[2] Gilbert MR, Ruda R, Soffietti R. Ependymomas in adults. Curr Neurol Neurosci Rep., 2010, 10 (3): 240-247.

[3] Iqbal MS, Lewis J. An overview of the management of adult ependymomas with emphasis on relapsed disease. Clin Oncol (RCll Radiol), 2013, 25 (12): 726-733.

[4] Godfraind C. Classification and controversies in pathology of ependymomas. Childs Nerv Syst, 2009, 25 (10): 1185-1193.

[5] Erdogan G, Ozel E, Pestereli HE, et al. Ovarian ependymoma. APMIS, 2005, 113 (4): 301-303.

[6] Armstrong TS, Vera-Bolanos E, Bekele BN, et al. Adult ependymal tumors: prognosis and the M. D. Anderson Cancer Center experience. Neuro-Oncol., 2010, 12 (8): 862-870.

[7] McGuire CS, Sainani KL, Fisher PG. Incidence patterns for ependymoma: a surveillance, epidemiology, and end results study. Neurosurg. 2009, 110 (4): 725-729.

# 病例 10：垂体腺瘤

## ❀ ［实习医师汇报病历］

患者女性，61岁。因"双眼视力进行性下降4个月"入院。患者4个月前无明显诱因出现右眼视力下降，当时未予重视。2个月前出现左眼视力下降，到当地医院眼科就诊，诊断为"双眼玻璃体混浊"，未予特殊治疗。近日患者双眼视力下降逐渐加重，到当地医院行MRI检查，提示"鞍区占位性病变"后，遂来本院就诊，拟"鞍区占位性病变，垂体瘤？"收住本科室。自发病以来，患者无明显头痛、头昏，无恶心、呕吐，无四肢无力、抽搐，无多饮、多尿，无体重减轻。

体格检查　T 36.7℃，R 19 次/min，P 80 次/min，BP 135/85mmHg。专科查体：神志清楚，对答切题，流利。嗅觉正常，粗测双眼1m数指，无视野缺损，双侧瞳孔等大等圆，直接、间接对光反应灵敏，眼球活动充分，眼睑无下垂。咀嚼有力。额纹、鼻唇沟对称。粗测听力正常。伸舌居中。颈软，无抵抗。四肢活动自如。

辅助检查　头颅 CT 检查（图 2-51）提示：蝶鞍扩大，鞍内及鞍上可见不均匀稍高密度团块影，大小约 16mm×20mm。头颅 MRI 提示（图 2-52）：蝶鞍扩大，鞍底稍下陷，鞍内及鞍上可见类圆形稍长 T1、长 T2 信号影。垂体柄右偏，视交叉受压抬高。蝶窦内可见圆形短 T1、长 T2 信号影。增强扫描，鞍内鞍上可见类圆形强化影，左侧海绵窦可见受累，病变大小约 23mm×25mm×16mm。

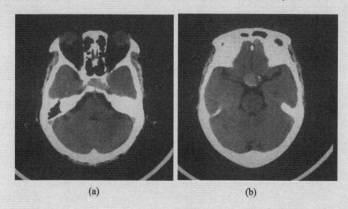

(a)           (b)

图 2-51　鞍区占位性病变的头颅 CT 表现

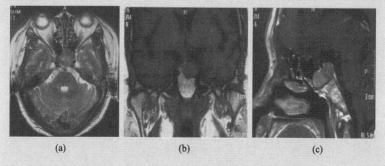

(a)       (b)       (c)

图 2-52　鞍区占位性病变的头颅 MRI 表现

诊断　垂体腺瘤（侵袭性）。

治疗　完善血常规、激素水平、凝血功能、肝肾功能等检查。行心电图、胸部 X 线片等术前评估。手术方案拟采用经鼻蝶鞍区占位性病变切除术。

## 主任医师常问实习医师的问题

### ● 目前考虑的诊断是什么？

答：根据病史及相关辅助检查，诊断首先考虑为侵袭性垂体腺瘤。

### ● 垂体腺瘤的分类有哪些？

答：（1）根据激素分泌类型　分为功能性垂体腺瘤（包括催乳素腺瘤、生长激素腺瘤、促甲状腺激素腺瘤、促肾上腺皮质激素腺瘤、促性腺激素腺瘤及混合性垂体腺瘤）和无功能性垂体腺瘤。

（2）根据肿瘤大小　分为微腺瘤（直径＜1cm）、大腺瘤（直径1～3cm）、巨大腺瘤（＞3cm）。

（3）结合影像学分类、术中所见和病理学分为侵袭性垂体腺瘤和非侵袭性垂体腺瘤。不典型垂体腺瘤：Ki-67＞3％、P53染色广泛阳性、细胞核异型性，临床上以上3点有2点符合可诊断为不典型垂体腺瘤。

### ● 什么是垂体腺瘤侵袭性分级——Knosp法？

答：采用测量海绵窦冠状位MRI上垂体腺瘤与颈内动脉海绵窦段（$C_4$）及床突上段（$C_2$）血管管径的连线，来判断垂体腺瘤与海绵窦的关系。

0级（正常型）：海绵窦形态正常，有海绵窦静脉丛的强化，肿瘤未超过$C_2$～$C_4$血管管径的内切连线。

1级：肿瘤超过$C_2$～$C_4$血管管径的内切连线，但没有超过$C_2$～$C_4$血管管径的中心连线，海绵窦内侧部静脉丛消失。

2级：肿瘤超过$C_2$～$C_4$血管管径的中心连线，但没有超过$C_2$～$C_4$血管管径的外切连线，可致海绵窦上部或下部静脉丛消失。

3级：肿瘤超过$C_2$～$C_4$血管管径的外切连线，海绵窦内侧、上部和（或）下部静脉丛消失，其外侧静脉丛也可消失。

4级：海绵窦段颈内动脉被完全包裹，导致内径狭窄，各部静脉丛消失，海绵窦的上壁和外壁呈球形向外扩展突出。

### ⊛ ［住院医师或主治医师补充病历］

患者发病的临床表现以视力下降为主，无其他伴随症状。甲状腺激素及性激素水平正常范围内。血清皮质醇及促肾上腺皮质激素正常范围内。结合病史、影像学及内分泌检查结果，首先考虑垂体无功能性腺瘤。

 **主任医师常问住院医师、进修医师或主治医师的问题**

### 垂体腺瘤的诊断方法有哪些？

答：(1) 相应的临床表现。

(2) 内分泌学检查

① 催乳素腺瘤：催乳素＞150μg/L，并排除其他特殊原因引起的高催乳素血症。

② 生长激素腺瘤：不建议用单纯随机生长激素水平诊断，应行葡萄糖生长激素抑制试验。如果负荷后血清生长激素谷值＜1.0μg/L，可以排除垂体生长激素腺瘤。同时需要测定血清类胰岛素因子 (IGF)-1。当患者血清 IGF-1 水平高于与年龄和性别相匹配的正常值范围时，判断为异常。

③ 库欣病：血皮质醇昼夜节律消失、促肾上腺皮质激素 (ACTH) 正常或轻度升高、24h 尿游离皮质醇 (UFC) 升高。库欣病患者经典小剂量地塞米松抑制试验 (LDDST) 不能被抑制，大剂量地塞米松抑制试验 (HDDST) 能被抑制。有条件的医院进行岩下窦静脉取血测定 ACTH 水平有助于提高库欣病和异位 ACTH 综合征的鉴别诊断。

④ 促甲状腺激素腺瘤：血浆甲状腺素水平升高，促甲状腺激素 (TSH) 水平多数增高，少数在正常范围。

(3) 鞍区增强 MRI 或动态 MRI 扫描　鞍区发现明确腺瘤。部分库欣病患者 MRI 可能为阴性。

### 垂体腺瘤需要和哪些疾病进行鉴别诊断？

答：垂体腺瘤需要与肿瘤、炎症、增生及其他疾病进行鉴别诊断。

(1) 肿瘤

① 颅咽管瘤：造釉型颅咽管瘤多发生于儿童及年轻人，乳头型颅咽管瘤以中年患者发病多见。发病缓慢，除视力下降和视野障碍外，还有发育停滞、性器官不发育、肥胖和尿崩等垂体功能减低和丘脑下部受累的表现，体积大的肿瘤出现颅内压增高症状。影像学表现，造釉型病

例肿瘤一般表现为囊实性病变，钙化为特征性表现（图 2-53）。肿瘤多位于鞍上。

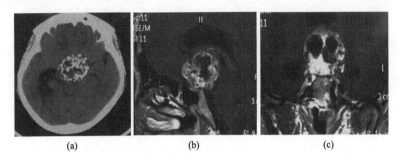

(a)      (b)      (c)

图 2-53　造釉型颅咽管瘤的 CT 及 MRI 表现

②　鞍结节脑膜瘤：多发生在中年人，病情进展缓慢，初发症状为进行性视力减退伴有不规则的视野缺损，头痛，内分泌症状不明显。影像学表现肿瘤形态规则，增强效果明显，肿瘤位于鞍上（图 2-54）。

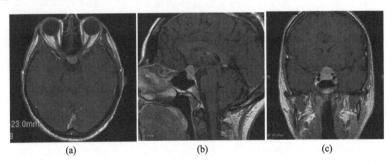

(a)      (b)      (c)

图 2-54　鞍结节脑膜瘤的 MRI 表现

③　拉克氏囊肿：发病年龄年轻，多无明显临床表现，少数出现内分泌功能紊乱和视力减退。影像学可见，体积小的囊肿位于垂体前后叶之间，类似"三明治"馅饼。大型囊肿垂体组织被推挤到囊肿的下、前、上方。该病最易被误诊为垂体瘤。

④　生殖细胞瘤：又称异位松果体瘤，多发生在儿童，病情发展快，多饮多尿，性早熟，消瘦。临床症状明显。影像学表现见病变多位于鞍上，增强效果明显。

⑤　视交叉胶质细胞瘤：多发生在儿童及年轻人，以头痛、视力减退为主要表现，影像学表现见病变多位于鞍上，病变边界不清楚，为混

杂信号，增强效果不明显。

⑥上皮样囊肿：青年人多见，发病缓慢，视力障碍，影像学表现为低信号病变。

（2）炎症

①垂体脓肿：反复发热，头痛，视力减退明显，同时可伴有其他颅神经受损，一般病情发展迅速。影像学表现病变体积一般不大，与临床症状不相符。蝶鞍周边软组织结构强化明显（图2-55）。垂体脓肿的治疗策略为，经蝶手术及联合抗生素治疗，采用经蝶入路的目的为避免感染播散。

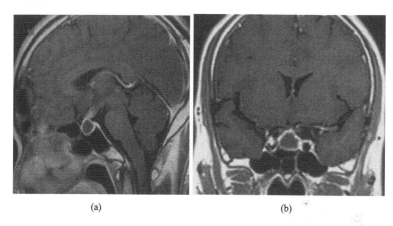

(a)  (b)

图 2-55  MRI 示病变呈低信号及周围环形强化表现

②肉芽肿性垂体炎：一般认为与淋巴细胞性垂体炎有相同的病理过程，是同一种疾病的不同时期。女性发病居多，且多发生于妊娠期及产褥期。有学者认为发病原因为病毒感染所致。临床表现为垂体功能低下与压迫症状。影像学表现为沿垂体柄向鞍上或下丘脑生长，MRI 呈等信号或低信号，增强后均匀强化（图2-56）。治疗上可采取经蝶手术联合糖皮质激素的策略。

③淋巴细胞性垂体炎：以尿崩为主要临床表现。部分伴有垂体功能低下。影像学表现垂体柄明显增粗。垂体组织不同程度的增大。

④真菌性炎症：症状近似垂体脓肿，多有长期使用激素和抗生素史。部分病例有其他颅神经受损。

⑤结核性脑膜炎：青年或儿童，头痛，发热，有脑膜炎史。影像学显示有粘连性脑积水。

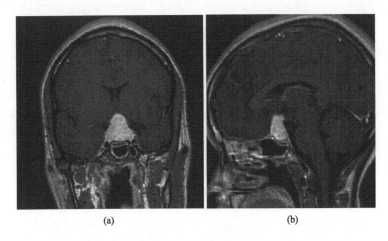

(a)                    (b)

图 2-56　MRI 示均匀强化的病变

（3）增生

① 生理性：青春发育期生长激素细胞分泌活跃，孩子有暂时的嘴唇变厚，手脚比例大。运动员训练运动量大出现皮质激素和其他激素分泌旺盛，出现毛发多、皮肤粗糙等表现。妊娠及哺乳期妇女，催乳素（PRL）分泌增多，出现血清 PRL 增高，孕妇有泌乳和暂时闭经。该时期 MRI 检查可见垂体膨大，少数体积增大 2～3 倍，常被误诊为垂体瘤进行各种治疗。

② 药物性：以治疗精神性疾病的镇静安眠药物最为明显。部分中成药例如六味地黄丸也可以造成垂体组织增生，血清 PRL 明显增高。

③ 代偿性：甲状腺功能低下，肾上腺皮质功能低下反馈造成垂体增生。特别是甲状腺功能低下所引起的垂体增生，当补充甲状腺素后，垂体增生现象很快消失。

④ 病理性：不明因素造成垂体组织增生，部分转变为肿瘤。

（4）其他

① 鞍内动脉瘤：多见于中老年人，头痛，突发起病，很少出现视力障碍。血管造影可证实病变性质。

② 蛛网膜囊肿：中年人，头痛，少数有视力减退，病情发展缓慢，影像学显示鞍内低密度。

③ 原发性空泡蝶鞍：中年，发病慢，缓慢发展，头痛，视力减退，管状视野缺损。晚期出现鞍底骨质破坏，并有脑脊液漏。影像学检查显

示蝶鞍轻度扩大，鞍内为低密度脑脊液影。

④ 球后视神经炎：主要表现为视力障碍，进展快。

### 垂体腺瘤围手术期需要关注哪些方面？

答：（1）并发心血管病变 包括肢端肥大性心肌病、心功能不全、心律失常等，术前、术后需经心血管内科会诊给予强心利尿、血管紧张素转换酶抑制药和 β 受体阻滞药等治疗；如果垂体生长激素腺瘤患者术前已发现明确心脏病损，即使其心功能可以耐受手术，也可以先使用中长效生长抑素类药物，改善其心脏病变，再予手术治疗。对于合并高血压病、糖尿病的患者，手术前后均应给予相应的对症处理，积极控制血压和血糖。垂体腺瘤尤其是生长激素腺瘤合并呼吸睡眠暂停综合征（OSAS）的患者麻醉风险高，术前应请麻醉师和心血管科医生共同会诊，在围麻醉期应及时调整麻醉深度，酌情给予心血管活性药物，防止血流动力学剧烈波动，降低围麻醉期心血管意外的发生率。

（2）术后水电解质和尿崩症的处理 对垂体腺瘤术后患者应常规记录 24h 出入液量，监测血电解质和尿比重。如果术后即出现尿崩症症状，根据出入量和电解质情况必要时给予抗利尿激素等治疗。

（3）围手术期的激素替代治疗 垂体腺瘤患者术前需进行腺垂体功能的评估，包括甲状腺轴、肾上腺轴、性腺轴、生长激素、IGF-Ⅰ等激素水平的测定。对于存在继发性甲状腺功能减低和继发性肾上腺皮质功能减低，需要给予生理替代量的治疗。垂体腺瘤患者手术当日补充应激剂量的糖皮质激素（库欣病除外），术后调整糖皮质激素的剂量以维持患者的正常生命体征和水电解质平衡，并逐渐降低糖皮质激素的剂量至生理替代剂量。垂体腺瘤患者术后应规范随诊进行临床评估及垂体功能评价，以调整激素替代治疗剂量，部分患者需要终身用腺垂体激素替代治疗。

⊕ ［住院医师或主治医师补充病历］

对患者实施右侧单鼻孔蝶窦入路肿瘤切除术。十字形切口硬膜，见肿瘤主体位于鞍内及鞍上，大小约为 20mm×15mm×13mm，灰白色，边界清楚，质地稍软，血供丰富。

**主任医师常问住院医师、进修医师或主治医师的问题**

### ● 垂体腺瘤的手术指征有哪些？

答：（1）经鼻蝶入路手术

① 存在症状的垂体腺瘤卒中。

② 垂体腺瘤的占位效应引起压迫症状。可表现为视神经、动眼神经等邻近颅神经等受压症状以及垂体受压引起的垂体功能低下，排除催乳素腺瘤后应首选手术治疗。

③ 难以耐受药物不良反应或对药物治疗产生抵抗的催乳素腺瘤及其他高分泌功能的垂体腺瘤（主要为 ACTH 瘤、CH 瘤）。

④ 垂体部分切除和（或）病变活体组织检查术。垂体部起源且存在严重内分泌功能表现（尤其是垂体性 ACTH 明显增高）的病变可行垂体探查或部分切除手术；垂体部病变术前不能判断性质但需治疗者，可行活体组织检查明确其性质。

⑤ 经鼻蝶手术的选择还需考虑到以下几个因素：瘤体的高度；病变形状；瘤体的质地与血供情况；鞍隔面是否光滑完整；颅内及海绵窦侵袭的范围大小；鼻窦发育与鼻腔病理情况；患者全身状况及手术意愿。

（2）开颅垂体腺瘤切除手术 适用于不能行经蝶窦入路手术者；鼻腔感染患者。

（3）联合入路手术 适用于肿瘤主体位于鞍内、鞍上、鞍旁发展，呈"哑铃"形。

### ● 垂体腺瘤的手术禁忌证有哪些？

答：（1）经鼻蝶入路手术 垂体激素病理性分泌亢进导致系统功能严重障碍或者垂体功能低下导致患者全身状况不佳为手术相对禁忌，应积极改善患者的全身状况后手术。①活动性颅内或者鼻腔、蝶窦感染，可待感染控制后再手术。②全身状况差不能耐受手术。病变主要位于鞍上或呈"哑铃形"。③残余或复发肿瘤无明显症状且手术难以全部切除者。

（2）开颅垂体腺瘤切除手术 垂体微腺瘤；有明显的垂体功能低下者，需先纠正再行手术治疗。

## 垂体腺瘤术中出血部位及处理方法有哪些？

答：(1) 海绵间窦出血　术中遇到海绵间窦出血，可选用止血材料进行止血。如出血难以控制，可考虑使用经蝶窦手术专用枪状钛夹钳夹闭止血。

(2) 海绵窦出血　吸引器充分吸引保持术野清晰，尽快切除肿瘤后，局部填塞适量止血材料及棉片压迫止血，但需避免损伤窦内神经及血栓形成。

(3) 鞍上出血　如垂体大腺瘤向鞍上侵袭，与 Willis 动脉环粘连，术中牵拉、刮除肿瘤时可能会造成出血，严重者需压迫后转介入或开颅手术治疗。

(4) 颈内动脉及其分支出血　因颈内动脉解剖变异或肿瘤包绕颈内动脉生长，手术中可能会造成颈内动脉损伤，引起术中大出血，甚至危及患者生命。此时，应立即更换粗吸引器，保持术野清晰，迅速找到出血点，如破口不大，可用止血材料、人工脑膜及棉片等进行压迫止血，如破口较大则局部填塞压迫止血后转介入治疗。这类患者术后均需血管造影检查以排除假性动脉瘤。

(5) 脑内血肿　开颅手术时由于脑压板过度牵拉、损伤额叶可出现脑内血肿；巨大垂体腺瘤只能部分切除时易发生残瘤卒中，故术后应注意观察患者神志、瞳孔变化，一旦病情恶化立即行 CT 检查，及时发现血肿及时处理，必要时再次开颅清除血肿和减压。此外，开颅手术时提倡开展无脑压板手术治疗。

## 术中减少脑脊液漏发生的注意要点有哪些？

答：(1) 术中要注意鞍底开窗位置不宜过高，鞍底硬膜切口上缘应距离鞍隔附着缘有一定距离。

(2) 搔刮肿瘤时应尽量轻柔，特别是刮除鞍上和鞍隔皱褶内的残留肿瘤时。

(3) 术中注意发现鞍上蛛网膜及其深部呈灰蓝色的鞍上池。

## 术中脑脊液漏的修补方法有哪些？

答：(1) 对破口小、术中仅见脑脊液渗出者，用明胶海绵填塞鞍内，然后用干燥人工硬膜或明胶海绵加纤维蛋白黏合剂封闭鞍底硬膜。

(2) 破口大者需要用白体筋膜或肌肉填塞漏口，再用干燥人工硬膜加纤维蛋白黏合剂封闭鞍底硬膜，术毕常规行腰大池置管引流。

### ● 术中脑脊液漏修补成功的判断标准是什么？

答：以纤维蛋白黏合剂封闭鞍底前在高倍显微镜或内镜下未发现有明确的脑脊液渗出为标准。

### ● 垂体腺瘤术后并发症及其处理方式有哪些？

答：（1）术后出血　表现为术后数小时内出现头痛伴视力急剧下降，甚至意识障碍、高热、尿崩症等下丘脑紊乱症状。应立即复查CT，若发现鞍区或脑内出血，要采取积极的方式，必要时再次经蝶或开颅手术清除血肿。

（2）术后视力下降　常见原因是术区出血；鞍内填塞物过紧；急性空泡蝶鞍；视神经血管痉挛导致急性视神经缺血等原因也可以致视力下降。术后密切观察病情，一旦出现视功能障碍应尽早复查CT，发现出血应尽早手术治疗。

（3）术后感染　多继发于脑脊液漏患者。常见临床表现包括：体温超过38℃或低于36℃。有明确的脑膜刺激征、相关的颅内压增高症状或临床影像学证据。

（4）中枢性尿崩症　如果截至出院时未发生尿崩症，应在术后第7天复查血钠水平。如出院时尿崩情况仍未缓解，可选用适当药物治疗至症状消失。

（5）垂体功能低下　术后第12周行内分泌学评估，如果发现任何垂体-靶腺功能不足，都应给予内分泌替代治疗。

### ● 垂体腺瘤的药物治疗指征有哪些？

答：（1）病理学证实为催乳素腺瘤或催乳素为主的混合性腺瘤，如术后PRL水平仍高于正常值，且伴有相应症状者，需要接受多巴胺受体激动剂。

（2）生长激素腺瘤术后生长激素水平或IGF-I水平仍未缓解者，且MRI提示肿瘤残留（尤其是残留肿瘤位于海绵窦者），可以接受生长抑素类似物治疗，对伴有PRL阳性的混合腺瘤，也可以尝试接受多巴胺激动剂治。

（3）ACTH腺瘤如术后未缓解者，可选用生长抑素类似物或针对高皮质醇血症的药物治疗。

✳ [住院医师或主治医师补充病历]

　　术后病理报告结果（图 2-57）：镜下嫌色细胞性垂体腺瘤，核分裂像可见（2~5 个/10HP）肿瘤细胞增殖指数 Ki-67 较高，考虑为不典型垂体腺瘤。

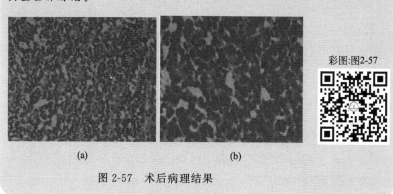

彩图:图2-57

(a)　　　　　　　　　(b)

图 2-57　术后病理结果

### ❓ 主任医师常问住院医师、进修医师或主治医师的问题

#### ● 什么是不典型垂体腺瘤？

　　答：根据 WHO 新的内分泌肿瘤分类标准，介于典型垂体腺瘤和垂体癌之间，具有一定侵袭性生物行为的垂体腺瘤。

#### ● 不典型垂体腺瘤的诊断标准有哪些？

　　答：不典型垂体腺瘤的诊断涉及以下肿瘤标记物。

　　（1）Ki-67 标记指数　偏高。反映肿瘤生长速度较快或更具侵袭性，甚至有恶变可能。

　　（2）P53 蛋白　肿瘤抑制基因 p53 的表达产物 P53 蛋白被发现与垂体腺瘤及许多其他肿瘤的侵袭性相关。

　　（3）核分裂像　有丝分裂存在和数量是非常重要的预测指标，表明肿瘤生长迅速。

#### ● 不典型垂体腺瘤的治疗和预后怎么样？

　　答：不典型垂体腺瘤的治疗目前仍是临床难点，并无统一标准。常需手术、立体定向放射治疗及各种药物治疗等联合应用。在具有手术机会的情况下，尽量完全切除实体瘤，这样可显著降低复发率。不典型垂体腺瘤患者的术后复发率约远远高于普通垂体腺瘤患者，据报道，平均复发时间约为 36～48 个月。

● **垂体腺瘤的治愈标准和随访要点有哪些？**

答：(1) 生长激素腺瘤 随机生长激素水平＜1μg/L，IGF-I 水平降至与性别、年龄相匹配正常范围为治愈标准。

(2) RL 腺瘤 没有多巴胺受体激动剂等治疗情况下，女性 PRL＜20μg/L，男性 PRL＜15μg/L，术后第 1 天 PRL＜10μg/L 提示预后良好。

(3) ACTH 腺瘤 术后 2 天内血皮质醇＜20μg/L，24h 尿游离皮质醇和 ACTH 水平在正常范围或低于正常水平（UFC）。术后 3～6 个月内血皮质醇、24h 尿游离皮质醇和 ACTH 在正常范围或低于正常水平，临床症状消失或缓解。

(4) TSH 腺瘤术后 2 天内 TSH、游离 $T_3$ 和游离 $T_4$ 水平降至正常。

(5) 促性腺激素腺瘤术后 2d 内 FSH 和 LH 水平降至正常。

(6) 无功能腺瘤术后 3～6 个月 MRI 检查无肿瘤残留。对于功能性腺瘤，术后激素水平恢复正常持续 6 个月以上为治愈基线；术后 3～4 个月进行首次 MRI 检查，之后根据激素水平和病情需要 3～6 个月复查，达到治愈标准时 MRI 检查可每年复查 1 次。

● **常规放疗（Radiotherapy，RT）、[立体定向放射外科/放射治疗（Stereotactic Radiosurgery，SRS/Radiotherapy，SRT)] 治疗垂体腺瘤的指征有哪些？**

答：①手术后残留或复发者；②侵袭性生长或恶性者；③催乳素腺瘤药物无效、或患者不能耐受不良反应者，同时不能或不愿接受手术治疗者；④有生长趋势、或累及海绵窦的小型无功能腺瘤可首选 SRS；⑤因其他疾患不适宜接受手术或药物治疗者；体积大的侵袭性的、手术后反复复发的、或恶性垂体腺瘤适合选择 RT，包括调强放疗（IMRT）、图像引导的放疗（IGRT）等。小型的、与视神经有一定间隔的、或累及海绵窦的垂体腺瘤更适宜选择一次性的 SRS 治疗。介于以上两者之间的病变，可以考虑 SRT 治疗。如果患者需要尽快解除肿瘤压迫、恢复异常激素水平引发的严重临床症状，不适宜首选任何形式的放射治疗。

第二章 颅内肿瘤 | **157**

### ● 催乳素腺瘤药物治疗的选择有哪些？

答：多巴胺激动剂为催乳素腺瘤患者的首选治疗，目前主要有溴隐亭和卡麦角林，其中溴隐亭为我国推荐治疗催乳素腺瘤的首选药物。药物能使绝大多数患者 PRL 水平正常和肿瘤体积显著缩小，而且药物治疗适用于各种大小的肿瘤。

（1）溴隐亭 服用方法：溴隐亭（2.5mg/片）治疗的初始剂量为 0.625～1.25mg/d，建议晚上睡前与点心同服用。每周间隔增加 1.25mg 直至达 2 片/d 或 3 片/d。通过缓慢加量计划和睡前与点心同服的方法来减少上胃肠道不适和直立性低血压的不良反应。7.5mg/d 为有效治疗剂量，如果肿瘤体积和 PRL 控制不理想，则可逐步加量至 15mg/d。继续加量并不能进一步改善治疗效果。因此，不建议 15mg 以上的大剂量，而是建议改为卡麦角林治疗。

（2）卡麦角林 服用方法：0.5mg/片的初始治疗剂量为，每周 0.25～0.5mg，剂量每月增加 0.25～0.5mg 直到 PRL 正常，很少需要剂量超过每周 3mg。对比溴隐亭，卡麦角林服用更方便，患者的耐受性更好，对溴隐亭耐药的患者可选用卡麦角林治疗。

### ● 溴隐亭和卡麦角林的不良反应有哪些？

答：（1）溴隐亭的不良反应 包括：头痛、头晕，恶心、呕吐、消化性溃疡等消化道症状，鼻腔充血，便秘，直立性低血压，严重的患者甚至会出现休克表现；乏力、焦虑、抑郁、酒精不能耐受；药物诱发垂体瘤卒中。

（2）卡麦角林的不良反应同溴隐亭，消化道不良反应比溴隐亭轻，其他包括精神疾病、潜在的心脏瓣膜病。

### ● 催乳素微腺瘤的药物治疗特点有哪些？

答：临床上治疗 PRL 微腺瘤的首要目的是保留性腺功能和生育功能，而药物治疗能显著、有效地达到这一目的，即药物能有效地控制 PRL 水平，而且经过长期、有效的多巴胺激动剂治疗，微腺瘤经常缩小，有时会消失。由于只有 5%～10% 的微腺瘤进展为大腺瘤，因此，控制肿瘤体积不是药物治疗的首要目的，对于不想生育的妇女可以不接受 DA 治疗。停经的妇女可以接收雌激素治疗，但应该对 PRL 水平进行定期评价，包括复查动态强化 MRI 以观察肿瘤大小变化。

### ● 催乳素大腺瘤和巨大腺瘤的药物治疗特点有哪些？

答：治疗催乳素大或者巨大腺瘤患者，除控制 PRL 水平、保留垂体功能之外，还要缩小肿瘤体积以改善临床症状。除了急性肿瘤卒中诱发视力急剧下降需要急诊手术减压之外，多巴胺激动剂仍然是绝大多数催乳素大或巨大腺瘤患者的首选治疗。对于敏感病例，开始药物治疗后1 周或 2 周内即可以使 PRL 水平迅速下降，同时肿瘤明显缩小，视力改善。多巴胺激动剂治疗通常能有效恢复视觉功能，其效果与外科行视交叉减压手术相当。所以，视野缺失的大腺瘤患者不再被认为是神经外科急症。但在一些耐药病例，药物治疗几个月肿瘤体积也不会明显缩小。肿瘤的持续缩小乃至消失需要几个月或甚至几年的时间。药物治疗后定期的 MRI 复查是必要的，开始治疗后的 3 个月 1 次，之后半年复查 1次，以后可以间隔长一些。治疗的目的是 PRL 水平尽量控制在正常水平，为了能最大限度地缩小肿瘤体积甚至于促使肿瘤消失，最好是降低PRL 水平到可能的最低值。即便 PRL 水平下降到正常范围，仍需服用足量的多巴胺激动剂用以进一步缩小肿瘤体积。当 PRL 水平保持正常至少两年，肿瘤体积缩小超过 50%，才考虑多巴胺激动剂逐步减量，因为在这一阶段，低剂量能维持稳定的 PRL 水平和肿瘤大小。然而，停止治疗可导致肿瘤的增大和高催乳素血症的复发。基于这一原因，对大或者巨大腺瘤患者药物减量或停用后必须进行严密随访。

### ● 垂体催乳素腺瘤的手术适应证和禁忌证有哪些？

答：(1) 手术适应证　包括：①垂体微腺瘤经药物治疗 3～6 个月无效或效果欠佳者，②药物治疗反应较大不能耐受者，③巨大垂体腺瘤伴有明显视路压迫，药物治疗无法控制血催乳素和缩小肿瘤体积。或经药物治疗 3～12 个月后，血催乳素水平降至正常，但肿瘤体积仍没有变化，需考虑垂体无功能腺瘤可能，④侵袭性垂体腺瘤伴有脑脊液鼻漏，或药物治疗后出现脑脊液鼻漏者，⑤带瘤生存的心理承受能力不足或拒绝长期服用药物治疗者，⑥药物治疗或其他原因引致垂体瘤卒中，表现剧烈头痛和急剧视力减退者，⑦垂体大腺瘤伴囊变，药物治疗通常无法缩小肿瘤体积，⑧经验丰富的术者认为有较高手术全切除预期，且充分考虑到患者手术的意愿。

(2) 禁忌证　手术几乎没有绝对禁忌证，相对禁忌证绝大多数与全身状态差及脏器功能障碍相关。对于这些患者，应在手术治疗之前进行治疗，改善全身情况。

### ● 垂体催乳素腺瘤患者的妊娠相关处理原则是什么？

答：基本的原则是将胎儿对药物的暴露限制在尽可能少的时间内。溴隐亭对胎儿安全性较高，垂体催乳素腺瘤妇女应用溴隐亭治疗，妊娠后自发流产、胎死宫内、胎儿畸形等发生率与正常妇女妊娠的产科异常相近；催乳素微腺瘤患者妊娠后瘤体较少增长。

在妊娠前有微腺瘤的患者，催乳素水平降至正常，恢复规律月经后可以妊娠。但由于黄体功能维持的需要，应在孕 12 周后停药；对于有生育要求的大腺瘤妇女，需在溴隐亭治疗腺瘤缩小后方可允许妊娠，妊娠期间，推荐全程用药。

正常人妊娠后 PRL 水平逐渐升高，但最高不超过 $300\sim400\mu g/L$。对孕前垂体催乳素腺瘤的患者主要应注意临床表现，如出现视野缺损、头痛、视力下降，特别是视野缺损或海绵窦综合征，如出现肿瘤卒中应立即加用溴隐亭，若 1 周内不见好转，应考虑手术治疗并尽早终止妊娠（妊娠接近足月时）。

### ● 什么是垂体卒中？

答：垂体卒中指的是突然发生，后果严重的急性垂体出血性梗死。临床表现为急性头痛、假性脑膜炎、视力损害、眼肌麻痹和意识下降。短期内患者死于蛛网膜下腔出血、急剧的颅内压升高及危及生命的垂体

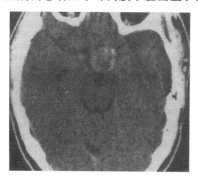

图 2-58 头颅 CT
示扩展到鞍上的高密度影

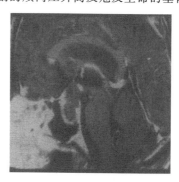

图 2-59 头颅 MRI
示病变中心低信号及周边强化，
符合梗塞性表现

功能低下。垂体肿瘤的急性出血性梗死是绝对的神经外科手术适应证。迅速的诊断糖皮质激素替代治疗是最重要的和首要的处理步骤（图 2-58、图 2-59）。

## 主任医师总结

随着医疗技术和人民生活水平的提高，垂体腺瘤的"检出率"越来越高。但在其治疗上遇到诸多问题，如垂体增生患者被误作垂体腺瘤来治疗；对侵袭性垂体腺瘤治疗方法单一，效果不理想；治愈后复发等。由于垂体功能复杂，患者表现各异，选择一个恰当的治疗方案尤为重要。

患者的临床表现、影像学检查和内分泌学检查三种方式在正确诊断垂体腺瘤上缺一不可，在对其进行分型基础上，进而选择正确的治疗方案。生理性增生无需任何治疗，而病理性增生时，只需针对靶腺功能治疗垂体就会自然恢复。对于偶然发现的垂体无功能微腺瘤，应予随诊观察。许多垂体腺瘤患者终生无临床表现。有些肿瘤细胞生长到一定程度即不再继续生长，临床上形成所谓的"静止瘤"，不需要临床干预。当出现明确的与垂体腺瘤相关的症状，或在随诊过程中发现肿瘤增大，则需要进行治疗。

基于垂体腺瘤临床表现的多样性、诊断的复杂性以及治疗方法的多选择性，垂体腺瘤患者或疑似患者应该到设有包括神经外科、内分泌科、放射科等专业团队的诊疗中心就医，以保证得到准确的诊断和最恰当的治疗。

垂体腺瘤理想的治疗目标是：控制肿瘤生长，消除或减少占位效应并防止其复发；将激素水平控制在正常范围；缓解由于激素分泌紊乱引起的并发症。

### 参 考 文 献

[1] 张熠丹，王任直. 国际垂体腺瘤手术百年简史与进展[J]. 中华医学杂志，2011，91 (3)：213-216.

[2] Shou XF, Li SQ, Wang YF, et al. Treatment of pituitary adenomas with a transsphenoidal approach[J]. Neurosurgery, 2005, 56 (2): 249-256.

[3] Mortini P, Losa M, Barzaghi R, et al. Results of transsphenoidal surgery in a large series of patients with pituitary adenoma[J]. Neurosurgery, 2005, 56 (6): 1222-1233.

[4] Buchfelder M. Management of aggressive pituitary adenomas: current treatment strategies[J]. Pituitary, 2009, 12 (3): 256-260.

# 病例 11：脊索瘤

⊛ ［实习医师汇报病历］

　　患者男性，32岁。主诉"头晕2个月，加重伴右上肢无力1个月"入院。患者2个月前无明显诱因出现头晕，呈持续性，如"醉酒"感，休息或平卧时症状不能缓解。近1个月头晕症状较前加重同时伴随右上肢无力，遂就诊于当地医院，行头颅CT及MRI检查示：斜坡、鞍区占位性病变；第三脑室及双侧脑室不对称性扩大，予以甘露醇脱水治疗，症状稍有好转。今日为进一步治疗来本院就诊，门诊以"斜坡、鞍区占位性病变"收入院。患者发病以来，无明显头痛，无恶心、呕吐，无视物不清、无复视。精神可，饮食正常，睡眠正常，大小便正常。

　　**体格检查**　T 36.8℃，R 19次/min，P 78次/min，BP 117/81mmHg。心肺功能未见异常。专科检查：神志清楚，言语流利，嗅觉正常，双眼视力0.8，视野无缺损，双侧瞳孔等大等圆，对光反应灵敏，眼球活动充分，无眼睑下垂，面部感觉无异常，咀嚼有利，面容对称，双耳听力正常，无饮水呛咳，无声音嘶哑，右上肢肌力4级，余肢体肌力5级，生理反射存在，病理反射未引出。

　　**辅助检查**　鞍区、斜坡可见异常占位影像，CT呈等密度（图2-60），其内可见散在高密度影像。MRI T1呈等、高混杂信号［图2-61（a）］，T2呈高、等混杂信号［图2-61（b）］，第三脑室及双侧脑室不对称性扩

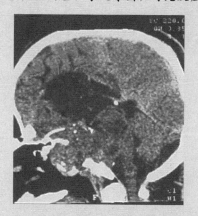

图2-60　鞍区、斜坡占位性病变的CT表现

大［图2-61（c）、（d）］，增强示病变不均匀强化［图2-61（e）～（g）］，并可见受压上移的垂体组织（箭头）。

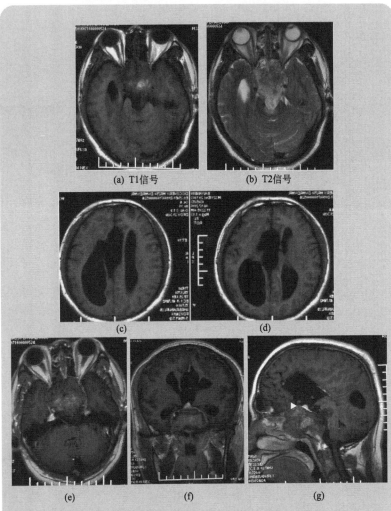

(a) T1信号  (b) T2信号

(c)  (d)

(e)  (f)  (g)

图 2-61 鞍区、斜坡占位性病变的 MRI 影像

诊断  颅内占位性病变（斜坡、鞍区）脊索瘤；脑积水。

治疗  完善术前准备，包括血常规等三大常规、凝血功能、肝肾功能、电解质检验，完善心电图、胸部 X 线片、腹部超声等常规术前评估。进一步行头颅 CT 检查及颅骨三维重建，评估周围骨质破坏情况。手术方案采用经鼻蝶显微外科脊索瘤切除术。

## 主任医师常问住院医师、进修医师或主治医师的问题

### ● 什么是脊索？

答：人类胚胎在妊娠期第 3 周时，在脊索突和脊索的诱导下，出现了由神经外胚层构成的神经板，同时产生中轴骨的基础组织。因而，脊索可分化为神经轴、脊柱轴，其并由颅底并向上达鞍背。脊索由骶骨沿脊柱上行，跨过椎体达齿状突、下斜坡，由下斜坡经内侧基底管进入咽部，并进入咽部软组织，向上达鞍背（见图 2-62）。在第 11 周时，脊索组织被水、胶原Ⅱ型、髓核的软骨聚集蛋白聚糖所替代，一般出生后 1 岁时完全消失。最后遗留的脊索形成椎间盘的髓核，但目前并不认为其是脊索瘤的潜在起源。

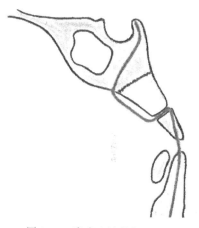

图 2-62 脊索上端的行程轨迹

(B George , D Bresson, P Herman, et al. Chordomas: A Review. Neurosurgery Clinics of North America, 2015, 26 (3): 437-452.)

### ● 什么是脊索瘤？ 常见的发病部位有哪些？ 流行病学特点有哪些？

答：脊索瘤（chordoma）起源于胚胎残余脊索组织，多呈灰白色胶冻样，有或无包膜，多呈浸润性生长，多发于中轴骨，低至中度恶性肿瘤。约 35% 的脊索瘤位于蝶骨与枕骨交界处，55% 位于骶尾部，其余 10% 位于脊柱其他部位。脊索瘤占原发性骨肿瘤的 1%～4%，发病率为 (0.51～8)/100 万。男女比为 1.8：1，可发生于任何年龄包括儿童和青少年，30 岁以后发病多见，50～60 岁患者最多见（30%）。虽然脊索瘤呈低至中度恶性，但仍有 8%～43% 的患者发生远处转移（肺转移最常见，其次骨、淋巴结、软组织、肝脏、皮肤等）。

### ● 颅底脊索瘤的临床表现有哪些？

答：临床表现多为头痛，与肿瘤侵袭破坏颅底骨质及硬脑膜相关，

也有可能是继发脑积水所致；视力下降和视野异常；展神经和动眼神经麻痹出现复视、眼睑下垂；后组颅神经受压出现饮水呛咳，吞咽困难等；鼻衄；嗅觉减退或消失。肿瘤向后方生长压迫脑干后，出现肢体运动障碍、感觉障碍，甚至出现昏迷。

### ● 骶尾部脊索瘤的临床表现有哪些？

答：临床表现多为骶尾部疼痛，疼痛多为胀痛或钝痛，可放射至臀部及下肢，其次是大小便功能障碍，再者为下肢及鞍区麻木。

### ● 脊索瘤的影像学特点有哪些？

答：CT 扫描多见溶骨性或膨胀性骨质破坏，少数可见反应性骨硬化，骨破坏区被软组织肿块代替，肿块与正常骨边界不清，病灶内可见破坏残存的骨碎片，而不是钙化灶。由于瘤内可有出血、囊变及骨组织，因此脊索瘤 MRI 上多表现不均匀信号，在 T1WI 上多表现为等或略低信号，其内可见斑点状高信号，系陈旧性出血或含高蛋白的黏液所致，在 T2WI 上脊索瘤多呈显著的高信号，反应脊索瘤的组织学特性，其组织主要由长 T2 弛豫时间的黏液间质和分泌黏液的液滴状瘤细胞构成。在 T2WI 上有时可见散在低信号，提示死骨或纤维间隔。增强扫描常呈中等强度异常对比强化，但形态不规则，呈不均质"蜂房样""颗粒样"强化。强化特点反应其生物学特性，缓慢强化说明血供不丰富，持续强化可能是肿瘤细胞或黏液蛋白有吸附积聚 Gd-DTPA 的作用。

### ● 颅底脊索瘤需和哪些病变进行鉴别诊断？

答：(1) 软骨类肿瘤其也多发生在颅底，尤以蝶骨和斜坡为好发部位。CT 扫描通常在斜坡或鞍旁发现等密度或略高密度影，瘤内有钙化，增强后无或有轻度强化，鼻旁窦或鼻腔受累，邻近骨质受侵蚀，MRI 上肿瘤表现为 T1WI 低信号、T2WI 高信号，软骨类肿瘤多偏侧生长，这也是鉴别要点。

颅底软骨肉瘤病例。患者男性，45 岁，主诉：声音嘶哑、饮水呛咳 1 年；头痛、头晕半年加重伴呕吐 1 周入院，头颅 CT 检查示：右侧颅中窝、颅后窝、斜坡巨大占位性病变，呈低密度，并可见钙化影像［图 2-63(a)］，颅底骨质破坏明显［图 2-63(b)］。头颅 MRI 示：肿瘤呈长 T1、长 T2［图 2-64(a)、(b)］，增强示病变不均匀强化［图 2-64

（c）、（d）、（e）］。

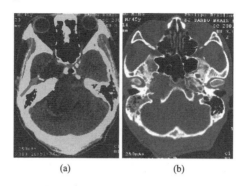

图 2-63　颅底软骨肉瘤的 CT 表现

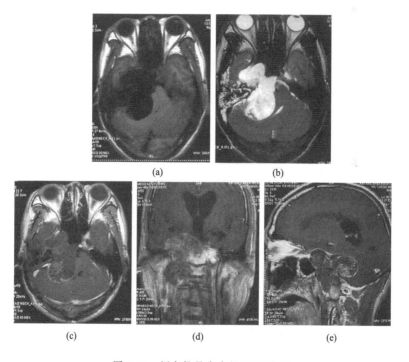

图 2-64　颅底软骨肉瘤的 MRI 表现

（2）垂体瘤　垂体瘤病灶主要位于鞍内，向鞍上生长明显时，可见束腰征，CT 骨窗显示蝶鞍受累扩大，鞍底下陷，骨质有吸收。

鞍区生长激素型垂体腺瘤病例。患者男性，21 岁，主诉：头痛伴面容改变、手脚增粗 3 年入院。行头 MRI 检查（图 2-65）：鞍区占位性病变，呈等 T1、稍长 T2 [图 2-65 (a)~(b)]，增强示病变均匀明显强化 [图 2-65 (c)~(e)]。头颅 CT（图 2-66）：蝶鞍扩大明显。

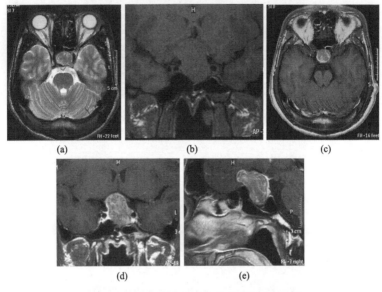

(a)　　　　　　　　(b)　　　　　　　　(c)

(d)　　　　　　　　(e)

图 2-65　生长激素型垂体腺瘤的 MRI 表现

（3）颅咽管瘤　大部分病灶为鞍上的囊性占位，MRI 信号的高低取决于囊内容物的性状，增强后囊壁有强化，病灶边界清楚，CT 扫描囊壁可见弧形或蛋壳样钙化，一般不引起邻近骨质破坏。

鞍上、第三脑室颅咽管瘤病例。患者男性，25 岁，主诉：视力下降伴头痛、恶心 1 年入院，头颅 CT（图 2-67）示鞍区占位性病变，钙化明显。头颅 MRI 检查：鞍上、第三脑室、脚间池

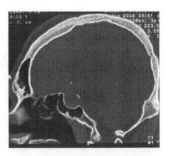

图 2-66　生长激素型垂体腺瘤的 CT 表现

占位，呈长 T1 长 T2（图 2-68），增强（图 2-69）：囊壁及下方实性部分强化明显。

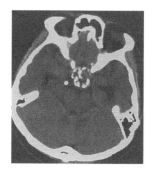

图 2-67 鞍区占位性病变的 CT 表现

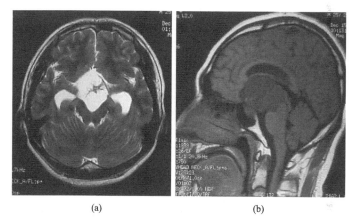

(a)  (b)

图 2-68 鞍区占位性病变的 MRI 表现

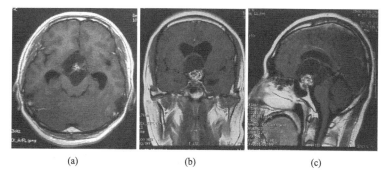

(a)  (b)  (c)

图 2-69 鞍区占位性病变的增强 MRI 表现

⊛ [主治医师补充病历]

　　患者脑室不均匀扩张，除存在先天畸形外，也存在继发脑积水的可能，进一步行眼底检查，并行腰椎穿刺术，评定颅内压。行腰穿测压力示：>330mmH₂O；眼底检查视盘水肿。分析原因，考虑与病变压迫脚尖池、桥前池，造成脑脊液回流障碍所致。

　　此患者行经鼻蝶显微外科脊索瘤切除术，术中见肿瘤位于蝶窦、筛窦、鞍内、鞍上、斜坡，呈灰白色，质地中等，血供丰富，边界较清楚，其内可见破坏的骨质成分。斜坡、蝶窦前壁骨质破坏明显。镜下予以大部分切除，切除后可见斜坡处硬脑膜，无脑脊液漏出。术中考虑手术创面大，给予瘤腔置管引流。

## ? 主任医师常问主治医师的问题

### ● 颅底脊索瘤手术治疗策略有哪些？

　　答：对于任何部位的脊索瘤，手术切除程度是影响患者预后的关键因素。颅底中线部位的脊索瘤多可利用神经内镜或显微技术经过鼻腔或口腔手术治疗，并且随着新技术的开展和新设备的引入其切除程度不断提高，对于不能一次性切除或者复发的肿瘤也可以多次经鼻手术或分期联合开颅手术进行治疗。颅底中线入路包括：经鼻和经口入路，侧方入路包括各种开颅手术入路。中线入路适用于多数中线部位脊索瘤和部分向侧方生长的脊索瘤；外侧入路（例如经岩骨入路、远外侧入路）则适用于明显向外侧生长的脊索瘤。

视频:右侧颞枕开颅颞颅下入路病变切开术

### ● 骶尾部脊索瘤的手术治疗要点有哪些？

　　答：(1) 术前栓塞　骶骨及其周围的血液供应丰富，主要由髂内动脉的后干分支供应，腹主动脉分出的骶中动脉也参与骶骨血供，且骶外侧动脉与骶正中动脉形成吻合，参与营养骶骨。骶正中动脉与腹主动脉、髂外动脉之间形成侧支循环，并与臀上动脉有广泛的吻合支形成，而与其伴行的静脉在骶骨前部形成骶前静脉丛。骶尾部脊索瘤患者就诊时肿瘤多巨大，神经多被完全包绕、骨质有严重的破坏，且肿瘤与大血管距离近，故出血速度快，出血量大。因此，术前行肿瘤血管栓塞就显得尤为重要，其可以使肿瘤血供减少，控制肿瘤边缘区的生长，有助于术中术野的清晰显露，提高全切除率。

（2）手术入路　目前的手术入路主要有单纯前方入路、后方入路和前后联合入路等。一般认为前方入路适用于 S3 以上高位肿瘤，且向骶前生长者。病灶位于 S3 节段以下采用后方入路。而对于病灶累及骶椎节段较高的患者，应选前后联合入路。

（3）神经功能保护　在手术中如果切除神经会造成术后行走困难及大小便失禁。研究表明，手术中应该保留 S1、S2 神经并至少保留一侧 S3 神经，大多数患者可以有正常的大小便功能。

（4）术后骨盆稳定与重建　骶骨切除后会引起骨盆与脊柱的分离，脊柱及骨盆无法保持稳定，导致垂直与旋转的失稳。因此，骨盆重建意义尤为重要。

※ ［主治医师再次补充病历］

此患者病理诊断为：经典型脊索瘤，瘤细胞呈条索状排列，并被大量黏液样基质分隔（图 2-70）。

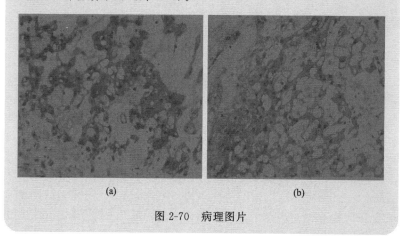

(a)　　　　　　　　　　(b)

图 2-70　病理图片

● **脊索瘤有哪些病理分型？**

答：（1）经典型　较多见，光镜下酷似不同发展阶段的正常脊索组织，肿瘤呈分叶状，瘤细胞呈条索状排列，并被多少不等且多含大量黏液样基质分隔。

(2) 软骨样型　是一种特殊类型的脊索瘤，在瘤组织内既有经典型脊索瘤的结构，又有向软骨方向分化表现，出现丰富的软骨样区域或钙化改变。

(3) 去分化型　以骶尾部居多，其侵袭性强，预后差。由经典型或软骨样型脊索瘤成分和恶性梭形或恶性纤维组织细胞成分构成，以及不同成分之间的移行区。其肉瘤成分易误诊为其它梭形细胞或多形细胞的高度恶性肉瘤，如恶性纤维组织细胞瘤、骨外骨肉瘤、恶性神经鞘瘤和平滑肌肉瘤。

(4) 肉瘤样脊索瘤（sarcomatoid chordoma）　世界卫生组织（WHO）第 4 版软组织和骨肿瘤病理学的分类标准（2013 年出版），将肉瘤样脊索瘤列为第 4 种亚型。肉瘤样脊索瘤和经典型脊索瘤的鉴别要点是前者存在肉瘤样成分，并且肉瘤样成分细胞角蛋白（cytokeratin，CK）阳性。此外，去分化型脊索瘤病理上亦表现为瘤组织内同时存在典型的脊索瘤结构和肉瘤样结构（即未分化的纺锤形细胞核，类似骨肉瘤细胞），但这两种成分界限清晰，两者之间没有过度区域的形态特征，并且在肉瘤成分中 CK 阴性，因此通过病理学检查和免疫组织化学染色方法可以区分去分化型和肉瘤样脊索瘤。

## ● 放射治疗在脊索瘤治疗中的意义有哪些？

答：脊索瘤对放射线不敏感，常规 50Gy 放疗量的疗效很不理想，目前普遍认为脊索瘤的放射治疗剂量应在 60Gy 以上。虽然更高的治疗剂量可能会有更好的疗效。但由于周围有脑干及视神经等重要结构，治疗剂量受限。普遍认为视神经及脑干能够耐受的剂量为 60Gy，如果超量将出现视力下降等并发症。在脊索瘤基金会（Chordoma Foundation，CF）共识认为，所有颅底脊索瘤术后均应进行辅助放疗。另外，除手术外，单纯性放疗也可考虑对于不能手术的患者，CF 共识将活检后进行放疗作为 B 级推荐。NCCN 指南建议，不能切除的患者可直接放疗。对肿瘤全切除的患者是否行放射治疗，仍存争议。放射治疗作为手术残留肿瘤的辅助治疗或无法手术切除时的姑息性治疗，是比较一致的意见。新的放射技术，如质子束，能使局部得到更大剂量（甚至达 80Gy 以上）来控制肿瘤，而肿瘤周边的剂量迅速下降，使周围重要结构得到更好的保护。

## ● Brachyury 基因的表达与脊索瘤的预后是否相关？

答：Brachyury 是 T-box 基因转录产物，在胚胎脊索组织中大量表达，调控中胚层形成和细胞分化基因的转录，对于脊索细胞的增殖分化异常重要，其表达受 Wnt 信号传导通路的调控。由于脊索瘤被认为是来源于胚胎脊索组织残余物的恶性骨性肿瘤，Brachyury 在脊索瘤组织中表达较高，因而 Brachyury 一向被认为是诊断脊索瘤的特异性标记物，多用于脊索瘤的鉴别诊断。但是近年来的研究显示 Brachyury 并非特异性表达于脊索瘤，在多种恶性肿瘤（如肺癌、结直肠癌等）和正常组织（如肾、肺、脑、骨髓等）中均有 Brachyury 的表达。有研究发现，Brachyury 的表达与脊索瘤患者的疾病状态及生存时间均无关，仅与脊索瘤发生部位有关。也有学者研究认为，Brachyury 表达偏低预示着肿瘤偏向于未分化型，侵袭性强，复发率高，预后差。

## 主任医师总结

脊索瘤起源于胚胎残余脊索组织，多发于中轴骨，脊索瘤的治疗，一般主张外科手术联合放射治疗，但疗效并不理想，5 年无进展生存率仅为 50.8%，中位生存期为 6.29 年。在颅底脊索瘤手术方面，虽然应用神经内镜技术加大手术切除程度，但因其侵袭性生长，全切仍存在很大挑战。术中注重相关组织结构，如视神经、颈内动脉海绵窦段、脑干及颅底相关神经的保护，防止脑脊液鼻漏，术中发现硬脑膜侵袭、破损，需要进行修补，修补材料包括：自体的肌肉、脂肪、鼻腔带蒂黏膜瓣及人工硬脑膜等。骶尾部脊索瘤的手术注重防止出血，骶神经的保护及骨盆重建。骨盆重建是世界性难题，在条件允许下一定确保骶髂关节的稳定性。传统的化疗方案对于脊索瘤无效，然而着对脊索瘤发生机制认识的深入，用于信号转导通路的靶向药物可能成为治疗的新靶点。肿瘤细胞形成是因为活化串联因子结合细胞表面（转导），然后进入细胞核（转录）。最重要细胞表面因子是酪氨酸激酶受体（RTKs），目前已知的有 58 种，RTKs 的活化需要不同的配体，多数为生长因子，最重要的是血小板源性生长因子（PDGF）、表皮生长因子（EGF）、转化生长因子。它们活化 RTKs 进而活化不同的转导因子（最重要的是 PI3K、ATK、mTOR）、肾素-血管紧张素系统、信号转化、活化转录 3。这些信号通路活化与肿瘤的生长和增殖相关。一些机制如基因突变（TSC 基因）、过度表达 RTK 的配体，都能导致信号通路的失调。目前，一些抑制这些因子的抑制剂应用于脊索瘤的治疗。如 PDGF 受体抑制剂（伊马替尼）、EGF 受体抑制剂（西妥昔单抗、吉非替尼、埃罗替尼）、mTOR 抑制剂（雷帕霉素）。目前为止，这些靶向药物治疗仍然有限。

究其原因，一是一种 RTK 通过抑制剂被抑制，其他的 RTKs 则活化；二是 mTOR 抑制是一种负反馈，活化上游的因子，使其并转向另一信号通路。针对 Brachyury 的靶点在体外试验显示结果良好，目前正进行Ⅰ期临床试验阶段。随着靶向治疗的开展、研究，在不久的将来对脊索瘤的疗效会不断提高。

## 参 考 文 献

[1] 李帅，杨操，杨述华等. 骶骨脊索瘤的手术治疗（附 15 例报告）. 中国骨与关节损伤杂志，2011，6（1）：17-20.

[2] 白吉伟，王帅，沈宓等. 脊索瘤全球专家共识（颅底部分）的解读与探讨. 中华神经外科杂志，2015，31（11）：1173-1175.

[3] 田凯兵，王亮，吴震等. 颅底脊索瘤 Brachyury、Galectin-3 与临床特征相关性研究. 中华神经外科杂志，2013，29（8）：765-768.

[4] Patel SS, Schwab JH. Immunotherapy as a Potential Treatment for Chordoma：a Review. Curr Oncol Rep，2016，18（9）：55-63.

[5] George B，Bresson D，Herman P，et al. Chordomas：A Review. Neurosurg Clin N Am，2015，26（3）：437-452.

# 病例 12：下丘脑错构瘤

⊛ ［实习医师汇报病历］

　　患儿女性，2 岁 6 个月。主诉"发现性早熟 2 年，发作性痴笑 1 年"。出生后 5 个月家属发现阴道有粉红色分泌物，未在意，其后每隔 27 日出现阴道流血，每次持续 3～4 日，量约 10ml。8 个月大时于当地医院就诊，行头颅 MRI 示鞍区占位性病变，未特殊治疗。1 岁时出现乳房发育及阴毛生长，同时无明显诱因出现发作性痴笑，每日十余次，发作时无肢体抖动，无意识丧失。1 年余来患儿上述症状持续稳定。1 个月前复查头颅 MRI 示鞍区病变同前，现为求进一步治疗于本院就诊。

　　体格检查　智力基本正常，双乳轻度发育，少量阴毛生长，余无明显异常。

　　辅助检查　血清雌二醇 50pg/ml。头颅 MRI（图 2-71）示：鞍区等 T1 等 T2 实性类圆形肿物，增强无强化，大小约 2.8cm。肿物与下丘脑关系密切，垂体柄、垂体及视交叉结构清楚。

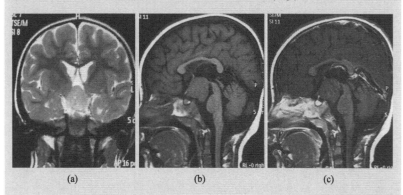

(a)　　　　　　　　　　(b)　　　　　　　　　　(c)

图 2-71　头颅 MRI 示下丘脑错构瘤

　　诊断　下丘脑错构瘤。

　　治疗　（1）完善常规检查　血常规、尿常规、凝血四项、肝肾功能、电解质、感染免疫、心电图、胸部 X 线片。

　　（2）专科检查　头颅 MRI、内分泌检查［黄体生成素、卵泡刺激素、雌二醇、泌乳素、孕酮、睾酮（垂体六项、血清皮质醇、血清促肾上腺皮质激素、生长激素、甲状腺功能五项）］、脑电图。

　　（3）待完善术前检查后，根据患者病情选择手术治疗、抗癫痫治疗或内分泌治疗。本病多需综合治疗。

## 主任医师常问实习医师的问题

### ● 目前的诊断考虑什么？

　　答：根据其病史、查体及影像学表现，基本确定为下丘脑错构瘤。

### ● 下丘脑的解剖部位及其功能是什么？

　　答：下丘脑是间脑的一部分，构成第三脑室前部的侧壁，前方毗邻视交叉，上方与终板相延续，后方以丘脑下沟与丘脑分隔，向前下延续为垂体柄并连接垂体。下丘脑是调节人体自主神经系统、内分泌系统、水盐代谢及重要基础生命活动的中枢。

## 下丘脑有哪些主要核团？各有什么功能？

答：矢状位上，将视交叉、灰结节及乳头体作为分区标志，可将下丘脑分为如下四个区（见图2-72）。

① 视前区，内有视前核，为调解体温的关键部位。

② 视上区，包含视上核及室旁核，视上核主要调节机体水代谢，而室旁核参与调节机体糖代谢。

③ 结节区，包含下丘脑腹内侧核、下丘脑背内侧核、弓状核及漏斗核，腹内侧核及弓状核参与性功能的调节，背内侧核参与调节脂肪及葡萄糖代谢。而下丘脑腹内侧核、腹外侧核、背内侧核、室旁核、弓状核及下丘脑外侧区构成了食欲及能量调节网络。

④ 乳头体区，包含下丘脑后核及乳头体核，下丘脑后核对机体产热保温具有重要作用。下丘脑的众多核团彼此联系，并发出神经投射与丘脑、中脑、边缘系统等众多部位发生广泛联系，构成复杂的神经内分泌调节网络，对水盐代谢、体温维持、葡萄糖及脂肪代谢、摄食及行为、自主神经活动进行调节，并且对情绪等高级神经活动产生重要调控作用。

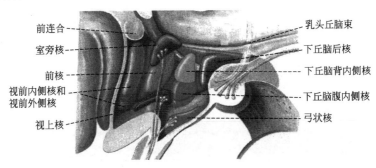

前连合
室旁核
前核
视前内侧核和
视前外侧核
视上核

乳头丘脑束
下丘脑后核
下丘脑背内侧核
下丘脑腹内侧核
弓状核

GnRH主要由正中隆起外侧、弓状核处的神经内分泌细胞合成分泌

图 2-72　下丘脑的核团

## 什么是错构瘤？

答：错构瘤是机体某器官内的正常组织在发育过程中出现错误的组合及排列，形成的类肿瘤样组织。其并非真性肿瘤，生长缓慢，随机体生长发育而增大，但增大到一定程度可停止。

## 什么是下丘脑错构瘤？

答：下丘脑错构瘤（hypothalamic hamartoma，HH）又称灰结节错构瘤，是临床较为罕见的先天性脑组织发育异常性病变。下丘脑错构瘤是发生于下丘脑下部或灰结节区的异位神经组织，并非真性肿瘤。人群发病率为 1/（5～10）万，女性略多于男性。主要于婴幼儿及儿童期发病，平均发病年龄为 22 个月。典型临床表现有性早熟及痴笑性癫痫，同时可伴有其他类型癫痫，如复杂部分发作、强直阵挛发作等。部分病例可伴有行为异常，如易怒、攻击行为等表现。另有部分病例合并存在其他部位的先天畸形，如胼胝体缺如、灰质异位、大脑半球发育不良、蛛网膜囊肿、Dandy-Walker 综合征、Pallister-Hall 综合征、面部畸形等。个别经影像学诊断的患者无明显临床表现。

### ［住院医师或主治医师补充病历］

幼年女童，"发现性早熟 2 年，发作性痴笑 1 年"。查体：智力基本正常，双乳轻度发育，少量阴毛生长，余无明显异常。血激素检查示雌二醇明显升高。头颅 MRI 示：鞍区等 T1、等 T2 实性类圆形肿物，增强无强化，大小约 2.8cm×2.3cm×3.1cm，肿物与下丘脑关系密切。曾行脑电监测 4h，期间未出现临床发作，脑电图未见明显异常放电。

 **主任医师常问住院医师、进修医师或主治医师的问题**

## 对该患者的诊断是否有不同意见？

答：患者为幼女，性早熟伴痴笑性癫痫为症状，MRI 可见下丘脑肿物，信号同脑灰质，增强无强化。其症状典型，影像学表现符合，可临床确诊为下丘脑错构瘤。

## 怀疑为下丘脑错构瘤的患者应行哪些检查？

答：对于有典型临床表现的患者，应行头颅 MRI 平扫和增强扫描、化验垂体六项、甲状腺功能、促肾上腺皮质激素、生长激素，同时行长时程视频脑电监测以取得发作期脑电资料，拍 X 线平片判断骨龄。必要时做促性腺激素释放激素（GnRH）激发试验。

● **本病需和哪些常见病变进行鉴别？**

答：本病需与下列疾病鉴别。

（1）颅咽管瘤　为儿童鞍区常见肿瘤，一般起源于垂体柄，表现为发育迟缓、垂体功能低下、多饮多尿及视野缺损，影像学检查多表现为囊实性并有蛋壳样钙化，增强可见病灶强化。见图 2-73。

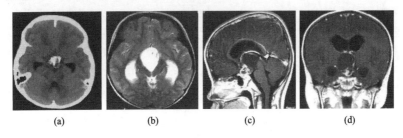

图 2-73　颅咽管瘤的影像表现

（2）生殖细胞瘤　为儿童鞍区常见恶性肿瘤，一般进展迅速，鞍区发病者多为女性，常表现为多饮多尿、水盐代谢紊乱、垂体功能低下等症状，影像学检查多表现为明显强化的实性团块，边界相对较清楚，可出现播散转移。见图 2-74。

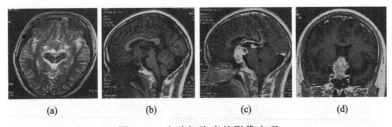

图 2-74　生殖细胞瘤的影像表现

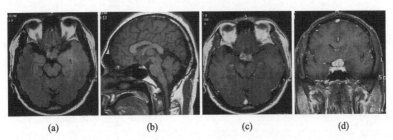

图 2-75　视神经质细胞瘤的影像表现

（3）视神经胶质细胞瘤 视神经胶质细胞瘤多为低级别胶质细胞瘤，生长相对缓慢，表现为进行性视力下降，肿瘤体积巨大时可压迫侵袭下丘脑，引起相关功能障碍。影像表现多为边界不清楚的异常占位性病变，视神经视交叉及视束增粗为其特征影像。见图 2-75。

## 下丘脑错构瘤是否会遗传？

答：散发的下丘脑错构瘤并无遗传倾向，但 Pallister-Hall 综合征的典型表现为下丘脑错构瘤合并多指（趾）畸形。本病为 7P13 染色体上的 GL13 基因突变所致，为常染色体隐性遗传病，表现为下丘脑错构瘤合并中性多指（趾），约 58％合并会厌裂开畸形，常合并垂体功能低下及内脏畸形。

## 下丘脑错构瘤的常见临床表现有哪些？

答：（1）痴笑性癫痫 是下丘脑错构瘤最具特征性的临床症状。表现为无诱因的发作性傻笑，持续数秒或数十秒而突然停止，发作时无神志丧失，每天可发作数十次。痴笑多在婴幼儿开始，随年龄增加而发作渐频繁，并可逐渐出现其他类型的癫痫，如强直发作、迟缓发作等。进入青春期后痴笑性癫痫基本稳定，进入成年期后痴笑发作的频率和程度有所减轻，至 30～40 岁阶段痴笑发作已不明显。部分患者在痴笑性癫痫后数年可出现复杂部分发作、跌倒发作、强直阵挛发作等其他类型的发作，并且这些发作不随年龄增大而减轻。痴笑性癫痫的诊断标准：无外界诱因、反复性及刻板性发笑，可伴有其他类型的癫痫，可见 EEG 异常放电。

（2）性早熟 女孩表现为月经初潮并乳房发育、阴毛生长、外阴饱满有色素沉着；男孩表现为阴茎粗大、痤疮、胡须、声音变粗、肌肉发达等青春期特征。

（3）行为异常 可表现为攻击行为、伤人、毁物、易怒等。

（4）认知功能障碍 表现为多动症、注意力低下、语言发育迟缓、学习能力低下、智商低下。该病为先天性脑发育异常，故常伴有智力较差外，也与长期频繁发作的癫痫有关。个别患者可出现视力异常。

## 性早熟的判断标准是什么？

答：（1）女童 8 岁前，男童 9 岁前，出现第二性征发育。女性表现有乳房发育、小阴唇变大、阴道黏膜细胞的雌激素依赖性改变、子宫、卵巢增大，阴毛出现，月经初潮。男性表现为睾丸和阴茎增大，阴毛出现，肌肉发达，声音变粗。男女性均有生长加速，骨成熟加速，最终可导致终身高低于靶身高。

（2）血清促性腺激素水平达到青春期水平　第二性征已达青春中期程度时，血清促黄体生成素（LH）基础值可作为初筛，如＞5.0IU/L，即可确定其性腺轴已发动，不必再进行促性腺激素释放激素（GnRH）激发试验。GnRH激发试验：本试验对性腺轴功能已启动而促性腺激素基础值不升高者是重要的诊断手段，GnRH可使促性腺激素分泌释放增加，其激发峰值即可作为诊断依据。诊断性早熟LH激发峰值的切割值：LH峰值＞5.0IU/L、LH峰/FSH峰＞0.6可诊断性早熟；如LH峰/FSH峰＞0.3，但＜0.6时，应结合临床密切随访，必要时重复试验，以免漏诊。

（3）性腺增大　女童在B超下见卵巢容积＞1ml，并可见多个直径＞4mm的卵泡；男童睾丸容积≥4ml，并随病程延长呈进行性增大。

（4）身高线性生长加速。

（5）骨龄超过实际年龄一年或一年以上。

（6）血清性激素水平达到青春期水平。

以上诊断依据中，（1）、（2）、（3）条最重要而且是必须具备的。

## 下丘脑错构瘤的典型影像表现是什么？

答：下丘脑错构瘤的典型影像表现为垂体柄后方、视交叉与中脑之间，灰结节和乳头体区圆形或椭圆形肿物，边界清晰，有蒂或无蒂。向上可突入第三脑室底呈圆形或椭圆形隆起，极少数病例可位于垂体柄或视交叉前部。CT表现为等密度肿块，MRI显示该肿块信号与脑皮质相似，T1WI为等信号，少数病例信号稍低于脑皮质，个别为稍高信号；T2WI呈等或高T2信号改变，注射增强剂后无强化。个别病例可见囊变及钙化。

## 下丘脑错构瘤的患者有怎样的脑电图表现？

答：早期，当患者仅有痴笑性癫痫发作时，发作间期头皮脑电图通常是正常的。而随着疾病的进展，癫痫发作形式即趋多样化：患者脑电背景活动呈弥漫性减慢，发作间期可见单或双侧颞叶或额叶的孤立性癫痫样放电、抑制，或可见不规则的全面的棘慢波放电。发作期脑电主要以弥漫性低电压节律性快活动或全面的脑电背景抑制为特征。术中对下丘脑错构瘤进行深部电极检测可发现部分病例错构瘤内部有持续性棘波发放，而在切除下丘脑错构瘤后皮质 EEG 检测到的棘波明显减少，说明错构瘤是本病癫痫症状的致病灶。

## ● 下丘脑错构瘤的病理表现是怎样的？

　　答：光学显微镜观察病理切片，下丘脑错构瘤由分化良好、形态各异而分布不规则的各种神经元构成，部分区域的神经元可呈束状分布，星形细胞及神经节细胞散在分布于纤维基质间，其中纤维结缔组织和血管结构并不明显。电镜显示在神经元核周有大小不同的类圆形的小体，胞体表面有多量突起，突起内含无数小泡及微管，可见突触结构，偶见有髓鞘轴突，其末端有大量高密度的分泌颗粒，这些分泌颗粒中含有促性腺激素释放激素（GnRH）。下丘脑错构瘤的镜下表现见图 2-76。

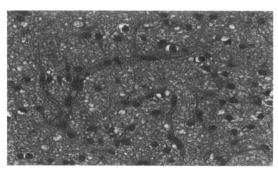

彩图:图2-76

光学显微镜下的HH　　　　　　　HE　100×

图 2-76　下丘脑错构瘤的镜下表现

## ● 下丘脑错构瘤特异性临床表现的病理生理基础是什么？

　　答：下丘脑错构瘤神经元内有大量高密度的分泌颗粒，这些分泌颗粒中含有促性腺激素释放激素（GnRH）。而下丘脑错构瘤通过神经轴突连接灰结节。GnRHs 则在灰结节释放入垂体门脉系统，刺激垂体分泌黄体生成素（LH）及卵泡雌激素（FSH），促进性腺发育并导致性早熟。这也是目前较为认可的本病患者出现性早熟的病理基础。

　　痴笑性癫痫的机制尚不明确，目前主要有三种理论。电生理理论认为错构瘤神经元自身的癫痫样放电导致了癫痫发作。神经内分泌理论认为下丘脑错构瘤本身可分泌致癫痫的某神经肽导致的癫痫发作。机械压迫理论认为错构瘤对第三脑室、间脑及边缘系统的压迫引起了痴笑性癫

病。机械压迫理论还认为下丘脑灰结节受到压迫从而使下丘脑对 LH 及
RH 的正常调控受到干扰，进而引起性早熟。病理观察发现在癫痫发作
尤其是顽固癫痫发作的患者中，下丘脑错构瘤内的神经元发育不良，而
无癫痫发作患者的标本中神经元、神经胶质细胞及神经纤维往往发育较
好。另外，下丘脑错构瘤神经元与下丘脑及边缘系统的其他神经组织建
立有广泛的异常神经元连接，也是造成癫痫及性早熟的可能原因。脑深
部电极可检测到错构瘤的放电现象，由此推测，错构瘤内神经元自身的
放电通过其与其他神经组织的异常连接导致了癫痫发作的可能较大。

　　有专家发现在下丘脑错构瘤患者中，癫痫发作期常伴有内分泌的改
变、血压心律改变及外周血管收缩等变化。这说明下丘脑错构瘤与下丘
脑-垂体-内分泌系统、自主神经系统及边缘系统有广泛的神经联系，本
病引起的临床表现并非由单一机制导致。

### ● 下丘脑错构瘤如何分型？ 分型与其临床表现有何关系？ 本例属于哪一型？

　　答：国内外对下丘脑错构瘤的分型多以其形态及部位为标准，我国
罗世祺教授将其分为四型（图 2-77），分别为：Ⅰ窄基型，以窄蒂与灰
结节至乳头体部位相连，以性早熟为主要表现；Ⅱ宽基型，以宽基底于
下丘脑相连，可表现为性早熟和癫痫；Ⅲ骑跨型，跨第三脑室底两侧，
多表现为癫痫发作；Ⅳ三脑室内型，病变完全位于三脑室内，主要表现
为癫痫发作，较少出现性早熟。

　　本例患者属于Ⅲ骑跨型。

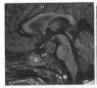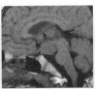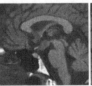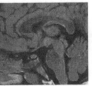

　　(a) Ⅰ窄基型　　　(b) Ⅱ宽基型　　　(c) Ⅲ骑跨型　　　(d) Ⅳ三脑室内型

图 2-77　下丘脑错构瘤的分型

### ● 既然不是真性肿瘤，下丘脑错构瘤对人体有哪些危害和影响？

　　答：下丘脑错构瘤多可自行停止生长，极少对周边结构产生压迫作
用。但其内神经元含 GnRH 颗粒，释放后可促进垂体分泌性激素，引
起性早熟，性早熟的患儿将过早的停止发育，无法达到正常身高及生育

后代。而下丘脑错构瘤已经被证明是本病患者痴笑性癫痫及其他类型癫痫的致痫灶，长期频繁的癫痫发作将导致患者智力发育、认知功能及心理障碍。长期的癫痫大发作将导致人脑功能的严重退化。本病患者常常合并伤人、毁物、易激惹、攻击性行为、愤怒发作等行为异常。

### ● 下丘脑错构瘤有哪些治疗手段？

答：目前下丘脑错构瘤多采用药物及手术治疗，具体如下。

（1）药物治疗 针对下丘脑错构瘤患者的性早熟症状，目前最常用的是 GnRH 类似物，如曲普瑞林、亮丙瑞林。他们可反馈性抑制性激素的分泌，抑制性发育。对于单纯性早熟的患者，可通过药物达到控制目的，但需持续用药至正常青春期（一般女 8 岁，男 10 岁，另需根据患儿骨龄调整）。具体用药方案如下：曲普瑞林，仅能肌内注射，每次 $50\mu g/kg$，每 4 周注射 1 次。醋酸亮丙瑞林，皮下注射 $30mg/kg$，根据患者症状可增量至 $90mg/kg$，每 4 周 1 次。本类药物首次剂量可加大，首次注射后 2 周加强一次，此后每 4 周一次，间隔不可超过 5 周。本类药物使用约半年后身高生长速度下降到青春期前水平，停药后一年左右下丘脑—垂体—性腺轴恢复到青春期水平。

对于下丘脑错构瘤引起的痴笑性癫痫及其他各种癫痫，目前药物尚无肯定的疗效。有专家报道 GnRH 类似物使癫痫减轻甚至治愈的病例，认为下丘脑错构瘤的癫痫灶可能与产生 GnRH 的神经元是同一种神经元，所以 GnRH 类似物可抑制此神经元的活性。另有 GnRH 类似物使下丘脑错构瘤体积变小的病例报道。

（2）手术治疗 手术对下丘脑错构瘤患者的性早熟及癫痫发作均有满意疗效，可使 $95.2\%$ 的性早熟患者治愈或好转，使 $85\%$ 的癫痫症状得到控制。全切除病灶可治愈本病，而部分切除也可使患者症状得到减轻。

（3）放射治疗 普通放疗对下丘脑错构瘤治疗无效。伽马刀、射波刀、X 刀等立体定向外科治疗对下丘脑错构瘤有一定的疗效。考虑到对下丘脑正常功能的保护，多不推荐放射治疗。其他：立体定向射频损毁治疗、迷走神经刺激等也对本病的治疗有一定价值。

### ● 临床诊断下丘脑错构瘤后应如何治疗？

答：诊断为下丘脑错构瘤的患者，如仅表现为性早熟，可采用 GnRH 类似物抑制性发育至青春期；如表现为癫痫，可使用抗癫痫药物控制癫痫。当癫痫症状药物控制不佳，经济上无法承受性早熟的药物治疗，出现药物不良反应且不能耐受，或有明显占位效应时，需行手术治疗。

### ● 什么情况下需要手术治疗下丘脑错构瘤？

答：单纯表现为性早熟，而药物治疗无效，或经济上无力承担药物治疗费用。痴笑性癫痫及其他类型癫痫药物治疗无效。药物治疗过程中出现药物不良反应且不能耐受者。肿瘤的占位效应造成神经功能障碍者。有上述情况时应采取手术治疗。

### ● 有哪些手术入路可以选择？ 本例患者适合哪种入路？

答：根据下丘脑错构瘤生长的方式及位置，最常采用翼点入路（侧方入路）和胼胝体-穹隆间入路（上方中线入路）进行手术。具体而言：Ⅰ窄基底型适合采用翼点入路，Ⅱ宽基底型主要采用翼点入路，Ⅲ骑跨型则需根据具体生长方式决定入路但多需采用胼胝体-穹隆间入路，Ⅳ三室内型仅能采用胼胝体-穹隆间入路。其中Ⅰ型和Ⅳ型治疗效果较好，Ⅱ型及Ⅲ型全切除率较低，手术损伤正常下丘脑的风险较高，治疗效果相对较差。本例患者可采用翼点入路手术治疗。

另外，根据具体病例的特点，少数情况下可选择额下入路、终板入路。目前经内镜微创手术得到了蓬勃发展，采用此方式已可切除部分类型的颅咽管瘤。如技术娴熟且相关经验丰富，在下丘脑错构瘤的手术中也可采用。可考虑采用脑室镜下经侧脑室-室间孔切除Ⅲ骑跨型及Ⅳ三室内型。鼻内镜技术可自下方达到鞍区，但本病患者多为儿童且多有垂体及垂体柄的阻挡，其在下丘脑错构瘤中的应用受到极大限制。

### ● 手术原则是什么？ 对于不同的手术入路，术中需要注意保护哪些结构？

答："保护下丘脑及其他重要结构功能的同时最大限度地切除病变"是本病的手术原则。正常下丘脑功能的保护是本病手术的重点和难点，术后下丘脑功能障碍是既往本病致死和致残的主要原因。除此之外，翼点入路应保护颈内动脉及其分支、至底节及下丘脑的穿通动脉、视神经、动眼神经以及额颞叶脑组织，胼胝体-穹隆间入路应减量减少胼胝体切开的长度（<2cm），保护双侧胼周动脉、穹隆、三脑室侧壁及额叶脑组织。

● **下丘脑区域手术最常见的术后并发症有哪些？ 如何处理？**

答：尿崩、电解质紊乱（高钠血症-低钠血症）、垂体功能低下。治疗手段：监测出入量，根据情况采用醋酸去氨加压素片（弥凝）或垂体后叶素控制尿量；密集监测血钠，每日两次，及时补钠或补水降钠并随时根据结果调整；替代性补充激素，至垂体功能恢复。

● **下丘脑错构瘤手术后是否需要继续治疗？ 如何治疗？**

答：手术治疗后，多数患者的临床症状可得到缓解，部分可实现完全控制。如术后性早熟及癫痫发作症状未完全缓解，需继续应用药物治疗。

● **手术后患儿性早熟得到了控制，但到了青春期是否还能再次启动性征发育？**

答：下丘脑错构瘤是异位神经内分泌组织，其引起的是不受正常生理调节的发育。手术切除后，只要没有严重损伤，一般正常的下丘脑—垂体—内分泌轴功能不受影响，正常青春期发育仍可进行，但需接受内分泌医师的监测指导。

● **下丘脑错构瘤是否会复发？ 如果"复发"应如何处置？**

答：下丘脑错构瘤不是真性肿瘤，本身不会复发。但部分患者手术难以全部切除病灶，成年前，随着年龄的增长可能出现一定程度的缓慢增大。手术后患者需要长期随访，每年行影像学、内分泌及脑电图检查，如患者症状持续需每半年复查，同时针对症状采取药物治疗。如患者术后症状缓解，而后再次出现，应尽快行影像学、内分泌及脑电图检查。如具备手术指征且采用原手术入路或更换手术入路能较大程度甚至全部切除病灶，仍可考虑手术治疗。

## 主任医师总结

下丘脑错构瘤是临床上相对罕见的一种疾病，本身并非真性肿瘤。典型的临床表现是痴笑性癫痫及性早熟。由于下丘脑核团众多，负责调节人体基础生命活动，而下丘脑错构瘤内的神经细胞可影响下丘脑的正常功能，从而产生了性早熟及痴笑性癫痫的临床症状。由于错构瘤本身不会持续生长，除非有明显的占位效应，一般不需要手术减压。对该病的治疗需以控制症状为主要目的。目前针对性早熟已有较为成熟有效的药物治疗，但对于癫痫发作，药物治疗效果不佳。如果该病患者癫痫症状较重且药物不能有效控制，或不能承担治疗性早熟的药物费用，可采用手术切除。如能全切错构瘤，相关症状一般能够完全控制。而部分切除该病变，也可达到缓解目的。由于下丘脑功能及其重要，因而不论采取怎样的手术方案，对其正常的保护都是首要、重点。

结合病史、体征、影像学及实验室检查，本例患者下丘脑错构瘤诊断明确，可采用手术切除病变以控制痴笑性癫痫和性早熟的症状，手术方式采用右侧翼点入路，术中保护下丘脑功能的同时尽最大限度地切除肿瘤，术后根据患者症状情况继续进行药物治疗。

## 参 考 文 献

[1] Alves C, Barbosa V, Machado M. Giant hypothalamic hamartoma: case report and literature review. Childs Nerv Syst, 2013, 29: 513-516.

[2] Parvizi J, Le S, Foster B L. Gelastic epilepsy and hypothalamic hamartomas: neuro-anatomical analysis of brain lesions in 100 patients. Brain J. Neurol, 2011, 134 (Pt 10): 2960-2968.

[3] Robert T. Anthony C. John w. Stereotactic laser ablation for hypothalamic and deep intraventricular lesions. Neurosurg Focus, 41 (4): E10, 201.

[4] Emanuele Bartolini, Stefano Stagi, Perla Scalini. Central precocious puberty due to hypothalamic hamartoma in neurofibromatosis type 1. Hormones, 2016, 15 (1): 144-146.

[5] Freeman J L, Coleman L T, Wellard R M, et al. MR imaging and spectroscopic study of epileptogenic hypothalamic hamartomas: analysis of 72 cases AJNR Am J Neuroradiol, 25 (2004), pp: 450-462.

[6] Harold L. Hypothalamic hamartomas. J Neurosurg Pediatrics, 2013, 11: 489-490.

[7] Kerrigan JF, Parsons A, Rice SG. Hypothalamic hamartomas: neuropathological features with and without prior gamma knife radiosurgery. Stereotact Funct Neurosurg, 2013, 91 (1): 45-55.

[8] Hildebrand MS1, Griffin NG2, Damiano JA. Mutations of the Sonic Hedgehog Pathway Underlie Hypothalamic Hamartoma with Gelastic Epilepsy. Am J Hum Genet, 2016 Aug 4, 99 (2): 423-429.

[9] Tonami H, Higashi K, Okamoto K, et al. Report of changing signal intensity on follow-up MRI in a case of hypothalamic hamartoma. J Comput Assist Tomogr, 2001, 25: 130-132.

[10] Dorfer C, Kasprian G, Muhlebner A. Giant solid-cystic hypothalamic hamartoma. Case report. Neurosurg Focus, 2011, 30.

[11] Miranda P, Esparza J, Cabrera A. Giant hypothalamic hamartoma operated through

subfrontal approach with orbitary rim osteotomy. Pediatr Neurosurg, 2006, 42: 254-257.

[12] Beggs J, Nakada S, Fenoglio K. Hypothalamic hamartomas associated with epilepsy: ultrastructural features. J. Neuropathol. Exp. Neurol, 2008, 67 (7): 657-668.

[13] Berkovic S F, Andermann F, Melanson D. Hypothalamic hamartomas and ictal laughter: evolution of a characteristic epileptic syndrome and diagnostic value of magnetic resonance imaging. Ann. Neurol, 1988, 23 (5): 429-439.

[14] Coons S. W., Rekate H. L, Prenger E. C. The histopathology of hypothalamic hamartomas: study of 57 cases. J. Neuropathol. Exp. Neurol, 2007, 66 (2): 131-141.

[15] Kerrigan J F, Ng Y T, Rekate H L. The hypothalamic hamartoma: a model of subcortical epileptogenesis and encephalopathy. Semin. Pediatr. Neurol, 2005, 12 (2): 119-131.

[16] Mittal S, Mittal M, Andermann F. Hypothalamic hamartomas. Part 2. Surgical considerations and outcome. Neurosurg. Focus, 2013, 34 (6): E7.

[17] Munari C, Kahane P, Cusmai R. Role of the hypothalamic hamartoma in the genesis of gelastic fits (a video-stereo-EEG study) Electroencephalogr. Clin. Neurophysiol. 1995, 95 (3): 154-160.

[18] Prigatano G P, Wethe J V, Ng Y T. Intellectual functioning in presurgical patients with hypothalamic hamartoma and refractory epilepsy. Epilepsy Behav, 2008, 13 (1): 149-155.

[19] Steinmetz P N, Wait S D, Kerrigan J. F. Firing behavior and network activity of single neurons in human epileptic hypothalamic hamartoma. Front. Neurol, 2013, 4: 210.

[20] Amstutz DR, Coons SW, Heiserman JE. Hypothalamic hamartomas: Correlation of MR imaging and spectroscopic findings with tumor glial content. AJNR, 2006, 27: 794-798.

[21] 罗氏祺, 李春德. 下丘脑错构瘤 [M]. 北京: 北京大学医学出版社, 2004.

# 病例 13: 颅咽管瘤

🏵 [实习医师汇报病历]

患儿男性, 7 岁。主诉 "头痛半年, 进行性视力下降 1 个月余" 入院。家属诉患儿于半年前无明显诱因出现间断头痛, 可自行缓解,无恶心呕吐，家长开始未在意。1个月前患儿看电视时家长发现其视力下降，曾就诊于当地眼科未行特殊治疗，患儿视力呈进行性下降，后行头颅CT检查提示"颅内巨大占位性病变"。为求一步诊治到我院就诊，门诊以"颅咽管瘤"收住院治疗。病程中患儿精神差，言语及活动少，无多饮多尿，生长发育正常，体型消瘦。

神经查体　神志清楚，精神差，双侧瞳孔等大等圆，直径3mm，对光反应灵敏，双眼视力眼前20cm数指，视野不配合，双眼球各方向活动自如。双耳听力粗测正常，面部浅感觉正常，面纹对称，伸舌居中，咽反射正常。四肢肌力4级，肌张力正常，双侧肱二头肌反射、膝腱反射及踝反射正常，双侧Babinski征（一），闭目难立征不配合。

辅助检查　头颅CT检查（图2-78）提示：鞍区、第三脑室、右侧小脑脑桥角区巨大高密度占位性病变，合并脑积水。头颅MRI（图2-79）提示：鞍上、脚间窝、第三脑室、右侧鞍旁、右侧环池、

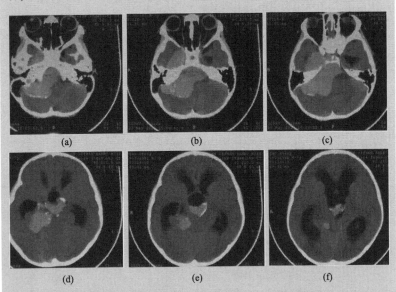

图 2-78　头颅CT

鞍上、脚间窝、第三脑室、右侧鞍旁、右侧环池、右侧小脑脑桥角区巨大高密度占位性病变，鞍上、第三脑室可见片状钙化及散在点状钙化。脑干明显受压侧脑室及第三脑室明显扩大

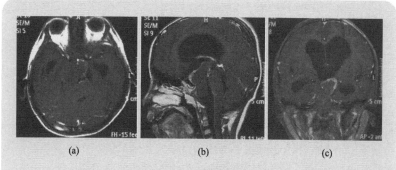

图 2-79 头颅核磁检查

鞍上、脚间窝、第三脑室、右侧鞍旁、右侧环池、右侧小脑脑桥角区巨大囊性
占位性病变，呈等 T1、长 T2 信号，边缘花环样强化，鞍上可见结节强化，
脑干受压移位，鞍内垂体形态完好，幕上脑室扩张

右侧小脑脑桥角区巨大囊性占位性病变，边缘花环样强化，鞍上可见
结节强化，考虑巨大颅咽管瘤合并幕上脑积水。

诊断 ①巨大颅咽管瘤；②幕上脑积水。

治疗 （1）完善术前常规检查 血常规、尿常规、凝血六项、
肝肾功能、电解质、心电图，胸部 X 线片。

（2）专科检查 MRI、眼底检查。

（3）待完善术前检查后，择日手术。

## 主任医师常问实习医师的问题

### 目前的诊断考虑什么？

答：根据病史、查体及影像学表现首先考虑颅咽管瘤合并幕上脑
积水。

[住院医师或主治医师补充病历]

患儿入院后行眼底检查提示双侧视盘水肿，复查头颅 CT 示脑积
水明显，且患儿有意识障碍，拟急行脑室穿刺外引流以缓解脑积水，
改善患儿一般情况，为择期手术做好准备。

**主任医师常问住院医师、进修医师或主治医师的问题**

### ● 该患者的诊断依据是什么？

答：小儿鞍区囊实性病变，有钙化，首先考虑颅咽管瘤。肿瘤体积巨大，脑脊液循环障碍引起梗阻性脑积水。

### ● 患儿脑积水需要做脑室-腹腔分流手术吗？

答：患儿脑积水为继发性脑积水，肿瘤切除后脑积水应当缓解，有时因脑组织塌陷还出现硬膜外积液，因此没有必要行分流手术，会分流过度，适得其反；而且患者终身代管，增加患者负担，此外分流手术也有相应的手术风险和并发症。

### ● 为什么先要解决脑积水的问题？

答：患儿目前脑积水明显，已经造成视力进行性下降，继续发展可能出现失明甚至突然意识障碍、昏迷，因此目前急需处理的是脑积水的问题，而不是切除肿瘤；而且在如此严重脑积水的情况下，直接手术切除肿瘤风险极大。

### ● 小儿鞍区常见病变有哪些鉴别诊断？

答：（1）生殖细胞瘤　生殖细胞瘤是小儿鞍区常见病种，女孩多见，多饮多尿起病。生殖细胞瘤囊变多为小囊变，结节状中等强化，可见肿瘤沿脑脊液播散，呈多发病灶，可资鉴别。见图 2-80。

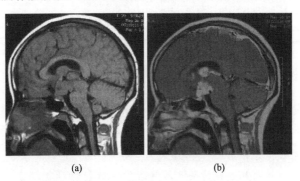

(a)         (b)

图 2-80　头颅 MRI（矢状位）

鞍区及三脑室多发占位性病变，强化明显，考虑生殖细胞瘤颅内播散转移

（2）下丘脑毛细胞星形细胞瘤 起自下视丘，可以囊变，也可以钙化，但强化通常明显，而非蛋壳样环形强化。见图 2-81。

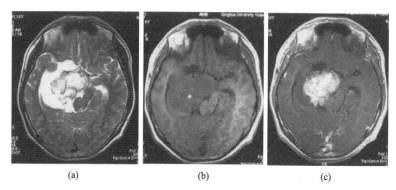

（a）　　　　　　　　（b）　　　　　　　　（c）

图 2-81 头颅 MRI（轴位）

鞍旁长 T1、等长 T2 混杂异常占位性病变，不均匀强化，

病灶边界不清楚，瘤内有卒中信号，考虑胶质细胞瘤

（3）其他 成人常见的鞍区病变，如垂体瘤、脑膜瘤、脊索瘤等，在小儿都非常罕见。

### ● 颅咽管瘤的手术入路有哪些？

答：颅咽管瘤手术入路多样，包括以下几种。

（1）内镜下经鼻蝶入路颅咽管瘤切除术。

（2）额颞开颅经翼点入路颅咽管瘤切除术。

（3）冠切单额开颅经额下入路颅咽管瘤切除术。

（4）冠切单额开颅经前纵裂-终板入路颅咽管瘤切除术。

（5）冠切单额开颅经额下-经终板联合入路颅咽管瘤切除术。

（6）额部开颅经室间孔或经脉络裂或经胼胝体-穹隆间入路颅咽管瘤切除术。

（7）扩大额颞开颅经翼点-经脑室联合入路颅咽管瘤切除术。

### ● 如何选择颅咽管瘤手术入路？

答：颅咽管瘤是沿垂体柄-漏斗，在蛛网膜下隙内膨胀性或分叶状生长的中线肿瘤，颅咽管瘤的生长方式决定了主要经中线入路，即如下四个。

（1）内镜下扩大经蝶入路 内镜技术的不断成熟有望成为切除颅咽管瘤的主要入路。

(2) 经额下入路  适用于肿瘤向前颅底生长的肿瘤,此时视交叉后置,手术主要在第一间隙操作,开颅时颅前窝底要足够低。

(3) 经前纵裂入路  适用于肿瘤向上生长,未进入第三脑室,而是将第三脑室底向上顶起的肿瘤,是切除颅咽管瘤的常用术式。开颅需过中线,即完全显露上矢状窦;如果打算联合额下入路,则还要求颅前窝底足够低。手术首先在第四间隙切除肿瘤,肿瘤减容后结合第一间隙切除肿瘤 (图 2-82)。

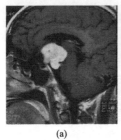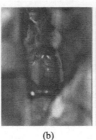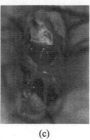

视频:冠切右额开
颅额底纵裂
入路病变切
除术

(a)    (b)    (c)

图 2-82  前纵裂入路切除颅咽管瘤,切开终板于第四间隙
结合第一间隙切除肿瘤,术中注意穿支血管的保护

(4) 经第三脑室入路  包括经室间孔、经脉络裂、经胼胝体-穹隆间
适用于肿瘤向上生长,且进入第三脑室,通常阻塞室间孔引起脑积水,特别适合同期行第三脑室底造瘘,避免远期脑积水的发生 (图 2-83)。

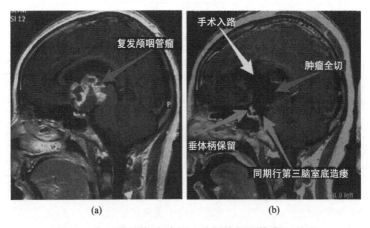

复发颅咽管瘤

手术入路

肿瘤全切

垂体柄保留

同期行第三脑室底造瘘

(a)    (b)

图 2-83  经胼胝体-穹隆间入路切除颅咽管瘤,可以
同期行第三脑室底造瘘,适合术前合并脑积水者

● **经典的翼点入路切除颅咽管瘤有哪些优缺点？**

答：（1）优点　可利用间隙多，肿瘤显露无死角。

（2）缺点　由于是在血管神经间隙内操作，因此损伤机会大，术后出现视力下降、肢体偏瘫的风险加大；另外，正常神经血管后方的肿瘤需牵拉分离，因此如果肿瘤粘连紧密则残留的概率增大。

● **本例患者适合应用哪种手术入路？**

答：该患者可以考虑冠切右额开颅额下联合前纵裂入路，虽然肿瘤体积巨大，向上方突入第三脑室，侧方侵犯颅中窝，深方累及颅后窝，考虑大部分囊壁易于分离，可以经纵裂切除鞍上、第三脑室内及颅后窝肿瘤，经额下可以切除右侧鞍旁肿瘤（图 2-84）。

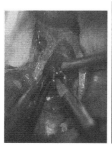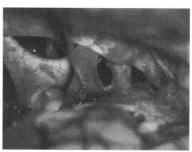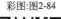

彩图:图2-84

(a) 显示前纵裂手术术野，在第四间隙内切除肿瘤　　(b) 显示经额下入路，可以暴露更多侧方术野

图 2-84　额下联合前纵裂入路可以利用同一个手术切口

● **冠切右额开颅额下联合前纵裂入路开颅的要点有哪些？**

答：冠切右额开颅额下联合前纵裂入路开颅的要点如下。

（1）患者侧卧位，头架固定，头后仰、头低 10°，发迹内半冠状切口 [图 2-85(a) ]。

（2）中线钻孔需显露上矢状窦；第二孔位于关键孔的稍下方有利于平颅前窝底 [图 2-85(b) ]。

（3）骨窗范围——中线暴露出上矢状窦，窦出血用海绵压迫；外侧暴露蝶骨嵴，利于释放侧裂脑脊液。骨瓣游离后继续用磨钻磨平颅前窝底，骨窗要足够低 [图 2-85(c) ]。

（4）开放的额窦经消毒处理后用骨蜡严密封闭。

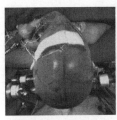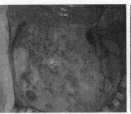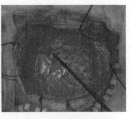

(a) 为患者体位及手术切口，注意头顶略低可使额叶受重力自然下垂，从而减少对脑组织的牵拉

(b) 颅骨钻2孔

(c) 显示开颅骨窗需满足两个要求，一是中线处显露上矢状窦、二是前方平颅前窝底

图 2-85　冠切右额开颅额下联合前纵裂入路开颅

### 冠切右额开颅纵裂入路切除颅咽管瘤的手术要点有哪些？

答：冠切右额开颅纵裂入路切除颅咽管瘤的手术要点如下。

（1）剪开硬膜后首先释放侧裂池脑脊液，使颅内压下降到满意。

（2）仔细分裂前纵裂，注意保护大脑前动脉；有时位于一侧。

（3）于视交叉后方显露终板，切开菲薄的终板即可显露肿瘤。

（4）切开肿瘤囊壁，吸除囊液，注意避免外溢。

（5）肿瘤减压后，行囊内切除肿瘤，可见实性肿瘤及钙化，仔细剥离切除。

（6）然后再沿肿瘤包膜分离，肿瘤周边重要结构，如视神经、颈内动脉、前交通动脉、穿支动脉需锐性分离、仔细保护。

（7）最后结合第一间隙切除垂体柄及视交叉下方的剩余肿瘤，需非常注意下丘脑及垂体柄的保护，少用电凝，锐性分离，这一步为手术的重点和难点；需非常有耐心，争取将肿瘤全切，尽量避免残留。

### 为什么颅咽管瘤第一次手术要争取全部切除？

答：颅咽管瘤是侵袭性生长的良性肿瘤，有恶性肿瘤的生物学特性，肿瘤起自垂体柄、下丘脑，对患者的危害很大，第一次手术是最佳手术时机，一旦肿瘤复发或经过放疗，再次手术全部切除就很困难、且风险明显增加，因此颅咽管瘤第一次手术要争取全部切除。

### 颅咽管瘤术后并发症有哪些？

答：颅咽管瘤术后并发症有以下几种。

（1）水电解质紊乱　术后出现水电解质平衡功能的紊乱，如：尿崩症，血钠、血钾异常，需要密切监测，用药物调节内环境的稳定。

（2）垂体功能低下　能否正常分泌激素，取决于垂体及下丘脑功能的恢复情况。在术后受损期间，需要给予激素替代疗法。

（3）意识障碍、昏迷　下丘脑功能严重受损可出现术后患者意识障碍，通常为手术分离过程中对下丘脑牵拉过重，或下丘脑缺血性损伤所致。

（4）中枢性高热　为下丘脑体温调节中枢障碍所致，临床上多见，多数患者可逐渐恢复正常的体温调节。也有少量患者会出现体温调定点上移基础体温长期升高的情况。

（5）高血糖、高渗性昏迷　为术后下丘脑功能障碍引起，需积极监测血糖，及时对症处理，避免出现高渗昏迷。

（6）下肢深静脉血栓、肺栓塞　颅咽管瘤患者术后水电解质紊乱、高渗、卧床、高龄、肥胖、深静脉置管等都是引起下肢深静脉血栓的危险因素，应当积极预防，避免进一步出现肺栓塞这一凶险并发症。

（7）脑脊液鼻漏　通常少见。

（8）偏瘫、失语　为术中损伤穿通血管，引起脑缺血、脑梗死所致。

（9）颅内血肿　术中止血不彻底，或关颅过程中硬膜悬吊不满意所致。

### ● 颅咽管瘤术后患者需进行哪些处理？

答：颅咽管瘤术后患者需进行如下处理。

（1）生命体征监测，包括血压、心率、呼吸、体温的监测。

（2）观察患者的意识、瞳孔变化，意识昏迷、短期内不能进食者需尽早予留置胃管。

（3）术后监测患者尿量、水电解质、体温、激素水平、血糖；早期患者多高钠、尿崩，因此少进含盐的液体。

（4）患者高渗状态易出现血栓，因此需监测凝血功能，预防深静脉血栓，穿弹力袜、下肢被动活动，必要时肌注低分子肝素钙。

（5）患者术后即常规激素补充，垂体功能低下可导致患者猝死。

（6）患者术后高热通常为中枢性高热，给予物理降温。

（7）尿崩患者可以口服醋酸去氨加压素（弥凝），或肌注垂体后叶素对症处理。

● **颅咽管瘤术后脑脊液鼻漏发生的原因有哪些？ 如何处理和治疗？**

答：脑脊液鼻漏可以发生在术后早期，也可以是术后迟发漏。鼻漏的原因，一种可能是由于术中额窦没有封闭完全；另一种可能是术中磨除鞍结节后封堵不完善造成脑脊液鼻漏。

治疗方法：患者保持平卧位，行腰大池外引流术持续引流 10d 左右，如果仍不好转则需脑脊液漏修补术，术式多选择内镜经鼻带蒂黏膜瓣"三明治"法修补，也可选择开颅修补，后者创伤较大。

● **颅咽管瘤术后尿崩有哪几种类型？ 如何处理和治疗？**

答： （1）颅咽管瘤术后尿崩为中枢性尿崩，其临床经过有 3 种类型。

① 暂时型：最为常见，持续 1～7 天，可能是暂时性的下丘脑功能紊乱所致，随局部脑水肿的消除而好转。

② 三相型：多尿持续 1～7 天后出现 1 天或数天缓解，然后是持续尿崩；常见于垂体柄损伤或切断，中间出现相对正常的尿液排放的机制是储存于垂体后叶的抗利尿激素（ADH）释放的结果。

③ 持续性尿崩：见于广泛性的下丘脑和垂体柄高位损伤。

（2）颅咽管瘤术后尿崩的处理　轻者可以应用小剂量垂体后叶素（5～10U）；或服用氢氯噻嗪（双氢克尿塞）25mg，每日 1～2 次。长期尿崩者肌注长效尿崩停 0.3～0.5mg，每 5～7 天 1 次。弥凝片剂：0.1mg、0.2mg，成人剂量：0.1～0.2mg，每日 3 次；小儿剂量：每次0.01～0.1mg，每日 3 次。

● **对于颅咽管瘤出院的患者应当做哪些指导？**

答：术后 1 个月查内分泌激素，包括血清皮质醇、甲状腺分泌的激素（五项）、垂体分泌的激素（性激素六项）、生长激素、促肾上腺皮质激素。术后 3 个月查激素及头颅平扫及强化核磁检查。隔 6 个月再次上述复查，再次隔 1 年复查，然后每 2 年复查一次。期间出现病情变化，随时复查。

### 主任医师总结

该例为男性患儿，慢性起病，急性病程，入院时精神萎靡，双眼视力眼前 20cm 数指，影像学检查提示鞍区囊性病变，蛋壳样环形强化，首先考虑颅咽管瘤。患者脑积水症状明显，应首先急诊行左侧额角穿刺脑室外引流，改善患者的一般状态。术前检查完善后，行冠切右额开颅额下联合纵裂入路切除肿瘤，术中注意垂体柄和下丘脑的保护，术后注意观察意识状态，监测尿量、水电解质、体温、激素水平、血糖；预防深静脉血栓。

颅咽管瘤为颅内少见肿瘤，占全部颅内肿瘤的 2.5%～4%。儿童发病率相对较高，约占儿童颅内肿瘤的 9%，占儿童鞍区肿瘤一半以上。肿瘤有两个发病高峰，第一个高峰为 5～10 岁，第二个高峰为 30～45 岁，男女发病率大致相同。

关于颅咽管瘤起源有两种主要学说，一是颅咽管瘤起源于颅咽管的胚胎残余；二是颅咽管瘤是发生于垂体前叶的鳞状上皮峰。肿瘤多位于鞍上，也可发生于第三脑室内，几乎所有的肿瘤都有实性和囊性成分，囊内可有各种各样液体，一般都含胆固醇结晶。该肿瘤需与 Rathke's 囊肿鉴别（表 2-4），约 85% 儿童有钙化，40% 成年人有钙化。

表 2-4　Rathke's 囊肿与颅咽管瘤的鉴别要点

| 特点 | Rathke's 囊肿 | 颅咽管瘤 |
| --- | --- | --- |
| 起源部位 | 垂体中间部 | 垂体前上缘 |
| 细胞排列 | 单层柱状上皮细胞 | 多层鳞状上皮细胞排列或呈巢状排列 |
| 囊内容物 | 机油样液体 | 胆固醇样结晶 |

肿瘤生长多与视神经、视交叉、垂体柄、漏斗、第三脑室底等下丘脑结构关系密切，产生该部位的受压症状，如视力障碍、视野缺损、脑积水和神经内分泌改变。颅咽管瘤组织学性质虽属良性病变，但由于肿瘤与下丘脑神经、血管结构关系密切，手术切除困难，术后可发生严重的下丘脑功能障碍，因此手术难度大，风险高。

目前，颅咽管瘤治疗仍以手术切除为主，全部切除肿瘤效果肯定，有良好的显微神经外科技术的医生，手术全部切除率可达 70%～90%，手术病死率为 2%～3%，术后致残率约为 10%。术中重点注意保护视交叉、视束下小的穿通动脉、垂体柄和下丘脑结构。术中可见纵行于垂体柄的髓纹样结构，如果术中肿瘤易于从这些结构分离，可将肿瘤切除；对粘连严重的肿瘤不可勉强切除，以免损伤下丘脑结构。肿瘤复发多发生在术后 5 年左右，最长者有术后 20 年复发的报告。因此，对肿瘤全切除术后，随访时间不应少于 10 年。全部切除后即使肿瘤复发，患者 10 年生存率仍在 85% 以上，说明颅咽管瘤手术全切除治疗的结果令人满意，是治疗颅咽管瘤的首选方法。

对于次全切除肿瘤患者，术后放射治疗可明显减少肿瘤复发率，10年生存率为 75%～80%；相反，如果不进行放射治疗，复发率异常高，5 年复发率达 75%，10 年生存率仅有 25%。次全切除肿瘤附加放射治疗只能起到延缓肿瘤复发，而不能根除肿瘤。需要注意的是：次全切除肿瘤附加放射治疗的方法不适合儿童和青年患者，仅适用于老年人和肿瘤切除困难、手术危险性较大的患者。

## 参 考 文 献

[1] Yasargil MG, Curcic M, Kis M, et al. Total removal of craniopharyngiomas. J. Neurosurg, 1990, 73: 3-11.

[2] Symon L: Expererience with radical excision of craniopharyngioma in Samii M (ed): Surgery of the sellar region and paranasal sinus. Berlin, Springer-Verlag, 1991, pp: 373-380.

[3] Vile CJ, Grant DB, Kendall B, et al. Management of childhood craniopharyngioma: can the morbidity of radical surgery be predicted. J Neurosurg 1996, 85: 73-81.

[4] Bunin G, Surawicz TSS, Witman P, et al. The descriptive epidemiology of craniopharyngioma. J Neurosurg, 1998, 89: 547-551.

[5] Honegger J, Barocka A, Sadri B, et al. Neuropsychological results of craniopharyngioma surgery in adults: A prospective study. Sug Neurol, 1998, 50: 19-29.

[6] Fahlbusch R, Honegger J, Paulus W, et al. Surgical treatment of craniopharyngiiom: experience with 168 patients. J Neurosurg, 1999, 99: 237-250.

[7] Honegger J, Buchfelder M, Fahlbusch. Surgical treatment of craniopharyngiomas: endocrinological results. J Neurosurg, 1999, 99: 251-257.

[8] Minamida Y, Mikami T, Hashi K, et al. Surgical management of the recurrence and regrowth of craniopharyngiomas. J Neurosurg, 2005, 103 (2): 224-232.

# 病例 14：血管母细胞瘤

✸ [实习医师汇报病历]

患者男性，52 岁。主因"头痛、头晕 1 个月余，加重 6 天"入院。患者1个月前无明显诱因下出现头痛，以右枕后隐痛为主，程度轻，持续4~5h可自行缓解，低头、起床等体位变化较快时头晕，休息可缓解，自诉头痛、头晕时可伴耳鸣，无恶心呕吐、听力下降、四肢麻木无力、行走不稳等不适。就诊当地医院，头颅CT提示右侧小脑半球类圆形低密度占位性病变，考虑血管母细胞瘤可能性大。发病过程中，患者饮食、睡眠及二便正常。

**体格检查** T 36.5℃，R 16次/min，P 84次/min，BP 130/80mmHg。神志清楚，四肢肌力肌张力正常，无眼球震颤，指鼻试验、快速轮替试验、跟膝胫试验阴性，闭目难立征阳性，直线行走试验阳性。

**辅助检查** 头颅CT（图2-86）：右侧小脑半球囊性占位性病变。头颅MRI（图2-87）：右侧小脑半球囊性长T1长T2信号影，底部前方可见一等信号结节影，增强扫描结节明显强化，病灶最大截面3.4cm×2.7cm×3.0cm，包膜完整，边界清楚，考虑血管母细胞瘤。

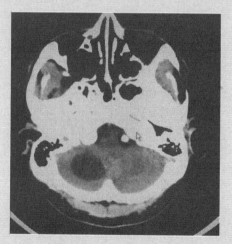

图2-86 右侧小脑半球占位性病变的头颅CT表现

**诊断** 右侧小脑半球血管母细胞瘤。

**治疗** 完善术前准备，包括血常规等三大常规、凝血功能、肝肾功能、电解质检验，完善心电图、胸片、腹部超声等常规术前评估；择期手术治疗。

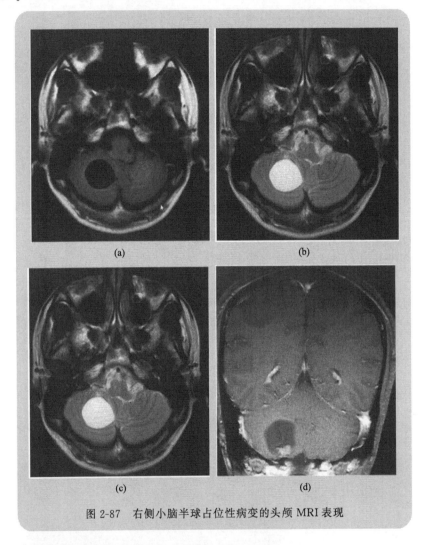

图 2-87 右侧小脑半球占位性病变的头颅 MRI 表现

 **主任医师常问实习医师的问题**

● 目前考虑的诊断是什么?

答:定位诊断为小脑。依据:患者有后枕部疼痛,且头晕、头痛症状随体位变化,闭目难立征阳性。定性诊断:小脑肿瘤性疾病,患者非急性发病，头痛性质缓和，结合头颅 CT 及 MRI 显示右侧小脑囊实性占位，结节强化，故诊断为：右侧小脑半球占位性病变，血管母细胞瘤可能性大。

## ● 小脑占位性病变的主要临床表现有哪些？

答：主要症状包括颅内高压及小脑功能障碍表现。头痛是最常见症状，疼痛部位常位于枕下，可伴有恶心呕吐、眩晕症状，与颅后窝血管母细胞瘤压迫第四脑室，导致脑脊液循环受阻而颅内压增高。小脑半球损害可导致肢体性共济失调、辨距不良、意向性震颤；小脑蚓部损害可导致躯干性共济失调和宽基步态。

 ［住院医师或主治医师补充病历］

> 该患者血常规提示无红细胞增多症，腹部彩超提示肝胆胰脾肾未见明显异常，眼底检查正常。

## ❓ 主任医师常问住院医师、进修医师及主治医师的问题

## ● 对该患者诊断是否有不同意见，需与哪些病变进行鉴别诊断？

答：该患者需要与以下疾病相鉴别。

（1）毛细胞型星形胶质瘤 儿童多见，壁结节较大，增强扫描壁结节强化程度不如血管母细胞瘤，瘤周水肿常较明显，无流空血管。

（2）脑脓肿 儿童或青少年，多有感染病史；脓肿壁光滑、厚薄均匀，无壁结节，水肿明显，脓肿壁环形强化，无流空血管。

（3）蛛网膜囊肿 为脑外占位，枕大池多见，囊壁薄，壁结节，信号与 CSF 相似，无水肿，无强化。

（4）囊性转移瘤 中老年人多见；原发恶性肿瘤病史；多发；壁厚薄不均；小病灶大水肿；无流空血管。

## ● 血管母细胞瘤的好发部位在哪里？

答：单发性血管母细胞瘤的发病部位多见于小脑，而希佩尔-林道综合征（Von Hippel-Lindan disease，VHL）相关性血管母细胞瘤则发生于小脑、脑干或脊髓（图 2-88），并且 VHL 患者常在不同的部位发生多发性血管母细胞瘤。VHL 疾病患者肿瘤的全身分布情况见图 2-89。

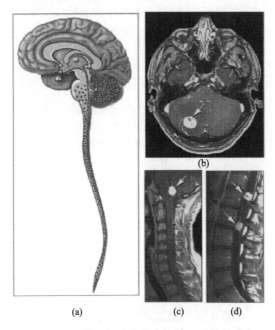

(a)　　　　　(c)　　　(d)

图 2-88　血管母细胞瘤在中枢神经系统的分布

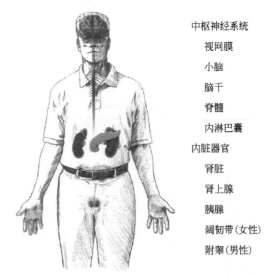

中枢神经系统

视网膜

小脑

脑干

脊髓

内淋巴囊

内脏器官

肾脏

肾上腺

胰腺

阔韧带(女性)

附睾(男性)

图 2-89　VHL 疾病患者肿瘤的全身分布情况

### 颅后窝血管母细胞瘤常作为 VHL 疾病的一部分，什么情况下需要进行排除性诊断？

答：绝大多数的血管母细胞瘤为散发病例，10％～20％的血管母细胞瘤是"von Hippel Lindau"（VHL）疾病的一部分。该病为常染色体显性遗传的家族性肿瘤性疾病，其特征为：除 CNS 血管母细胞瘤外还可见视网膜血管瘤、嗜铬细胞瘤及胰腺和肾脏多发囊肿等。

以下情况需要进行全面严格的神经系统 MRI 检查以排除 VHL 多灶病变。

(1) 有明确的 VHL 家族病史。

(2) 有真性红细胞增多症和高血红蛋白症。

(3) 眼部发现视网膜血管母细胞瘤。

(4) 腹部内脏发现肝血管瘤、多囊肾、胰腺囊肿等。

### 血管母细胞瘤如何分型？

答：根据组织学和影像学表现分为以下四型。

1 型（5％）：单纯囊性，无肉眼可见的结节。

2 型（60％）：单纯囊性，伴壁结节。

3 型（26％）：实性结节。

4 型（9％）：实性结节伴内部小囊。

本病例属 2 型。

### 血管母细胞瘤的首选诊断方法是什么？ 什么情况需行脑血管造影术？

答：(1) MRI 增强扫描是血管母细胞瘤的首选诊断方法。血管母细胞瘤的 MRI 增强表现如下。

① 肿瘤可呈囊性有壁结节或实质型。

② 其囊性成分在 T1 加权像表现为低信号，T2 加权像呈明显高信号，信号强度高于脑脊液。壁结节在 T1 加权像表现为低信号，T2 加权像呈高信号或等信号。增强扫描囊壁结节显著强化。

③ 实质型肿瘤在 T1 加权像表现为低信号，T2 加权像呈高信号，增强扫描肿瘤显著均匀或环形强化。

④ 肿瘤内部或肿瘤旁有时可见呈低信号的流空血管。

(2) 目前不推荐脑血管造影作为常规检查手段，但为以下情况时可行 DSA 检查或血管内栓塞。

① 囊性肿瘤在 CT 或 MRI 增强扫描上无法显示瘤结节时。

② 大的实质性肿瘤（直径＞3cm）或存在明显粗大的供血动脉，选择性供血动脉栓塞可减少术中出血。

### ● 血管母细胞瘤的治疗方法有哪些？

答：(1) 手术治疗　目前是血管母细胞瘤的首选方法，尤其是针对散发的血管母细胞瘤病例（不包括 VHL），手术全部切除肿瘤可以获得治愈。

(2) 放射治疗　有效性存在疑问。主要适用于不宜手术的患者、多发的深部小病变或无法手术的脑干血管母细胞瘤，可有助于减少肿瘤体积或延缓生长。次全切除术后进行放疗不能阻止肿瘤再次生长。

(3) 化疗　特效药物，一些处于临床试验阶段，如舒尼替尼。

❋ ［主治医师再次补充病历］

　　该患者术前 CT 及 MRI 提示血管母细胞瘤可能性大，术前眼底检查及腹部 B 超排除 VHL 疾病可能，考虑单发血管囊性母细胞瘤。术前各项常规检查未发现手术禁忌证。

　　术中先行左侧侧脑室枕角钻孔外引流术，然后行左侧枕下后正中开颅，切开小脑皮质，可见囊性占位性病变（图 2-90），释放囊液，

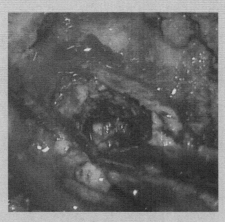

图 2-90　术中照片

显微镜下可见肿瘤位于小脑实质内，表面可见多支蜘蛛样分布的血管

沿囊壁寻找肿瘤结节，颜色呈肉红色，大小 1cm×1cm，周围多支静脉，呈蜘蛛样，逐一电凝离断静脉，仔细分离结节与周围脑组织间隙，完整切除肿瘤结节。术后病理学检查结果见图 2-91。

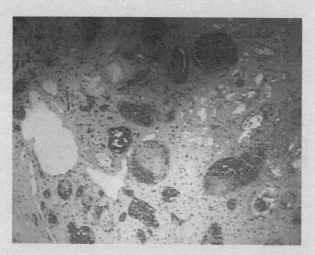

图 2-91　术后病理学检查

提示瘤组织由增生的小血管及间质细胞细胞构成，符合血管母细胞瘤

## 主任医师常问住院医师、进修医师或主治医师的问题

### ● 血管母细胞瘤的手术要点有哪些？

答：（1）囊性血管母细胞瘤手术成功的关键在于摘除瘤结节。除非有证据认为肿瘤位于囊壁内，否则囊壁不必切除。

（2）手术切除实质性血管母细胞瘤应遵守脑动静脉畸形手术的原则，避免分块切除，应沿肿瘤边缘分离，先切断肿瘤供血动脉，使用双极点电凝沿肿瘤表面电凝使肿瘤缩小，有助于切除肿瘤。

（3）术前栓塞可以减少肿瘤术中出血。但仍有争论。

### ● 术后有哪些常见并发症？

答：（1）术后术区出血　术中止血不彻底或者残留肿瘤出血；尤其是术前行肿瘤供血血管栓塞，术后因栓塞血管内栓子固缩，引起断离血管的渗漏出血。

(2) 脑梗死  术前供血动脉栓塞时，栓子游走，误塞引起小脑或脑干梗死；术中损伤邻近正常组织的供血动脉。

(3) 脑水肿及小脑挫伤  术中过度牵拉小脑。

(4) 颅神经或其神经核损伤引起的相应表现  如面瘫、呛咳、声音嘶哑等，重在预防。

(5) 脑干损伤  可引起肢体瘫痪、呼吸循环功能障碍及昏迷，重在预防。

(6) 其他颅后窝开颅术后并发症  如感染、脑脊液漏、脑积水等。

## 主任医师总结

血管母细胞瘤（hemangioblastomas，HBs）是中枢神经系统少见的良性肿瘤，是一种先天胚胎性血管源性良性（WHO Ⅰ级）肿瘤。大多数 HBs 是由单一病灶产生，好发于小脑，小部分为 VHL 疾病的一部分。HBs 具有两种基础的形态，包括实体状和囊泡状。MRI 是诊断 HBs 的首选方法，囊性 HBs 的典型表现为大囊小结节，MRI 平扫囊性部分 T1WI 呈略高于脑脊液低信号、T2WI 高信号，瘤结节 T1WI 呈略低信号，增强后明显强化，瘤周无或轻度水肿。实质性 HBs 在 T1WI 呈略低信号、T2WI 高信号，有时可见血管流空影，增强后实质部分明显强化。HBs 的治疗仍然以手术和（或）放射治疗为主。手术治疗的关键在于摘除瘤结节，大多数 HBs 可完全切除获得根治。放射治疗作为补充，被认为是治疗中小型实质性 HBs 的有效方法。散发性、囊性血管母细胞瘤的手术疗效比较满意，而实质性、家族性、多发性 HB 特别是位于脑干、脊髓时治疗仍较困难。家族性 HBs，即 VHL 病，因累及脏器多，易复发，愈后较散发性差。

## 参 考 文 献

[1] 周良辅. 现代神经外科学. 第 2 版. 上海：复旦大学出版社，2015：694-702.

[2] 颜士宏，冯纪涛，鲁珊珊. 小脑血管母细胞瘤的 MRI 诊断价值[J]. 中国中西医结合影像学杂志，2014，12（3）：279-281.

[3] 张帆，张雪林，邱士军等. 后颅窝、椎管内多发性血管母细胞瘤及 von Hippel-Lindau 病 MRI 表现[J]. 中国医学影像技术，2008，24（10）：1543-1546.

[4] 尚寒冰，赵卫国，沈建康等. 中枢神经系统血管母细胞瘤的显微外科治疗[J]. 中国现代神经疾病杂志，2008，8（1）：52-55.

[5] 丁兴华，周良辅，杜固宏. 中枢神经系统血管母细胞瘤 312 例临床分析及长期随访

［J］. 中华神经外科杂志，2005，21（2）：83-87.

［6］ Nader，Gragniello，Berta，et al. Neurosurgery Tricks of the Trade：Cranial. Thieme，Stuttgart，2014.

［7］ Sankaredja J，Brac B，Thines L，et al. Epidemiology，treatment and follow-up of central nervous system hemangioblastomas in von Hippel-Lindau disease［J］. Rev Neurol （Paris），2014，170（4）：288-296.

［8］ Jito J，Nozaki K. Treatment strategies for cerebellar hemangioblastomas：simple or further studies?［J］. World Neurosurg，2014，82（5）：619-620.

［9］ Ampie L，Choy W，Lamano J B，et al. Safety and outcomes of preoperative embolization of intracranial hemangioblastomas：A systematic review［J］. Clin Neurol Neurosurg，2016，150：143-151.

［10］ Niu L，Zhang Y，Li Q，et al. The analysis of correlative factors affecting long-term outcomes in patients with Solid Cerebellar Hemangioblastomas［J］. Clin Neurol Neurosurg，2016，150：59-66.

# 病例 15：侧脑室肿瘤

## ❀ ［实习医师汇报病历］

　　患者男性，24 岁。主诉"头痛 1 个月余"入院。患者于 1 个月余前无明显诱因出现头痛，为胀痛，双颞部为主，间断发生，休息时可缓解，劳累后加重，头痛剧烈时伴有恶心感，无呕吐。无发热、头晕、视物模糊、肢体乏力等其他不适。到当地医院就诊，按血管性头痛对症处理，有缓解。1 周前出现头痛 2 次，程度较重，遂到当地医院查头部 CT 提示侧脑室占位性病变。为求进一步治疗，来本院，门诊以"侧脑室占位性病变"收入院。起病以来，患者精神较差，睡眠、饮食可，二便正常，体力体重未减。

　　体格检查　T 37℃，R 16 次/min，P 80 次/min，BP 110/70mmHg。神志清楚、言语流利，双侧瞳孔等大等圆，直径 3mm，对光反应灵敏，眼球各向运动自如。面部感觉无异常，咀嚼有力，听力无下降，转颈有力，耸肩对称，悬雍垂居中，伸舌无偏斜。四肢肌力 4 级，深浅反射正常存在，对称，病理征阴性。颈软，脑膜刺激征阴性。共济运动正常。

辅助检查 头颅 CT（图 2-92）示：透明隔及侧脑室肿瘤，内部有钙化；头颅 MRI（图 2-93）示：透明隔及侧脑室囊实性占位性病变，大小 3.0cm×2.8cm×2.5cm，考虑中枢神经细胞瘤。

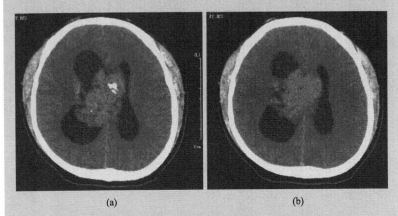

(a)        (b)

图 2-92 侧脑室占位性病变的头颅 CT 表现

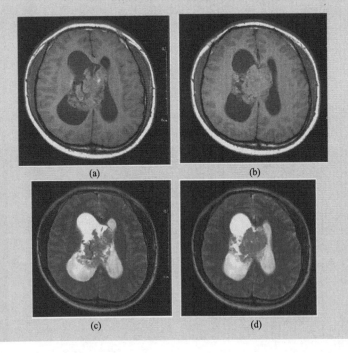

(a)        (b)

(c)        (d)

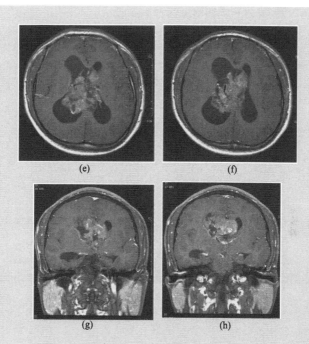

图 2-93 侧脑室占位性病变的头颅 MRI 表现

诊断 侧脑室占位性病变。

治疗 (1) 完善术前常规检查 如血常规、尿常规、凝血四项、肝肾功能、电解质、心电图、胸部 X 线片。

(2) 专科检查 头颅 CT、MRI 平扫＋增强。

(3) 待完善术前检查后，择日手术。

## 主任医师常问实习医师的问题

### 肿瘤位于在颅内哪个部位？

答：根据影像学表现，肿瘤位于双侧侧脑室。

### 侧脑室位于哪里？ 双侧侧脑室由什么结构分隔开？

答：侧脑室左右各一，分别位于左、右大脑半球内，并延伸到半球的各个叶内。

双侧侧脑室主要由透明隔分隔开来。

## 侧脑室分为几个部分？ 是如何交通的？

答：侧脑室分为四部分。①体部，位于顶叶内；②前角，最大，伸向额叶；③后角，伸入枕叶内；④下角，最长，伸至颞叶内。

两个侧脑室各自经左、右室间孔与第三脑室相通。

### [住院医师或主治医师补充病历]

青年男性患者，慢性起病，主要症状为头痛，查体：无明显阳性体征。头颅 MRI 示：透明隔及侧脑室囊实性占位性病变，呈不均匀等 T1 和等 T2 信号，增强后呈不均匀强化；头颅 CT 显示肿瘤呈稍高密度，内部可见有钙化。术前准备已完善，有手术指征，无明显禁忌证。

## 主任医师常问住院医师、进修医师或主治医师的问题

## 侧脑室内肿瘤有哪些临床表现？

答：侧脑室内肿瘤当其体积很小或未引起脑脊液循环受阻时，可完全没有任何明显症状。当脑脊液循环发生障碍后（室间孔阻塞、脑室部分梗阻），可出现颅内压增高症，在临床上则表现为头痛。头痛也是大部分患者的首发症状。头痛常呈发作性、间歇性或阵发性加重。当室间孔或脑室的一部分（上角或下角）被阻塞时则造成梗阻性脑积水，因脑室的急剧扩张，患者头痛常难以忍受，严重时出现恶心与呕吐。肿瘤在侧脑室内有一定的活动度，常呈活瓣状而突然阻塞脑脊液循环通路，造成急性颅内压上升，这也是发作性头痛产生的原因。当因体位或头位发生变动使脑室受阻的情况解除时，患者头痛可很快停止。如再次阻塞，随之头痛再次发生，如此可反复多次发作。因此有少数患者于每次发作时常以前额撞地或呈屈膝俯卧位。在头痛剧烈时患者可出现强直性痉挛或因脑疝形成而死亡。由于长期颅内压增高，患者出现视力减退，小儿可有头颅增大，叩之呈"破壶音"。肿瘤可累及内囊、基底节，也可向脑实质内生长，从而出现半身或单肢型的瘫痪和感觉障碍，以及病灶对侧较轻的中枢性面瘫、同向性偏盲等。如果左侧颞、顶、枕交界区受到侵犯，患者将出现失认及失语症。脑室周围组织受累及所产生的临床症状的严重程度常随颅内压力的变化而变化。

在颅内压增高的早期，患者表现为视盘水种，呈现视神经乳头边界不清，生理凹陷消失，有时可见有放射状的小血管影，片状呈绒毛样的血管团及静脉波动。晚期则表现为继发性的视神经萎缩，患者视力减退甚至失明。少数患者可出现癫痫发作，表现为大发作，一过性强直性痉挛性发作，没有定位意义。

### 侧脑室内有哪些常见肿瘤？

答：常见侧脑室的肿瘤有脑膜瘤、室管膜瘤、脉络膜乳头状瘤、海绵状血管瘤、转移瘤、皮样囊肿，其中以脑膜瘤为最多。根据大量病例的统计侧脑室的前部以胶质细胞瘤为多见，后部多发生脑膜瘤，脉络膜乳头状瘤则多发生于三角区，并可向脑室的其他部位延伸，有时可通过室间孔长入第三脑室。

### 对该患者的诊断是否有不同意见？

答：患者青年男性，慢性起病，以间断头痛为首发症状，头颅MRI示：透明隔及侧脑室囊实性占位性病变，信号不均匀，以等 T1 等 T2 为主，混有长 T1 长 T2 信号，增强后呈不均匀弱强化。CT 显示肿瘤内部有钙化；伴有双侧侧脑室扩大，首先考虑中枢神经细胞瘤。

### 需与哪些常见病进行鉴别诊断？

答：（1）室管膜下瘤　常见于老年人，最多见于第四脑室，其次多见于侧脑室，肿瘤常附着于透明隔或脑室侧壁，通常体积比较小，呈实性的分叶状肿块，T2 常呈高信号，强化不明显，甚至无强化，周围脑组织无水肿，肿瘤内可有钙化。室管膜下瘤的 MRI 表现见图 2-94。

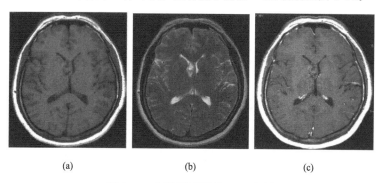

(a)　　　　　　　　(b)　　　　　　　　(c)

图 2-94　室管膜下瘤的 MRI 表现

（2）室管膜下巨细胞星形细胞瘤　患者常伴有结节硬化，临床以面部皮脂腺瘤、癫痫发作及智能减退为特征。肿瘤几乎都位于室间孔附近，边界清楚，常呈分叶状，不均匀明显强化。CT可显示脑内多发钙化结节。其MRI平扫＋增强及CT表现见图2-95。

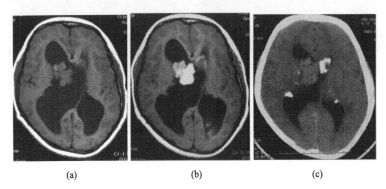

(a)　　　　　　　　(b)　　　　　　　　(c)

图 2-95　室管膜下巨细胞星形细胞瘤的 MRI 平扫＋增强及 CT 表现

（3）室管膜瘤　2/3位于第四脑室，1/3位于幕上。位于幕上者主要位于脑室旁白质内。常有钙化、囊性变，信号不均匀。其MRI表现见图2-96。

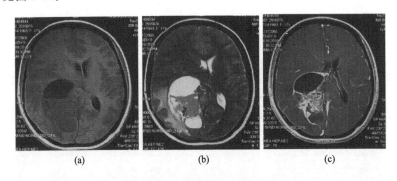

(a)　　　　　　　　(b)　　　　　　　　(c)

图 2-96　室管膜瘤的 MRI 表现

（4）脉络丛乳头状瘤　幕上脉络丛乳头状瘤常见于儿童，主要位于侧脑室三角区。肿瘤呈菜花样分叶状，明显均匀强化，CT可有钙化，常伴有交通性脑积水。其MRI表现见图2-97。

（5）侧脑室脑膜瘤　多见于中老年人，肿瘤最常见于侧脑室三角区，边界清楚，明显均匀强化，周围脑组织可有水肿。其MRI表现见

图 2-98。

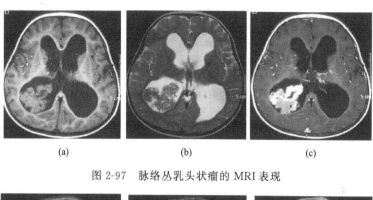

(a) (b) (c)

图 2-97 脉络丛乳头状瘤的 MRI 表现

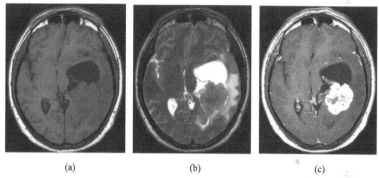

(a) (b) (c)

图 2-98 侧脑室脑膜瘤的 MRI 表现

（6）胶质细胞瘤 呈长 T1 长 T2 信号，低级别胶质细胞瘤强化不明显或不强化，高级别胶质细胞瘤有不同程度的强化。其 MRI 见图 2-99。

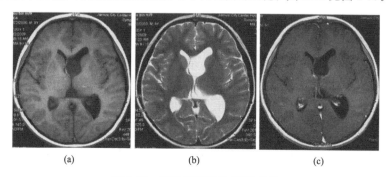

(a) (b) (c)

图 2-99 胶质细胞瘤的 MRI 表现

● **侧脑室肿瘤的治疗方法有哪些？**

答：（1）手术力争全切除肿瘤，是目前治疗侧脑室肿瘤的首选方法；可以在显微镜下或者神经内镜下切除。

（2）对于某些有脑脊液循环障碍的患者，可先行脑室外引流或脑室腹腔分流术，然后再进行手术切除肿瘤。

（3）对于有急性梗阻性脑积水或肿瘤卒中者，也可以急诊手术。

（4）立体定向外科治疗——γ刀治疗，适合体积小于3cm的肿瘤及手术后残存的肿瘤，但不是首选的治疗方法。

（5）术后病理证实为恶性肿瘤者，术后还需要放疗和（或）化疗。

● **侧脑室肿瘤有哪些手术入路？**

答：（1）经皮质额部入路 适合于肿瘤位于侧脑室前部，尤其是侧脑室明显扩大者。可以经额中回造瘘进入额角。手术示意见图2-100。

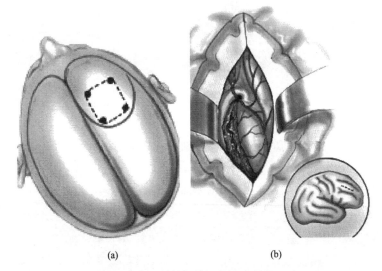

(a)          (b)

图2-100　经皮质额部入路示意

（2）经胼胝体前部入路 适合侧脑室额角和体部的肿瘤，尤其适合于侧脑室正常或扩大不明显者，或者肿瘤侵入对侧侧脑室者。可以切开胼胝体进入额角或体部。其手术示意见图2-101。

（3）三角区入路 适合于位于三角区的肿瘤，如脑膜瘤和脉络丛乳头状瘤。其手术示意见图2-102。

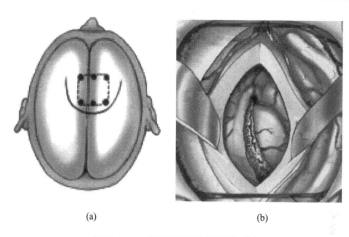

(a) (b)

图 2-101 经胼胝体前部入路示意

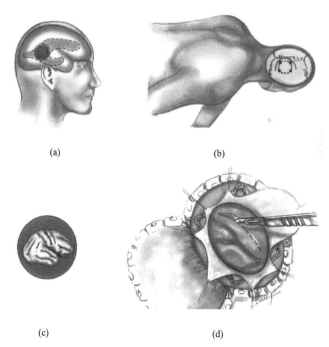

(a) (b)

(c) (d)

图 2-102 三角区入路示意

（4）经皮质颞部入路 适合于位于颞角的肿瘤，可以经颞叶前部造瘘进入颞角。其手术示意见图 2-103。

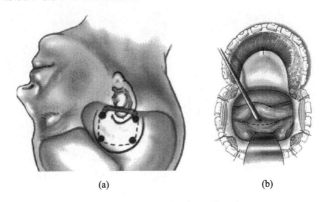

(a)　　　　　　　　　　　(b)

图 2-103　经皮质颞部入路示意

（5）经皮质枕部入路　适合于位于枕角的肿瘤。其手术示意见图 2-104。

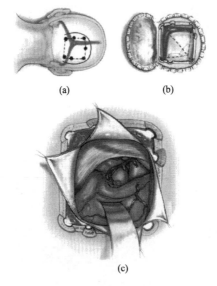

(c)

图 2-104　经皮质枕部入路示意

⬤ **该患者适合应用哪种手术入路？**

答：因为肿瘤位于双侧侧脑室体部，所以该患者合适经胼胝体前部入路。

 ［主治医师再次补充病例］

> 手术采用经胼胝体前部入路，术中见肿瘤呈灰红色，大部分为实性，少部分为囊性，囊液清亮淡黄色，实性部分质地较软，容易吸除，肿瘤内部有小灶状钙化，质硬，肿瘤血供中等。肿瘤与周围脑室壁无明显粘连，肿瘤起源部位有明显血供，予小功率电凝仔细止血。术区铺止血纱，脑室内放引流管一根。

## 主任医师常问住院医师、进修医师或主治医师的问题

### 经胼胝体前部入路的手术要点有哪些？

答：（1）患者取仰卧位，肩背部垫高，头轻轻前屈15°，头架固定。

（2）多采用右侧额部发际内切口，后缘位于冠状缝后1cm，内侧过中线0.5cm，外侧缘沿颞上线。

（3）骨窗内侧缘中线最好能显露部分上矢状窦，以满足前纵裂的充分显露。

（4）中线侧硬膜也需悬吊，以避免脑室开放后颅内压降低导致对侧硬膜外发生血肿。

（5）硬膜弧形剪开，以矢状窦为基底方向中线，注意防止皮质引流静脉的损伤。

（6）于冠状缝前2cm分开纵裂，在双侧胼周动脉之间沿中线切开胼胝体前部进入侧脑室，长度不超过2.5cm。

### 侧脑室肿瘤切除的要点有哪些？

答：（1）进入侧脑室后应尽快将室间孔用棉片封闭，防止出血或肿瘤囊液进入脑室系统，引起脑室系统梗阻或产生无菌性脑膜炎。

（2）术中应保护好侧脑室内侧壁的丘纹静脉，特别是打通室间孔时尤应注意，勿使其受到损伤。

（3）对于肿瘤体积较小，肿瘤可活动者，可自肿瘤基底电凝剪断，将肿瘤完整切除。如果是较小的脉络丛乳头状瘤或脑膜瘤，可直接电凝与脉络丛相连接的肿瘤蒂部，完整切除肿瘤。

（4）如果肿瘤体积比较大或者基底比较宽，与脑室壁粘连比较紧，

则需要分块切除肿瘤。

(5) 与肿瘤有关系的脉络丛，在切除肿瘤后常有出血，对此可以电灼。

(6) 侧脑室手术止血必须彻底，最好以电凝为主，尽量少用明胶海绵压迫止血。因关闭硬脑膜后，脑室内充满脑脊液，粘连不牢的明胶海绵可能漂浮起来，如果明胶海绵阻塞室间孔等脑室系统可造成脑积水。

(7) 脑室内手术止血不宜向脑室内注入过氧化氢，以防止术后张力性气颅。

(8) 侧脑室手术后是否放引流管，依术者的习惯而定，但不能作为止血欠佳的弥补手段。

(9) 止血后向脑室内注满生理盐水，然后严密缝合硬脑膜。

## ● 侧脑室肿瘤术后需要进行哪些处理？

答：(1) 生命体征包括血压、心率、呼吸、体温的监测。

(2) 观察患者的意识、瞳孔变化、肢体活动情况，警惕术后血肿和脑积水的发生。

(3) 术后 6h 复查头颅 CT，3 天内复查头颅增强 MRI。

(4) 如置引流管，术后可留 24~48h，一般不超过 5 天，引流管的位置要保持适当（一般为外耳道上方 10~15cm），不可过低，以防止脑脊液过分引流而引起术后低颅压和颅内血肿。

(5) 术中应用抗生素，术后继续预防性使用抗生素 1~2 天，脱水予补液对症治疗。

(6) 术后第一天切口换药。

(7) 如果患者术后发热，可重复腰椎穿刺或行腰大池置管引流术。

## ● 侧脑室肿瘤切除的术后并发症有哪些？

答：(1) 脑积水　术中血凝块堵塞或术后粘连可导致脑脊液循环系统阻塞，造成梗阻性脑积水；红细胞碎裂后亦可造成交通性脑积水。术中尽量防止血液流入脑室系统，尽量不用明胶海绵止血，防止明胶海绵阻塞脑室系统。若术后出现脑积水，可行脑室腹腔分流术。

(2) 硬膜下积液　侧脑室肿瘤切除后脑室系统和硬膜下腔联通，可能导致硬膜下积液，在儿童更为多见。术后出现硬膜下积液可先行随访观察，多数可自行吸收缓解，尤其是儿童，必要时可行外引流或硬膜下腹腔分流术。

（3）发热、脑膜炎 血液及止血材料可能导致无菌性炎症，引起发热。术中尽量防止血液流入脑室系统，彻底止血，减少止血材料的用量。术后可行多次腰椎穿刺释放脑脊液或持续腰大池置管引流。

（4）皮下积液 多见于儿童，儿童头皮和颅骨菲薄，帽状腱膜下层疏松，容易剥离，若硬膜未严密缝合，常常出现皮下积液。术中严密缝合硬膜是关键，硬膜有缺损时可利用骨膜或肌肉加生物胶封闭缺损处。术后可给予多次皮下积液穿刺抽吸、皮下积液穿刺引流或腰大池置管引流，然后加压包扎，多数可治愈。少数顽固性皮下积液可能和伴发的脑积水有关，需同时处理脑积水。

（5）缄默 见于经胼胝体前部入路，对胼胝体切开范围较大时可出现。控制胼胝体前部切开范围在 2cm 以内，用窄的脑压板，防止过度牵拉胼胝体。多数情况缄默可逐渐缓解。

（6）癫痫发作 多见于经皮质造瘘者，可能是皮质刺激引起，也可见于侧脑室肿瘤术后低钠血症者。术中仔细操作，减少对皮质的刺激及损伤，术后早期注意防治低钠血症和预防癫痫治疗。

（7）颅内血肿 主要是由于侧脑室系统部位较深，显露不充分，止血不彻底导致术区出血，脑室铸型。也可因为术中脑脊液流失过多或术后引流过度，致皮质塌陷，导致桥静脉撕裂而形成硬膜下血肿；或者术区外硬膜剥离造成硬膜外血肿。术中注意充分显露，避免在盲区操作，彻底止血，直至冲洗液清亮为止。术中缓慢释放脑脊液，防止脑组织过度塌陷，术后注意保持引流高度（外耳道上方 10～15cm）和引流量（200ml/d 左右），防止过度引流。若颅内血肿量不大，待其自行吸收，必要时需行血肿清除。

## 主任医师总结

患者青年男性，慢性起病，以间断头痛为首发症状，MRI 示：透明隔及侧脑室囊实性占位性病变，信号不均匀，以等 T1 等 T2 为主，混有长 T1 长 T2 信号，增强后呈不均匀弱强化。CT 显示肿瘤内部有钙化；伴有双侧侧脑室扩大，首先考虑中枢神经细胞瘤。典型的中枢神经细胞瘤起源于侧脑室中近 Monro 孔区，体积较大时常造成透明隔受压变形。中枢神经细胞瘤在 CT 上表现多样。肿瘤实体部分与脑组织密度相等，低密度的囊性病变并不常见，常可见到高密度的钙化。肿瘤出血一般很少发生，但出血通常是引起中枢神经细胞瘤患者出现症状的原因。MRI 仍是术前诊断中枢神经细胞瘤的首选检查方法。在 MRI 图像上，肿瘤在不同的序列上均可表现为信号不均一，这可能与肿瘤有囊性、实性、富血管性、钙化及含铁血黄素沉积有关。在 T1 上可以看到等信号的实体肿瘤，低信号的钙化区及血管的流空。T2 上可以看到肥皂泡样的高信号囊肿病变及等信号的实体部分。脑室占位性病变的鉴别诊断范围很广。中枢神经细胞瘤多见于青少年，需要鉴别的疾病主要是室管膜下巨细胞星形细胞瘤、室管膜下瘤、室管膜瘤、脉络丛乳头状瘤、转移瘤、脑膜瘤、少突胶质瘤及其他很少见疾病。中枢神经细胞瘤完全切除后预后良好，所以积极手术切除是首选方法，根据肿瘤的部位及累及范围可选择经皮质额部入路、经胼胝体前部入路、经皮质三角区入路等。一般肿瘤质地较软，容易分块切除，肿瘤与脑室壁一般无明显粘连，但肿瘤起源处常有明显供血，需仔细电凝止血。术中不要用明胶海绵压迫止血，以免阻塞脑室系统。术后引流管的护理很重要，过度引流常导致颅内血肿的发生。患者可能会出现脑积水、硬膜下积液、发热、皮下积液、缄默（经胼胝体前部入路）等并发症。

## 参 考 文 献

［1］ 王忠诚. 王忠诚神经外科学. 武汉：湖北科学技术出版社，2005.

［2］ 王忠诚. 神经外科手术学. 北京：科学出版社，2000.

［3］ Albert L. Rhoton. The Lateral and Third Ventricles. Neurosurgery，2002，51［Suppl 1］：207-271.

［4］ Osborn. Diagnostic imaging-Brain. Salt Lake City：Amirsys Inc.，2004.

［5］ Alfredo Quiñones-Hinojosa. Schmidek and Sweet's Operative Neurosurgical Techniques (6th). Amsterdam：Elseviewer，2012.

［6］ H. Winn. Youmans neurological surgery (6th). Amsterdam：Elseviewer，2011.

［7］ 刘庆良. 神经外科手术入路解剖与临床. 北京：中国科学技术出版社，2007.

［8］ Behnam Badie. Neurosurgical operative atlas-neuro-oncology (2nd). New York：Thieme Medical Publishers，Inc.，2006.

［9］ Daniel，Donoho；Gabriel，Zada. Imaging of central neurocytomas. Neurosurgery clinics of North America，2015，26（1）：11-19.

［10］ Lee SJ，Bui TT，Chen CH，et al. Central Neurocytoma：A Review of Clinical Management and Histopathologic Features. Brain Tumor Res Treat，2016，4（2）：49-57.

［11］ Jain A，Amin AG，Jain P，et al. Subependymoma：clinical features and surgical outcomes. Neurol Res，2012，34（7）：677-84.

［12］ Tahiri Elousrouti L，Lamchahab M，Bougtoub N，et al. Subependymal giant cell astrocytoma (SEGA)：a case report and review of the literature. J Med Case Rep，2016，10：35.

[13] Cikla U，Swanson KI，Tumturk A，et al. Microsurgical resection of tumors of the lateral and third ventricles：operative corridors for difficult-to-reach lesions. J Neurooncol，2016，130（2）：331-340.

# 病例 16：嗅沟脑膜瘤

## ❀ ［实习医师汇报病历］

　　女性患者，39 岁。主诉"头晕、头痛伴间断呕吐 2 个月"。患者于入院 2 个月前无明显诱因出现头痛、头晕，偶伴有恶心、呕吐，呕吐物为胃内容物，无视物模糊，无听力减退、无大小便失禁，无记忆力减退，患者未予重视。1 个月余前突发抽搐，意识丧失，四肢僵直，双眼凝视，牙关紧闭，口吐白沫，持续 2～3min 后缓解，醒后出现头痛，头晕明显，伴有恶心、呕吐，呕吐物为食物残渣，无大小便失禁，未予进一步治疗。随后症状逐渐加重，呕吐较前频繁，并发现轻微嗅觉减退，遂于当地医院行头颅 CT 示额部占位性病变，考虑脑膜瘤。为求进一步诊治，前来本院，门诊以"颅内占位性病变"收住。患者自发病以来，精神可，食纳、夜休可，二便正常，体重无明显变化。

　　**体格检查**　T 36.6℃，R 21 次/min，P 76 次/min，BP 126/71mmHg。神志清楚，嗅觉减退，余未见明显异常体征。

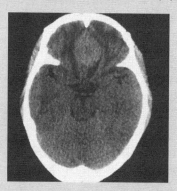

图 2-105　嗅沟脑膜瘤的头颅 CT 表现

　　**辅助检查** 头颅 CT 显示（图 2-105）：颅前窝类圆形占位性病变，密度均匀略高于脑组织，边界清楚，周围组织伴水肿。头颅MRI示（图 2-106）：颅前窝底类圆形占位性病变，呈等 T1 等 T2 信号，大小约 3.2cm×3.5cm×4.8cm，增强后呈均匀一致强化，宽基底位于颅前窝底，周围脑组织伴水肿。

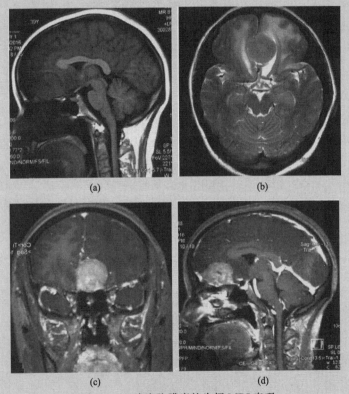

(a)　　　　　　　　　　(b)

(c)　　　　　　　　　　(d)

图 2-106　嗅沟脑膜瘤的头颅 MRI 表现

　　**诊断** 嗅沟脑膜瘤。

　　**治疗** （1）完善术前常规检查　血常规、尿常规、凝血四项、肝肾功能、电解质、心电图、胸部 X 线片。

　　（2）专科检查　嗅觉检查、视力视野眼底检查、头颅冠扫 CT、磁共振及 MRA 检查，必要时可行 DSA 及术前栓塞治疗。

　　（3）待完善术前检查后，择日手术。

**主任医师常问实习医师的问题**

● **目前的诊断考虑什么？**

答：根据病史、查体及影像学表现首先考虑嗅沟脑膜瘤的可能性大。

● **嗅沟脑膜瘤从哪里长出来？ 基底在什么地方？**

答：嗅沟脑膜瘤起源于附着于筛板处的硬脑膜的蛛网膜帽细胞，基底位于筛板。

⊛ ［住院医师或主治医师补充病历］

　　患者中年女性，慢性起病，主诉以"头晕、头痛伴间断呕吐2个月"入院。以嗅觉减退为首发症状，病程中出现高颅压症状及癫痫发作症状。眼科检查患者视力、视野、眼底均未见明显异常。CT可见颅前窝底实质性占位性病变；MRI可见肿瘤呈实性病变，等T1等T2信号，增强后呈均匀一致强化，基底位于颅前窝底，可见脑膜尾征，首先考虑嗅沟脑膜瘤。嗅沟脑膜瘤术前需要行嗅觉检查、视力视野眼底检查、头颅CT及MRI检查。

 **主任医师常问住院医师、进修医师或主治医师的问题**

● **嗅沟脑膜瘤的常见症状有哪些？**

答：嗅觉丧失（患者通常没有察觉）；Foster-Kennedy综合征，表现为同侧视神经萎缩，对侧视盘水肿；精神状态改变，通常表现为额叶症状（情感淡漠、意志缺失等）；尿失禁；部位靠后的肿瘤可能会压迫视神经视交叉而导致视力视野受损；癫痫发作等。

● **对该患者的诊断是否有不同意见？**

答：患者中年女性，慢性起病，追问病史以一侧嗅觉减退为首发症状，CT可见颅前窝底实质性占位性病变，MRI可见肿瘤呈实性病变，等T1等T2信号，增强后呈均匀一致强化，基底位于颅前窝底，可见脑膜尾征，首先考虑嗅沟脑膜瘤。

● **需与哪些常见病变进行鉴别诊断？**

答：（1）嗅神经母细胞瘤　源于嗅神经分布区，是罕见的鼻腔上部肿瘤，主要在鼻腔与鼻旁窦内生长，并向各个方向浸润，如眼眶、颅前窝底、脑内。肿瘤多发生于中年患者，呈长 T1 长 T2 信号。T1 增强呈不均一强化，主体多位于筛窦及颅前窝底。嗅神经母神经瘤的 MRI 表现见图 2-107。

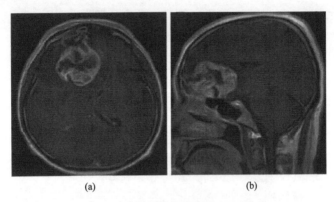

(a)　　　　　　　　　(b)

图 2-107　嗅神经母细胞瘤的 MRI 表现

（2）鞍结节脑膜瘤　多见于中年女性，以视力视野改变为首发症状，且视力损害的程度与肿瘤大小不成比例，内分泌症状缺如，MRI（图 2-108）显示蝶鞍无扩大，鞍区可见等或长 T1、等或长 T2 实质性肿块影，增强扫描为均匀一致强化影，以鞍结节为基底向前后及两侧生长，边界清楚，垂体组织受压变扁，大型蝶骨平台脑膜瘤有时和嗅沟脑膜瘤术前极难区分。

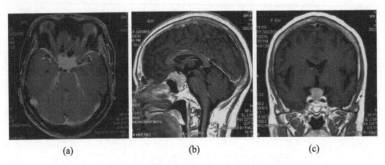

(a)　　　　　　　(b)　　　　　　　(c)

图 2-108　鞍结节脑膜瘤的 MRI 表现

● **嗅沟脑膜瘤的治疗方法有哪些？**

答：(1) 随诊观察　对于一些肿瘤体积较小，或年龄较大，全身基础疾病较严重不适合手术，极度惧怕手术的患者，可以长时间影像学随访。

(2) 手术治疗　是目前治疗嗅沟脑膜瘤的首选方法，手术全切除肿瘤可以获得治愈。

(3) 立体定向外科治疗——γ 刀治疗，适合体积小于 2cm 的肿瘤及手术后残存的肿瘤，但不是首选的治疗方法。

● **嗅沟脑膜瘤的手术入路有哪些？**

答：(1) 单侧额下入路　适合于中小型肿瘤或偏侧生长的肿瘤。

(2) 双侧额下入路　肿瘤体积巨大或者伴有严重脑水肿多采用此入路，其优点是手术路径短，肿瘤暴露相对容易，可以首先处理肿瘤基底，切断肿瘤血供，减少术中出血，直视肿瘤对颅底的侵蚀，术野广阔，操作方便。

(3) 额外侧入路　同单侧额下入路，但可避开额窦。

(4) 翼点入路　可以完全开放侧裂池释放脑脊液，降低颅内压，减少脑牵拉损伤；避免因额窦开放引起的感染风险；可以早期解剖分离肿瘤后界与血管神经的粘连，减少血管神经损伤。

(5) 前纵裂半球间入路　对于包绕前交通动脉的患者，视野更好。

(6) 锁孔入路　适用于肿瘤体积较小的患者。

(7) 鼻内镜下经鼻腔-蝶窦-筛板入路　切除双侧上、中鼻甲，行右侧鼻中隔带蒂黏膜瓣用于颅底重建；切除附着于前颅底的鼻中隔上半部分，向前切除全部前中、后组筛窦气房，向两侧磨除筛窦气房到纸样板。形成前方到额窦，后方到斜坡凹陷，两侧到纸样板（眼眶内壁）、中间是筛板、筛顶、蝶骨平台、鞍结节、鞍底的前颅底手术通道。

● **该患者适合应用哪种手术入路？**

答：该患者可以考虑使用额外侧入路，也可以考虑鼻内镜下经鼻腔-蝶窦-筛板入路，因为患者肿瘤体积较小。

● **冠状切口左侧额外侧入路开颅的要点有哪些？**

答：(1) 患者仰卧位，头高 20°，稍后仰，头架固定。见图 2-109(a)。

（2）左侧前额发迹内弧形切口，依次切开头皮、皮下组织、骨膜。见图 2-108（b）。

（3）切口两端的连线满足眉弓上缘的暴露。

（4）标记正中矢状线。

（5）颅骨钻孔尽量接近颅底，骨窗尽量低。

（6）额窦开放后应将额窦内黏膜尽量取尽，电灼后用庆大霉素浸湿的明胶海绵填塞，并用骨蜡封闭。

本病例患者手术基本过程见图 2-109。

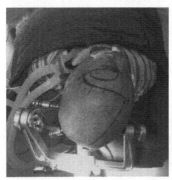

(a) 体位

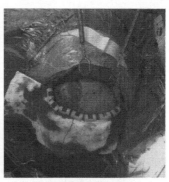

(b) 头皮及骨膜切开，悬吊，显露颅骨和颞肌

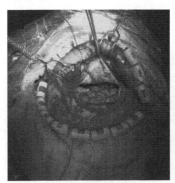

(c) 弧形剪开硬膜并悬吊

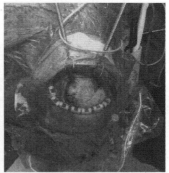

(d) 手术完成，颅骨复位并颅骨连接片固定

图 2-109 手术基本过程

### 嗅沟脑膜瘤切除的要点有哪些？

答：（1）左侧额外侧进入，缓慢释放脑脊液，解剖左侧视神经表面

蛛网膜进一步释放脑脊液。

（2）若术中发现肿瘤侵袭颅前窝底骨质，则用磨钻磨除受累骨质，若怀疑可能发生脑脊液漏，术毕时必须行颅底重建。

（3）当肿瘤体积较大，已包绕大脑前动脉及其分支时，切除时要十分小心，特别是切除肿瘤后上极时，若二者粘连紧密，则不可强求全切，残余肿瘤可用电凝烧灼，以减少复发，但不可将大脑前动脉及其分支一起电凝或切除，否则将产生严重后果。

### ● 嗅沟脑膜瘤术后患者需进行哪些处理？

答：（1）生命体征包括血压、心率、呼吸、体温的监测。

（2）观察患者的意识、瞳孔变化，注意患者视力是否有下降，鼻腔是否有血性漏液。

（3）术前半小时应用抗生素，术后预防性继续使用抗生素 1～2 天，脱水，补液对症治疗。

（4）术后第一天切口换药，第二天复查术后 CT，若无严重颅高压则可行腰椎穿刺。

（5）如果患者术后发热，可重复腰椎穿刺或行腰大池置管引流术。

### ● 嗅沟脑膜瘤术中保护嗅神经的要点有哪些？

答：若术前患者的嗅觉已经丧失，则术后嗅觉恢复的可能性甚小，若术前嗅觉存在，肿瘤体积较小，则术中应尽可能保留嗅神经，特别是健侧嗅神经。对嗅神经的保护要点如下。

（1）显露嗅神经后，沿嗅神经走形方向剪开蛛网膜，尽可能松解。

（2）牵拉额叶时要适度，尽量避免拉断嗅神经。

（3）仔细分离肿瘤与嗅神经的粘连，不要轻易一并切除。

（4）经眉间基底入路时，双侧嗅神经都要分离，且必须至少完整保留一侧嗅神经。

### ● 嗅沟脑膜瘤常见的术后并发症有哪些？

答：（1）术后精神症状 表现为欣快、多语、躁动、不合作等。但多均属一过性，经药物治疗后通常在 1～2 周内渐愈。

（2）嗅觉丧失 多因术中损伤双侧嗅神经引起，如果选用鼻内镜下经鼻腔-蝶窦-筛板入路，嗅觉无法保留。

（3）额叶挫伤、脑肿胀 术中额叶过度牵拉，额底静脉损伤可能导致上述并发症。

（4）下丘脑损伤。

（5）大脑前动脉及其分支损伤　小动脉出血可以明胶海绵或者肌肉压迫止血，大动脉破裂应临时阻断夹阻断血流，行修补或者搭桥手术。

（6）视神经损伤　切除肿瘤时牵拉可能直接影响视神经、视交叉的血液供应。手术中保护视交叉的血供比保护视神经的完整性更为重要。

（7）脑脊液鼻漏　如果选用鼻内镜下经鼻腔-蝶窦-筛板入路，发生此并发症的可能性更大。

### 嗅沟脑膜瘤术后额叶挫伤，脑肿胀的治疗方法有哪些？

答：术后给予加强脱水，补液治疗，注意维持水电解质稳定。复查头颅 CT，若脑内血肿巨大，脑水肿严重，考虑二次开颅去骨瓣减压。

### 额外侧入路切除嗅沟脑膜瘤术后脑脊液鼻漏发生的原因及治疗方法有哪些？

答：额外侧入路切除嗅沟脑膜瘤术后脑脊液鼻漏是由于术中切除肿瘤基底部筛板的硬膜所致，也可以是开颅时额窦开放而处理不当的结果。脑脊液漏的途径是筛窦或额窦-鼻腔-鼻漏。

治疗方法：患者保持平卧位，行腰大池外引流术持续引流 7～10 天，如果还不好转则需再次开颅修补脑脊液漏。

### 如何处理嗅沟脑膜瘤术后视神经损伤？

答：早期应用大剂量糖皮质激素如甲泼尼龙 15～30mg/kg 冲击治疗（3 天）；脱水剂如甘露醇 125ml，静滴，一日 2～3 次；改善微循环，使用血管扩张药、神经营养剂等药物综合治疗。患侧颞浅动脉旁皮下注射复方樟柳碱注射液，每次 2ml，每日 1 次，14 天为 1 个疗程，坚持 1～3 个疗程。神经营养剂包括注射用胞磷胆碱钠肌苷 300mg 隔日一次或 1 次/天球后注射，或者口服甲钴胺片一次 0.5mg，一日 3 次。还可以联合高压氧治疗。

### 主任医师总结

该患者病史、临床症状较典型，结合头颅 CT 及 MRI 检查，诊断明确。治疗嗅沟脑膜瘤首选手术，目前神经外科常用单侧额外侧入路切除肿瘤，手术目标是全切除肿瘤并保留嗅神经。单侧生长的嗅沟脑膜瘤，另一侧嗅丝未被破坏，术前存在嗅觉，术中要保护对侧的嗅神经。偏侧生长的肿瘤，嗅神经移位不大时嗅丝可能未被扯断，应尽量保留，术前嗅觉正常和稍减退的患者保留嗅觉可能性更大。如果患者术前嗅觉丧失，可以考虑行鼻内镜下"经鼻腔-蝶窦-筛板入路"切除肿瘤。额外侧入路对于术中控制动脉损伤出血较理想。术后脑脊液漏发生率较低。鼻内镜下"经鼻腔-蝶窦-筛板入路"是目前国内外讨论热点，此入路适合体积较小的肿瘤，创伤小，术后患者恢复快，但术中不利于控制动脉出血，术后易发生脑脊液鼻漏，无法保留患者嗅觉。

## 参 考 文 献

[1] Nakamura M, Struck M, Roser F, et al. Olfactory groove meningiomas: clinical outcome and recurrence rates after tumor removal through the frontolateral and bifrontal approach. Neurosurgery, 2007 May, 60 (5): 844-852.

[2] Bitter AD, Stavrinou LC, Ntoulias G. The Role of the Pterional Approach in the Surgical Treatment of Olfactory Groove Meningiomas: A 20-year Experience. J Neurol Surg B Skull Base, 2013 Apr; 74 (2): 97-102.

[3] 欧绍武, 王军, 王运杰等. 嗅沟脑膜瘤显微手术治疗 20 例报告. 中国临床神经外科杂志, 2011, 16 (1): 49-51.

## 病例 17：蝶骨嵴脑膜瘤

◈ ［实习医师汇报病历］

　　患者女性，45 岁。因"左眼视力下降 1 年，加重 1 个月"入院。患者 1 年前无明确诱因出现左眼视力下降，未予重视。近 1 个月患者左眼视力下降加重，间断性视物重影，伴记忆力下降。偶有头晕、头痛及右下肢活动不灵，无恶心呕吐。就诊于当地医院，行头颅 MRI 检查提示左侧蝶骨嵴占位性病变。为求进一步诊治来本院。患者发病以来一般状态可，食欲差，体重无明显改变，二便正常。

体格检查　　T 36.4℃，R 15 次/min，P 86 次/min，BP 126/77mmHg。双眼视力 R 为 1.0，L 为 0.6，偶有双眼视物复视。双侧眼球活动可，双侧瞳孔等大正圆，对光反应正常。右下肢活动欠灵活，肌力 4$^+$级。

辅助检查　　头颅 MRI（图 2-110）提示左侧蝶骨嵴内侧占位性病变，考虑脑膜瘤可能性大。

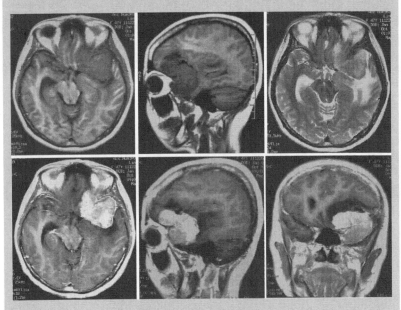

图 2-110　左侧蝶骨嵴占位性病变

诊断　　左侧蝶骨嵴脑膜瘤（内侧型）。

治疗　　完善术前常规化验，血型、血常规、肝肾功能、电解质、凝血功能等。完善心电图检查及胸部 X 线检查。拟择期手术治疗。

⊛ ［住院医师或主治医师补充］

进一步查体发现患者左侧眼周及额部皮肤浅感觉较右侧减退。完善眼底检查，补充做头颅 CTA 检查（图 2-111）。

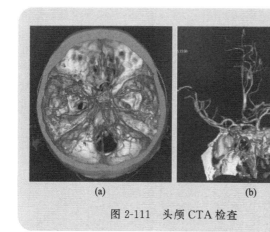

彩图:图2-111

(a)　　　　　　　　(b)

图 2-111　头颅 CTA 检查

### 主任医师常问住院医师、进修医师或主治医师的问题

#### ● 目前诊断考虑什么疾病？ 其诊断依据是什么？

答：患者病史较长，症状呈慢性进行性加重。MRI 表现：T1WI 呈略低信号，T2WI 呈略高信号，周围脑组织受压。增强后病变明显强化，且强化较均匀，有脑膜尾征。故诊断考虑为蝶骨嵴脑膜瘤（内侧型）。

#### ● 该患者为何会出现复视？

答：动眼神经自脚间窝出脑，向前进入海绵窦外侧壁，经眶上裂出颅。肿瘤位于蝶骨嵴内侧 1/3，体积巨大，向内压迫海绵窦区域，导致同侧动眼神经受压出现复视。

#### ● 需与哪些疾病相鉴别？

答：内侧型蝶骨嵴脑膜瘤常需与其他鞍旁病变相鉴别。如脑膜瘤、侵袭性垂体瘤、神经鞘瘤、海绵状血管瘤、转移瘤、表皮样囊肿、脊索瘤等，有时也需与部分脑内病变相鉴别，如胶质细胞瘤、淋巴瘤、转移癌等。

（1）脑膜瘤　在 CT 平扫上常呈稍高密度或等密度，期内可有钙化，常伴相邻骨质增生。MRI 扫描中 T1WI 呈略低信号，T2WI 呈略高信号，增强后均匀强化，可见特征性脑膜尾征。

（2）侵袭性垂体瘤　MRI 扫描肿瘤累及鞍内，T1WI 呈等信号，

T2WI 呈等信号或高信号，其内可有囊性变。增强后强化较明显。鞍旁结构受累常见，如颈内动脉、海绵窦及鞍旁骨质等。

（3）神经鞘瘤　该部位的神经鞘瘤最易累及三叉神经。肿瘤呈膨胀性生长，可伴有囊性变。CT 上呈等密度或低密度信号，可伴有骨质破坏。MRI 扫描 T1WI 呈低或等信号，T2WI 呈高信号，增强后明显强化。

（4）海绵状血管瘤　海绵窦区海绵状血管瘤与硬膜关系密切，常影响术前诊断。肿瘤常累及海绵窦及周围结构。CT 扫描病变呈等或高密度，钙化常见。MRI 扫描 T1WI 呈稍低或低信号，T2WI 呈高信号，增强后呈明显强化。肿瘤在 MRI 上常显示为累及鞍内外的哑铃型结构。见图 2-112。

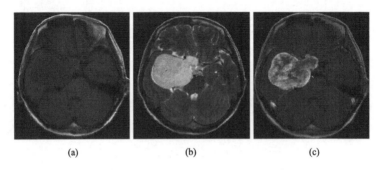

(a)　　　　　　　　(b)　　　　　　　　(c)

图 2-112　海绵窦区海绵状血管瘤的影像资料

转移瘤常由邻近部位的肿瘤直接侵袭而来，最常见的为鼻咽癌。也可由其他远隔部位肿瘤经血行转移而来，如肺癌、乳腺癌等。转移瘤常呈侵袭性生长，常见骨质破坏，且增强后强化明显。

### ● 蝶骨嵴脑膜瘤有哪些分型？

答：Cushing 根据按肿瘤形态见其分为球型和扁平型。依据肿瘤在蝶骨嵴不同部位将其分为三大类：蝶骨嵴内侧 1/3 型（称床突型）、中侧 1/3 型（称小翼型）和外侧 1/3 型（称大翼型），分别起源于前床突、蝶骨小翼及蝶骨大翼。Watt 主张将其简化为内侧型和外侧型，目前内侧型指起源于前床突和蝶骨小翼的内侧部分，其外为外侧型。

### ● 蝶骨嵴脑膜瘤血供来源有哪些？

答：大多数脑膜瘤具有颈内颈外双重血供。有研究结果将蝶骨嵴脑膜瘤按血供来源分为 4 型。Ⅰ型：单纯由颈外动脉供血。Ⅱ型：颈外和颈内动脉双重供血，但以颈外动脉为主。Ⅲ型：颈外和颈内动脉双重供血，以颈内为主。Ⅳ型：单纯由颈内动脉供血。

## 蝶骨嵴内 1/3 脑膜瘤可出现海绵窦综合征及 Foster-Kennedy 综合征，这两种综合征的表现是什么？

答：海绵窦综合征，蝶骨嵴内侧肿瘤可压迫海绵窦外侧壁，导致动眼神经、滑车神经、展神经、三叉神经第 1 支麻痹引起相关症状，如患侧眼睑下垂，眼睑和结膜水肿，眼球突出以及眼外肌麻痹等，当三叉神经受累时，可出现相应支配区域感觉异常。

Foster-Kennedy 综合征：肿瘤压迫一侧视神经，导致患侧视神经周围的蛛网膜下腔闭塞，引起原发性视神经萎缩而不出现视盘水肿，但对侧视神经由于颅内压增高出现视盘水肿。

## 蝶骨嵴脑膜瘤的治疗策略是什么？

答：目前蝶骨嵴脑膜瘤的治疗仍以手术切除为首选。对于手术残留及复发的肿瘤，或患者状态不能耐受手术的病例，可考虑放射治疗、激素治疗等非手术疗法。

## 如何选择蝶骨嵴脑膜瘤手术入路？

答：脑膜瘤手术入路设计需满足术中可尽早离断肿瘤基底，在暴露充分的同时尽量减少对脑组织的损伤。目前蝶骨嵴脑膜瘤手术入路多选择翼点入路，以及依据肿瘤的大小和生长方向而设计的各式改良的翼点入路。亦有主张应用眶、颧入路以获得更低的暴露范围。

## 蝶骨嵴脑膜瘤手术入路的要点有哪些？

答：（1）翼点入路对体位要求较高，原则上应置额颞缝于最高点，顶部略低，以利于术中暴露。

（2）充分解剖侧裂有利于深部视野的暴露和减少对脑组织的牵拉。

（3）蝶骨嵴咬除的程度将直接影响术野暴露的角度，在保留眶壁完整的前提下尽量咬除蝶骨嵴。

（4）在切除肿瘤时应首先离断肿瘤基底部，切断肿瘤血供。若肿瘤体积巨大可先行肿瘤内减压。

（5）对于蝶骨嵴内 1/3 的肿瘤，应注意保护内侧的血管、颅神经及海绵窦结构，切记一味追求全部切除而导致术后严重并发症。

## ● 脑膜瘤手术切除程度分级如何？

答：脑膜瘤手术切除程度（simpson）分级如下。

Ⅰ级：肿瘤全部切除并切除肿瘤累及的硬膜和颅骨。

Ⅱ级：肿瘤全部切除，电灼附着硬膜。

Ⅲ级：肿瘤全部切除，未处理肿瘤附着的硬膜或硬膜外部分。

Ⅳ级：肿瘤部分切除。

Ⅴ级：肿瘤减压或活检。

## ● 蝶骨嵴脑膜瘤术后的常见并发症有哪些？

答：术后常见并发症除头痛、发热外，蝶骨嵴内 1/3 脑膜瘤由于累及视神经、动眼神经、滑车神经、展神经及海绵窦结构，所以术后可出现视力视野改变、动眼神经麻痹以及面部感觉障碍等并发症。

### 主任医师总结

该患者以进行性视力下降为主诉入院，伴有复视及颅内压增高症状。头颅 MRI 提示病变位于左侧蝶骨嵴内 1/3，T1WI 呈略低信号，T2WI 呈略高信号，增强后明显强化，强化信号较均匀，并可见脑膜尾征。诊断首先考虑蝶骨嵴内侧脑膜瘤。完善术前常规检查及头颅 CTA 检查以明确肿瘤与血管关系。

治疗首选手术切除，手术入路多选择翼点入路。由于病变区域结构复杂，术后可出现视神经、动眼神经、滑车神经、展神经功能障碍等并发症。为达到精准神经外科的要求，临床中应用多模态技术辅助手术计

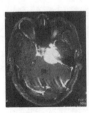
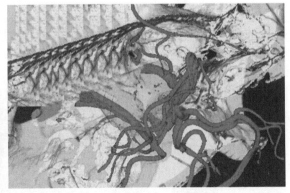

图 2-113　颅底 3DCT 与头血管 CTA 融合重建

划的制订及手术切除过程。即术前将可获得的影像学资料进行融合及
3D 重建（图 2-113），将需求的信息有效整合，全面地展示病变区域的
解剖结构，指导手术计划的制订。术中导航技术实时显示手术进程，结
合术中电生理检测等技术有效地保证手术的安全实施。

## 参 考 文 献

［1］ 杨树源，张建宁. 神经外科学. 北京：人民卫生出版社，2015：504-536.

［2］ 沈天真，陈星荣. 神经影像学. 上海：上海科学技术出版社，2004：449-458.

［3］ Kehrli P，Ali M，Reis M，et al. Anantomy and embryology of the lateral sellar com-
partment（cavernous sinous）medial wall. Neurol Res，1998，20：585-592.

［4］ 李坚，姚振威，曹代荣. 鞍旁肿瘤的 MR 诊断及鉴别诊断［J］. 中国医学计算机成像
杂志，2009，15（4）：302-308.

［5］ 孙云，张方成. 蝶骨嵴脑膜瘤的诊断与治疗［J］. 中国临床神经外科杂志，2010，15
（4）：247-249.

［6］ 毛颖，陈亮，周良辅. 蝶骨嵴脑膜瘤的诊断和治疗［J］. 中国临床神经外科杂志，
2002，7（6）：325-327.

［7］ 余新光，周定标，张纪等. 内侧型蝶骨嵴脑膜瘤的显微外科治疗［J］. 中华神经外科
杂志，1998，14（2）：84-86.

［8］ 陈海宁，汪业汉. 蝶骨嵴脑膜瘤手术治疗若干问题探讨［J］. 中国临床神经外科杂
志，2005，10（5）：336-338.

［9］ 臧贻征，程远. 内侧型脑膜瘤的治疗进展［J］. 国际神经病学神经外科杂志，2007，
34（6）：558-561.

［10］ 梁奕，周杰，杜柏林. 鞍旁海绵状血管瘤与脑膜瘤的 MR 鉴别诊断［J］. 医学影像
学杂志，2015，25（6）：1103-1105.

# 病例 18：原发性中枢神经系统淋巴瘤

⊛ ［实习医师汇报病历］

　　患者女性，53 岁，因"右侧肢体无力半年余，加重 10 天"入
院。患者于半年前无明显诱因出现右侧肢体无力，行走时常跌倒，未
在意，未进行治疗；10 天前右侧肢体无力加重，右上肢不能上抬，
握手尚可，右下肢不能活动；无头痛、头晕，无恶心、呕吐，无肢体
抽搐及大小便失禁。为求诊治递至当地医院就诊，行头颅 MRI 检查示

颅内多发占位性病变，给予甘露醇、糖皮质激素对症处理（具体剂量不详），症状改善不明显，今为求明确诊治，遂来本院，门诊以"颅内占位性病变（淋巴瘤？左额、左顶、眶回、直回，基底节）"收治入院，患者自发病以来，神志尚清楚，精神差，饮食差，两便正常，近期体重改变明显。

**体格检查** T 36.4℃，R 18 次/min，P 78 次/min，BP 100/68mmHg。神志清楚，可对答、能言语，定向力、计算力、记忆力基本正常。嗅觉粗测正常、双眼视力及视野无异常，双侧瞳孔等大正圆，左：右＝3.0cm，直接、间接对光反应灵敏；双侧眼球活动自如，眼睑无下垂、水肿；张口下颌无偏斜，咀嚼有力，角膜反射正常；双侧额纹、鼻唇沟对称，面部表情自如；双肩耸肩右侧偏弱，无胸锁乳突肌萎缩，伸舌居中，左侧肌力4级，右侧肌力0级，全身感觉无异常；指鼻实验、轮替实验、跟膝胫实验左侧正常，右侧不能引出，生理反射存在，右侧病理征阳性。

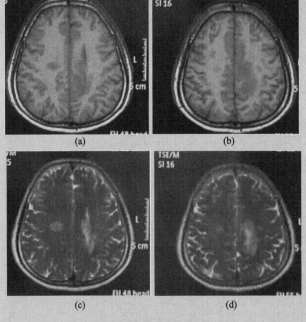

(a)　　　　　　　　　　(b)

(c)　　　　　　　　　　(d)

图 2-114　头颅 MRI 平扫表现

辅助检查 头颅 MRI 检查示：左额、左顶、眶回、直回，基底节可见不规则多发占位性病变，呈长 T1、长 T2 信号影（图 2-114），注射对比剂后强化明显（图 2-115），CT 平扫为等密度表现（图 2-116）。

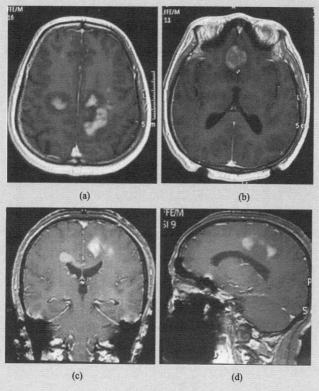

(a)　　　　　　　　　　　　(b)

(c)　　　　　　　　　　　　(d)

图 2-115 头颅 MRI 增强扫描表现

诊断 原发性中枢神经系统淋巴瘤（左额、左顶、眶回、直回，基底节）。

治疗 完善术前准备，包括血常规等三大常规、凝血功能、肝肾功能、骨髓细胞学检查、全脊髓 MRI 扫描、眼底镜检查、电解质检验，完善心电图、胸部平片、腹部 CT、HBV、HIV、HCV 等常规术前评估。

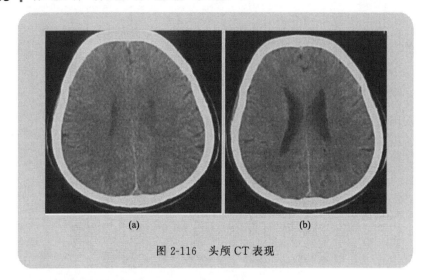

(a)                                          (b)

图 2-116　头颅 CT 表现

### 主任医师常问实习医师的问题

#### 目前考虑的诊断是什么？

答：目前考虑的诊断是原发性中枢神经系统淋巴瘤（primary central nervous system lymphoma，PCNSL）。

原发性中枢神经系统淋巴瘤的常见发病部位为基底节、胼胝体、脑室周围白质和小脑蚓部，也常累及软脑膜、脉络丛和透明隔；T2 加权像上淋巴瘤瘤体与水肿区的界限较明显，呈"牛眼征"，而胶质细胞瘤瘤体与水肿区界限不明显；增强后呈团块状或结节状明显强化，此为淋巴瘤特征性变现；部分强化病灶可有局限性内凹，使整个病灶看似马鞍状。

#### 原发性中枢神经系统淋巴瘤的主要临床表现是什么？

答：原发性中枢神经系统淋巴瘤病程较短，大多在半年以内，其主要症状与体征因其病理上的占位性病变或弥散的瘤周水肿引起的，早期主要表现颅高压的症状，并常伴随精神方面的改变，如性格改变和嗜睡等，局限性体征取决于肿瘤的部位和范围，可出现肢体麻木、瘫痪、失语和共济失调等，癫痫少见。

Hochberg 和 Miuer 将临床表现主要表现为以下四组。

（1）脑部受累症状 主要表现为头痛、视物模糊、性格改变，另外根据病变部位会出现相应的临床表现。

（2）软脑膜受累症状 此类患者在 CSF 检测时蛋白和淋巴细胞计数明显升高。

（3）眼部受累症状 因为约有 20％的原发淋巴瘤的患者眼部受累，因此怀疑中枢系统淋巴瘤的患者，应做眼底检查。

（4）脊髓受累症状 少见。

### ● 原发性中枢神经系统淋巴瘤的影像学特点有哪些？ 其机制是什么？

答：（1）原发性中枢神经系统淋巴瘤常起自血管周围间隙内的单核吞噬细胞系统，因为脑内靠近脑表面及脑室旁血管周围间隙较明显，故肿瘤发生在近中线深部脑组织其一侧常与脑室室管膜相连，或肿瘤靠近脑表面。肿瘤也容易累及胼胝体而侵犯对侧半球。

（2）肿瘤细胞排列紧密，细胞间隙水分少，核浆比例高，且密度较均匀。固 CT 扫描时常呈高密度或等密度，且密度较均匀。少数淋巴瘤在 CT 上呈现低密度。

（3）肿瘤边缘常欠清楚，形态不规则，因此在核磁增强像上常有中心增强明显，而瘤体外周呈"模糊感"。这可能与肿瘤细胞沿血管周围间隙浸润生长有关。

（4）肿瘤周围水肿及占位效应一般较轻，即占位效应与肿瘤大小不成比例，尤其是弥漫性浸润性生长者病变范围广泛，而占位效应较轻。

（5）MRI T1 呈等或稍低信号影，T2 呈与灰质相似的等信号，或低于周围水肿的稍高信号，原发性中枢神经系统淋巴瘤的血供通常不丰富，但由于肿瘤以血管周围间隙为中心向外呈浸润性生长，容易破坏血脑屏障导致造影剂漏出，故 MRI 增强扫描时病灶呈均质显著强化。

### ❀ ［住院医师或主治医师补充病历］

患者女性，53 岁，慢性病程，主因"右侧肢体无力半年余，加重 10 天"，病史及查体无补充，入院后行眼底镜检查示：视乳头边界模糊，A：V＝2：3，颜色苍白色。

血常规检查：白细胞计数正常，淋巴细胞 2.99×10⁹/L；淋巴细

胞百分率29.4%

脊髓MRI、胸部CT检查结果：全脊髓及肺部、纵隔未见明显占位性病变（图2-117）。

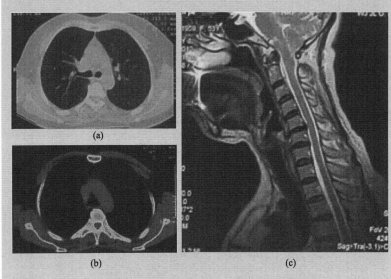

图2-117　脊髓MRI及胸部CT表现

骨髓穿刺特征：①骨髓取材、涂片、染色良好；②骨髓增生未见活跃；③淋巴细胞占13%。

 **主任医师常问住院医师、进修医师或主治医师的问题**

### 对该患者的诊断是否有不同意见？

答：患者中年女性，慢性起病，多发病灶位于脑组织深部（左额、左顶、眶回、直回，基底节）MRI增强示肿瘤中心增强明显，而瘤体外周呈"模糊感"，这是与淋巴瘤细胞沿血管周围间隙浸润生长有关，且瘤周水肿不明显，基于此首先考虑诊断为原发性中枢神经系统淋巴瘤的。

### 原发性中枢神经系统淋巴瘤术前诊断为什么显得尤为重要？

答：原发性中枢神经系统淋巴瘤大约占到颅内肿瘤的4%，而恶性胶质细胞瘤占到颅内肿瘤的50%，但是由于该肿瘤的弥漫浸润性生长的特点与胶质细胞瘤相似，常使得两者难以鉴别。但是原发性中枢神经系统淋巴瘤与胶质细胞瘤的治疗、预后均存在着较大的差异，胶质细胞瘤通常需要手术切除，而原发性中枢神经系统淋巴瘤只需要放化疗就能取得相对乐观的预后，因此术前的确切诊断对手术方案及治疗方法的选择至关重要。

### 需要与原发性中枢神经系统淋巴瘤的鉴别诊断的疾病有哪些？

答：(1) 转移瘤　脑转移瘤的瘤周水肿一般较明显，且占位效应比较明显，而淋巴瘤的占位效应较轻，转移瘤多成环形强化，而淋巴瘤多成均质强化；转移瘤好发于皮髓质交界处，而淋巴瘤常发生在近中线脑室周围或脑表结构。

(2) 病毒性脑炎　呈弥漫性分布时常有灰质受累较严重或以脑回侵犯为主要表现，MRI T2 呈弥漫性脑回样高信号是其特征，淋巴瘤不会出现脑回样高信号。淋巴瘤在 CT 扫描时多成等密度或稍高密度，而病毒性脑炎多成低密度；淋巴瘤增强扫描时呈显著均质强化，而病毒性脑炎一般不强化，或病灶周围仅有轻度强化。

(3) 胶质母细胞瘤　淋巴瘤 CT 密度和 MRI 信号较均匀，而胶质母细胞瘤 CT 密度和 MRI 信号不均匀；淋巴瘤均质显著强化，而胶质母细胞瘤通常不均质、不规则环形强化；当淋巴瘤与胶质母细胞瘤鉴别困难时 MRI 氢质子波谱可提供重要的鉴别信息，肿瘤实质部分出现明显的脂质波提示淋巴瘤的可能性大。

### 脑脊液检查在诊断原发性中枢神经系统淋巴瘤中的地位如何？

答：原发性中枢系统淋巴瘤通过非有创的检查能够确诊是每个神经外科大夫的良好愿景，通过脑脊液检查在 PCNSL 诊断中的价值直到最近才被人们重视，多数 PCNSL 患者脑脊液生化检查可见轻度蛋白水平升高，在脑脊液中获得直接细胞学证据有助于确诊那些累及脑膜的病例，但恶性细胞检出率不高，只有 10％～30％确诊病例脑脊液可发现恶性细胞。最近有报道应用流式细胞仪或 PCR 技术可检测脑脊液中细胞免疫球蛋白的表面抗原或球蛋白重链有助于提高检出率，但目前尚未有统一的标准，临床应用有限。

### 如何看待原发性中枢神经系统淋巴瘤合并眼征？

答：临床统计发现原发性中枢神经系统淋巴瘤约有 20％患者会出

现眼部症状，具体表现为出现视物模糊、视力障碍、飞蚊症，因此，原发性中枢神经系统淋巴瘤诊断前做眼底镜检查是必不可少的。但是关于累及眼征的患者目前尚无统一的治疗方案，大量的文献汇总显示：一般通过系统的给药方法，眼球后房部位可达到有效的血药浓度，眼部局灶性治疗诸如针对眼球局部的放疗及玻璃体内注射化疗药均具有可行性。

🌀 ［主治医师再次补充病历］

> 术后病理回报：淋巴瘤（弥漫大 B 细胞型淋巴瘤）。

## ❓ 主任医师常问住院医师、进修医师或主治医师的问题

### ● 确诊原发性中枢神经系统淋巴瘤主要依靠什么方法？

答：因为原发性中枢神经系统淋巴瘤与胶质细胞瘤及其他颅内其他病变的治疗、预后均存在着较大的差异，术前诊断起着至关重要的作用，而无论常规的 MRI 还是代谢影像方法皆存在一定的不足之处，故推荐立体定向穿刺活检术，才能明确病理诊断，为患者下一步的治疗者提供最佳的方案。目前，多数作者都推荐使用立体定向活检作为标准治疗。因为研究发现，与那些仅接受立体定向活检手术的患者相比，接受肿瘤完全切除与大部分切除的患者其治疗效果并无明显优势。而次全切除还会导致神经功能受损的风险提高。

### ● 原发性中枢神经系统淋巴瘤病理活检围手术期应注意什么？

答：原发性中枢神经系统淋巴瘤治疗前必须要经过组织病理学确认，其活检应在立体定向或导航引导下进行穿刺。临床上，一般不建议在活检前使用类固醇类药物。虽然类固醇可迅速缩小肿块和改善症状，由于这类药物有裂解细胞的作用，它不仅可以显著的降低肿瘤在 CT 以及 MRI 上的增强信号以及体积，因此类固醇可掩盖病理学特征，影响诊断。对于活检前已经使用类固醇的患者，活检时已经缓解或活检提示非特异性炎症，推荐连续 MRI 监测提示肿块增长时再次活检。术后 6h 应常规查头颅 CT，以排除术后穿刺灶是否出血，指导下一步治疗方案。

［主治医师再次补充病历］

术后第5天，患者病情平稳，未诉特殊不适。查体同术前，嘱继续放化疗。

## 主任医师常问住院医师、进修医师或主治医师的问题

### ● 目前原发性中枢神经系统淋巴瘤的治疗方法有哪些？

答：（1）手术

① 为了迅速降低颅内压，对于颅内大肿块和出现脑疝急性症状的患者可手术治疗。

② 对于疑似原发性中枢神经系统淋巴瘤为单病灶和可切除病灶患者，是否建议手术或需要组织活检，专家组并未达成共识。因为研究发现，与那些仅接受立体定向活检手术的患者相比，接受肿瘤完全切除与大部分切除的患者其治疗效果并无明显优势。而次全切除还会导致神经功能受损的风险提高。

（2）化疗　值得一提的是传统的 CHOP 方案和其他类似 CHOP 方案不推荐用于原发性中枢神经系统淋巴瘤的治疗。

甲氨蝶呤是治疗中枢神经系统淋巴瘤最有效的药物。它通常与长春新碱、甲基苄肼、阿糖胞苷、利妥昔单抗、异环磷酰胺联合使用，如果考虑到毒性作用，也可以单药治疗。要使药物透过血脑屏障，静脉使用甲氨蝶呤必须使用高浓度（$3.5g/m^2$）。在静脉使用甲氨蝶呤的基础上额外给予预防性的鞘内注射甲氨蝶呤是不推荐的，除非在脑脊液中确定出现瘤细胞时可以考虑给予鞘内注射甲氨蝶呤。甲氨蝶呤有引发肾功能衰竭的可能造成致命的风险，导致甲氨蝶呤的延迟排出加剧了他的毒性，利用谷卡匹酶这种药物实施早期干预，来加强甲氨蝶呤的清除，降甲氨蝶呤的血浆浓度，可以预防严重毒性的发生。

（3）放疗　从历史上讲，为了克服这类疾病多灶性的特点，WBRT（全脑放疗）曾经是治疗这种疾病的标准治疗。很多研究都显示高剂量的放疗对这种疾病效果的局限性，因此目前推荐分割放疗，尽管单纯放疗在初始治疗中能显示较好的疗效，但反复多次的复发使得患者的总生存期较短，只有 12~17 个月。这一令人沮丧的结果使得后来的研究集中于在放疗前实施以甲氨蝶呤为基础的化疗。这一方案使得治疗反应率

提高到不可思议的 94%，将总生存期延长到 33～60 个月。然而，很多 3～4 级的血液毒性反应（最高达 78%）以及放疗诱导的迟发性神经毒性作用有时也会导致患者死亡，但是年轻患者（＜60 岁）一般反应较好，老年患者发生神经毒性作用的比例更高。

化疗结束后，通常给予巩固性放疗作为初始治疗，来提高治疗反应和改善预后。放疗前实施化疗，相比于放疗后实施化疗，被强调是更为合理的方案，这一观点有以下的理论基础：化疗在放疗前实施比在放疗后实施毒性更小；在放疗前实施化疗更容易使药物达到局部组织，因为肿瘤可以明显破坏血脑屏障，而放疗后可以使修复和关闭血脑屏障；在放疗前实施化疗可以使医生更好、单纯地评价化疗的效果。

由于 60 岁以上的患者在接受巩固性放疗时可能产生致死的毒性作用，因此目前的一些研究主张在化疗后延迟放疗。接受化疗的完全反应率是 42%～61%，总生存时间从 14～55 个月不等。然而，有一大部分患者由于年龄过大或是身体原因放弃了首次放疗，可能无法实现对化疗的完全反应，而需要进一步的全脑放疗。

### ● 立体定向活检术的适应证及禁忌证有哪些？

答：（1）适应证

① 常规的开颅手术难以达到的脑深部病变，或者是由于各种原因不能耐受开颅手术而必须明确病变性质者。

② 病变多发且弥漫者，为明确病理指导下一步治疗。

③ 病变位于脑重要功能区，预计开颅术后造成严重的神经功能缺失者。

④ 怀疑炎症性病变、生殖细胞瘤、淋巴瘤、慢性肉芽组织性病变或全身疾病造成的脑内病变。

⑤ 肿瘤复发与放射性坏死做出鉴别诊断者。

⑥ 准备接受间质内放疗，立体定向放射治疗或化疗，必须得出病理诊断者。

⑦ 侵袭性病灶无明显占位效应和明确神经症状，开颅手术可能会加重症状。

⑧ 经各种影像学检查仍未能明确病变性质者。

（2）禁忌证

① 开颅手术易切除的病变。

② 脑室内病变。

③ 呈弥漫性生长的脑干病变。

④ 怀疑为血管性病变患者。

⑤ 凝血障碍的患者。

### 选择立体定向活检术的靶点应该注意什么？

答：立体定向活检术的靶点一般选取在病灶的边缘或强化明显的部位的边缘，因为该部位是病变组织细胞分化生长活跃区，而病灶中心多为坏死区，活检阳性率低，强化最明显的部位则为多血管区，活检易导致出血（图 2-118）。

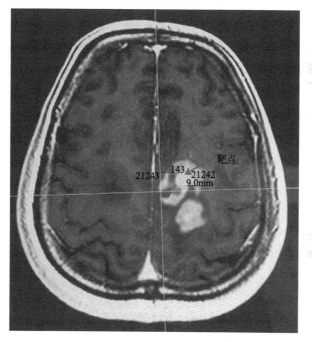

图 2-118　立体定向活检术靶点

### 立体定向活检术中严重的并发症是术区出血，出血的原因及相应的处理措施有哪些？

答：出血的原因主要有以下几点。

（1）活检穿刺的过程中穿刺针损伤皮质或脑内的血管。

（2）颅内肿瘤大多血运丰富，瘤体内丰富的毛细血管网及异常的血管壁发育不完全的血管结构，活检时极易导致出血。

一旦出血，应将活检针留置靶点内，缓慢取出枕芯观察一般可自行停止，必要时可将细长的明胶海绵通过外套管推送至靶点压迫止血。如果出血量较大，造成脑压迫症状者应开颅清除血肿。

## 如何看待立体定向活检术"假阳性"？

答：立体定向活检术的阳性率是非常高的，出现的假阳性的可能原因主要有几点：病灶靠近脑室系统；组织质地硬活检针不能穿透病灶；但是我们必须要明确一个问题：立体定向活检的取材仅仅是病灶很小的局部，虽然我们取材时根据穿刺轨道多点取材，但是仍然存在极个别病例的局部，不能代表病灶整体的病理结果，例如对生殖细胞瘤的活检结果是纯生殖细胞瘤，但是鉴于生殖细胞瘤的生物学特点，我们也不能完全排除肿瘤主体是混合生殖细胞瘤的可能。

## 主任医师总结

原发性中枢神经系统淋巴瘤为淋巴结外非霍奇金淋巴瘤，病变可累及脑组织、软脑膜、脊髓和视神经。然而目前在诊断方面仍面临巨大的挑战。MRI表现缺乏特异性，因此主要通过神经病理学检查得以确诊。

原发性中枢神经系统淋巴瘤是一种侵袭性非常高的疾病，主要累及大脑、脊髓、眼睛、脑膜和颅神经，很少全身累及。大多数（＞90%）原发性CNS淋巴瘤组织学与弥漫大B细胞淋巴瘤相同。

原发性中枢神经系统淋巴瘤的发病率在老年患者中较高，而老年患者也占免疫功能正常原发性中枢神经系统淋巴瘤中的大多数。

尽管原发性中枢神经系统淋巴瘤预后仍较差，但最近二十年由于新治疗方案的出现，其预后大大改善。原发性中枢神经系统淋巴瘤对化疗和放疗都很敏感，但患者缓解的持续时间通常较短，而血脑屏障又使很多化疗药物不能进入中枢神经系统。此外，老年患者极有可能出现严重的治疗相关神经毒性作用和副作用，这就给治疗带来了很大的挑战性。

## 参 考 文 献

[1] Grommes C, DeAngelis, Primary CNS Lymphoma. Clinical Oncology - published online before print June 22, 2017.

[2] Yamasaki F, Takayasu T, Nosaka R, et al. Magnetic resonance spectroscopy detection of high lipid levels in intraaxial tumors without central necrosis: a characteristic of malignant lymphoma. Neurosurgery, 2015, 122 (6): 1370-1379.

[3] Liang R，Li M，Luo J，et al. Role of rCBV values derived from dynamic susceptibility contrast-enhanced magnetic resonance imaging in differentiating CNS lymphoma from high grade glioma：a meta-analysis. Clin Exp Med，2014，7（12）：5573-5577.

[4] Kickingereder P，Wiestler B，et al. Primary central nervous system lymphoma and atypical glioblastoma：multiparametric differentiation by using diffusion-，perfusion-，and susceptibility-weighted MR imaging. Radiology，2014；272（3）：843-850.

[5] Okada Y，Nihashi T，Sahm F，et al. Differentiation of newly diagnosed glioblastoma multiforme and intracranial diffuse large B-cell Lymphoma using（11）C-methionine and（18）F-FDG PET. Clin Nucl Med，2012，37（9）：843-849.

[6] Guo J，Yao C，Zhuang D，et al. The relationship between Cho/NAA and glioma metabolism：implementation for margin delineation of cerebral gliomas. Acta Neurochir（Wien），2012，154（8）：1361-1370.

# 病例 19：脑干海绵状血管瘤

## ❀ ［实习医师汇报病历］

　　患者男性，41 岁。主诉"右侧肢体麻木 3 个月余，加重伴复视 20 天"入院。患者于入院前 3 个月余，无明显诱因出现右侧肢体麻木，表现为右侧上肢、右手桡侧半、右侧臀部及小腿外侧麻木，不伴有运动障碍，无痛觉过敏，麻木症状呈持续性，可忍受。曾于当地医院就诊，口服甲钴胺、维生素 B$_6$ 等营养神经对症治疗，上述症状无缓解。20 天前，患者无明显诱因自觉右侧肢体麻木症状加重，伴有复视，表现为向左侧注视时复视症状明显，其余方向不明显。因影响驾驶，遂于当地医院就诊，行头部影像学检查，发现脑干占位性病变。病程中，患者无明显头痛，无恶心、呕吐，无明显发热，饮食可，二便正常

　　体格检查　双瞳正圆、等大，对光反应灵敏，左眼外展受限；双侧面纹对称；右侧肢体浅感觉减退，无触痛；深感觉对称，双侧上下肢肌力及肌张力正常。

　　辅助检查　头颅 CT（图 2-119）示脑干背侧类圆形稍高密度影，大小约 16mm×17mm，第四脑室受压变窄。头颅 MRI 示（图 2-120）桥脑背侧偏左可见圆形不均匀短 T1 混杂 T2 信号影，边缘可见短 T2

信号环影，第四脑室前缘稍受压。增强扫描（图 2-121）示脑干背侧异常信号未见明显强化。脑桥内条状强化血管影，考虑海绵状血管瘤。

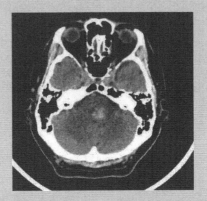

图 2-119　脑干占位性病变的 CT 表现

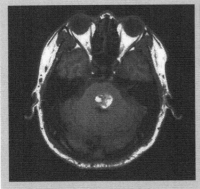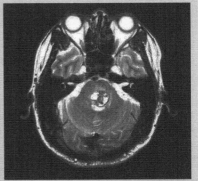

(a) T1WI　　　　　　　　　　　　　(b) T2WI

图 2-120　脑干占位性病变的 MRI 表现

　　诊断　颅内占位性病变（脑桥，偏左侧）：海绵状血管瘤。

　　治疗　（1）完善术前常规检查　血常规、尿常规、凝血四项、肝肾功能、感染免疫、生化、心电图、胸部 X 线片。

　　（2）专科检查　视力视野检查、纯音测听，脑干诱发电位，面神经传导速度，头部 CT、MRI。

（3）待完善术前检查后，根据影像学特点决定手术时机，择日手术。

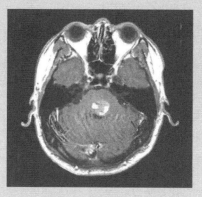

图 2-121 脑干占位性病变的 MRI 增强扫描

## 主任医师常问实习医师的问题

### ● 目前的诊断考虑什么？

答：根据病史、查体及影像学表现首先考虑海绵状血管瘤的可能性大。

### ● 该患者病变的部位在哪里？ 局部的重要解剖结构有哪些？ 如何解释患者的目前症状？

答：该患者病变位于脑干内，具体定位于脑桥背侧。

该部位主要的解剖结构包括面丘及脑桥内的神经传导束，其深方为展神经核及面神经核。

结合患者症状，复视主要与展神经核受损相关；患者右侧肢体麻木考虑为浅感觉神经传导束受影响，符合脑干病变交叉瘫的特点。

### ❀ [住院医师或主治医师补充病历]

中青年男性患者，"右侧肢体麻木3个月余，加重伴复视20天"来诊。患者既往体健，否认高血压病、糖尿病等病史。发病以来，无突发头痛，无意识障碍，无肢体抽搐及活动障碍。查体：左眼外展完全受限，躯干右侧半及右侧上下肢浅感觉减退，深感觉及运动功能正常。头颅 CT 示脑桥背侧类圆形高密度影，考虑局部出血灶。MRI 示不均匀短 T1 混杂 T2 信号影，边缘可见短 T2 信号环影，考虑为含铁血黄素环，余未见明显异常。

 **主任医师常问住院医师、进修医师或主治医师的问题**

### ● 对该患者的诊断是否有不同意见？

答：患者中青年男性，亚急性起病，以神经功能障碍为首发症状，症状持续。CT 检查显示病变呈混杂高密度。MRI 可见内部呈不均匀内混杂信号影，周边有低信号含铁血黄素环，增强后可见条状血管影。首先考虑海绵状血管瘤合并静脉畸形。

### ● 需和哪些常见病进行鉴别诊断？

答：(1) 脑干胶质细胞瘤 多为慢性起病，见于儿童和青少年，发生于脑干任何部位，向各方向发展，部分较局限。一部分肿瘤内部可有出血或囊变，但出血范围小于肿瘤本身大小。临床表现以病变局部颅神经功能障碍为主。MRI 通常表现为稍长 T1、T2 信号，增强后部分强化，一般认为肿瘤恶性程度越高，强化越明显。见图 2-122。

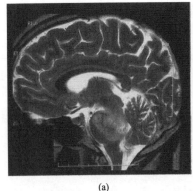
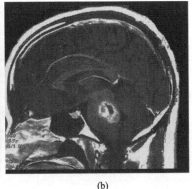

(a)                                      (b)

图 2-122 脑干胶质细胞瘤病例影像 T2WI 和增强扫描，
恶性胶质细胞瘤强化明显

（2）脑干血管母细胞瘤　多见于青壮年，发生于脑干背侧，以延髓多见。患者多有头痛、恶心、呕吐等非特异症状。MRI 示增强后强化明显，有血管流空现象。此外，肿瘤的外围可有囊变。部分为多发。见图 2-123。

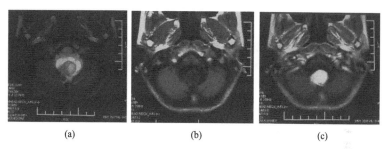

图 2-123　脑干背侧血管母细胞瘤的 MRI T2WI、
T1WI 和增强扫描影像

（3）脑干炎性肉芽肿　为特异或非特异性炎症引起。病程短，一般先有感染病史，相继出现脑干症状或体征。MRI 示病变多为环状强化，边缘清楚。见图 2-124。

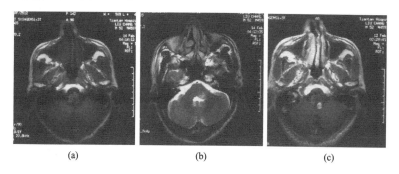

图 2-124　脑干结核肉芽肿的 MRI T1WI、T2WI 和
增强扫描影像

### 颅内海绵状血管瘤有哪些类型？ 发病特点如何？

答：颅内海绵状血管瘤根据部位主要分为幕上海绵状血管瘤、颅后窝（主要是脑干）海绵状血管瘤和颅内脑外海绵状血管瘤（主要是颅中窝），少见于脊髓。80％位于幕上，15％位于幕下，5％位于脊髓。其发病可见于各年龄段，多见于 20～50 岁。男女发病率相似。颅中窝底病例多见于女性。

## 海绵状血管瘤的病理学特点包括什么？

答：脑海绵状血管瘤可为单发和多发，多发病灶者常有家族史。为边界清楚的良性血管错构瘤，由不规则厚薄的窦状血管腔道组成。大体呈桑葚状，无高流量或扩张的供血动脉和引流静脉。质地可软可硬，取决于其内的含血血管、血栓、钙化和骨化成分。周边脑组织常出现胶质增生，有含铁血黄素沉着。光镜下，缺乏肌层和弹性纤维的大小不等的海绵状血管窦组成，血管间有少量的结缔组织，无脑组织。血管管腔大小不等，内壁为一层扁平内皮细胞，无基膜。vWF 因子染色阳性，平滑肌层缺失；电镜下，内皮细胞之间紧密连接出现不正常的裂隙。

## 颅内海绵状血管瘤的临床表现主要包括哪些？

答：患者主要临床表现包括癫痫发作，进行性神经功能障碍，出血，或是无症状偶然发现。

(1) 癫痫发作  占 40%～100%，见于幕上脑海绵状血管瘤，可表现为各种形式的癫痫。其中 40% 为难治性癫痫。新出现的癫痫发生率为每年 2.4%。

(2) 进行性神经功能障碍  占 15.4%～46.6%，急性或进行性局部神经功能缺失常继发于病灶出血，症状取决于病灶部位和体积，可表现为静止性、进行性和混合性。该病例病灶位于脑桥，临床表现即以展神经功能障碍为主。

(3) 出血  出血发生率为 2.6%～3.1%。病灶内可有不同阶段的出血。其出血发生于病灶周围脑组织内，较少进入蛛网膜下隙或脑室。易于发生反复发作的少量出血，导致病灶增大，很少危及生命。出血的影响因素目前尚未确定。临床发现，首次出血后再出血概率增高；女性患者，尤其妊娠期间出血率增高。

(4) 无症状，占 11%～44%，体检影像学发现病变或仅有头晕等非特异表现。

## 颅内海绵状血管瘤的影像学特点有哪些？

答：(1) CT 影像  表现为边界清楚的结节状病灶，呈均一略高或高密度或混杂密度，极少表现为低密度。可有轻度强化或不强化。对病灶不敏感，可能遗漏小的，甚至一些大的病灶，即使有些有出血表现，缺乏特异性，与低级别胶质细胞瘤、出血、肉芽肿等相似。见图 2-125。

（2）MRI 影像　磁敏感成像具有较高特异性，对颅内小病灶可提高诊断敏感性。T2WI 检查，表现为中央呈网状混杂信号的核心，周围为低信号环。增强后不强化或轻度强化。若发现同样特点的多病灶，支持诊断。实性海绵状血管瘤附近可见一静脉畸形（8%～33%），但不伴有多发病变。儿童脑海绵状血管瘤多见囊样病灶。鞍旁海绵状血管瘤通常 T2WI 为长信号，增强后强化明显。见图 2-126、图 2-127。

（3）血管造影　不能显示病变，对于诊断不清的病例可以行血管造影排除其他诊断。见图 2-128。

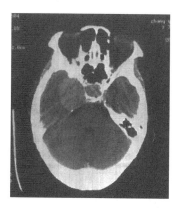

图 2-125　鞍旁海绵状血管瘤的 CT 影像

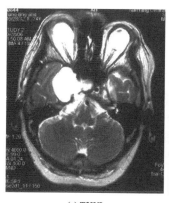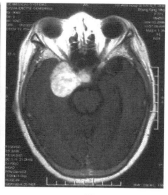

(a) T2WI　　　　　　　　　　　　(b) 增强

图 2-126　鞍旁海绵状血管瘤的 MRI 影像

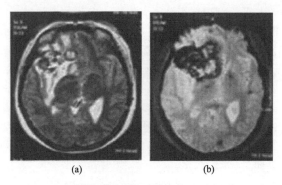

(a)    (b)

图 2-127 颅内幕上多发海绵状血管瘤 T2WI 和磁敏感序列成像

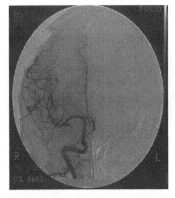

视频:左顶部开颅
病变切除术

图 2-128 鞍旁海绵状血管瘤的 DSA 影像

### 颅内海绵状血管瘤的治疗手段包括什么？ 其预后如何？

答：（1）治疗手段

① 观察：无症状，偶然发现的病灶可以观察，每 2～3 年行影像学检查，其他检查基于临床表现。不主张为明确病变性质的活检或手术治疗。

② 手术指征

a. 病变可及：局部神经功能缺损，有症状的出血，癫痫发作（新发癫痫，难治性癫痫）。

b. 病变不易及、反复出血，进行性神经功能恶化，考虑手术切除。

手术入路选择根据病灶的部位，通常选择距离脑表面最近的部位入路。鞍旁海绵状血管瘤通常选择额颞开颅经翼点入路，必要时可选择离断颧弓，扩大显露。

③ 立体定向放射治疗：部分研究提示放疗可降低再出血发生率，但放疗并发症加重；部分研究未见放疗效果。因此放射治疗不作为推荐治疗手段。

（2）预后　海绵状血管瘤患者彻底切除后，复发及出血风险彻底消除了。手术治疗的海绵状血管瘤，术后神经功能恶化常见，尤其是颅中窝及脑干海绵状血管瘤。神经功能恶化可为一过性，可在数月后恢复。脑干海绵状血管瘤术后一过性并发症发生率为 $25\%\sim70\%$，永久性并发症发生率为 $25\%$。本患者术后展神经功能障碍有所加重，同时出现左侧面神经功能障碍（面神经功能 II 级）。术后随访神经功能障碍恢复情况。

⊛ ［主治医师再次补充病历］

> 本患者入院后完善术前检查，无明显手术禁忌。患者发病时间已超过 3 周，MRI T2WI 提示病灶周边形成含铁血黄素环，已有相对边界，故采取枕下后正中入路脑干病变切除术。术中可见脑干背侧局部膨隆，部分病变已突破脑干，局部呈紫红色，遂沿病灶包膜仔细分离，完整切除病变。术中全程电生理监测，脑干诱发电位无改变。术后患者正常清醒，无新增神经功能缺损。

 **主任医师常问住院医师、进修医师或主治医师的问题**

● **颅内海绵状血管瘤手术中的注意事项有哪些？**

答：（1）立体定位或术中超声可辅助定位。

（2）手术操作治疗目的为完整切除畸形血管，可分块切除。

（3）切除出血性海绵状血管瘤常可见含海绵状血管瘤和出血降解产物的瘤腔。

（4）先分离病灶与周围脑组织；分离过程中沿病变周边阻断病变血供，分离完全后，可分块切除，减少对脑组织的损伤。

（5）幕上海绵状血管瘤多伴有癫痫发作，需切除病灶周边含铁血黄素沉积。

（6）警惕海绵状血管瘤与静脉血管瘤的关系，常为该区域的引流静脉，应予以保留。

### 颅内海绵状血管瘤术后患者需进行哪些处理？

答：参见听神经瘤术后处理。

### 脑干海绵状瘤常见的术后并发症有哪些？

答：根据病灶所在部位不同，其术后并发症可有不同表现。参见脑干病变术后并发症。

### 患者术后护理注意事项有哪些？

答：参见听神经瘤术后护理注意事项。

## 主任医师总结

患者中青年男性，亚急性起病，以肢体麻木和复视为首发症状，表现为脑干病变的"交叉瘫"。其症状与病灶的定位体征相符。患者病程中无明显头痛，无恶心、呕吐等高颅压症状。CT可见脑干的高密度病灶，考虑肿瘤内部出血，与患者肢体麻木及外展受限症状有关；MRI可见不均匀混杂T1、T2信号影，边缘可见短T2信号环影，增强后呈强化不明显，上述影像学特点结合病灶出血史，首先考虑海绵状血管瘤。对于非典型病例需要与其他常见病变相鉴别。术前需行相关检查，如神经眼科检查、面神经功能、脑干诱发电位、头颅CT及MRI检查等。治疗海绵状血管瘤首选手术治疗。手术时机的把握很重要，在病灶出血早期手术对脑组织损伤较重，通常选择术后3周左右，待病灶界限清楚后（含铁血黄素环形成），手术损伤小。手术入路的选择与病灶部位有关，要考虑到病灶邻近的神经结构，以最小限度影响重要神经结构为主。该病灶位于脑桥背侧，选择枕下后正中入路切除肿瘤，常见的还包括颞下入路和枕下乙状窦后入路。术中必须有脑干神经功能监测，术者的操作需密切结合监测的指标。手术目标是全部切除肿瘤，避免反复出血，保留神经功能。术后患者可能出现的并发症有面瘫、复视、呛咳、声音嘶哑、肢体活动及感觉障碍等。临床观察到：若手术时机选择合理，术中操作规范，因病灶局部压迫解除，患者术后症状多较术前缓解。

## 参 考 文 献

[1] Ghali MG，Srinivasan VM，Mohan AC，et al. Pediatric cerebralcavernous malformations：Genetics，pathogenesis，and management. Surg Neurol Int，2016；7（Suppl 44）：S1127-S1134.

[2] Lee CC，Sheehan JP，Kano H，et al. Gamma Knife radiosurgery for hemangioma of thecavernous sinus. J Neurosurg，2016，24：1-8.

[3] Wang Z，Qian C，Shi L，et al. Surgery Approaches to Brainstem Cavernous Malformations. J Craniofac Surg，2015，26（7）：e577-580.

[4] Gross BA，Du R. Cerebral cavernous malformations：natural history and clinicalmanagement. Expert Rev Neurother，2015，15（7）：771-777.

[5] Kosnik-Infinger L，Carroll C，Greiner H，et al. Management of cerebral cavernous malformations in the pediatric population：a literature reviewand case illustrations. J Neurosurg Sci，2015，59（3）：283-294.

[6] Klostranec JM，Krings T. Neuroimaging of cerebral cavernous malformations. JNeurosurg Sci，2015，59（3）：221-235.

[7] Nagy G，Kemeny AA. Radiosurgery for cerebral cavernomas. J Neurosurg Sci，2015，59（3）：295-306.

[8] Petr O，Lanzino G. Brainstem cavernous malformations. J Neurosurg Sci，2015，59（3）：271-282.

[9] Davies JM，Kim H，Lawton MT. Surgical treatment of cerebral cavernousmalformations. J Neurosurg Sci，2015，59（3）：255-270.

[10] Qiao N，Ma Z，Song J，et al. A systematic review and meta-analysis of surgeries performed fortreating deep-seated cerebral cavernous malformations. Br J Neurosurg，2015，29（4）：493-499.

[11] Gencpinar P，Açıkbaş SC，Nur BG，et al. Epidural capillary hemangioma：A review of the literature. Clinical Neurology Neurosurgery，2014，126：99-102.

# 病例 20：颅眶沟通神经鞘瘤

⚙ [实习医师汇报病历]

　　患者女性，30 岁。因"左侧渐进性突眼 3 年，视物成双伴视力下降 1 个月"入院。3 年前患者无明显诱因出现左侧突眼，偶伴有胀痛，发作无规律，无结膜红肿，无畏光流泪等不适，无视力下降，未给予诊治。左侧突眼渐进性加重，并伴有左眼胀痛发作频率增加，近1个月来，出现视物复视，向内上方视物时明显，并伴有视力下降，偶伴有头痛，无恶心呕吐，无面部麻木、疼痛等不适，在当地医院给予改善微循环药物治疗后，没有明显改善。患者患病期间，生命体征平稳，饮食睡眠可，大小便正常。

体格检查　T 36.5℃，R 71 次/min，BP 115/70mmHg，神志清楚，言语流利，左侧眼球突出，较右侧突出约 7mm，左侧眼球第一眼位向内下方移位，左侧视力 0.2，右侧视力 1.0，双侧瞳孔等大等圆，直径 3.0mm，双侧瞳孔直接、间接对光反应灵敏，右侧眼球向各方向运动充分，左侧眼球上视受限，余方向活动正常。双侧眼底视乳头边界清楚，色淡红，无明显出血、水肿以及萎缩。

辅助检查　(1) 眼眶 MRI（图 2-129）　左侧眼眶上象限可见长椭圆形病变，囊实性，向后经眶上裂延伸至海绵窦，病变成长 T1 长 T2 信号影，边缘清楚，增强后不均匀强化；病变向前推压眼球突出，泪腺前移，球内结构未见异常。

(2) 眼眶 CT　左侧眼眶内上象限可见不规则软组织密度影，边界清楚，邻近上斜肌、眼上肌群、内直肌以及视神经受压、移位，眶腔扩大，骨质受压；眶上裂增宽，伴有部分骨质吸收，病变向后延伸至海绵窦区。左侧眼球受压，向下方移位。

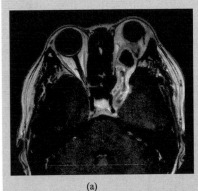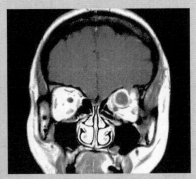

(a)　　　　　　　　　　　　　　(b)

图 2-129　眼眶 MRI 表现

诊断　颅眶沟通性肿瘤（左）：神经鞘瘤。

治疗　(1) 完善术前常规检查　血常规、尿常规、凝血四项、肝肾功能、电解质、心电图、胸部 X 线片。

(2) 专科检查 视觉诱发电位、眼彩色多普勒、眼底像、颅底CT、MRI检查。

(3) 择日手术。

## 主任医师常问实习医师的问题

### ● 目前的诊断考虑什么？

答：根据病史、查体及影像学表现首先考虑颅眶沟通神经鞘瘤可能性大。

### ● 颅眶沟通肿瘤最常见的沟通部位是什么？

答：颅眶沟通肿瘤最常见的沟通部位是眶尖和眶上裂区，即肿瘤可以通过视神经管向颅内生长，或者通过眶上裂向颅中窝底生长。

## 主任医师常问住院医师、进修医师或主治医师的问题

### ● 对该患者的诊断是否有不同意见？

答：患者青年男性，慢性起病，以突眼、复视以及视力下降为首发症状，结合临床症状以及 MRI 影像学特点，同意目前颅眶沟通神经鞘瘤的诊断。

### ● 需和哪些常见病变进行鉴别诊断？

答：(1) 视神经鞘脑膜瘤 多见于成人，女性多于男性，多以视力下降为首发症状，病变发展可引起突眼等症状。CT 上肿瘤表现为眶肌锥内占位性病变，高密度，可伴有钙化，肿瘤向视神经管内生长时，可有视神经管增宽并伴有骨质增生。MRI（图 2-130）：肿瘤呈长或等 T1、T2 信号，肿瘤明显强化，为视神经周围肿瘤强化，视神经不强化，呈典型的"双轨征"。

(2) 视神经胶质细胞瘤 多发生于 10 岁以内儿童，主要以视力下降和眼球突出为首发症状。CT 主要表现为视神经呈梭形或者管型增粗，并伴有视神经迂曲，边界清楚，病变向颅内生长可伴有视神经管增粗。MRI（图 2-131）上肿瘤在 T1WI 呈低信号，T2WI 呈高信号，增

粗的视神经可有轻度至中度强化，不伴有"双轨征"。

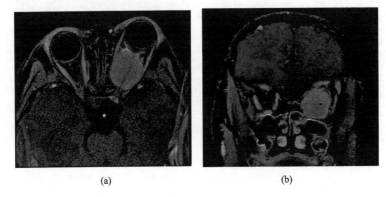

(a)　　　　　　　　　　　　　(b)

图 2-130　视神经鞘脑膜瘤的 MRI 影像

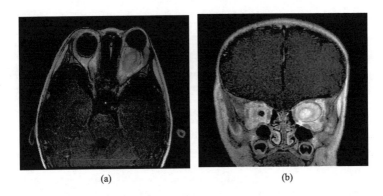

(a)　　　　　　　　　　　　　(b)

图 2-131　视神经胶质细胞瘤的 MRI 影像

### ● 神经鞘瘤的起源和常见的发病部位有哪些？

答：神经鞘瘤是由周围神经的鞘膜细胞形成的良性肿瘤，又称雪旺细胞瘤。眶内分布的动眼神经、滑车神经、展神经及三叉神经的第一、第二支，这些神经的鞘突外包被神经鞘细胞，均可发生神经鞘瘤。该肿瘤是眶内较常见的良性肿瘤。

### ● 眼眶的主要颅神经大致分布情况是什么？

答：(1) 视神经　由视网膜节细胞的轴突在视神经盘处会聚，再穿过巩膜而构成视神经。视神经在眶内行向后内，穿视神经管入颅内，连于视交叉，再经视束连于间脑。

（2）动眼神经　动眼神经自脚间窝出脑，紧贴小脑幕缘及后床突侧方前行，进入海绵窦侧壁上部，再经眶上裂入眶，立即分为上、下两支。支配上直肌和上睑提肌、下直肌、内直肌和下斜肌。并有睫状神经节短根，进入睫状神经节交换神经元后，分布入于睫状肌和瞳孔括约肌。

（3）滑车神经　自中脑背侧下丘方出脑；自脑发出后，绕过大脑脚外侧前行，穿经海绵窦外侧壁向前，经眶上裂入眶，支配上斜肌。

（4）展神经　在桥延沟中线两旁出脑，向前行经眶上裂入眼眶，支配眼的外直肌。

（5）眼神经　是三叉神经第一支，自三叉神经半月节发出后，穿入海绵窦外侧壁，在动眼和滑车神经下方经眶上裂入眶，分支分布于硬脑膜、眼眶、眼球、泪腺、结膜和部分鼻腔黏膜以及额顶部、上睑和鼻背的皮肤。

### ● 视神经管和眶上裂的重要血管、神经分布有哪些？

答：（1）眶上裂　位于眶腔上部的开口，由蝶骨大小翼组成。动眼、滑车、展神经，三叉神经的眼支、眼上静脉，脑膜中动脉的眶支和交感神经等穿过此裂。

（2）视神经管　视神经孔为眶尖部的圆孔，位于眶上裂的内侧，两者仅隔较薄的蝶骨小翼后根，视神经管由此孔向后内侧，略向上方通入颅腔，主要有以下组织通过：视神经、眼动脉、几个来自交感神经的分支等。

### ● 颅眶沟通神经鞘瘤的治疗方法有哪些？

答：（1）随诊观察　对于老龄且伴有全身疾病较重不宜手术的患者，可进行影像学随访。

（2）手术治疗　是目前治疗颅眶沟通神经鞘瘤的首选方法，手术全切除肿瘤可以获得治愈。

（3）立体定向外科治疗——γ刀治疗，适合体积小于 2cm 的肿瘤及手术后残存的肿瘤，但不是首选的治疗方法。

### ● 颅眶沟通肿瘤通常采用的手术入路有哪些？

答：（1）额下入路　主要暴露眶内侧，特别是伴有鼻旁窦和颅前底中线生长的肿瘤。

（2）眶-翼点入路　颅眶沟通肿瘤最常用的手术入路，可同时暴露眶顶和眶外侧壁，从而切除大部分眶外上、下限肿瘤。

### 眶内肿瘤暴露的入路和适用范围是什么？

答：（1）经眶上壁入路

① 上内侧入路［图 2-132（a）］：该入路是从上斜肌、内直肌与上直肌、上睑提肌间进入，可以暴露从球后到视神经管的整段视神经的上、内侧区。

② 上中央入路［图 2-132（b）］：该入路从上提睑肌和上直肌间进入，能够暴露眶内视神经的中 1/3 段的上面。

③ 上外侧入路［图 2-132（c）］：该入路是从外直肌和上直肌、上睑提肌间进入，能够暴露对眶尖深部外侧区、眶上裂与海绵窦等区域。

（2）经眶外侧壁入路

① 外上方入路［图 2-132（d）］：该入路从上直肌和外直肌之间进入，能够暴露眶外侧和眶尖深部外侧区域。

② 外下方入路［图 2-132（e）］：该入路从外直肌和下直肌之间进入，可以暴露眶内视神经的外、下侧区域。

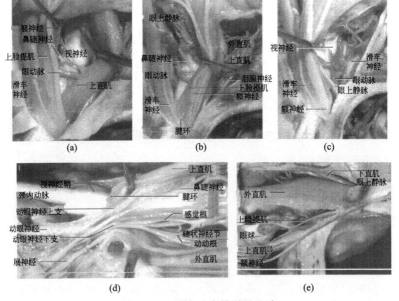

图 2-132　眶内肿瘤暴露的入路

## 该病例的手术入路选择是什么？

答：该病例可采用左侧眶-翼点和眶外上方入路，暴露眶顶、眶外侧壁和眶上裂、海绵窦等区域。切除眶内肿瘤后，由眶上裂进入海绵窦前端，切除海绵窦肿瘤。

## 眶-翼点入路开颅的手术要点有哪些？

答：此入路开颅的手术要点如下。

（1）患者仰卧位，头偏向健侧15°，眉弓外侧部处于视野最高处。见图2-133(a)。

（2）额颞发迹内弧形切口，依次切开头皮、肌肉，注意保护颞浅动脉、面神经分支等。

（3）颅骨钻孔位于关键点，暴露眶外侧壁。见图2-133(b)。

（4）骨瓣根据病变位置，可适当暴露颞叶，前颅底要尽可能低，利于暴露眶顶。

（5）暴露眶上孔和眶上神经，根据病变位置取下眉弓，主要保护好眶骨膜。

（6）肌肉组织封闭开放的额窦。

（7）咬除眶顶至视神经管眶口，暴露眶上裂。见图2-133(c)。

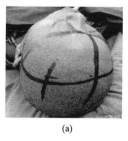 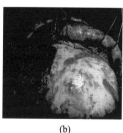 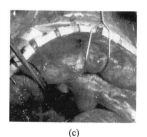

(a)　　　　　　　(b)　　　　　　　(c)

图 2-133 眶-翼点入路开颅

## 颅眶沟通神经鞘瘤的切除要点有哪些？

答：颅眶沟通神经鞘瘤的切除要点如下。

（1）剪开眶骨膜后，辨认眼肌，分离眼肌周围组织，开放肌肉间隙。

（2）探查眶内肿瘤，沿肿瘤周边包膜，分离肿瘤，注意保护视神经和视网膜中央动脉等结构。

（3）肿瘤中心减压，后分离肿瘤周边，分别切除眶内肿瘤。

（4）打开视神经管，根据肿瘤情况切除视神经管肿瘤；或者打开眶上裂，沿眶上裂分离肿瘤至海绵窦前端，注意保护海绵窦内结构，减少重要结构损伤。

## 颅眶沟通肿瘤术后的主要并发症是什么？ 如何进行判断和处理？

答：（1）视力失明或者下降　主要是由于视神经损伤或者眼动脉损伤所致；术后发现视力下降，和（或）伴有患侧瞳孔扩大、直接对光反应减弱或者消失，可诊断为同侧视神经损伤所致视力下降，可行 CT 检查明确眶内情况，并给予激素、营养神经等治疗。

（2）眼球运动功能异常　主要是由于手术牵拉眼肌或者动眼神经损伤所致；术后出现眼球运动受限，甚至固定，如果伴有同侧瞳孔直接、间接对光反应消失，考虑为动眼神经损伤所致，如无瞳孔对光反应异常，则考虑为眼肌损伤所致。治疗以激素、营养神经治疗为主，加强眼球的功能锻炼。

（3）眼睑下垂　主要是由于动眼神经损伤或者提上睑肌牵拉损伤所致；术后出现患者眼睑下垂，如不伴有瞳孔对光反应异常，考虑为提上睑肌损伤所致；如伴有瞳孔对光反应异常，考虑为动眼神经损伤。可给予激素、营养神经治疗为主，并加强提上睑肌的功能锻炼。

（4）脑脊液鼻漏和颅内感染　多见于颅眶沟通肿瘤侵犯鼻旁窦或者颅底硬脑膜，切除肿瘤后硬膜修补不完整或者愈合不佳所致。主要表现为鼻腔流液，如果出现发热、头痛和颈项强直等症状，则考虑伴有颅内感染，可给予抗感染治疗，并持续平卧位，必要时腰大池外引流术持续引流或者再次开颅修补脑脊液漏。

（5）面部感觉异常　多见于肿瘤侵犯海绵窦，切除海绵窦肿瘤损伤三叉神经第一支和第二支所致，甚至出现角膜溃疡等并发症。主要表现为术后面部皮肤麻木、感觉减退，部分可出现局部皮肤疼痛等症状。主要给予激素、营养神经治疗，必要时是行三叉神经分支局部封闭治疗或者毁损手术。

（6）颈内动脉海绵窦瘘　多见于颅眶沟通肿瘤侵犯海绵窦时，手术操作造成颈内动脉海绵窦段损伤所致。主要表现为颅内出现杂音、突眼、结膜红肿等症状，需要行 CTA 或者 DSA 检查，明确诊断，如明确可行患者颈内动脉海绵窦栓塞术。

## 主任医师总结 ·······································································

　　颅眶沟通神经鞘瘤是常见的颅眶沟通良性肿瘤，多见于青年女性，慢性起病，主要症状为突眼、视力下降和复视等，MRI可见肿瘤呈囊实性病变，增强后呈不均匀强化。由于肿瘤起源于眶内神经，通常与周围的眼肌、视神经、眼动脉以及眶上裂、眶尖等结构关系密切，需要检查视力、视野、眼底、眼彩超以及VEP检查，明确肿瘤对周围结构的影响；治疗首选手术治疗，可采用眶-翼点入路和眶外上方入路切除肿瘤，由于肿瘤早期发病隐匿，往往出现明显症状时，肿瘤体积较大，与周围结构粘连紧密，术中容易损伤周围结构引起相应的眼神经功能障碍，术中仔细分辨眼肌、视神经、眼动脉能减少眶内结构损伤的并发症；根据肿瘤与颅底沟通的途径，充分开放眶上裂或者眶尖等骨性结构，能够对周围神经进行骨性减压，从而达到暴露肿瘤和保护神经结构的目的。

## 参 考 文 献

[1] Rhoton AL Jr. The orbit. Neurosurgery, 2002, 51 (Supplement1): S303-334.

[2] Coulon A, Milin S, Laban E, et al. Pathologic characteristics of the most frequent peripheral nerve tumors. Neurochirurgie, 2009, 55 (4-5): 454-4548.

[3] Zhang ML, Suarez MJ, Bosley TM, et al. Clinicopathological features of peripheral nerve sheath tumors involving the eye and ocular adnexa. Hum Pathol, 2017, 63: 70-78.

[4] 左敏, 李志浩, 杨克勤. CT和MRI在颅底沟通性肿瘤中的诊断应用. 影像与介入, 2013, 3 (2): 114-115.

[5] Figueiredo EG, Deshmukh P, Nakaji P, et al. An anatomical analysis of the mini-modified or bitozygomatic and supra-orbital approaches. J Clin Neurosci, 2012, 19 (11): 1545-1550.

[6] 魏菁, 张明华, 卜战云. 眼眶神经鞘瘤的临床诊断及手术探讨. 中华眼外伤职业眼病杂志, 2016, 38 (7): 490-493.

[7] Guha D, Davidson B, Nadi M, et al. Management of peripheral nerve sheath tumors: 17 years of experience at Toronto Western Hospital. J Neurosurg, 2017, 7: 1-9.

[8] 邵峰, 李钟铭, 杜长生等. 经眶-翼点入路切除眶内肿瘤沟通性肿瘤32例手术并发症分析. 山东医药, 2014, 54 (7): 71-73.

[9] Andaluz N, Romano A, Reddy LV, Zuccarello M. Eyelid approach to the anterior cranial base. J Neurosurg, 2008, 109 (2): 341-346.

[10] Kim DH, Murovic JA, Tiel RL, Moes G, Kline DG. A series of 397 peripheral neural sheath tumors: 30-year experience at Louisiana State University Health Sciences

Center. J Neurosurg, 2005, 102 (2)：246-255.

# 病例21：髓母细胞瘤

⊛ ［实习医师汇报病历］

患者男性，21岁。主诉"头痛1个月，加重1周"收治入院。患者于1个月前出现头痛，针刺样痛，阵发性发作，以后枕部为著，每次持续1~2s，发作1~2次/天，未诉特殊缓解因素，未予特殊处理。近一周来头痛症状加重，呈持续性波动性头痛，以后枕部为著。近3天伴随恶心、呕吐，晨起明显，为求诊治送至当地医院就诊，行头颅核磁检查示第四脑室、小脑可见一类圆形占位，呈等T1、长T2信号影，注射造影剂后病灶强化明显；行头颅CT检查示第四脑室、小脑可见一不规则略高密度影，双侧脑室扩大未做特殊治疗。为求进一步明确诊治遂来我院，门诊以"颅内占位性病变（髓母细胞瘤？室管膜瘤？）、梗阻性脑积水"收治入院，患者自发病以来，神志清楚，言语清楚，精神可，两便正常，无纳差，近期体重改变不明显。

体格检查 T 37.1℃，R 19次/min，P 82次/min，BP 125/80mmHg。患者神志清楚，对答良好，定向力、计算力、记忆力基本正常。双眼视力下降左1.0、右1.0，视野无缺损，双侧瞳孔等大正圆，左：右=3.0cm，直接、间接对光反应灵敏；双侧眼球活动自如，眼睑无下垂、水肿；张口下颌无偏斜，咀嚼有力，角膜反射正常；双侧额纹、鼻唇沟对称，面部表情自如，双耳听力粗试无明显异常，无吞咽困难，无饮食、饮水呛咳，双肩耸肩有力，无胸锁乳突肌萎缩，伸舌居中，四肢遵嘱活动，肌力4级；全身感觉无异常；指鼻试验、轮替试验、跟膝胫试验阴性，生理反射存在，病理反射未引出。

辅助检查 头颅MRI示第四脑室、小脑可见一类圆形占位，呈等T1、长T2信号影（图2-134），注射造影剂病灶强化明显（图2-135）。头颅CT示第四脑室、小脑可见一略高密度影，双侧脑室扩大（图2-136）。

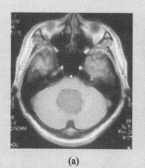 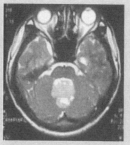

(a) (b)

图 2-134 头颅 MRI

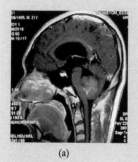 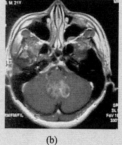 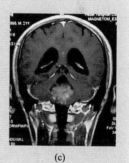

(a) (b) (c)

图 2-135 头颅增强 MRI

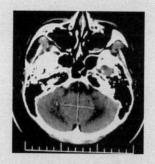

图 2-136 头颅 CT

治疗 完善术前准备，包括血常规等三大常规、凝血功能、肝肾功能、电解质检验，完善心电图、胸部 X 线片、感染免疫等常规术前评估。

**主任医师常问实习医师的问题**

### 目前考虑的诊断及其诊断依据是什么？

答：患者发病年龄年轻；病程短；MRI 表现为第四脑室及小脑类圆形占位性病变，呈等 T1、长 T2 信号影，而且强化明显，故诊断考虑髓母细胞瘤。

### 髓母细胞瘤来源于什么部位？

答：髓母细胞瘤是中枢神经系统恶性程度最高的神经上皮性肿瘤之一，属于原始神经外胚层肿瘤的一种，原始神经外胚层的细胞具备多向分化的潜能，可分化成：神经元、星形细胞、室管膜等。髓母细胞瘤来源于胚胎残余组织，一种可能是起源于小脑胚胎的外颗粒细胞层，约在出生后半年内逐渐消失，另一种可能起源于上髓帆室管膜增殖中心的原始细胞。

❋ ［住院医师或主治医师补充病历］

> 专科查体同前，无特殊补充，眼底镜检查：视乳头边界模糊，A：V＝2：3，颜色苍白色。实验室检查：结核菌素实验（－）；血沉正常；肝肾功能、凝血功能未见异常。

**主任医师常问住院医师、进修医师或主治医师的问题**

### 对该患者的诊断是否有不同意见？

答：根据病史及影像学检查首先诊断：髓母细胞瘤；室管膜瘤不除外

### 需和哪些常见病变进行鉴别诊断？

答：参见第四脑室室管膜瘤中第四脑室占位性病变相关疾病的鉴别诊断。

### 髓母细胞瘤是如何分期的？

答：见表 2-5。

表 2-5　髓母细胞瘤的分期

| T 分期标准 | M 分期标准 |
|---|---|
| T1　肿瘤直径＜3cm；局限于蚓部、四脑室顶或者部分侵入小脑半球<br>T2　肿瘤直径≥3cm；进一步侵犯邻近结构或者部分填塞第四脑室<br>T3　肿瘤侵入两个以上邻近结构或者完全填塞四脑室（延伸至导水管、第四脑室后正中孔或两侧孔）并伴随明显的脑积水<br>T4　肿瘤进一步通过导水管延伸至第三脑室或向下延伸至上段颈髓 | M0　无蛛网膜转移证据<br>M1　脑脊液细胞学检查发现肿瘤细胞<br>M2　在脑部蛛网膜下隙或侧脑室、第三脑室发现结节性转移灶<br>M3　在蛛网膜下隙发现结节性转移灶<br>M4　中枢神经系统外转移 |

### ● 髓母细胞瘤的临床危险度分级如何？

答：见表 2-6。

表 2-6　髓母细胞的临床危险度分级

| 高危因素 | 低危因素 |
|---|---|
| 年龄小于 3 岁<br>大部肿瘤切除<br>肿瘤侵犯脑干及转移 | 年龄大于 3 岁<br>全或近全切除肿瘤<br>无脑干侵犯或转移 |

### ❀ ［主治医师再次补充病历］

术中见肿瘤主体及起源位于小脑，充满第四脑室，肿瘤色灰红，质地较脆，血供一般。

 **主任医师常问住院医师、进修医师或主治医师的问题**

### ● 根据术前影像学，如何合理选择个体化的手术方式？

答：脑室穿刺外引流术＋枕下后正中入路切除术。患者术前双侧脑室扩大，双眼视力下降，说明患者长期存在颅内压增高，需要术前进行侧脑室穿刺引流术，缓慢降低颅内压，预防术中病灶切除后，压迫解除，中脑水管畅通，减压过快，脑组织塌陷明显，导致颅内血肿的可能，甚至出现脑疝危及生命危险。

● **枕下后正中入路利用人体的是哪个解剖间隙？**

答：经枕下后正中入路利用最多的解剖间隙为小脑延髓裂——小脑扁桃体腹侧与延髓背侧之间的裂隙，见图 2-137。通过此裂隙自后正中孔斜行可打开附着在下髓帆上薄薄的脉络膜，可以较容易地进入到第四脑室，此裂隙内走行的动脉为小脑后下动脉（有些时候肿瘤会包绕此血管，术中应该特别注意，不可盲目电凝），小脑扁桃体在此入路中若影响显露可以切除，必要时小脑蚓部亦可予以切除，但原则上能保留的应尽量予以保留，有些情况下若必须在下髓帆的切开和蚓垂的切除之间做一选择，则首选前者，因为蚓垂的切除后有些患者术后会出现水平眼震及躯体的共济失调。

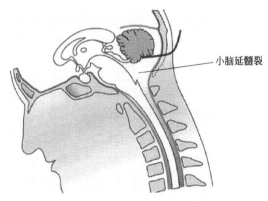

小脑延髓裂

图 2-137　小脑延髓裂示意

● **枕下后正中入路一般采取什么体位？**

答：枕下后正中入路的体位非常重要，主要有俯卧位和侧俯卧位。俯卧位要求头部应该尽可能地俯屈（下颌靠近锁骨窝），然后用头架固定，处理第四脑室内肿瘤时尤应如此，这样利于术中显露和打通导水管部位，但此体位对护理要求高，也给气道的管理增加了些许难度，同时在头端手术增加了手臂的操作距离，即使在侧方手术由于肩的阻挡也增加了到达术野的距离，我们更倾向于推荐侧俯卧位。

侧俯卧时患者的身体应尽可能地靠近床边，这样就缩短了术者到达术野的距离；侧俯卧位（图 2-138）并不是单纯头的侧俯，而是头连同肩部同时进行的"轴"式侧俯，这样会使术者在分离肌层时不容易偏离中线，从而减少出血和损伤。

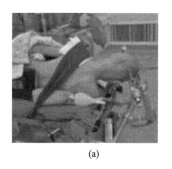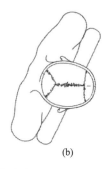

(a)                                    (b)

图 2-138　侧俯卧位及其示意

其头位也同俯卧位一样，下颌应尽可能地靠近锁骨窝（俯屈）（图 2-139），这一点非常重要，它既可是使术者和助手的操作空间增大，又有利于术中对导水管近心端的显露。

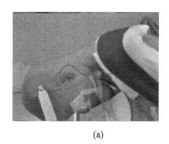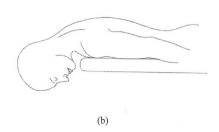

(a)                                    (b)

图 2-139　俯卧位及其示意

### 枕下后正中入路手术切口的范围是什么？

答：枕下后正中入路是指切口（图 2-140）自枕外隆凸上 2cm 至 C4 水平、咬除 C1 后弓＜1.5cm 的标准入路。考虑到一些病变的具体部位、大小，有时没必要追求这种标准化的开颅，如可以骨瓣上缘仅达下项线、可以不咬除寰椎后弓、硬膜的枕窦可以不必离断等。

### 怎样切开枕下后正中入路中硬脑膜？

答：硬膜"Y"字形切开，注意离断枕窦的部位应与横窦至少达 2cm 以上的距离，以避免钳夹时横窦及汇入横窦的引流静脉不必要的损伤，有时枕大孔附近的硬膜会有发达的静脉湖，这时应事先予以缝扎后切开。见图 2-141。

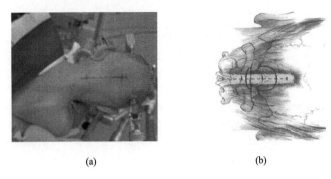

(a)                                    (b)

图 2-140　枕下后正中入路及示意

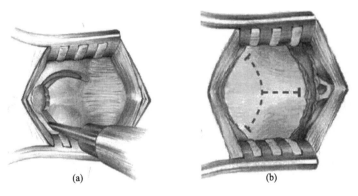

(a)                                    (b)

图 2-141　枕下后正中入路硬脑膜的切开示意

### 在切除第四脑室区域的肿瘤中应该注意哪些事项？

答：对于有梗阻性脑积水且脑室偏大的第四脑室肿瘤患者，在术前2天行侧脑室持续外引流，缓慢降低颅内压，然后采用枕下后正中入路肿瘤切除术，术中必须监测脑干电生理，术中切除肿瘤时应用棉条堵住第四脑室的头端，防止梗阻解除后脑脊液流失过快致减压过快而引起脑组织塌陷导致的硬膜下出血，同时防止术区血流倒灌术后梗阻性脑积水的发生。

### 术后关颅时应该注意哪些事项？

答：该枕下后正中入路关颅时最关键也是重要的一点：即一定要严密缝合硬膜。瘤腔及硬膜外均不必放引流，术后常规做腰穿或必要时行腰大池置管引流，促进患者早日恢复。

 ［主治医师再次补充病历］

> 患者术后恢复顺利，术后病理回报：髓母细胞瘤（WHO Ⅳ级），术后 10 天查体：生命体征平稳，神志清楚、言语明利，双侧瞳孔等大正圆，直径 3mm，直接、间接对光反应灵敏，双侧眼球活动自如，无视物重影及视野缺损，双眼左视轻微水平眼震，两眼睑无下垂、无水肿，张口下颌无下斜，无饮水、呛咳四肢活动自如，肌力、肌张力正常。

## 主任医师常问进修医师或主治医师的问题

### ● 髓母细胞瘤术后还需要什么治疗？

答：术后放疗是治疗髓母细胞瘤必不可少的治疗措施，可以明确延长患者生存期，髓母细胞瘤是一种对射线轻度到中度敏感的肿瘤，因此要求放射剂量高于其他胚胎性肿瘤。照射范围应包括全脑＋肿瘤局部＋全脊髓。

化疗：髓母细胞瘤对化疗药物具有敏感性，化疗一般在放疗 4 周内。

### ● 髓母细胞瘤的病理分型有哪几种？

答：髓母细胞瘤的病理类型在分子水平上可以分为四个类型，即 Wnt、SHH、Group3 和 Group4。

每一种类型都有其对应的流行病学特征和临床特征，其中 Wnt 型的预后最好，而 Group3 和 Group4 相对最差。换而言之，髓母细胞瘤在分子水平上可理解为 4 种疾病，在治疗策略的选择上应有所分别。

### 主任医师总结

髓母细胞瘤位于小脑，病变累及第四脑室、小脑半球，极易导致梗阻性脑积水。因此，手术切除病灶是治疗的核心环节，不但是切除瘤体本身，也是要疏通"水道"。术前发现髓母细胞瘤的患者应该提高谨慎，如果术前没有梗阻性脑积水的患者，随时有发生脑积水的可能。因此，应该尽快完善术前检查行手术治疗,如果术前患者已有梗阻性脑积水,且脑室增大比较明显,可以先做脑室外引流,待颅内压缓慢降下来后予手术切除病灶,术中切除肿瘤时要避免脑积水释放太快,避免因术中减压过快导致术后出现硬膜下血肿的可能、同时避免术区血液倒灌进入导水管导致术后梗阻性脑积水。

髓母细胞瘤因"质地脆弱"的特点,极易导致肿瘤的种植播散转移。因此,术前、术后全脑、全脊髓的 MRI 检查必不可少。

髓母细胞瘤的恶性程度高,手术只是治疗的一个环节,术后放疗和化疗是必要的。髓母细胞瘤的病理类型在分子水平上可以分为四个类型:Wnt、SHH、Group3 和 Group4,但这四种病理类型各有不同,治疗策略与预后也存在差异,Wnt 型的预后最好,而 Group3 和 Group4 相对最差。目前医学的发展正朝着"精准医学"的方向大步迈进,遂对于同一疾病的不同分子病理类型的治疗也应该"因病而治"。目前国内外许多研究者开展临床试验,尝试各种放化疗方案来提高复发性髓母细胞瘤患者的生存率。但是这些研究是基于"所有髓母细胞瘤是同一种疾病"的观点而开展的,所以这样的试验缺乏严谨性,因为髓母细胞瘤 4 种分子分型的预后并不相同,如果一个试验中入组纳入 Wnt 型患者较多,则会造成该试验方案有效的假象;若试验中含有本来预后较差的患者如 Group3 和 Group4 型比较多,则会显示该方案效果较差。髓母细胞瘤高度恶性,早期转移的特点及放化疗方案的没有统一的治疗方案,因此针对髓母细胞瘤不同分子病理类型所采取的不同术后放化疗是延长患者生存期的最新研究方向。

## 参 考 文 献

[1] Thompson EM, Hielscher T, Bouffet E, et al. Prognostic value of medulloblastoma extent of resection after accounting for molecular subgroup: a retrospective integrated clinical and molecular analysis, Lancet Oncol, 2016, 17 (4): 484-495.

[2] Ramaswamy V, Northcott PA, Taylor MD. Fish and chips: the recipe for improved prognostication and outcomes for children with medulloblastoma. Cancer Genet, 2011, 204: 577-588.

[3] Packer RJ, Gajjar A, Vezina G, et al. Phase Ⅲ study of craniospinal radiation therapy followed by adjuvant chemotherapy for newly diagnosed average-risk medulloblastoma. J Clin Oncol, 2006, 24: 4202-4208.

[4] Rutkowski S, von Hoff K, Emser A, et al. Survival and prognostic factors of early childhood medulloblastoma: an international meta-analysis. J Clin Oncol, 2010, 28: 4961-4968. 8.

[5] Perreault S, Ramaswamy V, Achrol AS, et al. MRI surrogates for molecular subgroups of medulloblastoma. AJNR Am J Neuroradiol, 2014, 35: 1263-1269. 39.

[6] Moxon-Emre I, Bouff et E, Taylor MD, et al. Impact of craniospinal dose, boost volume, and neurologic complications on intellectual outcome in patients with medulloblastoma. Clin Oncol, 2014, 32: 1760-1768. 41.

# 病例 22: 丘脑胶质细胞瘤

⚛ [实习医师汇报病历]

　　患者女性, 38 岁。因"间断头痛 2 个月余, 加重 1 周"入院。患者 2 个月前无明显诱因出现头痛, 间断发作, 以双额颞顶为著, 钝痛, 每次持续 5～10min, 未有特殊治疗, 可自行缓解。患者无恶心呕吐, 无肢体抽搐。近 1 周患者头痛进行性加重。就诊于本院后查头颅 MRI 发现颅内占位性病变。自发病以来, 患者精神状态良好, 饮食正常, 二便正常, 体重无明显变化。

　　**体格检查** T 36.5℃, R 17 次/min, P 75 次/min, BP 120/75mmHg。神志清楚, 言语流利。颅神经检查未见异常。右下肢肌力 4 级, 余肢体肌力正常。生理反射正常。病理征阴性。

　　**辅助检查** 头颅 MRI (图 2-142) 显示左侧丘脑可见等 T1 稍长 T2 异常信号, 边界不清楚, 增强扫描后病灶未见明显强化。左侧脑室额角受压略变形, 中线略右移。

　　**诊断** 左侧丘脑胶质细胞瘤。

　　**治疗** 完善术前准备, 包括血常规等三大常规、凝血功能、肝肾功能、电解质检验, 完善心电图、胸部 X 线片、腹部超声等常规术前评估。除外上述常规的外科术前检查以外, 还有如下专科检查和处理。

　　(1) 行头颅 CT 检查, 了解肿瘤钙化情况。

　　(2) 行抽血肿瘤标记物检查, 包括甲胎蛋白、癌胚抗原、人绒毛膜促性腺激素等。

　　(3) 行功能纤维束 MRI 检查, 了解功能纤维束与肿瘤的关系, 为选择合适的手术入路做准备。

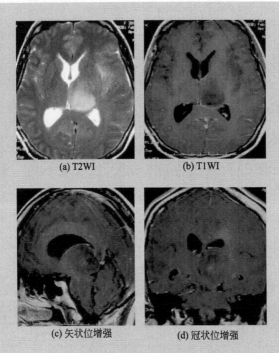

(a) T2WI       (b) T1WI

(c) 矢状位增强       (d) 冠状位增强

图 2-142　丘脑胶质细胞瘤的 MRI 表现

（4）术前准备工作期间可先给予甘露醇、地塞米松等静脉滴注，以减轻高颅压症状。

 **主任医师常问实习医师的问题**

● 丘脑胶质细胞瘤患者的常见临床症状有哪些？

答：（1）颅内压增高的表现　头痛、恶心、呕吐、视盘水肿等。

（2）局部脑组织受损表现　不同程度的偏瘫、偏身感觉障碍、视力视野障碍等。

（3）其他非特异性表现　如癫痫、智力和记忆力下降、精神症状等。

● 丘脑胶质细胞瘤的影像学检查有哪些特征？

答：（1）低级别丘脑胶质细胞瘤如 Ⅰ ～ Ⅱ 星形细胞瘤，在 CT

（图 2-143）上多表现为均匀低密度影，MRI（图 2-144）长 T1 长 T2 信号，瘤周水肿多不明显，增强后多无强化。

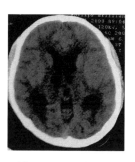

图 2-143 丘脑胶质细胞瘤的 CT 影像

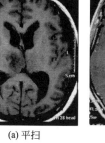

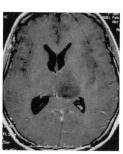

(a) 平扫                (b) 增强

图 2-144 丘脑胶质细胞瘤的 MRI 影像

（2）恶性度较高的丘脑胶质细胞瘤如间变星形或胶质母细胞瘤，CT 上可为混杂密度，MRI 信号可不均匀，瘤周水肿明显，增强扫描后肿瘤多有不同程度的强化。有时肿瘤可有钙化、出血、囊变等表现（图 2-145）。

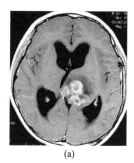

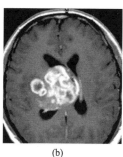

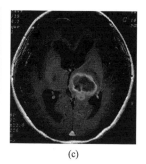

(a)                (b)                (c)

图 2-145 恶性度较高的丘脑胶质细胞瘤的影像

❀ ［住院医师或主治医师补充病历］

　　患者完善术前准备后，行左侧颞顶枕开颅侧脑室三角区入路肿瘤切除术。术中发现左侧丘脑枕显著膨隆，肿瘤（图 2-146）呈脑内生长，边界不清楚，灰白色，血供一般，镜下给予分块切除。

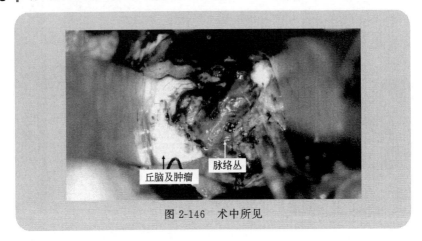

丘脑及肿瘤　脉络丛

图 2-146　术中所见

### ? 主任医师常问住院医师、进修医师或主治医师的问题

#### ● 丘脑胶质细胞瘤应与哪些肿瘤进行鉴别？

答：丘脑肿瘤约占颅内肿瘤总数的 1%，胶质细胞瘤多见，亦可发生其它肿瘤，如生殖细胞瘤（图 2-147）、海绵状血管瘤（图 2-148）、卵黄囊瘤（图 2-149）、脑脓肿（图 2-150）、室管膜瘤、脉络从乳头状瘤、转移癌、胆脂瘤、淋巴瘤等。上述肿瘤有各自的影像学特点，比如丘脑生殖细胞瘤，肿瘤边界一般较为清楚，MRI增强扫描后病灶可以较为显著地强化，肿瘤标记物可有异常；丘脑海绵状血管瘤，肿瘤多呈囊实性，瘤周多有陈旧性出血信号；脑脓肿患者通常有发热史，

视频:右侧颞顶开颅经皮质造瘘丘脑肿瘤切除术

MRI增强扫描通常瘤壁显著增强，瘤壁较厚且粗糙；丘脑转移瘤患者通常有明确的其他脏器肿瘤病史，MRI增强扫描后病灶可显著均匀强化，瘤周可以不同程度的水肿。通常需要结合临床特点有时甚至需要活检才能对它们进行鉴别。

#### ● 丘脑胶质细胞瘤的治疗方法有哪些？

答：由于丘脑功能极为重要，内含重要神经核团及传导纤维，周围毗邻重要解剖结构，解剖关系复杂，所以丘脑胶质细胞瘤的治疗历来是

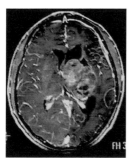

图 2-147 生殖细胞瘤

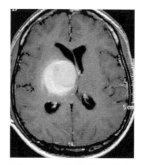

图 2-148 海绵状血管瘤

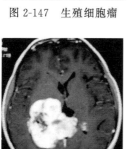

图 2-149 卵黄囊瘤

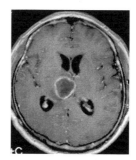

图 2-150 脑脓肿

神经外科的难点。治疗方法：手术、放疗、化疗、综合治疗等。随着放疗及化疗技术的进展，以及神经外科手术器械的不断改进，丘脑胶质细胞瘤的手术切除，立体定向（图 2-151）活检，手术加放疗、置入化疗囊、化疗等综合治疗方案已经非常成熟。

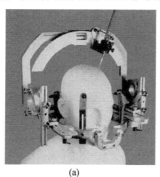

(a)

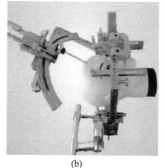

(b)

图 2-151 立体定向设备

● **丘脑胶质细胞瘤的生长方式有哪些？**

答：丘脑胶质细胞瘤可呈膨胀性生长，但大多数可呈浸润性生长，常破坏丘脑重要核团、内囊穿支、下丘脑等重要结构。依据肿瘤的生长方式及对周围结构的破坏程度，可将丘脑胶质细胞瘤大致分为三类。

（1）局限性膨胀性生长　肿瘤局限性膨胀性生长，无浸润，仅对周围结构如丘脑核团、内囊等产生压迫，影像学上肿瘤边界较清楚，瘤周很少有水肿，局部脑组织如脑室可变形（图2-152）。该类肿瘤多为良性肿瘤或低级别胶质细胞瘤，肿瘤多可被完整切除，手术疗效一般较好。

（2）肿瘤在膨胀性生长的基础上浸润侵犯周围的脑白质、神经核团、血管等结构，但肿瘤尚未突入脑室内（图2-153）。这时肿瘤的边界一般不甚清楚，瘤周有不同程度的水肿，该类肿瘤以不同级别的胶质细胞瘤多见，治疗方案一般是手术加放化疗，术后患者一般会有不同程度的功能障碍。

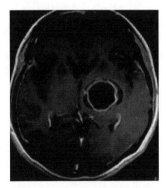

图 2-152　局限性膨胀性生长

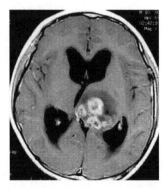

图 2-153　浸润生长未突入脑室内

（3）肿瘤浸润生长并突入脑室内　肿瘤浸润生长并突入脑室内，甚至有时可突破透明隔长入对侧脑室内（图2-154）。这时肿瘤的级别一般较高，手术很难全切肿瘤，手术的目的仅是颅内减压、明确病理诊断，为放化疗做准备。

● **丘脑胶质细胞瘤的手术入路有哪些？**

答：丘脑胶质细胞瘤手术入路的选择同其他部位肿瘤手术入路的选择在原则上是一样的，依据不同的肿瘤生长部位选择不同的手术入路，避开重要皮质功能区及重要的血管，选取距离病变最近的路径，完好的

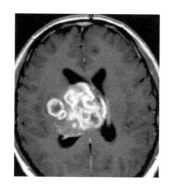

图 2-154 浸润生长并突入脑室内

暴露肿瘤，对病变周围正常的脑组织损伤最少。

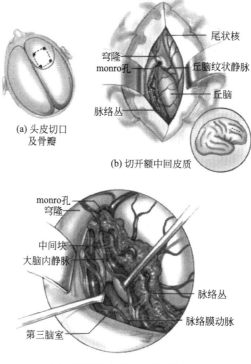

(a) 头皮切口及骨瓣

(b) 切开额中回皮质

(c) 暴露丘脑、脉络裂及第三脑室

图 2-155 前方入路示意

（1）前方入路 采用单额开颅暴露额中回后部，进行皮质造瘘进入侧脑室额角（图 2-155）。该入路适合在丘脑前方生长或肿瘤主体在丘脑前方的肿瘤。

（2）经胼胝体-侧脑室入路 切开胼胝体中部进入侧脑室的额角及体部，可切除丘脑前方或中部的肿瘤（图 2-156）。该入路尤适合那些脑积水伴侧脑室额角及体部明显增大的患者。

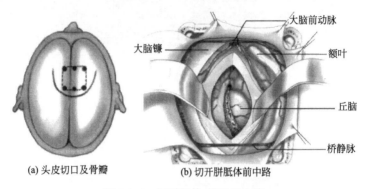

(a) 头皮切口及骨瓣 　　(b) 切开胼胝体前中路

图 2-156　经胼胝体-侧脑室入路

（3）侧脑室三角区入路 颞顶枕开颅，皮质造瘘直达侧脑室三角区（图 2-157）。适用于丘脑后部或侧方的肿瘤。

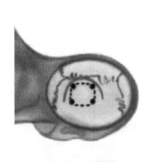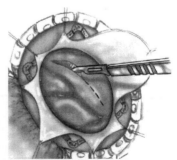

(a) 头皮切口及骨瓣 　　(b) 顶上小叶皮质切开可到达三角区

图 2-157　侧脑室三角区入路

（4）翼点入路 适用于丘脑侧前方的肿瘤（图 2-158）。肿瘤通常距离岛叶皮质较近或突入侧裂池内。

（5）纵裂胼胝体穹隆间入路 适于丘脑内侧后方、突入第三脑室内的肿瘤（图 2-159）。

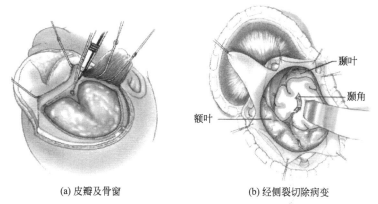

(a) 皮瓣及骨窗　　　　　　　　(b) 经侧裂切除病变

图 2-158　翼点入路示意

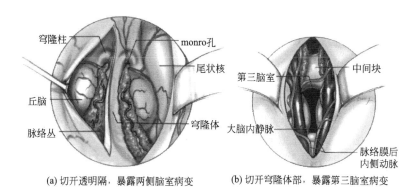

(a) 切开透明隔，暴露两侧脑室病变　　(b) 切开穹隆体部，暴露第三脑室病变

图 2-159　纵裂胼胝体-穹隆间入路

### 丘脑胶质细胞瘤的术前准备有哪些？

答：丘脑胶质细胞瘤术前应完善头颅 MRI 等检查；必要时需行功能 MRI、纤维素成像（图 2-160）等。了解丘脑内上下传导纤维的分布情况，避免术中损伤正常的传导纤维。

### 丘脑胶质细胞瘤的术中如何定位？

答：术中 Monro 孔（图 2-161）、丘纹静脉（图 2-162）等解剖结构可作为定位标志，当难以确认肿瘤边界时可辅助术中 B 超（图 2-163）、术中 MRI、神经导航、免疫荧光等技术。

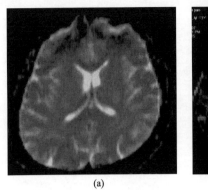 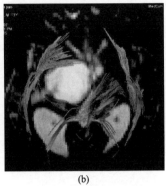

(a)        (b)

图 2-160   纤维素成像

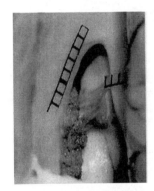 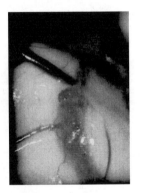

图 2-161   Monro 孔        图 2-162   丘纹静脉

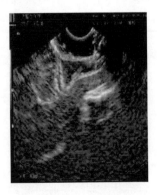

图 2-163   术中 B 超

### 丘脑胶质细胞瘤手术过程中有何注意事项？

答：（1）进入侧脑室后应先用棉条保护瘤周防止切除过程中血液进入脑室系统，仔细止血，如血供较丰富难以全部切除肿瘤时不应勉强，可做次全或大部切除术（图 2-164）。

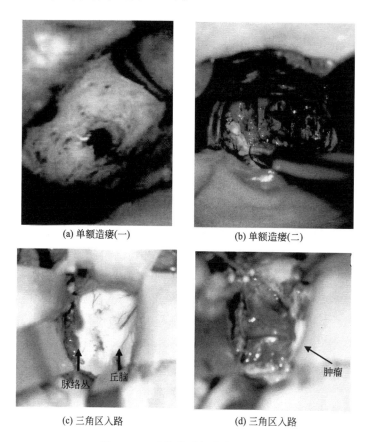

(a) 单额造瘘(一)　　　　　　(b) 单额造瘘(二)

脉络丛　丘脑　　　　　　　　肿瘤

(c) 三角区入路　　　　　　　(d) 三角区入路

图 2-164　丘脑胶质细胞瘤切除术

（2）术中要尽量保护丘脑正常的引流静脉，在丘脑表面、肿瘤与丘脑界面操作时尽量减少电灼，丘脑重要引流静脉的损伤可导致术后致命性脑水肿。

（3）术中导航时，注意脑脊液流失等原因造成的影像漂移；有条件时可行术中 MRI 检查。瘤腔内可放置引流管；预计术后脑水肿可能较重时术中应积极行去骨瓣减压。止血满意的病例可不放引流管。

⊛ ［主治医师再次补充病历］

　　该患者术后病理是间变星形细胞瘤，建议术后辅助行头部放疗和口服替莫唑胺化疗。

## 主任医师总结

　　丘脑约占 2% 的脑容积量，发生在此区域肿瘤约占颅内肿瘤总数的1%，其中胶质细胞瘤多见，亦可发生其他肿瘤。

　　对那些良性的或低度恶性且边界尚清楚的丘脑肿瘤应尽可能全部切除。对于那些估计恶性度较高、边界不清楚、水肿明显的丘脑，主要是丘脑胶质细胞瘤，如果患者身体条件允许，可行肿瘤大部分或近全部切除，一方面可缓解肿瘤对正常脑组织的压迫；另一方面可明确肿瘤的性质，为下一步的放化疗做好准备。

　　丘脑胶质细胞瘤的治疗理念从一开始的非手术治疗，到 Cushing 开始主张手术治疗，再到目前的手术、放化疗、立体定向活检加放化疗、内放疗等治疗，随着实验检查设备的更新及手术器械的不断发明，如功能 MRI、功能纤维素成像、神经导航、术中 MRI、不断更新的化疗药物等，丘脑胶质细胞瘤的治疗越来越综合化、越来越人性化和个体化。

## 参 考 文 献

[1] 刘宁，闫长祥. 脑深部肿瘤的神经导航辅助手术治疗[J]. 中国临床神经外科杂志，2016，(10)：593-595.

[2] 陈鹏，牛朝诗，王光明等. 丘脑胶质瘤的影像学特征与显微手术治疗（附 20 例临床分析)[J]. 立体定向和功能性神经外科杂志，2015，(4)：209-211.

[3] 张义庄，冬晓，张海石等. 经额叶侧脑室脉络膜裂入路丘脑胶质瘤切除[J]. 中华神经外科杂志，2011，4 (27)：384-386.

[4] Kim JP, Kim SH, Chang JW. Planned stereotactic biopsy of a bilateral thalamic glioma in a patient presenting with unilateral tremor. Acta Neurochir（Wien），2012，154 (5)：895-897.

[5] 郭智霖，丁美修，程志华. 丘脑胶质瘤的手术治疗（附 9 例分析). 中国微侵袭神经外科杂志，2007，12：53.

[6] Kramm CM, Butenhoff S, Rausche U. et al. Thalamic high-grade gliomas in

children：a distinct clinical subset? Neuro Oncol，2011，13（6）：680-689.

［7］ Perilongo G，Opocher E，Viscardi E. Optic，hypothalamic，and thalamic tumors. Handb Clin Neurol，2012，105：607-613.

［8］ 丛建军，李亮，孙文明等. 丘脑胶质瘤的手术治疗. 中国实用医药，2011，1（6）：86-87.

# 第三章 椎管内肿瘤

## 病例 1：脊髓神经纤维瘤

⚛ [实习医师汇报病历]

　　患者女性，57岁。因"左侧肢体麻木无力10年，伴右侧肢体麻木6个月"入院。患者于10年前无明显诱因出现左侧肢体麻木无力，伴行走不稳，无肢体抽搐，无大小便失禁，就诊于当地医院：颈3、

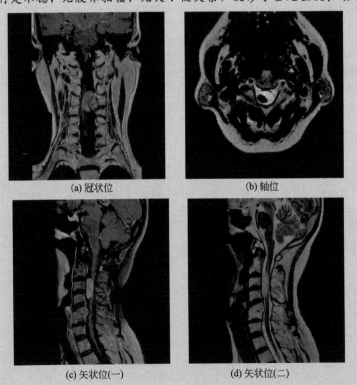

(a) 冠状位　　　　　　　　　　(b) 轴位

(c) 矢状位(一)　　　　　　　　(d) 矢状位(二)

图 3-1　核磁

4 椎管内肿瘤。未行手术治疗，近两年渐加重，6 个月前出现右侧肢体麻木无力，并逐渐加重，行颈椎核磁提示：颈 3、4 椎管内占位渐增大。

体格检查 T 36.5℃，R 20 次/min，P 63 次/min，BP 136/66mmHg。神志清楚，查体合作，记忆力及定向力正常，语言明利。嗅觉粗试正常，双侧瞳孔等大等圆，直径约 3mm，对光反应灵敏，眼球向各方向活动自如，面部感觉对称，咬肌、颞肌有力。额纹对称，鼻唇沟对称；双耳听力粗试无明显异常，耸肩双侧对称有力，伸舌居中。颈软，胸腹部可见长约 30cm 手术瘢痕。四肢肌力 4 级，肌张力正常，双下肢有麻木感。双膝踝反射亢进，腹壁反射迟钝，双侧 Hoffman 征阳性，双侧 Babinski 征阴性。

辅助检查 颈椎 MRI 示（图 3-1）颈 3、4 椎管内占位，考虑脊髓神经纤维瘤。

诊断 颈 3、4 椎管内神经纤维瘤。

治疗 （1）完善术前准备，包括血常规等三大常规、凝血功能、生化全套、血型，完善心电图、胸部 X 线片等常规术前评估。

（2）择期手术治疗。

 **主任医师常问实习医师的问题**

● **目前考虑诊断是什么？ 诊断依据是什么？**

答：（1）目前考虑诊断为颈 3、4 椎管内神经纤维瘤。

（2）诊断依据

① 患者女性，57 岁，以"左侧肢体麻木无力 10 年，伴右侧肢体麻木 6 个月"为主诉入院。

② 查体：四肢肌力 4 级，双下肢有麻木感。双膝踝反射亢进，腹壁反射迟钝，双侧 Hoffman 征阳性，双侧 Babinski 征阴性。

（3）颈椎 MRI 提示颈 3、4 椎管内占位，考虑脊髓神经纤维瘤。

❀ ［住院医师或主治医师补充病历］

患者为女性，57 岁，已有 10 年左侧肢体麻木无力病史，临床表现为：四肢肌力差，双下肢麻木感明显，结合影像学特点：颈 3、4 段不均匀强化，位于髓外硬脊膜下间隙，T1 加权像呈髓外低信号瘤灶，在 T2 加权像呈高信号瘤灶；增强扫描：实体性肿瘤呈不均匀强化。患者病史长，肿瘤生长缓慢，位于髓外硬膜内，结合影像表现考虑脊髓神经鞘瘤。

 **主任医师常问住院医师的问题**

● **是否还需考虑其他疾病？**

答：老年女性患者，表现为双侧肢体麻木、无力。影像学检查C3～C4椎体水平脊髓髓外病变。增强后椎管内病变强化不均匀，位于脊髓侧腹侧。结合患者年龄、神经纤维瘤好发部位及影像学的特征性表现，目前还是考虑脊髓神经纤维瘤。

● **需要和哪些常见疾病进行鉴别诊断？**

答：（1）脊膜瘤　常好发于胸椎部位。但发病率女性明显高于男性。肿瘤很少生长至神经孔，并表现出椎旁肿块。对于肿瘤中心位于神经孔或椎旁软组织的病变，鉴别诊断应考虑到起源于交感链或背根神经节的神经节细胞瘤、神经母细胞瘤、副神经节细胞瘤或起源于局部的癌及肉瘤向心性扩展等病变。

（2）髓内肿瘤　经常表现为感觉障碍：肢体麻木无力，后期肌肉震颤甚至萎缩。

（3）髓外肿瘤　通常表现为脊髓压迫，大小便失禁，脊柱疼痛等症状。

（4）神经鞘肿瘤　归类为施万瘤和神经纤维瘤，尽管组织培养、电镜和免疫组化研究显示神经鞘瘤和神经纤维瘤均来自普通的施万细胞，可是神经纤维瘤还含有其他细胞成分，如神经束细胞和纤维母细胞。因神经鞘瘤和神经纤维瘤具有各自不同的形态学、组织学和生物学特性，所以被定义为不同肿瘤。

● **脊髓神经纤维瘤的病因有哪些？**

答：相当多的观点认为肿瘤的发生及生长主要系基因水平的分子改变所形成。两种类型的神经纤维瘤病已被广泛研究。遗传学研究认为NF1和NF2基因分别定位于第17号和22号染色体长臂上。两种类型的神经纤维瘤病均以常染色体显性遗传，具有高度的外显率。NF1的临床表现包括咖啡色素斑、皮肤结节、骨骼异常、皮下神经纤维瘤、周围神经丛状神经瘤，并发某些儿童常见肿瘤，如视神经及下丘脑胶质细胞瘤、室管膜瘤。椎管内神经纤维瘤远比发生在椎管外的神经纤维瘤少。

NF2 首次被公认独特的肿瘤类型始发于 1970 年。其发生率相当于 NF1 的 10%。双侧听神经瘤是其特征，但其他颅神经、脊神经和周围神经的施万细胞瘤亦很常见。皮肤表现较少发生，与 NF1"周围性"相比较，NF2 似乎更加"中枢性"。NF2 基因编码的蛋白质似乎是介导细胞外基质和细胞内构架之间的相互作用，有助于调节细胞分布与迁徙。Lothe 的新近研究表明某些恶性周围神经鞘瘤的形成是与 17 号染色体短臂上的 TP53 肿瘤抑制基因的失活相关。

### 脊髓神经纤维瘤的发病机制有哪些？

答：神经鞘瘤可分为施万细胞瘤或神经纤维瘤。虽然组织培养、电镜分析和免疫组化均支持神经纤维瘤和施万细胞瘤均有一个共同的起源，即来自施万细胞，然而，神经纤维瘤形态学的异形性提示了有其他细胞参与，如神经元周围细胞、纤维细胞等。由于形态学、组织学及生物学特征的差异，神经纤维瘤与施万细胞瘤被认为是两个相对独立的群体。神经纤维瘤组织学特征表现为富含纤维组织和瘤体内有散在神经纤维，一般说来，肿瘤使受累神经能产生梭形膨大，几乎不能鉴别肿瘤与神经组织的界限，多发的神经纤维瘤常被诊断为多发性神经纤维瘤病。施万细胞瘤总的来说呈球形，不产生受累神经的扩大，但当呈偏心性生长并且有明显附着点时，鉴别诊断亦较困难，组织学特征表现为细长的菱形的双极细胞，胞核深染且排列致密，疏散排列的星状细胞较为少见。

### 脊髓神经纤维瘤的临床表现有哪些？

答：脊髓神经纤维瘤的病程大多较长，胸段者病史最短，颈段和腰段者较长，有时病程可超过 5 年以上。肿瘤发生囊变或出血时呈急性过程。

脊髓神经纤维瘤的首发症状最常见者为神经根痛，其次为感觉异常和运动障碍。上颈段肿瘤的疼痛主要在颈项部，偶向肩部及上臂放射；颈胸段的肿瘤疼痛多位于颈后或上背部，并向一侧或双侧肩部、上肢及胸部放射；上胸段的肿瘤常表现为背痛，放射到肩或胸部；胸段肿瘤的疼痛多位于胸腰部，可放射到腹部、腹股沟及下肢。胸腰段肿瘤的疼痛位于腰部，可放射至腹股沟、臀部、大腿及小腿部。腰骶段肿瘤的疼痛位于腰骶部、臀部、会阴部和下肢。

以感觉异常为首发症状者占20％，其可分感觉过敏和减退两类。前者表现为蚁行感、发麻、发冷、酸胀感、灼热；后者大多为痛、温及触觉的联合减退。

运动障碍为首发症状者占第3位。因肿瘤的部位不同，可产生神经根性或束性损害致运动障碍，随着症状的进展可出现锥体束的功能障碍，因而瘫痪范围和程度各不相同。

脊髓神经纤维瘤主要的临床表现为疼痛、感觉异常、运动障碍和括约肌功能紊乱。感觉异常的发生率达85％左右，疼痛的发生率近80％。

感觉障碍一般从远端开始，逐渐向上发展，患者早期主观感觉异常，而检查无特殊发现，继之出现感觉减退，最后所有感觉伴同运动功能一起丧失。圆锥马尾部已无脊髓实质，故感觉异常呈周围神经型分布，典型的是肛门和会阴部皮肤呈现马鞍区麻木。

多数脊髓神经纤维瘤患者来院时已有不同程度的行动困难，有半数患者已有肢体瘫痪。运动障碍发现的时间因肿瘤部位而异，圆锥或马尾部的肿瘤在晚期时才会出现明显的运动障碍，胸段肿瘤较早出现症状。

括约肌功能紊乱往往是晚期症状，表明脊髓部分或完全受压。

### ● 脊髓神经纤维瘤的诊断方式有哪些？

答：有明显的神经根性疼痛，运动、感觉障碍自下而上发展，肿瘤节段水平有一个皮肤过敏区，特别是存在脊髓半切综合征，即表现为病变节段以下，同侧上运动神经元性运动麻痹以及触觉、深感觉的减退，对侧的痛、温觉丧失，以及脑脊液动力学改变常引起疼痛加剧时，均提示脊髓髓外神经鞘瘤的可能，需作必要的辅助性检查加以确诊。

### ● 术中电生理监测作用是什么？

答：术中电生理监测通过动态观察体感诱发电位波形的变化，尽可能减少手术对脊髓的影响。

### ● 术中注意事项有什么？

答：神经鞘瘤对放化疗不敏感，手术切除为唯一有效的方法。现在，有多种手术方法，各有优缺点和相应的适应证。绝大多数病例均可通过标准的后路椎板切开，肿瘤全部切除，进而达到治愈。如果肿瘤全部被切除，一般很少发生复发。绝大多数神经鞘瘤位于脊髓背侧或背侧方，在硬膜打开后，很容易见到。位于腹侧的肿瘤可能需要切断齿状韧带，获得充分的显露。腰部肿瘤可能被马尾或脊髓圆锥所覆盖，在这些病例，神经根要分离开，提供足够的显露，通常肿瘤将马尾神经或圆锥压向一侧。当获得充分暴露后，肿瘤与神经或脊髓的界面容易辨认。通常有蛛网膜层与肿瘤紧贴，这层蛛网膜为多孔结构，独立的包绕背侧及腹侧神经根。术中进行锐性分离，断开并分离肿瘤，囊壁表面进行电凝缩小肿瘤体积。对于肿瘤近端及远端相连的神经根要切断，这样方能全切除肿瘤。如果肿瘤较大，可以先进行囊内切除，囊内减压，对于肿瘤起源的神经根须行切断。偶尔可以保留神经根的某些小支，尤其是较小的肿瘤。切断这些神经根，即使在颈椎和腰椎膨大水平也很少引起严重的神经功能缺失，通常这些神经根的功能已被邻近的神经根所代偿。部分肿瘤组织镶嵌入脊髓软膜组织，并压迫脊髓在这些病例肿瘤和脊髓的界面通常很难分离，切除部分节段的软膜组织方可获得肿瘤的全切除。

### ● 脊髓神经纤维瘤的手术并发症有哪些？

答：脊髓神经纤维瘤如进行手术治疗，可能出现以下并发症。

（1）硬脊膜外血肿　椎旁肌肉、椎骨和硬脊膜静脉丛止血不彻底，术后可形成血肿，加重肢体瘫痪，多在术后72h内发生，即使在放置引流管的情况下也可发生血肿。如出现这种现象，应积极探查，清除血肿，彻底止血。

（2）脊髓水肿　常因手术操作损伤脊髓造成，临床表现类似血肿，治疗以脱水、激素为主，严重者可再次手术，开放硬脊膜。

（3）脑脊液漏　多因硬脊膜和肌肉层缝合不严密引起，如有引流，应提前拔除引流管。漏液少者换药观察，漏液不能停止或漏液多者，应在手术室缝合瘘口。

（4）切口感染、裂开　一般情况较差，切口愈合能力不良或脑脊液漏者易发生。术中应注意无菌操作。术后除抗生素治疗外，应积极改善全身情况，特别注意蛋白质及多种维生素的补充。

## 主任医师总结

成人神经纤维瘤大约占硬膜内脊髓肿瘤的25%。绝大多数肿瘤表现为单发，在整个椎管各节段均可发生，40～60岁为发病高峰，男女比例无明显差异。绝大多数神经鞘瘤起源于背侧脊神经根，而绝大多数神经纤维瘤发生于腹侧神经根。绝大多数神经鞘瘤完全位于硬膜内，10%～15%肿瘤通过背侧神经根袖套向外生长，形成哑铃形，构成硬脊膜内外均有肿瘤存在，约10%的神经鞘瘤位于硬膜外或椎旁，大约1%的神经鞘瘤呈髓内生长，被认为是沿着进入脊髓的血管周围的神经鞘膜生长而来。

对于肿瘤通过椎间孔明显侵犯椎旁结构时，手术中应该做特殊处理。术前对硬膜下肿瘤的邻近扩展应该仔细分析，便于提高手术入路的准确性。MRI检查通常可以仔细地了解肿瘤的比邻结构。但对于哑铃状肿瘤，行脊髓造影后CT断层将更加敏感，便于观察椎管及椎旁结构。

颈部椎旁区域的肿瘤经颈前入路通常难以到达，由于颈前血管神经结构丰富，如臂丛神经、后组颅神经及其椎动脉等，下颌骨及其颅底肌肉骨骼附属结构进一步限定了上颈椎的暴露。幸运的是，绝大多数哑铃状肿瘤可以通过扩大后颅暴露实现切除。中线切口加标准的椎板切开可以安全地切除椎管硬膜内外的肿瘤。一侧关节面的全切除，最多达 3cm（从硬膜边缘到椎旁），可以增加椎旁暴露，椎动脉通常向前内侧移位，通过骨膜下分离椎动脉及其肿瘤，可以很好地保护椎动脉。虽然一侧颈椎关节面切除后所造成的稳定性影响尚难以判断，单做一侧的椎板切除可以显著降低对脊椎稳定性的破坏。如不注重恢复脊柱的稳定性，轻者引起脊柱变形，影响患者生活质量；重者导致脊柱脱位，引起严重并发症。保持脊柱稳定性的另一个途径是半椎板入路切除肿瘤，为不少学者推崇。术中保留棘突、棘上和棘间韧带，仅切除一侧椎板，外侧保留关节突，最大限度保持脊柱完整性；但其对显微手术技巧要求更高。

胸部肿瘤向椎旁扩张通常可以形成巨大肿块侵及胸腔。标准的后路入路很难提供足够的视角处理椎旁前方的病变。前路经胸腔或胸膜外开胸，可以很好地暴露椎前方结构。如果必须硬膜下暴露，则可能会发生术后脑脊液胸腔漏。主要是因为胸腔负压及其术后胸腔闭式引流可能会加重脑脊液流出。前路、后路联合入路增加暴露，可以分阶段进行。侧方胸腔外入路对于同时需要增加椎管内和椎旁暴露的病例极有价值，通常做曲棍球棍样切口，保证牵拉椎旁肌肉。浅表的胸肩胛肌肉在中线处剥离，然后沿着皮瓣向侧方旋转，纵形暴露椎旁肌肉。这些肌肉应剥离脊柱后附属结构与肋骨。肋骨切除和胸腔减压可以增加胸膜外椎旁的暴露。椎管内暴露可以通过切开椎旁肌肉内侧标准的椎板获得。由于未进入胸腔，很少发生脑脊液漏。腰部哑铃状肿瘤亦可以通过侧方入路获得，在这个水平，胸背筋膜可以沿着皮肤切口被切开，并牵向侧方。腰椎椎旁肌肉很深厚，肿瘤往往被包埋在腰大肌内。单纯通过腹膜后入路很难全切除肿瘤，因为腰大肌纤维和肿瘤边缘结缔组织很难相鉴别。腰丛神经根及其分支（包括股神经）通过腰大肌表面，很难辨认，在后腹膜分离过程中很容易受损。侧方腹腔外入路能够保证通过椎间孔追寻肿瘤及腰大肌，所有分离均在肿瘤表面进行，能够从近端辨认神经，从而进一步减少神经损伤。椎管内硬膜下肿瘤很容易通过椎板切开得到切除。骶部哑铃状肿瘤通常需要前路和后路暴露，保持侧卧位，可以分期手术，或前路和后路同时进行一期手术。

## 参 考 文 献

[1] Degreif J, Wenda K, Runkel M, et al. Rotational stability of the thoracolumbar spine after interlaminar ultrasound window, hemilaminectomy and laminectomy. A comparative experimental study[J]. Der Unfallchirurg, 1994, 97 (5): 250.

[2] 吴玉杰，贾连顺，崔学文等. 椎管内硬膜下肿瘤的手术治疗[J]. 中国矫形外科志，2006, 14 (13): 977-979.

[3] 杨树源，洪国良. 椎管内肿瘤 402 例报告[J]. 中华神经外科杂志，2000, 16 (3): 162-164.

[4] Hussein AA, EI-Karef E, HafezM. Reconstructive surgery inspinal tumours[J]. Eur J Surg Oncol, 2001, 27 (2): 196-199.

[5] Yasargil MG, Tranmer BI, Adamson TE, et al. Unilateralpartial hemilaminectomy for the removal of extra- andintra-medullary tumours and AVMs[J]. Adv Tech StandNeurosurg, 1991, 18 (3): 113-132.

[6] Oktem IS, Akdemir H, Kurtsoy A, et al. Hemilaminectomy for the removal of the spinal lesions[J]. Spinal Cord, 2000, 38 (2): 92-96.

[7] H. RichardWinn. HenryBrem. 尤曼斯神经外科学——脊髓、周围神经疾病. 第5版 [M]. 北京：人民卫生出版社，2009: 3849.

# 病例 2：颈髓室管膜瘤

🏵 [实习医师汇报病历]

患者男性，35 岁，以"颈部疼痛伴双上肢麻木无力 1 年余"为主诉入院。缘于入院 1 年多前无明显诱因反复出现颈部疼痛，阵发性钝痛，休息及改变体位不能缓解，且进行性加重。1个月后出现双上肢麻木不适，起初为双侧小指麻木，以后逐步扩展至拇指，并向上发展，出现此症状后颈部疼痛稍微缓解。3个月后出现双上肢无力，并进行性肌肉萎缩，无头痛、头晕、眩晕，无恶心、呕吐，无行走不稳，无大小便失禁。在当地医院就诊，给予口服药物治疗，未见好转，症状仍然缓慢进展。行颈椎MRI平扫＋增强提示：C4-T1椎体水平脊髓髓内病变，考虑室管膜瘤可能性大。

体格检查　T 36.8℃，R 16 次/min，P 78 次/min，BP 118/76mmHg神志清楚，皮肤黏膜无黄染，发育正常，营养中等。心肺腹检查未发现异常。专科情况：双侧瞳孔等大等圆，对光反应灵敏，双上肢肌力稍差 5ᵗ级，肌张力正常，双下肢肌力、肌张力正常。双侧上肢浅感觉减退，深感觉正常，病理征未引出。

辅助检查　颈椎MRI平扫＋增强（图3-2）：C4-T1椎体水平颈髓见不规则异常信号，增强脊髓髓内病变部分强化，不均匀，病变上下方脊髓髓内囊性改变。考虑室管膜瘤可能性大。

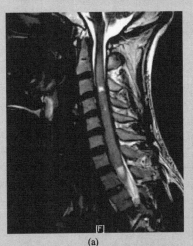 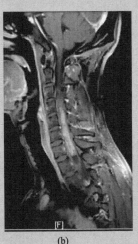

(a)　　　　　　　　　　(b)

图 3-2　颈髓室管膜瘤的 MRI 表现

诊断　C4-T1脊髓室管膜瘤。

治疗　（1）完善术前准备，包括血常规等三大常规、凝血功能、生化全套、血型，完善心电图、胸部X线片等常规术前评估。

（2）择期手术治疗。

**主任医师常问实习医师的问题**

● **目前考虑诊断是什么？**

答：目前考虑诊断为 C4-T1 脊髓室管膜瘤。

● **诊断依据是什么？**

答：（1）患者男性，35 岁，颈部疼痛伴双上肢麻木无力 1 年余病史。

（2）查体 双侧瞳孔等大等圆，对光反应灵敏，双上肢肌力稍差 5⁻级，肌张力正常，双下肢肌力、肌张力正常。双侧上肢浅感觉减退，深感觉正常，病理征未引出。

（3）颈椎 MRI 平扫＋增强 C4-T1 椎体水平颈髓见不规则异常信号，增强后见脊髓髓内病变部分强化，不均匀，病变上下方脊髓髓内囊性改变。考虑室管膜瘤可能性大。

※ ［住院医师或主治医师补充病历］

依据患者临床及影像学表现，考虑室管膜瘤。入院后常规术前检查未见手术禁忌证，做好颈椎正侧位片及颈椎 CT 骨性三维重建以利于术中定位使用。已经将目前脊髓髓内肿瘤的国内外诊治进展、手术必要性、手术风险充分告知患者及家属，患者及家属表示理解并要求手术治疗。

**主任医师常问住院医师的问题**

● **是否还有其他诊断考虑？**

答：成人男性患者，表现为颈部疼痛，双上肢麻木、无力。MRI 检查见 C4-T1 椎体水平脊髓髓内病变。增强后见脊髓髓内病变部分强化，不均匀，病变上下方脊髓髓内囊性改变。结合患者年龄、室管膜瘤好发部位及 MRI 的特征性表现，目前还是考虑室管膜瘤。

● **需要和哪些常见疾病相互鉴别？**

答：颈髓室管膜瘤的早期临床症状缺乏特异性，需与以下几种疾病鉴别。

（1）星形细胞瘤　星形细胞瘤是最常见的儿童脊髓髓内肿瘤，发病第二位，仅次室管膜瘤。临床表现多不明显，也没有特异性，不易与室管膜瘤相区别，但星形细胞瘤 MRI 多呈不均匀强化或不强化，边界欠清楚，瘤中囊变少见，伴随的脊髓空洞症少见，呈偏心性生长（图 3-3）。

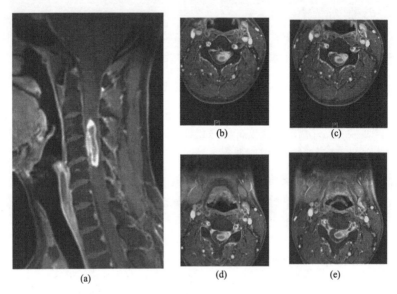

图 3-3　颈髓星形细胞瘤的影像学表现

（2）实性血管母细胞瘤　好发于延髓，少数也可见于颈髓，约30％的脊髓血管母细胞瘤患者合并 vonHippel-Lindau 综合征。脊髓血管母细胞瘤患者缺乏特异性的临床表现，在 MRI 扫描影像显示均匀强化，边界更清晰，伴有囊性变，极易误诊为室管膜瘤，但 T2 加权像常可见一些血管流空影像，CTA、DSA 检查更能明确诊断（图 3-4）。

（3）髓内转移瘤　患者临床起病急，病情发展快，常见的主诉是疼痛，可以表现为放射性神经根痛，其他常见临床表现还包括肌力差、局部麻痹、直肠和膀胱功能紊乱，症状进展迅速是本病一个突出的特征性临床表现，多数患者在发病 2 个月内出现完全性截瘫。MRI 扫描可见与水肿有关的脊髓增粗，T2 加权像常可见瘤结节周围脊髓明显水肿，增强后见肿瘤均匀强化（图 3-5）。

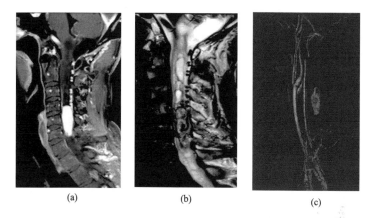

(a)  (b)  (c)

图 3-4　颈髓血管母细胞瘤的影像学表现

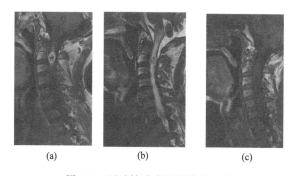

(a)  (b)  (c)

图 3-5　颈髓转移瘤的影像学表现

（4）海绵状血管瘤　脊髓髓内海绵状血管瘤容易反复出血，急性起病，随血肿吸收，患者临床症状局部改善，当肿瘤再次出血时，神经系统症状再次加重，因此临床上患者神经系统间隙性进行性恶化是本病的典型表现。MRI 上病灶周围均见环形低信号带，增强扫描示肿瘤无明显强化，肿瘤邻近脊髓通常无继发性空洞形成。

> ● **室管膜瘤及星形细胞瘤是颈部脊髓髓内常见肿瘤，它们的起源有何区别？**

答：两者在性别、发病年龄基本相似，但它们的生长方式有区别。室管膜瘤起源于脊髓中央管的室管膜细胞或终丝的室管膜残留物，常见中心性、膨胀性生长，与正常脊髓组织分界清楚。星形细胞瘤起源于脊髓星性细胞，以浸润性、偏心性生长为主，与正常脊髓分界不清楚。

## ● 室管膜瘤及星形细胞瘤在影像学上如何鉴别？

答：MRI 扫描是检查髓内病变的最佳影像学方法，MRI 的问世极大地提高了脊髓病变的鉴别能力。在经过多年影像学方面的发展，MRI 图像质量有了明显的提高，能更好地显示组织信号的细微变化，但是，在脊髓髓内室管膜瘤及星形细胞瘤影像学上存在一定的交叉，比如两者在 MRI 平扫上大多为 T1WI 呈等或低信号，T2WI 呈稍高或高信号。增强扫描两者都可以表现为肿瘤不均匀强化现象。但因两者的起源、生长方式不同，因此星形细胞瘤在 MRI 上多表现为肿瘤位于脊髓偏心部位，边缘不规则，与脊髓组织边界不清楚。室管膜瘤多位于脊髓正中，周围有假囊包裹，与脊髓组织边界清楚，上下缘多有囊性变。

## ● 室管膜瘤的临床分型如何？

答：2007 年 WHO 将室管膜肿瘤分为室管膜下瘤、黏液乳头状室管膜瘤、室管膜瘤及间变性室管膜瘤。病理上又可分为上皮细胞型、黏液乳头型、混合型等多种亚型。

## ● McCormick 脊髓功能分级如何？ 该患者属于哪一级别？

答：(1) 根据 McCormick 脊髓功能分级。

① Ⅰ级：神经系统无异常；轻度病灶的损害，对患肢功能无明显影响，轻度的痉挛或放射异常；步态正常。

② Ⅱ级：感觉运动的损害表现影响到患肢的功能；轻到中度的步态费力，严重的疼痛或者感觉迟钝影响到患者生活质量；仍然可以独自步行。

③ Ⅲ级：比较严重的神经损害；需要手杖支撑行走，或者有明显双侧上肢功能的损害；可以或者不能自理。

④ Ⅳ级：十分严重的神经损害；需要轮椅或者手杖助行，合并严重的双侧上肢功能损害；往往生活不能自理。

(2) 本例患者属于 Ⅱ级。

⊛ ［主治医师再次补充病历］

　　该患者采用全椎板入路，术中见硬脊膜肿胀，显微镜下剪开硬脊膜并固定，分离蛛网膜并将其固定在缝合的硬膜上。根据双侧脊神经

后根和脊髓背侧血管分布，在高倍镜下仔细辨认脊髓后正中沟。以低
电流双极电凝后正中沟处血管，并沿后正中沟切开
脊髓软膜。术中见肿瘤淡红色，质地脆，血供丰富，
与脊髓组织边界尚清楚，肿瘤上下两端囊性变，从肿
瘤远端分离，再贯穿数条粗丝线牵引肿瘤，继续向肿
瘤近端进行分离，完整切除肿瘤。术中对瘤腔内小动
脉出血予以电凝，小渗血以止血纱布压迫。术后椎板
复位，钛链、钛钉固定，保持椎管的完整性，维持脊
椎力学稳定性（图3-6）。术后病理报告间变性室管膜
瘤伴坏死（WHO Ⅲ级）。

视频:颈后正中入
路椎管内病
变切除术

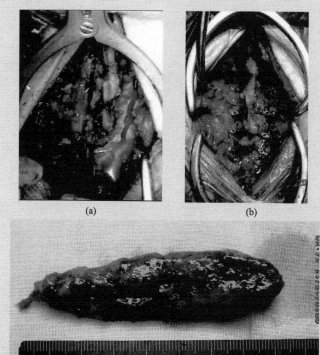

图3-6　术中完整切除肿瘤，椎板解剖复位及术后肿瘤外观

● **根据术前影像学检查，如何合理选择个体化的手术方式？**

答：脊髓髓内室管膜瘤是成人中最常见的脊髓髓内肿瘤，肿瘤生物学特性偏良性，生长缓慢，肿瘤边界清楚，全切除后效果好。

室管膜瘤大多界线清楚，术中先从肿瘤远端囊性变处着手，沿肿瘤与脊髓分界仔细分离，完整切除肿瘤。髓内肿瘤术后是否需行椎板复位目前无统一意见。该患者年龄较小，术中肿瘤全部切除，术后采用椎板复位及钛链、钛钉固定。

目前髓内肿瘤术后是否常规行放射治疗仍有争议。对能够全切除或次全切除的室管膜瘤、无需放疗，即使复发，可再次手术。

● **术中电生理监测作用是什么？**

答：术中电生理监测通过动态观察体感诱发电位波形的变化，尽可能减少手术对脊髓的影响（图 3-7）。

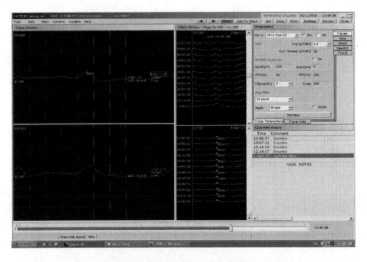

图 3-7　术中电生理表现

● **术后如何处理以应付可能出现的并发症？**

答：（1）体位护理　术后颈部颈托固定制动，翻身，应保持患者头、颈、躯干纵轴一致，避免旋转、震动。

（2）使用呼吸机高颈段脊髓髓内肿瘤术后创伤可能导致脊髓水肿，患者感觉平面上升并影响呼吸肌导致呼吸困难，因此术后需要密切观察原有症状及感觉平面变化，必要时呼吸机辅助呼吸，同时给予大剂量激素冲击治疗，待水肿消退及自主呼吸恢复正常后缓慢停机。

（3）预防烫伤和冻伤 脊髓髓内肿瘤术后易出现相应感觉平面障碍，护理上严禁使用热水袋、冰袋。

## 主任医师总结

脊髓髓内室管膜瘤是成人中最常见的脊髓髓内肿瘤，占脊髓髓内40％～60％。通常沿脊髓中央管生长，脊髓被压向四周，肿瘤两极常伴空洞，边界清楚。肿瘤生物学特性偏良性，生长缓慢，肿瘤边界清楚，全部切除后效果好。但当肿瘤巨大并侵犯延髓和高颈髓，出现严重肢体瘫痪、呼吸困难等表现时，手术存在较高风险。因此，早期诊断并尽早手术，是获得良好预后的关键。

由于绝大多数脊髓髓内室管膜瘤生长缓慢，因此，本病起病时症状多轻微，病情进展慢，无特异性症状，临床上易误诊为颈椎病等。少数髓内室管膜瘤由于瘤体出血而呈急性起病。

脊髓髓内肿瘤，尤其是高颈段髓内肿瘤，外科手术治疗术后存在瘫痪、呼吸困难等危及生命的危险并发症。如何将术后并发症降到最低，目前仍是神经外科的难题之一。早期发现并诊断、熟悉局部解剖、娴熟的外科操作技巧及术后护理是提高效果的关键。

术中手术操作注意事项：①力求从后正中沟切开脊髓，防止术后产生严重的感觉缺失。②最低程度牵拉脊髓，防止对菲薄脊髓造成新的损害。③髓内室管膜瘤的血运丰富，供应血管多来自脊髓前动脉分支，根髓动脉分支亦参与供血，由于肿瘤压迫，受压的脊髓血供非常差，有时脊髓腹侧被肿瘤穿透，因此，对动脉出血可用小功率双极电凝止血。而对于小的静脉渗血可以采用止血纱布压迫，防止反复电凝造成损伤脊髓。④争取完整切除肿瘤，肿瘤亦多有明显界面，一般可获得完整分离。如行分块切除，术野常因出血不清楚而增加手术难度，且易造成肿瘤细胞脱落转移。因此，术中需使用棉片覆盖保护脊髓两端，防止瘤细胞因术中冲洗引起种植转移。⑤脊髓粘连是术后感觉异常的主要原因之一。肿瘤切除后，以7-0线间段缝合脊髓软膜、蛛网膜、硬脊膜，椎板复位，这些都利于防止术后脊髓粘连，降低感觉异常发生率。

早期发现肿瘤并尽快手术治疗，一般术后预后良好。但对术前生长在延髓至高颈髓的巨大室管膜瘤，术后神经功能障碍明显加重者，应尽早使用大剂量甲泼尼龙等激素冲击治疗1～2次，使用改善微循环等药物，同时可以辅助高压氧等治疗，有助于促进神经功能恢复。若术后四肢瘫痪并伴呼吸肌力无力，应尽早行气管切开，呼吸机辅助改善呼吸功能。对粘连严重的肿瘤不应勉强追求全切除。术后有肿瘤残留者，因放射治疗易致脊髓放射性损伤及局部胶质增生，致使肿瘤边界不清楚，增加再次手术难度等原因，目前多不主张放射治疗，建议定期随访，择期再次手术。

## 参 考 文 献

[1] 王贵怀. 脊髓肿瘤的诊疗现状[J]. 中国微侵袭神经外科杂志，2010，15（3）：97-98.

[2] 王贵怀，杨俊，王忠诚. 脊髓髓内室管膜瘤的外科治疗策略与疗效分析[J]. 中国微侵袭神经外科杂志，2010，15（3）：99-102.

[3] 王永刚，张俊廷，吴震. 延颈交界区室管膜瘤的显微外科治疗[J]. 中国微侵袭神经外科杂志，2012，17（2）：67-69.

[4] 刘圣源，张敬，李威等. 脊髓室管膜瘤的 MRI 表现分析[J]. 山东大学学报（医学版），2010，48（3）：124-126.

# 第四章 脑和脊髓血管性疾病

## 病例 1：颅内动脉瘤

老年男性，61岁，因"突发头痛9h余"入院。患者于凌晨3时起床小便时突发头痛不适，呈持续性胀痛，且疼痛剧烈，伴恶心、无呕吐，无行走不稳、肢体无力、肢体麻木、肢体抽搐、口角抽搐、意识不清、听力下降、视物模糊、重影，急送当地医院就诊，行头颅CT提示蛛网膜下腔出血，家属要求转院来我院治疗，门诊拟"蛛网膜下腔出血"收入院，起病以来，患者精神状态一般，体力情况一般，食欲食量一般，睡眠情况一般，体重无明显变化，二便正常。

**体格检查** T 37.3℃，P 79次/min，R 18次/min，BP 125/81mmHg，双肺呼吸音清，双肺未闻及干湿啰音，心律齐，腹部平软，无压痛。

**专科检查** 神志清楚，言语清晰，双瞳孔等大等圆，直径约3mm，对光反应灵敏，双侧肢体肌张力正常，四肢活动正常，双侧Babinski征阳性，颈抵抗，Hunt-Hess分级1～2级。

**辅助检查** 外院头颅CT提示蛛网膜下腔出血。

**诊断** ①自发性蛛网膜下腔出血；②颅内动脉瘤破裂出血待查？

**治疗** 入院后完善相关检查，如三大常规、肝肾功能、电解质、凝血功能等，留置尿液、粪便，完善ECG、胸部X线片检查等，治疗上给予止血、抗血管痉挛、降颅压、镇静、通便、卧床等处置，因考虑患者动脉瘤破裂出血的可能，需行DSA检查明确出血病因，必要时行血管内栓塞治疗。

## 主任医师常问实习医师的问题

### ● 目前考虑的诊断是什么？

答：颅内动脉瘤破裂出血。诊断依据：a. 老年男性；b. 急性起病；

c. 既往无明确高血压病史；d. 脑膜刺激征阳性；e. 颅脑 CT 平扫提示自发性蛛网膜下腔出血。

## ● 什么是颅内动脉瘤？

答：由于局部血管异常改变而产生的脑血管瘤样突起，这种突起即称为颅内动脉瘤，故颅内动脉瘤并非我们一般概念理解的肿瘤。

## ● 颅内动脉瘤形成的病因是什么？

答：动脉瘤形成的病因，主要概括有以下几种。

（1）先天性因素　动脉瘤管壁中层缺少弹性纤维，平滑肌少，由于血流动力学方面的原因，分叉部最易受到冲击，这与临床发现分叉部动脉瘤最多有关。

（2）动脉粥样硬化　动脉壁发生粥样硬化使弹力纤维断裂或消失，消弱了动脉壁而不能承受巨大的压力。

（3）感染　感染性动脉瘤占全部动脉瘤的 4%。

（4）创伤　颅脑闭合性或开放性损伤、手术创伤，由于异物、骨片、器械等直接损伤动脉管壁，形成假性动脉瘤。

（5）其他　如因动静脉畸形、烟雾病等伴发的动脉瘤。

## ● 颅内动脉瘤的主要临床表现有哪些？

答：（1）颅内出血　是颅内动脉瘤最常见的临床表现。

（2）局灶症状　有蛛网膜下腔出血的患者中约有 1/3 患者都有局限的缺血性神经功能障碍。

（3）脑缺血以及脑血管痉挛　动脉瘤第一次出血造成患者死亡及造成脑缺血和脑动脉痉挛的占 60%。

（4）占位效应导致的压迫症状　对于大型动脉瘤可出现压迫症状。

## ● 颅内动脉瘤的发生部位主要有哪些？

答：颅内动脉瘤主要发生在颈内动脉、前交通动脉、大脑中动脉、大脑前动脉，以及椎-基底动脉，而以颈内动脉最多见。

## ● 诊断颅内动脉瘤一般需要哪些检查？其影像学特点是什么？

答：（1）CT 及 CTA 扫描　颅内动脉瘤出血后 5 天内在 CT 上显示高密度影，判断出血率为 100%，CT 检查中密度不同的同心环形图像——"靶环征"，是巨大动脉瘤的特征性表现，CTA 检查则可发现 5mm 以上的动脉瘤，见图 4-1。

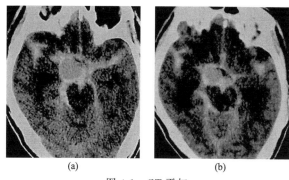

(a)　　　　　　　　　　(b)

图 4-1　CT 平扫

（2）MRI＋MRA　是一种无创的检查，还可判断动脉瘤内的涡流。

（3）脑血管造影术（图 4-2）　是诊断颅内动脉瘤的金标准，能显示出动脉瘤的部位、大小、形态、数量、囊内血栓、动脉硬化及动脉痉挛等，必要时可行血管内栓塞治疗。

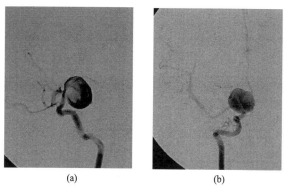

(a)　　　　　　　　　　(b)

图 4-2　DSA 影像

🌼 ［住院医师或主治医师补充病历］

　　患者老年男性，突发起病，无明确高血压病史，查体示：神志清楚，双侧瞳孔等大等圆，直径约 3.0mm，四肢肌力肌张力正常，脑膜刺激征阳性，外院颅脑 CT 提示自发性蛛网膜下腔出血。考虑颅内动脉瘤破裂出血可能。入院后给予止血、镇静、通便、降颅压及预防脑血管痉挛等处理，拟近日行脑血管造影，进一步明确出血原因。

 **主任医师常问住院医师、进修医师或主治医师的问题**

● **对诊断是否有其他意见？**

答：患者老年男性，突发起病，脑膜刺激征阳性，头颅 CT 提示自发性蛛网膜下腔出血，既往无明确外伤史，无高血压病史，故首先考虑颅内动脉瘤破裂出血。但不能排除高血压性脑出血可能。

理由如下：

① 老年患者：一般为中老年患者多发。

② 有明确的高血压病史。

③ 出血部位多位于基底节区。

④ 多伴有偏瘫等神经功能障碍。

两者的鉴别需要通过行脑血管造影检查。

● **还需要与哪些疾病鉴别？**

答：（1）海绵状血管瘤　病灶多位于幕上，常见于大脑半球皮质及皮质下以及侧脑室旁等部位，单发多见，DSA 及 MRA 多不显影，CT 可表现为边缘清楚的圆形或类圆形、等高或稍高密度，病灶密度多数不均匀，伴有出血时，病灶可短时间增大。新鲜出血时病灶内多为均匀一致的高密度影，出血可破入周围脑实质，增强可不强化或周边轻度强化。MRI 可清晰地显示不同时期出血成分的信号变化，高信号为出血后正铁血红蛋白释放造成。以 T1 加权像最清楚，斑驳期间的含铁血黄素呈低信号，钙化无信号。无脑水肿的高信号瘤集体伴其周围低信号环影是脑内海绵状血管瘤最典型的 MRI 表现。

（2）脑动静脉畸形　多见于青少年患者，起病突然，多以颅内出血及癫痫首发，常伴有颅内高压及肢体功能障碍，颅脑 CT 提示多为颅内血肿，MRI 有助诊断，DSA 为诊断的金标准。

（3）脑血管淀粉样变　是一种 β-淀粉样蛋白在大脑皮质的中小动脉中层和外膜上沉积引起的疾病，发病率低，临床特点包括：发生脑出血患者年龄大，脑叶出血，出血部位表浅，出血形态多呈分叶状，易多发出血和反复出血，CT 及 MRI 有助于诊断，确诊需病理学检查。

## 颅内动脉瘤在形状及直径大小上如何分类？

答：（1）根据形状分类

① 囊状（包括球形、葫芦形、漏斗形）。

② 梭形。

③ 壁间动脉瘤。

（2）根据动脉瘤直径大小分类

① 微小动脉瘤小于 5mm。

② 一般动脉瘤：大于或等于 0.5cm 及小于 1.5cm。

③ 大型动脉瘤：等于或大于 1.5cm 及小于 2.5cm。

④ 巨型动脉瘤：等于或大于 2.5cm。

## 颅内动脉瘤的治疗方法主要有哪些？

答：（1）动脉瘤颈夹闭术　手术目的在于阻断动脉瘤的血液供应，避免发生再出血；保持载瘤及供血动脉继续通畅，维持脑组织正常血运；夹闭瘤颈后，术中即可检查手术效果。

（2）载瘤动脉瘤夹闭及动脉瘤孤立术　夹闭载瘤动脉瘤，从而降低或改变血流冲击强度及方向，降低动脉瘤内压力，促使瘤内血栓形成，而使动脉瘤得到治愈。

（3）动脉瘤包裹术　主要用于血泡样动脉瘤，不宜上夹或结扎者，或者载瘤动脉不宜阻断时运用。

（4）经血管颅内动脉瘤栓塞术　指南推荐的治疗颅内动脉瘤的首选方案，主要采用弹簧圈、球囊、胶以及支架辅助等栓塞动脉瘤，致动脉瘤腔内血栓形成，从而使动脉瘤治愈。目前材料发展迅速如 pipeline 等密网支架的使用，为复杂动脉瘤的治疗又提供了一个好方法。

◉ ［主治医师再次补充病历］

患者有介入手术指征，无明显禁忌证，于 2016 年 11 月 23 日行脑血管造影术，造影提示：右侧颈内动脉交通段动脉瘤并破裂出血，大小约 1.2cm×1.5cm 囊状动脉瘤，瘤颈偏宽，瘤体朝后内生长，并可见局部有小阜。造影结束后，先将支架微导管跨瘤颈，远端置于大脑中动脉，再将弹簧圈微导管超选进入动脉瘤瘤体，在瘤体内置入弹簧圈，动脉瘤填塞满意后，顺支架微导管置入一枚颅内支架覆盖瘤颈，术后即刻造影显示动脉瘤栓塞完全，支架位置良好，载瘤动脉通畅（图 4-3）。

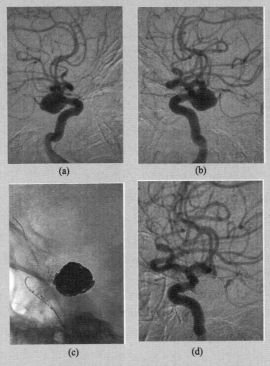

(a)　　　　　　　　　(b)

(c)　　　　　　　　　(d)

图 4-3　右侧颈内动脉交通段动脉瘤栓塞前后的造影

### ❓ 主任医师常问住院医师、进修医师或主治医师的问题

#### ⬤ 颅内动脉瘤治疗的目的是什么？

答：颅内动脉瘤出血发生率高达 70％，而出血后致残率及病死率极高，颅内动脉瘤积极治疗为预防出血，减少患者致残率及病死率。

#### ⬤ 评价颅内动脉瘤破裂出血患者的手术危险性及患者预后的最常用方法是什么？

答：评价颅内动脉瘤破裂出血患者的手术危险性及患者预后的最常

用方法是 Hunt-Hess 分级。

Ⅰ级：无症状，或轻微头痛及轻度颈强直。

Ⅱ级：中度至重度头痛，颈强直，除有颅神经麻痹外，无其他神经功能缺失。

Ⅲ级：嗜睡，意识模糊，或轻微的灶性神经功能缺失。

Ⅳ级：木僵，中度或重度偏侧不全麻痹，可能有早期的去脑强直及自主神经功能障碍。

Ⅴ级：深昏迷，去脑强直，濒死状态。

若有严重的全身性疾病，如高血压、糖尿病、严重动脉粥样硬化、慢性肺病及动脉造影上有严重血管痉挛要降一级。

### 如何确定颅内动脉瘤的手术时机？

答：对于已破裂的动脉瘤患者，如生命体征稳定，建议尽早处理动脉瘤；对于未破裂的动脉瘤，直径大于 5mm，形态不规则者，建议限期进行手术治疗；对于未破裂的小动脉瘤患者，可以选择定期随访。

目前治疗颅内动脉瘤最常用的手术方式有两种：①开颅动脉瘤夹闭术，是通过开颅手术进脑裂间隙找到动脉瘤，并用动脉瘤夹夹闭动脉瘤瘤颈，使载瘤动脉血液不再流入动脉瘤中。②动脉瘤血管内栓塞术，不需要开颅，是通过股动脉插管，将导管送入颅脑动脉瘤旁，然后从导管内将钛合金弹簧圈送入动脉瘤内并将其填塞，使得动脉瘤囊内血流消失，从而消除再次破裂出血的风险。

治疗动脉瘤破裂性蛛网膜下腔出血需要采用综合治疗方法，开颅夹闭或介入栓塞治疗是其中的一部分而不是全部。对于出血急性期患者，急诊手术处理动脉瘤可以达到防止动脉瘤再出血的目的，但术后仍然需要系统甚至是长期的内科治疗，包括脱水降颅压、解痉、扩容、补液、功能康复等。

### 颅内动脉瘤血管内栓塞治疗方式及适应证有哪些？

答：（1）单纯弹簧圈栓塞　针对窄颈的囊状动脉瘤，即可完全栓塞动脉瘤。

（2）支架辅助栓塞　用于瘤颈较宽的、形态不太规则的动脉瘤，可致密栓塞动脉瘤。

（3）球囊辅助栓塞　用于瘤颈稍宽，单纯栓塞困难，且不愿意放置支架或支架释放困难者。

（4）载瘤动脉闭塞及动脉瘤孤立　用于颅内的外周假性动脉瘤、夹层动脉，置入弹簧圈或球囊闭塞载瘤动脉即可治疗动脉瘤。

（5）血流导向装置置入　用于大型、巨大型动脉瘤，一般的常规支架辅助栓塞，随访发现复发率极高，而通过血流导向装置置入或联合部分弹簧圈，即可获得治疗一些复杂动脉瘤的良好预后。

### ● 血管内栓塞治疗术后如何处理？

答：（1）常规心电监护。

（2）适当补液扩容预防脑缺血、抗血管痉挛、营养神经、脱水降颅内压。

（3）若置入支架需阿司匹林及盐酸氯吡格雷抗凝。

（4）严密观察神经功能、生命体征、临床表现。

（5）对于破裂出血动脉瘤，及时行腰椎穿刺术或腰大池置管术放出血性脑脊液，减少血液对脑组织刺激。

（6）定期复查头颅 CT，尤其对于患者若出现头痛加重、意识加深的患者，排除颅内出血、脑积水及脑梗死的可能。

（7）对症处理。

### ● 常见的并发症有哪些？

答：动脉瘤栓塞的相关并发症主要为动脉瘤再次破裂出血、脑梗死、脑水肿、动脉血栓形成、导丝导管断裂、夹层动脉瘤、载瘤动脉狭窄等，其中动脉瘤破裂出血多发生在术后一周内；而脑梗死发生不排除弹簧圈溢出堵塞供血动脉所致；术中常见动脉血栓形成，主要为术中操作时间长、血管内皮损伤所致；夹层动脉瘤多为术中导丝、导管对血管损伤所致。

### ● 如何制定随访策略？

答：颅内动脉瘤栓塞随访时间一般为术后 3 个月、半年、1 年、3 年、5 年以及 10 年，随访过程中若动脉瘤复发，可考虑进一步行栓塞治疗。

### ● 颅内动脉瘤复发的原因及治疗方法有哪些？

答：（1）颅内动脉瘤复发的原因

① 血流反复冲击，导致动脉瘤复发。

② 动脉瘤瘤腔填塞未致密。

③ 弹簧圈溢出。

④ 动脉瘤瘤颈未致密填塞。

⑤ 巨大或大型动脉瘤。

⑥ 载瘤动脉走形，导致血流易冲击该栓塞部位。

（2）治疗方法基本与动脉瘤一样，若动脉瘤复发，继续填塞复发部位，必要时可置入支架，改善血管形态及血流动力学。

## 主任医师总结

颅内动脉瘤是患者致死、致残的最危险疾病之一，故建议积极治疗。在治疗上，目前主要有两种方法，一种为颅内动脉瘤显微夹闭术，对于大脑中动脉动脉瘤，开颅显微夹闭术仍为首选，对于复杂动脉瘤，若血管内栓塞困难时，血管搭桥孤立动脉瘤也为行之有效的治疗方法；另一种为血管内栓塞治疗，该治疗方法为指南推荐的首选方法，尤其是随着栓塞材料的发展，新的支架的使用，对于复杂颅内动脉瘤也可栓塞并取得良好的预后，如目前使用比较广的 pipeline 支架。

血管内栓塞动脉瘤时，为减少动脉瘤复发，尽量保证动脉瘤致密栓塞，必要时辅助支架、球囊等，而瘤颈的致密栓塞，有利于减少动脉瘤复发；复杂动脉瘤栓塞治疗，需综合考虑情况，选择合适的栓塞材料及栓塞方法，已达到完全栓塞；对于载瘤动脉闭塞治疗动脉瘤时，需行球囊闭塞试验等，判断患者是否耐受，再行闭塞。

当动脉瘤完全栓塞后，需制定有效的随访策略，一般为 3 个月、半年、1 年、3 年、5 年及 10 年，一旦随访中发现动脉瘤复发，需积极处理。

## 参 考 文 献

[1] 凌锋，李铁林. 介入神经放射影像学. 北京：人民卫生出版社，1999.

[2] 王忠诚. 王忠诚神经外科学. 武汉：湖北科学技术出版社，2005.

# 病例 2：脑动静脉畸形

✳ ［实习医师汇报病历］

青年男性，19 岁，因"突发头痛、呕吐并昏迷约 16 天"入院。患者于 16 天前无明显诱因突发头痛、呕吐，呕吐后即刻昏迷不醒，急送至当地医院就诊，行头颅 CT 检查提示：脑室出血，并在急诊下行脑室钻孔引流术，术后转至广州某医院行进一步检查，予行 DSA 检查，提示：胼胝体压部及松果体区脑动静脉畸形，并合并假性动脉瘤。期间发现合并有颅内感染、肺部感染，给予营养颅神经、抗感染等对症支持治疗，并行腰大池引流及气管切开术，经治疗后患者病情无明显改善，且脑动静脉畸形未处理，现患者为求进一步治疗转来我院。

**体格检查** T 37.0℃，P 88 次/min，R 20 次/min，BP 134/82mmHg，四肢消瘦，气管切开，双侧肺部可闻及干湿啰音，心律齐，腹部平软。

**专科检查** 神志昏迷，能自动睁眼，双瞳孔等大等圆，直径约 2.5mm，对光反应迟钝，双侧肢体肌张力增高，肌力：左上肢 3 级，左下肢 3 级，右上肢 3 级，右下肢 2 级，双侧 Babinski 征阳性，颈强直。

**辅助检查** 入院前头颅 CT 检查（图 4-4）提示：脑室出血。胸部平片（图 4-5）示：肺部感染。外院 DSA 提示胼胝体压部及松果体区脑动静脉畸形合并假性动脉瘤。

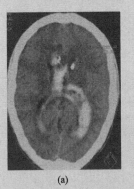 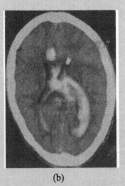

(a)　　　　　　　　(b)

图 4-4 入院前头颅 CT 检查

**诊断** ①脑室内出血外引流术后；②胼胝体压部及松果体区脑动静脉畸形；③颅内感染；④肺部感染；⑤气管切开术后；⑥腰大池引流术后。

**治疗** 入院后完善相关检查，如三大常规、肝肾功能、电解质、凝血功能等，留尿液、痰液、脑脊液培养，完善 ECG、胸部 X 线片及

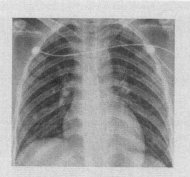

图 4-5　入院前胸部平片

胸部 CT 检查等，考虑患者动静脉畸形合并假性动脉瘤，随时可能动脉瘤或畸形破裂出血，需进一步行脑动静脉畸形及假性动脉瘤栓塞术，尤其需处理假性动脉瘤，预防假性动脉瘤破裂出血，同时抗感染治疗。

 **主任医师常问实习医师的问题**

### ● 目前考虑的诊断是什么？

答：胼胝体压部及松果体区脑动静脉畸形。诊断依据：a. 青年男性，突发起病；b. 无明显外伤病史；c. 外院 CT 提示脑室出血；d. 外院 DSA 检查提示胼胝体压部及松果体区脑动静脉畸形合并假性动脉瘤。

### ● 什么是脑动静脉畸形？

答：脑动静脉畸形是在胚胎三四周时，脑血管发育过程受到阻碍，动静脉之间直接交通而形成的先天性疾病。

### ● 脑动静脉畸形的主要临床表现是什么？

答：脑动静脉畸形的主要临床表现有以下几种。

（1）出血　这是颅内动静脉畸形最常见的症状，一般占 52%～77%，半数以上在 16～35 岁发病。

（2）癫痫　可在颅内出血时发生，也可单独出现，占全部患者的 15%～47%。

（3）头痛　多数是颅内出血的结果，除此之外，约43%的患者在出血即有持续性的或反复发作性头痛，往往是顽固性头痛。

（4）局灶症状　由血管畸形的部位、血肿压迫、脑血液循环障碍及脑萎缩区域而定。

（5）其他相关症状　如精神症状、颅内血管杂音等。

## ● 脑动静脉畸形形成的病因是什么？

答：脑动静脉畸形形成的病因目前仍未明，但多数学者认为其为一种先天性疾病，主要在胚胎早期，原始的动脉及静脉是相互交通的，以后由于局部毛细血管发育异常，动脉及静脉仍然以直接沟通的形式遗留下来了。由于没有正常毛细血管的阻力，血液直接由动脉流入静脉，使静脉因压力增大而扩张，动脉因供血多，也逐渐增粗，加上侧支血管形成及扩大，形成迂曲、缠结、粗细不等的畸形血管团，血管壁薄弱处扩大成囊状。

## ● 诊断脑动静脉畸形一般需要哪些检查？ 其影像学特点有哪些？

答：（1）头颅CT扫描及增强　在出血脑动静脉畸形中，CT扫描对出血范围、血肿大小、血栓形成的梗死灶、脑室内出血、脑积水有较高的诊断价值，其中出血表现高密度影，注入造影剂可勾勒出病灶轮廓；对于未出血脑动静脉畸形，CT平扫可表现为团块聚集或弥散分布蜿蜒状及点状密度增高影，其间则为正常脑密度或小囊状低密度灶，增强后上述密度轻度增高影像更加显著。

（2）MRI＋MRA　对动静脉畸形的供血动脉、血管团、引流静脉、出血、占位效应、病灶与功能区的关系均能做出判断。主要影像学特点蜂窝状或葡萄状血管流空低信号影。

（3）DSA　是诊断脑动静脉畸形的金标准，可全面了解全部供血动脉、引流静脉及盗血情况，可动态观察，必要时可及时行栓塞治疗。

（4）经颅多普勒（TCD）　根据血流速度大小判断，可在术中辅助判断供血动脉及引流静脉。

（5）头颅X线　可判断病灶部钙化灶及颅骨血管沟的情况。

◉ ［住院医师或主治医师补充病历］

　　青年男性，突发起病，既往无外伤病史，因"突发头痛、呕吐并昏迷约16天"入院，查体：神志昏迷状，能自动睁眼，双瞳孔等大等圆，直径约2.5mm，对光反应迟钝，双侧肢体肌张力增高，肌力：左上肢3级，左下肢3级，右上肢3级，右下肢2级，双侧Babinski征阳性，颈强直。外院CT提示脑室出血，DSA提示胼胝体压部及松果体区脑动静脉畸形，故考虑为脑动静脉畸形破裂出血。

##  主任医师常问住院医师、进修医师或主治医师的问题

### ● 若外院未行 DSA 检查，对于该诊断有何其他意见？

答：青年男性，急性起病，无明确外伤史，无血液性疾病病史，头颅CT提示脑室出血，患者首选考虑血管畸形破裂出血，但不可排除颅内动脉瘤破裂出血可能。

理由如下：①急性起病，头痛、呕吐并昏迷；②无明确外伤史、血液性疾病病史；③头颅CT提示脑室出血，尽管动脉瘤破裂出血多表现为蛛网膜下腔出血，但后循环动脉瘤破裂出血一般表现为脑室出血。但两者之间的鉴别需行DSA检查。

### ● 还需要与哪些疾病鉴别？

答：（1）海绵状血管瘤　见颅内动脉瘤的鉴别诊断。

（2）高血压脑出血　往往有高血压病史，多见中老年患者，一般在活动中或情绪激动时，以基底节区出血最常见，常出血一侧肢体偏瘫或麻木，颅内CT有助于诊断。

（3）脑血管淀粉样变　是一种β-淀粉样蛋白在大脑皮质的中小动脉中层和外膜上沉积引起的疾病，发病率低，临床特点包括：发生脑出血患者年龄大，脑叶出血，出血部位表浅，出血形态多呈分叶状，易多发出血和反复出血，CT及MRI有助诊断，确诊需病理学检查。

### ● 目前最常用到的评估脑动静脉畸形的分类方法有哪些？

答：目前最常用到的评估脑动静脉畸形的分类法为Spetzler & Martin法，包括畸形直径、功能区以及引流静脉，其中畸形直径评分包括<3cm 1分，3～6cm 2分，>6cm 3分；功能区评分包括功能区1分，非功能区0分；引流静脉评分包括深静脉引流1分，浅静脉引流0分。根据DSA造影情况，以上三个方面对畸形分级，总共S-M分级为

Ⅰ～Ⅴ级。

### ⬤ 脑动静脉畸形的治疗方法主要有哪些？

答：（1）开颅显微切除　畸形团破裂出血，且出血量较大，患者出现脑疝迹象，需行急诊开颅行血肿清除及血管畸形切除；而对于浅表非功能区的小型动静脉畸形，首选开颅显微切除。

（2）血管内栓塞　单一供血且小型动静脉畸形（＜3cm）；合并动脉瘤、大型畸形团、高级别畸形团，比较推荐采用血管内辅助栓塞，对于残余的畸形团可进一步行伽马刀治疗。栓塞常用的栓塞剂为 NBCA 胶、Onyx。

（3）伽马刀放射性治疗　对于深部畸形团，栓塞及开颅困难或者神经缺损风险较高的畸形团，建议行伽马刀放射性治疗。

### ✺ ［主治医师再次补充病历］

　　患者外院 DSA 检查提示胼胝体压部以及松果体区脑动静脉畸形并合并假性动脉瘤，有介入手术指征，于 2016 年 11 月 28 日行脑血管造影提示：左侧胼胝体压部及松果体区脑动静脉畸形并合并假性动脉瘤，畸形团大小约 2cm×2cm×2.5cm，主要由左侧大脑后动脉分支供血，向深部引流。造影结束后，更换指引管，置入微导管超选入畸形团合并假性动脉瘤部分的供血分支，注入 20％NBCA 胶，即刻造影示假性动脉瘤完全消失，远端畸形团仍有残余；微导管再次超选残余畸形团的供血动脉，注入 Onyx，即刻造影显示畸形基本完全消失（图 4-6）。

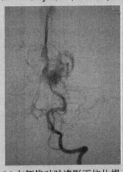 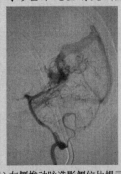 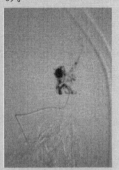

(a) 左侧椎动脉造影正位片提示左侧胼胝体压部及松果体区脑动静脉畸形，由左侧大脑后动脉供血

(b) 左侧椎动脉造影侧位片提示左侧胼胝体压部及松果体区脑动静脉畸形并合并假性动脉瘤，由左侧大脑后动脉多个分支供血

(c) 先用NBCA胶将合并假性动脉瘤的畸形团栓塞

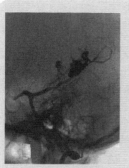 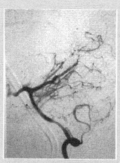 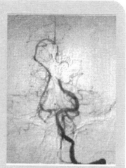

(d) 再用Onyx将残余对　　(e) 栓塞后的左椎动脉正　　(f) 栓塞后的左椎动脉侧
动静脉畸形团栓塞　　　位造影提示畸形团　　　位造影提示畸形团
基本不显影　　　　　　基本不显影

图 4-6　左侧胼胝体压部及松果体区脑动静脉畸形并
合并假性动脉瘤栓塞前后的 DSA 图像

 **主任医师常问住院医师、进修医师或主治医师的问题**

### ● 该患者脑动静脉畸形的治疗目的是什么？

答：预防或降低脑动静脉畸形再次出血的概率。脑动静脉畸形的年出血率为 2%～4%，且出血病死率高达 40.7%，对于已有出血的脑动静脉畸形再次出血率大大增高，应给予积极治疗已降低其再次出血的可能，减少患者出血相关病死率。

### ● 脑动静脉畸形术前需注意什么？

答：脑动静脉畸形患者手术前最好卧床休息，避免情绪波动，减少紧张等气氛，必要时可适当镇静，保持大便通畅，避免脑动静脉畸形再次破裂出血。

### ● 在何种情况下，脑动静脉畸形需急诊手术？

答：一般情况下脑动静脉畸形都无需急诊手术，但如果畸形破裂出血，且出血量幕上＞30ml 或幕下＞10ml，需急诊手术下行血肿清除并畸形切除术，必要时可先行血管内栓塞部分畸形，后再进一步行开颅显微手术切除畸形团。

## 脑动静脉畸形血管内治疗方式及其适应证有哪些？

答：(1) 经动脉途径　大部分脑动静脉畸形的血管内栓塞首选经动脉途径栓塞，畸形团供血支允许微导管能顺利超选进入并接近畸形血管团。

(2) 经静脉途径　对于供血动脉迂曲、细小，微导管超选困难的脑动静脉畸形，单支静脉引流，静脉途径可接近畸形团时，可考虑从静脉途径入路进行栓塞治疗。

## 血管内栓塞术后如何处理？

答：(1) 卧床、镇静、通便、监护、控制性降压 2～3 天，防止血流动力学改变后的正常灌注压突破。

(2) 严密观察神经功能、生命体征、临床表现。

(3) 一旦出现头痛、偏瘫等临床表现，及时行头颅 CT 检查，排除出血、梗死，其他相应症状，给予对症处理。

## 常见的并发症有哪些？

答：(1) 出血　多发生在术中或术后 1 周。

(2) 梗死　多由于正常供血动脉误栓。

(3) 脑水肿。

(4) 癫痫。

(5) 神经功能障碍，多因出血或梗死引起。

(6) 夹层动脉瘤。

(7) 微导管、导丝断裂。

(8) 动脉破裂等。

(9) 穿刺部位血肿。

## 如何制定栓塞后随访策略？

答：若畸形团完全栓塞，2～3 个月后行 DSA 复查。若未发现畸形团，可建议 1 年后行 MRI 复查。

对于未完全栓塞的患者，建议患者 2～3 个月后行 DSA 复查，必要时行进一步栓塞。而对于接受伽马刀治疗的患者，建议 1 年复查一次直至畸形完全消失，一般可用 MRI 复查，必要时行 DSA 复查。

### 主任医师总结 ......

脑动静脉畸形是一种在胚胎三四周时，脑血管发育过程受到阻碍，动静脉之间直接交通而形成的先天性疾病，主要临床表现为出血、癫痫、头痛及神经功能障碍等，发病年龄多为青、少年，患者多因出血、癫痫及头痛等就诊，需与海绵状血管瘤、动脉瘤等疾病相鉴别，一般DSA 检查可明确诊断。

治疗上目前有三种方法：颅内显微切除术、血管内栓塞治疗以及放射性治疗。对于复杂的脑血管畸形需联合以上方法治疗，其中小型表浅的非功能区脑动静脉畸形适合行显微切除；单一供血小型脑动静脉畸形，可行完全栓塞，而对于大型的、高级别的畸形团，可行血管内辅助性栓塞，有利于下一步行显微切除或放射性治疗；功能区且栓塞及显微切除困难的小型畸形团，首选放射性治疗。

在血管内栓塞治疗中，对于不能一次性栓塞完全的畸形团，一次栓塞需适度，不可栓塞体积过大，导致术中或术后出血。一次栓塞后，一般 2～3 个月后再行第二次栓塞，直至畸形团栓塞完全，对于未破裂脑动静脉畸形，若合并动脉瘤、深静脉引流、引流静脉狭窄及畸形团位于功能区等出血危险因素，需积极处理，预防下一步出血。

**参 考 文 献**

[1] 赖凌峰，苏世星，顾大群等. 老年人脑动静脉畸形临床特点及治疗分析. 中华神经医学杂志，2013，12：270-274.
[2] 凌锋，李铁林. 介入神经放射影像学. 北京：人民卫生出版社，1999.
[3] 王忠诚. 王忠诚神经外科学. 武汉：湖北科学技术出版社，2005.

# 病例3：颈内动脉海绵窦瘘

[实习医师汇报病历]

患者男性，41 岁。因"右眼突出伴视力下降 1 个月"入院。患者于 2014 年 3 月 27 日车祸后昏迷于当地医院诊治，诊断为："①蛛网膜下腔出血；②颅底骨折；③多发颅面骨折"。1 个月前患者左眼向外突出，伴眼红、视力下降；自诉可闻及颅内杂音，安静时明显，频率同心率一致，无头痛、头晕、恶心呕吐等，遂至我院眼科就诊，诊断为"左眼继发性青光眼；颈内动脉-海绵窦瘘"。予眼科专科检查提示：左眼视力下降，头颅 MRI＋MRA（图 4-7）检查提示：左侧海绵窦区可见高信号，海绵窦瘘？请神经外科会诊考虑为颈内动脉海绵窦瘘可能性较大，遂转至我科进一步诊治。病程中，精神一般，食欲不佳，睡眠不佳，大小便正常，近期无明显体重变化。

体格检查　T 36.7℃，R 17 次/min，P 75 次/min，BP 130/86mmHg。眼部查体（图 4-8）：可见左侧眼球突出，球结膜充血水肿，各个方向运动活动受限，左侧眶部听诊可闻及吹风样杂音，频率同心率一致。神经系统查体：神志清楚，言语清晰，双侧瞳孔直径 3mm，对光反应灵敏，双侧肢体肌力肌张力正常。

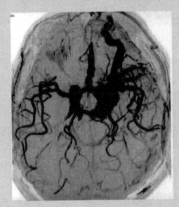 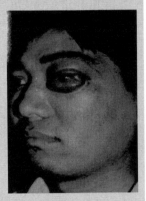

图 4-7　头颅 MRA 示左颈内动脉海绵窦瘘可能　　图 4-8　眼部体征

辅助检查　视力检查：Vod 为 0.1，Vos 为 0.6；左眼为眼球突出度为 23mm，结膜充血（＋＋），血管迂曲扩张，角膜透明，前房深浅正常，房水清，瞳孔圆，D＝3mm，直接对光反应灵敏，人工晶体位正，玻璃体未见明显浑浊，眼底模糊可见：视乳头色淡红，C/D＝0.3，A/V＝2∶3，黄斑中心凹反光不清，网膜平伏，未见明显渗出及出血。头颅 MRI＋MRA：①左眼球较突出，内直肌增粗，晶状体变薄；②双侧颈内动脉海绵窦段轻度狭窄；③左侧海绵窦区可见高信号（血流信号），海绵窦瘘？

诊断　颈内动脉海绵窦瘘；左眼继发性青光眼。

治疗　完善术前准备，包括三大常规、凝血功能、肝肾功能、电解质、HIV、HBV、HCV 等，完善心电图、胸部 X 线片等常规。治疗上予降眼压、改善微循环治疗，除此之外还需行头颅 DSA 检查以明确颅内血管情况，必要时行血管内栓塞治疗。

**主任医师常问实习医师的问题**

### ● 目前考虑的诊断是什么？

答：目前诊断为颈内动脉海绵窦瘘（carotid-cavernous fistula，CCF）。诊断依据：a. 既往外伤病史；b. 有眼球突出，结膜水肿充血，视力障碍，眼球活动受限等眼部症状；c. 颅内杂音；d. 眼科检查及MRI＋MRA 检查。

### ● 什么是颈内动脉海绵窦瘘？

答：颈内动脉海绵窦瘘（carotid-cavernous fistula，CCF）系颈内动脉海绵窦段本身或其分支破裂，小部分因颈外动脉分支破裂，与海绵窦之间形成异常的动静脉交通，并由此引发一系列的临床症状和体征。

### ● 颈内动脉海绵窦瘘形成的病因是什么？

答：75％以上的颈内动脉海绵窦瘘为外伤引起，称为外伤性颈内动脉海绵窦瘘（TCCF），包括以下几种。

（1）钝器损伤

① 颅底骨折、骨片刺伤、血管撕伤。

② 血管损伤、继发性动脉瘤破裂。

③ 外伤性颅内压变化、血管破裂。

（2）锐器伤 穿通伤，多见于儿童。

（3）医源性 鼻部手术，血管内介入治疗，面部及五官穿刺等。

其余无外伤史者，称为自发性颈内动脉海绵窦瘘（SCCF）：包括海绵窦段颈内动脉瘤、纤维肌肉发育不良、Ehlers-Danlos 综合征 Ⅳ 型、马方综合征、迟发性成骨不良、假黄色瘤病、病毒性动脉炎和原始三叉动脉残留等。

### ● 颈内动脉同海绵窦的关系如何？

答：海绵窦为硬脑膜两层间的不规则的腔隙，位于蝶鞍和垂体的两侧，前方起自眶上裂，后至岩尖，内侧为垂体和蝶鞍，外侧为大脑颞叶。外侧壁内自上而下有动眼神经、滑车神经、眼神经和上颌神经通过，窦内有颈内动脉和展神经通过。海绵窦可借眼静脉与面部的浅静脉相交通，借卵圆孔、破裂孔处的导血管与翼静脉丛相交通，还可借岩上、下窦与横窦和颈内静脉相交通。

### 颈内动脉海绵窦瘘一般需要哪些检查？其影像学特点有哪些？

答：诊断颈内动脉海绵窦瘘一般需要行头颅 CT、头颅 MRI＋MRA、经颅多普勒（TCD）、头颅 DSA 等检查。

（1）头颅 CT 的特点　海绵窦显影、强化，鞍旁密度增高，增强明显；眼静脉增粗弯曲；眼球突出；眶内肌群弥漫性增厚；眼球边缘模糊；眼睑肿胀；球结膜水肿；颅底骨折或脑挫裂伤。

（2）头颅 MRI＋MRA（图 4-9）的特点　静脉引流至皮质显示脑水肿；扩张的海绵窦或静脉湖显示无信号区；眼上静脉条索状扩张无信号。

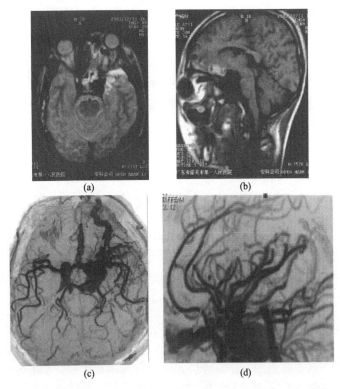

(a)　　　　(b)

(c)　　　　(d)

图 4-9　CCF 典型 MRI 及 MRA 表现（箭头显示增粗的眼上静脉）

（3）经颅多普勒（TCD）的特点　同侧眼上静脉（SOV）扩张伴反

向动脉化血流，呈红色或红蓝相间；同侧 ICA 高血流量；舒张期流速增加，平均流速增加；瘘口近端血管阻力减低；远端分支血管流速减低；压迫患侧 CCA，瘘口上段出现倒灌，血管杂音减弱或消失。

（4）头颅 DSA（图 4-10）检查 是诊断 TCCF 的金标准，其特点：瘘口的部位及大小；脑血流交通充盈情况；"盗血"情况；颈外动脉供血情况及静脉引流方向；有无血管性病变并发症，如假性动脉瘤等。

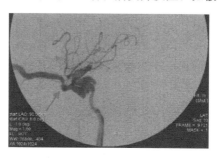

图 4-10 CCF 典型的 DSA 表现（箭头显示增粗的眼上静脉）

 ［住院医师或主治医师补充病历］

患者为中年男性，既往外伤病史，"左眼突出伴视力下降 1 个月"，查体：左侧眼球突出，球结膜充血水肿，各个方向运动活动受限，右侧眶部听诊可闻及吹风样杂音，与同心搏同步。头颅 MRI＋MRA：左侧海绵窦区可见高信号（血流信号），海绵窦瘘？因此考虑为颈内动脉海绵窦瘘。

## 主任医师常问住院医师、进修医师或主治医师的问题

### 对诊断是否有其他意见？

答：（1）患者慢性起病，以眼球突出和听力下降为首发症状，既往外伤病史，MRA 可见双侧海绵窦区可见高信号（血流信号），海绵窦瘘可能，首先考虑颈内动脉海绵窦瘘。但是不排除海绵窦型硬脑膜动静脉瘘可能，理由如下。

① 眼症：眼球突出，结膜水肿充血，视力障碍，眼球活动受限；海绵窦区硬脑膜动静脉瘘多见。

② 颅内杂音。

③ 50％患者有头痛。

④ 颅内压增高、蛛网膜下腔出血、脑出血等表现。

（2）两者间鉴别则需要通过行脑血管造影（DSA）检查。

### 还需要和哪些疾病进行鉴别诊断？

答：（1）眶内血管性肿瘤　如海绵状血管瘤、动脉瘤和动脉畸形等，可有搏动性突眼，需要用脑血管造影来区别。

（2）海绵窦血栓形成　多数有耳源性、鼻窦和眶面部化脓性感染及全身性感染所致，症状与 CCF 相似，但无眼球搏动和血管杂音。

（3）先天性、创伤性或肿瘤性眶壁缺损　可引起突眼，脑的搏动传导至眼球引起眼球搏动。但一般无血管杂音。

### 外伤性颈内动脉海绵窦瘘的分型方法有哪些？

答：常用两种经典分型方法——Parkinson 分型（1976）和 Barrow分型（1985）。

（1）Parkinson 分型（图 4-11）

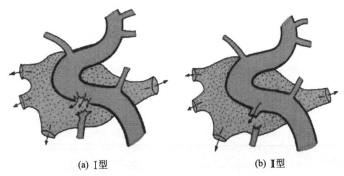

(a) Ⅰ型　　　　　　　　(b) Ⅱ型

图 4-11　Parkinson 分型

Ⅰ型：颈内动脉海绵窦段本身破裂，与海绵窦直接形成交通。

Ⅱ型：颈内动脉海绵窦段分支断裂形成与海绵窦的直接交通。

（2）Barrow 分型

A 型：颈内动脉主干供血的高流量瘘，主要由外伤和海绵窦内颈内动脉瘤破裂引起。

B 型：仅有颈内动脉硬脑膜支供血的海绵窦瘘。

C 型：仅有颈外动脉供血的海绵窦瘘。

D型：颈内、颈外均供血的海绵窦瘘。

### 外伤性颈内动脉海绵窦瘘的治疗方法有哪些？

答：（1）手术治疗　主要有结扎颈内动脉法及颈内动脉孤立术。①结扎患侧颈动脉：有效率为30%～40%，缺血加重且易复发；②孤立术：先结扎颈部动脉，继之开颅夹闭床突上段，有效率为56.9%。手术治疗的并发症及创伤较大，复发率高。

（2）血管内栓塞治疗　是CCF的首选治疗方法。主要有可脱性球囊栓塞、可脱性球囊结合弹簧圈栓塞、可脱性球囊结合生物胶栓塞、弹簧圈-生物胶栓塞术、覆膜支架栓塞。

### ❋ ［主治医师再次补充病历］

患者有介入手术适应证，无手术禁忌证，于2014年6月20日行脑血管造影术（图4-12）提示：左侧颈内动脉-海绵窦瘘，左侧颈内动脉通过海绵间窦瘘向对侧海绵窦，左侧颈内动脉远端血管显影欠佳。结束造影后更换微导管经左侧颈内动脉入路，置入1枚可脱性球囊将瘘口封闭，解脱球囊。即刻造影提示：瘘口完全消失，左侧颈内动脉保持通畅，远端血管显影较前良好。术后1周患者右眼眼球突出症状消失，球结膜及眼睑水肿较前明显减轻（图4-13）。

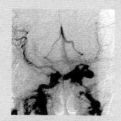

(a) 栓塞术前正位造影

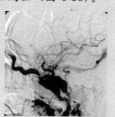

(b) 栓塞术前侧位造影

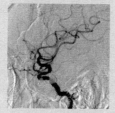

(c) 可脱性球囊栓塞术后侧位

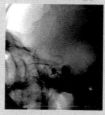

(d) 造影蒙片显示可脱性球囊

图4-12　左侧颈内动脉-海绵窦瘘可脱性球囊栓塞前后的造影

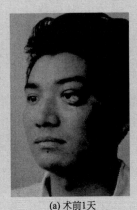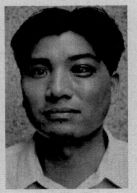

(a) 术前1天　　　　　　　　(b) 术后1周

图 4-13　术前后外观对比

 **主任医师常问住院医师、进修医师或主治医师的问题**

### ● TCCF 的治疗目的是什么？

答：封闭瘘口、尽可能保持颈内动脉通畅；保护视力，防止视力进一步下降；使突眼回缩；消除颅内血管杂音；纠正脑盗血，防止脑缺血；预防脑出血及严重鼻出血等并发症。

### ● TCCF 急诊手术时机有哪些？

答：（1）伴有肢体瘫痪　盗血。

（2）鼻出血　骨折伤及海绵窦前内侧，破坏蝶窦黏膜，海绵窦疝入蝶窦。

（3）颅内出血　皮质引流静脉扩张、高压，皮质引流静脉原发损伤，海绵窦本身挫裂伤。

（4）急性视力障碍　眼球外突进行性加重，球结膜充血肿胀，甚至破裂出血，视力急剧下降或失明。

### ● CCF 血管内栓塞治疗方式及其适应证有哪些？

答：（1）经股动脉-颈内动脉途径可脱性球囊栓塞　适用于所有 CCF 的急、慢性治疗，闭塞瘘口确切、快速、有效、经济。

（2）经股动脉-颈内动脉途径微弹簧或联合液体胶栓塞　适用于瘘口小、球囊不能通过，又不能闭塞颈内动脉者，年幼患者，股动脉较细，不易插入 8F 导管鞘；大瘘口近心端颈内动脉闭塞，远端未闭，血流逆流入瘘口，前、后交通动脉细小，球囊不能通过，可用微弹簧圈栓塞。

（3）经静脉途径微弹簧或联合 Onyx 栓塞　适用于经股动脉-颅内动脉入路栓塞失败者；及无法从股动脉-颅内动脉入路治疗的瘘口但有可到达瘘口的静脉者。入路分为：a. 经股静脉-颈内静脉入路，主要以岩上、下窦回流者；b. 主要以眼静脉回流，岩上、下窦显影不佳者。

（4）经 ECA 途径＋CCA 压迫法　适用于颈外动脉为瘘主要供血，颈内动脉供血支细小、散在及其他途径栓塞不成功，颈内动脉不能闭塞者。

（5）覆膜支架修复颈内动脉　适用于颅内段海绵窦段分支较少者、颅外段 CCF 及血管迂曲不明显者。

（6）闭塞颈内动脉　适应于对侧颈内动脉代偿良好；合并症状性假性动脉瘤；早脱球囊位于颈内动脉、瘘口太大；球囊闭塞瘘口时使 ICA 狭窄或闭塞、静脉入路不通或不能采用者。

## ● 可脱性球囊栓塞 TCC 术后如何处理？

答：（1）卧床 48～72h，2 周内限制活动。

（2）抗生素及皮质激素 3 天。

（3）颈内动脉闭塞者，酌情抗凝、扩容防脑缺血。

（4）控制血压，防止 NPPB（正常灌注压突破）。

（5）严密观察神经功能、临床症状和体征。

（6）对症处理。

## ● 可脱性球囊栓塞 TCC 术常见并发症有哪些？

答：（1）穿刺部位血肿　多是因为局部加压力量不够或肝素化未完全解除，所以术后应仔细检查，避免此类事情的发生。

（2）球囊早脱逃逸导致脑栓塞、死亡　应在手术当中仔细操作尽量避免发生。

（3）颅神经瘫痪　展神经、动眼神经多见，多数 6 个月内恢复。

（4）假性动脉瘤　CCF 治疗后应定期造影复查。

（5）术后复发　瘘口再通，应积极复查脑血管造影。

## ● 可脱性球囊栓塞 TCC 术后如何制定随访策略？

答：对于应用可脱性球囊栓塞者，应在栓塞后 1 个月复查头颅 X
线片（图 4-14）以明确球囊是否泄气或移位；所有患者术后 6 个月均应
行头颅 DSA 检查。

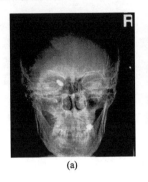 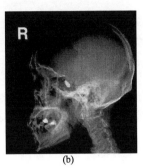

(a)　　　　　　　　　　　　(b)

图 4-14　颈内动脉海绵窦瘘可脱性球囊栓塞术后 1 个月
复查头颅 X 线片显示球囊部分泄漏

### ✳ ［主治医师再次补充病历］

患者诉再次闻及颅内杂音，右侧视力较前好转，视物较前清晰，
于 2014 年 10 月 8 日返院复查头颅 DSA（图 4-15）检查提示：左侧颈
内动脉-海绵窦瘘球囊栓塞术后，球囊瘘泄，瘘口复发，左侧大脑前
动脉及大脑中动脉显影不佳，左侧眼上静脉早显、增粗。造影结束后
经左侧颈内静脉插管至左侧海绵窦内，采用弹簧圈联合 ONYX 胶将
海绵窦及瘘口填塞，即刻造影提示：瘘口闭塞，静脉窦及左侧眼上

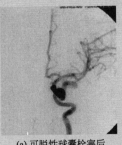 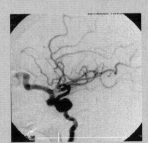

(a) 可脱性球囊栓塞后　　　　　(b) 可脱性球囊栓塞后
　　复发正位造影　　　　　　　　　复发侧位造影

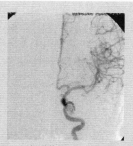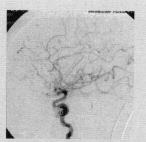

(c) 行弹簧圈联合ONYX胶　　　　(d) 行弹簧圈联合ONYX
栓塞术后正位造影　　　　　　胶栓塞术后侧位造影

图 4-15　左侧颈内动脉-海绵窦瘘可脱性球囊栓塞后
复发再次栓塞前后的造影

静脉无早显，左侧颈内动脉及远端显影良好。

 **主任医师常问住院医师、进修医师或主治医师的问题**

### 可脱性球囊栓塞 TCC 术后复发的原因及治疗方法有哪些？

答：（1）复发原因

① 栓后血流冲击，球囊移位，多见于 1 个球囊栓塞。

② 球囊早泄。

③ 球囊被海绵窦内骨刺刺破。

④ 球囊移位。

⑤ 可能球囊存在质量问题。

（2）治疗方法　球囊早泄、移位等使复发 CCF 瘘口轻微开放且流量低，临床症状较轻微，没必要急于做球囊栓塞，定期脑血管造影随访观察，证实是否已闭，因部分经压颈等治疗后可自闭，或待其瘘口增大容许再次球囊栓塞治疗。对部分低流量且瘘口小的 CCF 球囊闭塞较困难，可选择弹簧圈或者弹簧圈联合生物胶栓塞。若经动脉途径困难者，可选择经静脉途径。

### 主任医师总结

颈内动脉海绵窦瘘（CCF）是指颅内海绵窦段的颈内动脉本身或其在海绵窦段内的分支破裂，与海绵窦之间形成异常的动、静脉沟通，导致海绵窦内的压力增高而出现一系列临床表现。外伤性 CCF 占 75％ 以上，主要临床表现为：搏动性突眼、球结膜充血和水肿、眼外肌麻痹、进行性视力下降、颅内血管杂音、神经系统功能障碍及 SAH，部分患者多因眼部症状而就诊，但往往被误诊为眼部疾患。头颅 DSA 为诊断 CCF 的金标准。首选治疗方法为血管内栓塞治疗。常用的方式有：可脱性球囊栓塞及弹簧圈联合生物胶栓塞。可脱性球囊是创伤性颈动脉海绵窦瘘治疗的首选材料，价格便宜，简便，安全，少留异物，效果确实，符合中国国情。对于 CCF 的治疗应注意：进行正规的选择性全脑血管造影；术前行正规的患侧颈动脉 Matax 试验；选择正确的栓塞途径、栓塞材料，严格配套；防止球囊过早解脱，未入瘘口前尽量不充盈；球囊稳步前进，一旦扩充，决不轻易后拉球囊完全进入瘘口后再解脱；球囊栓塞术后卧床 1 周，短期内复发尽快再次栓塞；球囊无法栓塞的小瘘口 CCF 可考虑其他材料或入路；闭塞颈内动脉务必慎重，CCF 大部栓后可观察；老年患者积极防治脑梗死，不轻易闭塞颈内动脉；瘘口未成功栓塞时勿过早闭塞瘘口近侧颈内动脉。对于覆膜支架，目前使用较少，可完全覆盖瘘口，但是因其顺应性较差，在弯曲血管处可能局部贴壁不好引起内瘘，因此仍需谨慎使用。

## 参 考 文 献

[1] 段传志. 实用神经介入放射学[M]. 广州：广东教育出版社，2012.
[2] 刘彦超，段传志，何旭英等. 球囊栓塞治疗外伤性颈动脉海绵窦瘘后动眼神经麻痹预后情况及恢复时间影响因素分析[J]. 中华神经医学杂志，2014，13（4）：393-397.
[3] 刘彦超，段传志. 不同栓塞材料在治疗外伤性颈动脉海绵窦瘘中的应用[J]. 中华神经外科杂志，2014，30（6）：646-648.

# 病例 4：颈动脉狭窄

✱ [实习医师汇报病历]

　　患者男性，63 岁，主因"发作性右侧肢体麻木无力 1 个半月"入院。1 半个月前患者外出就餐少量饮酒后时突发右侧肢体麻木无力，不能持筷，行走困难，持续约十余分钟后自行缓解，无意识丧失，无头痛头晕，无恶心呕吐，无黑蒙及视力下降，无言语不利，至社区医院按"脑供血不足"行"疏通血管"药物治疗10天，具体用药不详，期间症状无发作。5天前工作中再次出现右侧肢体麻木无力，程度较上次严重，不能站立，持续约1h后逐渐改善，急被家人送入我院急诊科，行头颅MRI检查提示"腔隙性脑梗死"，颈动脉超声提示"左侧颈内动脉起始部重度狭窄"，诊断为"短暂性脑缺血发作"，予以"阿司匹林、阿托伐他汀"治疗。病程中饮食规律，二便正常，体重无减轻。既往有"高血压"病史8年，血压最高180/100mmHg，规律服用"硝苯地平控释片"，血压控制在（130～140）/（80～90）mmHg。否认糖尿病、高脂血症、冠心病病史。无严重外伤及手术史。无输血史。吸烟三十余年，平均20支/日，现10支/日；工作应酬中偶尔饮酒，量少；缺乏体育锻炼。父母均有"高血压"病史，父亲因"胃癌"去世，母亲因"心肌梗死"去世。一姐姐一弟弟均体健。

体格检查 T 36.3℃，R 16 次/min，P 72 次/min，BP 136/84mmHg。神志清楚，对答流利，定位、定向、计算、记忆等高级智

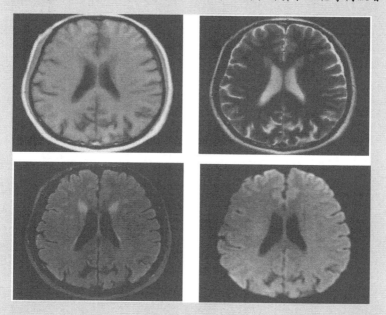

图 4-16 头颅 MRI

能活动正常。双眼视力、视野粗测无明显异常，双瞳孔等大形圆，直径 3mm，对光反应灵敏。双侧额纹、鼻唇沟对称，软腭动度一致，悬雍垂居中，伸舌无偏斜。四肢肌力 5 级，肌张力正常。生理反射存在，病理反射未引出。

辅助检查 头颅 MRI（图 4-16）提示双侧放射冠区多发腔隙性脑梗死，未见新发梗死征象。颈动脉超声（图 4-17）显示左侧颈动脉球部不均回声不规则伴基底部钙化斑块，管腔重度狭窄。颈颅 CTA（图 4-18）提示左侧颈内动脉起始部重度狭窄，双侧椎动脉起始部中度狭窄。

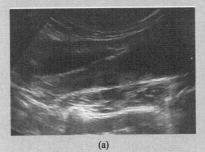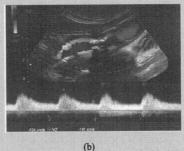

(a)                              (b)

图 4-17　颈动脉超声

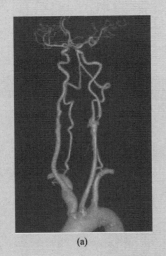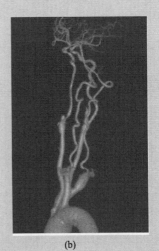

(a)                              (b)

图 4-18　颈颅 CTA

诊断　左侧颈内动脉起始部重度狭窄。

治疗　完善术前准备，包括三大常规检查、血型、凝血功能、肝肾功能、血糖电解质、血脂检验、HIV、HCV、HBV 等检测，心电图、胸部 X 线片、心脏超声等常规术前评估。除外上述常规的外科术前检查以外，还需要进一步完善全脑血管造影检查。

 **主任医师常问实习医师的问题**

### 目前的完整诊断有哪些？

答：（1）左侧颈内动脉起始部重度狭窄。

（2）双侧椎动脉起始部中度狭窄。

（3）短暂性脑缺血发作。

（4）腔隙性脑梗死。

（5）高血压病 3 级（极高危）。

### 缺血性脑卒中的分型方法是什么？ 共分为几型？ 该患者属于哪一型？

答：目前公认缺血性脑卒中的分型方法为 TOAST 分型，将缺血性脑卒中分为五型，包括：大动脉粥样硬化型、心源性栓塞型、小动脉闭塞型、其他病因型和病因不明型。

该患者属于大动脉粥样硬化型。

### 动脉粥样硬化病变是如何分期的？

答：基于动脉粥样硬化病变的组织学结构及病变组成成分，并结合动脉粥样硬化的进程，AHA 将动脉粥样硬化病变分为六期：Ⅰ期，内皮损伤期；Ⅱ期，脂质条纹期；Ⅲ期，脂质池期；Ⅳ期，粥样斑块期；Ⅴ期，纤维斑块期；Ⅵ期，复杂斑块期。

根据超声报告，该患者属于Ⅵ期复杂斑块。

### 颈内动脉的大体解剖和走行是怎样的？

答：颈内动脉自颈 4 椎体水平即甲状软骨上缘水平由颈总动脉分出。最初行于颈外动脉的后外侧，之后转向其后内侧，在颈椎横突前方沿咽后壁上行至颅底，经由颈动脉管入颅，穿过海绵窦，止于前床突上方，分出大脑前动脉和大脑中动脉两个终支。

● **颈内动脉由下向上分为几段？ 如何区分？ 各段有哪些解剖标志和重要分支？**

答：颈内动脉共分为 7 段。依次为颈段（C1 段）、岩段（C2 段）、破裂孔段（C3 段）、海绵窦段（C4 段）、床突段（C5 段）、眼段（C6 段）和交通段（C7 段）。见图 4-19。

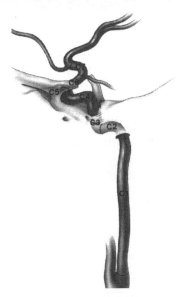

图 4-19　颈内动脉走行及分段

颈段：自颈动脉分叉至进入颞骨岩部颈动脉管，管径相对均等，通常无分支。

岩段：始于颈内动脉进入颈动脉管处，上升约 1cm 后向内前方成角走向颞骨岩部尖端，分为垂直段和水平段，二者交界为膝部，有两个小的分支：翼管动脉和颈鼓动脉。

破裂孔段：起自岩骨颈动脉管内口，终于岩舌韧带，该段位于破裂孔上方，而非穿过破裂孔，通常无分支。

海绵窦段：始于岩舌韧带上缘，至前床突，分为三个亚段：后垂直段、水平段、前垂直段，水平段与两个垂直段连接处形成后膝部与前膝部，有三个分支：脑膜垂体干、下外侧干、McConnell包膜动脉。

床突段：颈内动脉穿硬膜进入颅内的部分，始于近侧硬膜环，止于颈内动脉进入蛛网膜下隙的远侧硬膜环，是最短的一段，无分支。

眼段：起自远侧硬膜环，止于后交通动脉起点近侧，与C5段交界处远侧的颈内动脉向上后弯曲形成所谓的颈内动脉虹吸部，有两条重要分支：眼动脉和垂体上动脉。

交通段：起自后交通动脉起点近侧，止于颈内动脉分叉部，有两个分支：后交通动脉和脉络膜前动脉。

### ● 颈动脉狭窄的常见病因有哪些？

答：颈动脉狭窄的常见病因有动脉粥样硬化、大动脉炎及纤维肌肉结构不良等；其他病因如外伤、动脉扭转、先天性动脉闭锁、肿瘤、动脉或动脉周围炎、放疗后纤维化等较少见。在欧洲的一些国家和美国，约90%的颈动脉狭窄是由动脉粥样硬化所致；在我国中青年患者中，大动脉炎也是比较常见的病因。

### ● 颈动脉狭窄的好发部位在哪里？

答：动脉粥样硬化多发生在血流转向和分支的部位，这些都是湍流和剪应力改变的部位，因此在颈总动脉分为颈内动脉和颈外动脉的部位特别容易形成斑块并逐渐发展为动脉狭窄。

### ● 颈动脉狭窄的常见临床表现有哪些？

答：定位表现包括语言功能障碍，对侧肢体肌力弱、感觉异常或丧失，同侧单眼盲或视觉-空间能力异常等，具有这些定位症状的患者可以称为症状性颈动脉狭窄；其他临床表现包括头晕、头昏，或反应迟钝、记忆力降低，甚至认知功能障碍等，仅有这些非定位体征的患者被视作无症状性颈动脉狭窄。

本例为症状性颈内动脉狭窄。

### ● 颈动脉狭窄分几级？

答：轻度狭窄，<50%；中度狭窄，50%～69%；重度狭窄，70%～99%。

### ● 颈动脉狭窄与缺血性脑卒中有多大的相关性？

答：北美症状性颈动脉狭窄内膜剥脱术试验（North American

Symptomatic Carotid Endarterectomy Trial，NASCET）对症状性颈动脉狭窄程度与脑卒中风险的关系有清晰的描述。在 18 个月的内科药物治疗期间，狭窄程度为 70%～79% 的患者脑卒中风险为 19%，狭窄程度为 80%～89% 的患者脑卒中风险为 28%，狭窄程度为 90%～99% 的患者脑卒中风险为 33%，对于近全闭塞的患者风险下降。但对于无症状患者脑卒中风险与狭窄严重程度间的关系在其他研究中尚不明确。早期的研究显示≥75%无症状狭窄患者累积的年脑卒中风险超过 5%，无症状颈动脉狭窄外科试验（Asymptomatic Carotid Surgery Trial，ACST）显示狭窄程度≥70%药物治疗的患者中 5 年同侧脑卒中或病死率仅为 4.7%。越来越多的研究显示在积极的药物治疗下无症状中重度颈动脉狭窄患者神经系统事件发生率相对较低。

### ● 颈动脉狭窄导致缺血性脑血管病的机制有哪些？

答：（1）动脉粥样硬化部位血栓形成引起的动脉-动脉栓塞。

（2）胆固醇结晶或其他动脉粥样物质碎屑的栓塞。

（3）斑块破裂导致颅外动脉的急性血栓性闭塞。

（4）动脉壁结构破坏导致夹层或内膜下血肿而致血管重度狭窄或闭塞。

（5）重度狭窄或闭塞引起脑灌注降低。

### ● 诊断颈动脉狭窄可以采用的检查方法有哪些？

答：对于怀疑由于颈动脉狭窄而导致一过性视网膜缺血或半球定位症状的患者及无症状筛查患者，建议首先选择无创性影像方法进行检查。如果不适合用超声检查或者结果不清楚难以确诊，可以应用磁共振血管成像（MRA）或 CT 血管成像（CTA）来评估颈动脉狭窄。经导管血管造影术（DSA）对一些病例的确诊是必要的，尤其是当多种无创性影像学检查结果不一致时。

❀ ［住院医师或主治医师补充病历］

老年男性患者，"发作性右侧肢体麻木无力 1 个半月"，症状发作两次，持续时间逐渐延长，但均在 24h 内自行缓解，既往有高血压病史，且有长期吸烟史，查体未见明显神经系统定位体征，mRS 评分 1 分，NIHSS 评分 0 分，ABCD2 评分 4 分，头颅 MRI 检查颅内未见新发梗死病灶，考虑为短暂性脑缺血发作，导致缺血发作的病因为颈内动脉重度狭窄。

**主任医师常问住院医师、进修医师或主治医师的问题**

### 对该患者的诊断是否有不同意见？

答：患者老年男性，慢性起病，症状反复发作，合并有高血压及吸烟等高危因素，头颅 MRI 检查排除新发梗死，颈动脉超声及 CTA 检查明确颈内动脉起始部重度狭窄，诊断"颈内动脉狭窄、短暂性脑缺血发作"证据充分。

### 动脉硬化性颈动脉狭窄需要与哪些疾病进行鉴别？

答：（1）颈动脉夹层　多与外伤、牵拉或物理应力作用有关，部分病例难以追溯原因。外伤可以是严重的，也可以是轻微的。许多所谓的自发性夹层都是由那些被患者遗忘或认为不重要的轻微外伤所致。最典型的临床表现为疼痛。常见为同侧搏动性头痛和颈部、下颌、咽部或面部的锐痛。沿颈内动脉壁走行的交感神经纤维通常受累，导致以上睑下垂和瞳孔缩小为特征的同侧部分 Horner 综合征。短暂性脑缺血发作比较常见，可能累及同侧眼和大脑。颈部血管超声检查可以提示夹层的存在。它能显示颈内动脉管腔变窄、发现管腔内不规则的内膜，甚至能分辨真假管腔。通过夹层部位的轴位 MRI 成像可以显示血管壁内出血和壁内扩大，能证实夹层诊断。CTA、MRA 或 DSA 也能显示夹层患者典型的血管异常。

（2）肌纤维发育不良　多见于中年女性，多为双侧颈内动脉受累，病变常累及颈动脉的咽段，并从 C1 段向远端延伸 7～8cm，而颈动脉分叉处及颈内动脉颅内段不受累。最显著的临床特征是短暂性脑缺血发作和轻度或中度的脑卒中。致命或严重的脑卒中少见。常见的伴随症状还有头痛、晕厥和 Horner 综合征。

（3）Takayasu 动脉炎　好发于年轻女性，部分患者可有前驱期，表现为全身乏力、发热和盗汗，实验室检查显示贫血和血沉增快。随后发生主动脉弓及其分支的严重闭塞性病变，常导致颈部和四肢血管搏动消失。脑卒中和局灶性神经系统体征并不是主要的临床表现，头痛、眩晕、晕厥和视物模糊相对更常见。本病可以通过血管超声检查确诊。

### 什么是 ABCD2 评分？

答：ABCD2 评分是用于判定短暂性脑缺血发作患者预后常用的评

分量表（表 4-1）。其中 0～3 分为低危人群，4～5 分为中危人群，6～7 分为高危人群。首次发作后两天内发生脑卒中的概率：低危人群 1%，中危人群 4.1%，高危人群 8.1%。

表 4-1　ABCD2 评分

| A—年龄（≥60 岁） | | 1 分 |
|---|---|---|
| B—首次就诊时的血压（收缩压≥140mmHg 或者舒张压≥90mmHg） | | 1 分 |
| C—临床表现 | 单侧无力 | 2 分 |
| | 言语障碍，不伴肢体无力 | 1 分 |
| | 无言语障碍或者肢体无力 | 0 分 |
| D—症状持续时间 | ≥60min | 2 分 |
| | 10～59min | 1 分 |
| | <10min | 0 分 |
| D—患有糖尿病 | | 1 分 |

● **什么是 mRS 评分？**

答：mRS 评分即为改良 Rankin 量表评分，是用来衡量脑卒中后患者的神经功能恢复状况的评价量表（表 4-2）。

表 4-2　mRS 评分量表

| 等级 | 评分标准 |
|---|---|
| 0 | 完全无症状 |
| 1 | 尽管有症状，但无明显功能障碍，能完成所有日常职责和活动 |
| 2 | 轻度残疾，不能完成病前所有活动，但不需要帮助，能照顾自己的事务 |
| 3 | 中度残疾，要求一些帮助，但行走不需要帮助 |
| 4 | 重度残疾，不能独立行走，无他人帮助不能满足自身需要 |
| 5 | 严重残疾，卧床、失禁、要求持续护理和关注 |

● **什么是 NIHSS 评分？**

答：NIHSS 评分是美国国立卫生研究院脑卒中量表（National Institute of Health Stroke Scale）的简称，可以全面地评估脑卒中患者的急性期病情严重程度。基线评估可以评估脑卒中严重程度，治疗后可以定期评估治疗效果。满分为 42 分（表 4-3）。

表 4-3 NIHSS 评分

| ID | 项目 | 评分标准 |
|----|------|---------|
| 1a. | 意识水平 | 0:清醒,反应灵敏 |
| | | 1:嗜睡 |
| | | 2:昏睡 |
| | | 3:昏迷 |
| 1b. | 意识水平提问 | 0:两项均正确 |
| | | 1:一项正确 |
| | | 2:两项均不正确 |
| 1c. | 意识水平指令 | 0:两项均正确 |
| | | 1:一项正确 |
| | | 2:两项均不正确 |
| 2. | 凝视 | 0:正常 |
| | | 1:侧视动作受限 |
| | | 2:眼球固定偏一侧 |
| 3. | 视野 | 0:无视野缺损 |
| | | 1:部分偏盲 |
| | | 2:完全偏盲 |
| | | 3:双侧偏盲 |
| 4. | 面瘫 | 0:正常 |
| | | 1:轻微面瘫 |
| | | 2:部分面瘫 |
| | | 3:完全面瘫 |
| 5. | 右上肢肌力 | 0:无晃动 |
| | | 1:有晃动 |
| | | 2:不能完全抵抗重力 |
| | | 3:不能维持 |
| | | 4:不能移动 |
| 6. | 左上肢肌力 | 0:无晃动 |
| | | 1:有晃动 |

续表

| ID | 项目 | 评分标准 |
|----|------|----------|
| 6. | 左上肢肌力 | 2：不能完全抵抗重力 |
| | | 3：不能维持 |
| | | 4：不能移动 |
| 7. | 右下肢肌力 | 0：无晃动 |
| | | 1：有晃动 |
| | | 2：不能完全抵抗重力 |
| | | 3：不能维持 |
| | | 4：不能移动 |
| 8. | 左下肢肌力 | 0：无晃动 |
| | | 1：有晃动 |
| | | 2：不能完全抵抗重力 |
| | | 3：不能维持 |
| | | 4：不能移动 |
| 9. | 肢体共济障碍 | 0：无共济失调 |
| | | 1：存在于一侧上肢或下肢 |
| | | 2：存在于双侧上肢和下肢 |
| 10. | 感觉 | 0：正常 |
| | | 1：部分缺失 |
| | | 2：严重缺失 |
| 11. | 忽略 | 0：正常 |
| | | 1：部分忽略 |
| | | 2：完全忽略 |
| 12. | 构音障碍 | 0：正常 |
| | | 1：轻度构音障碍 |
| | | 2：严重构音障碍 |
| 13. | 失语 | 0：无 |
| | | 1：轻度失语 |
| | | 2：重度失语 |
| | | 3：完全失语 |

### 既然 CTA 已确诊颈动脉狭窄，为什么还要进行 DSA 检查？

答：CTA 可以显示从主动脉弓到 Willis 环的解剖形态，多维重建分析还可以对非常迂曲的血管进行评价。但管壁钙化会影响管腔狭窄评估的准确性，当严重狭窄剩余管腔直径接近 CT 系统的分辨率极限时，体积平均化也会影响检测的准确性。目前研究表明，CTA 的效果可以与 DSA 相媲美，敏感性达到 $100\%$，特异性为 $63\%$（$95\%$ 的可信区间为 $25\%\sim88\%$）；对于 $70\%$ 以下的颈动脉狭窄，其阴性预测值达到 $100\%$。

DSA 检查依然是评估颅外颈动脉狭窄的金标准，是其他血管成像方法的比较标准。DSA 不仅可用来准确评价动脉狭窄的程度，还可以评估颅内侧支血管代偿情况。血管造影因其成本和相关风险使其难以成为一种筛选方法，主要的并发症是脑卒中，但经验丰富的医生进行血管造影的脑卒中发生率小于 $1\%$。当因为各种原因不能做 CTA 或者当无创性成像产生不一致结果时，应使用经导管选择性血管造影术来评估颈动脉狭窄。

### 目前颈动脉狭窄的测量方法有哪几种？

答：目前有三种方法用来测量颈动脉的狭窄程度，但是不同的方法间存在明显的差异，目前国际上多采用 NASCET 试验中的测量方法（图 4-20），并在多数临床试验中应用。

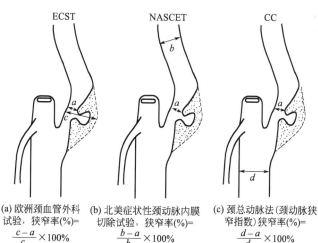

(a) 欧洲颈血管外科试验，狭窄率(%)=
$$\frac{c-a}{c}\times100\%$$

(b) 北美症状性颈动脉内膜切除试验，狭窄率(%)=
$$\frac{b-a}{b}\times100\%$$

(c) 颈总动脉法(颈动脉狭窄指数)狭窄率(%)=
$$\frac{d-a}{d}\times100\%$$

图 4-20 三种不同的颈动脉狭窄测量方法

● **目前颈动脉狭窄的治疗手段有哪几种？**

答：目前共有三种治疗方式。

（1）**药物治疗** 根据相关指南推荐意见使用抗血小板聚集药物、他汀类药物及控制危险因素等治疗。

（2）**颈动脉内膜剥脱术**（Carotid endarterectomy，CEA） 目前被视为治疗颈动脉狭窄的首选治疗。

（3）**颈动脉支架血管成形术**（Carotid angioplasty and stenting，CAS） 一般被认为是 CEA 的有效替代方法，虽然与 CEA 的对比仍存在争议，但在中国确实得到广泛开展。

❀ ［主治医师再次补充病历］

患者各项术前检查完成后无手术禁忌，向患者及家属交代目前病情、可能的治疗方案及各自优缺点，家属选择颈动脉内膜剥脱术。手术经过顺利，术中完整切除左侧颈内动脉斑块，术后患者未出现神经系统新发症状和体征，切口愈合良好。

 **主任医师常问住院医师、进修医师或主治医师的问题**

● **颈动脉内膜剥脱手术的适应证和禁忌证各是什么？**

答：（1）手术适应证

① 症状性患者 6 个月内有过非致残性缺血性脑卒中或一过性大脑缺血症状（包括大脑半球事件或一过性黑蒙），具有低中危外科手术风险。

② 无创性成像证实颈动脉狭窄超过 70％，或血管造影发现狭窄超过 50％；且预期围手术期脑卒中或病死率应小于 6％。

③ 无症状性患者：颈动脉狭窄程度大于 70％ 的无症状患者，且预期围手术期脑卒中或病死率应小于 3％。

·（2）手术禁忌证

① 颈动脉病变位置过高（第二颈椎或以上水平）或过低（锁骨以下水平）。

② 放射性损伤导致的颈动脉病变。

③ 剥脱术后再狭窄。

④ 不能控制的高血压。

⑤ 脑梗死急性期。

⑥ 严重肝、肾、心、肺功能障碍。

⑦ 预期生存期不足 2 年。

⑧ 非动脉粥样硬化性颈动脉病变：如大动脉炎、肌纤维发育不良等。

● **颈动脉内膜剥脱术中监测技术都有哪些？**

答：术中监测技术分为两大类。

（1）血管完整性测试　包括直接观察回流、颈动脉残端压测定、局部脑血流量测定、经颅多普勒、脑氧饱和度等。

（2）脑功能测试　包括脑电图、体感诱发电位等。

● **颈动脉内膜剥脱术有几种手术方式？**

答：目前共有三种不同的手术方式。

（1）标准颈动脉内膜剥脱术（standard CEA，sCEA）　sCEA 是 CEA 的基础和标准，适用范围更加广泛，虽然后期有补片成形技术和翻转式 CEA 的诞生，但 sCEA 仍是目前最主要的手术方式之一（图 4-21）。

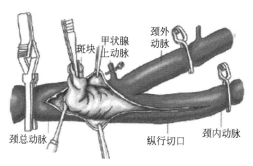

斑块　甲状腺上动脉　颈外动脉

颈总动脉　　纵行切口　颈内动脉

图 4-21　标准颈动脉内膜剥脱术示意

（2）翻转式颈动脉内膜剥脱术（eversion CEA，eCEA）　eCEA 的优点是避免颈内动脉远端的切开和缝合，从而可能降低因缝合导致的再狭窄率（图 4-22）。

（3）改良翻转式颈动脉内膜剥脱术　Kumar 等对翻转式 CEA 进行了改良，首先从颈总斑块近段纵切开动脉，剪到颈内球部分叉处，不横行切断颈内动脉，直接翻转剥离斑块，该方法也取得了较好疗效。

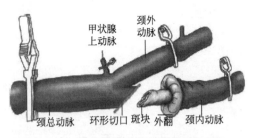

图 4-22　翻转式颈动脉内膜剥脱术示意

## ● 目前广泛开展的显微颈动脉内膜剥脱术有何优势？

答：与传统的肉眼或放大镜下手术相比，显微颈动脉内膜剥脱术具有多重优势。首先，可以提供更为理想的手术光源和照明，尤其对于很高位病变手术的深部照明；其次，显微镜下可以清晰地分辨出动脉壁各层与斑块的关系，使分离变得非常清晰和简便；再次，颈内动脉远端内膜的处理更为精细，在显微镜下，可以清楚地分辨斑块与正常内膜的移行部，锐性切断并修剪远端内膜，无需额外的钉缝，降低了术后血栓或夹层的可能；最后，在缝合过程中，针距更小，缝合更细致，且可以避免将外膜组织带入吻合缘，从而降低术后血栓或远期再狭窄的可能。

## ● 颈动脉内膜剥脱术后并发症有哪些？ 如何避免？

答：CEA 的可能并发症主要包括死亡、脑卒中、心血管意外、局部并发症、其他并发症及术后再狭窄。

（1）脑卒中和死亡　CEA 后死亡发生率较低，大多数报道在 1% 左右，其中，心肌梗死占一半。因此，术前、术后认真评价心脏和冠状动脉的功能非常重要，并应给予积极的内科处理。而对于术后脑卒中，有出血性脑卒中和缺血性脑卒中，一般要求术中和术后严格的个体化血压管理，术中密切监测以降低血流动力学障碍的梗死，术中轻柔操作减少栓塞风险，围手术期加强抗血小板治疗等。

（2）心血管意外　CEA 中的心血管意外包括心肌梗死、心力衰竭、心律失常等，在欧美国家相对较多，但国内多个中心的发生率都在 1% 以内，可能与国人心肌梗死发生率较白种人低有关。但严重并发症多伴随心血管意外，因此，术前还是要严格评价患者的心血管状况，并给予相应治疗。

（3）局部并发症　包括局部血肿、颅神经损伤、皮神经损伤等。其中，局部血肿大多与局部止血不彻底、动脉缝合不严密有关。因此，应强化缝合技术、术中仔细止血，尤其是大范围的静脉和淋巴结在分离中损伤，应严密止血。CEA后颅神经损伤的发生率在5％左右，最常见于舌下神经、迷走神经、副神经等，多为暂时性症状，可能与手术牵拉水肿有关，一般会在术后1～2周好转，个别患者可能延续到术后6个月好转，在分层次解剖、细致手术的情况下，永久性损伤相对少见。皮神经损伤对于CEA而言，一般很难避免，因此，术后患者会出现下颌周围或耳后麻木，但不会造成其他影响，一般在术后6个月左右会有不同程度的改善。

（4）其他并发症　包括肺部感染、伤口不愈合等，一般与合并症相关，应在术前评价时予以关注。

（5）CEA术后再狭窄　CEA术后再狭窄的发生率一般较低，在1％～3％，相关的原因包括术中处理不当、术后药物治疗不充分、平滑肌和内膜过度增生等，对于CEA后再狭窄的患者，优先推荐颈动脉支架血管成形术（CAS）治疗，避免二次手术的困难。

## 主任医师总结

颈动脉狭窄是临床上的常见疾病，往往因为症状不明显或不典型而被忽视。目前已有多种无创性的检查手段来早期筛查发现颈动脉狭窄。对于确诊的符合手术标准的颈动脉狭窄患者，无论是采取颈动脉内膜剥脱还是颈动脉支架置入术，均可有效地降低远期病变血管同侧缺血性脑卒中的发生率，提高生活质量。就已发表的CREST、ICSS等大型临床试验结果来看，虽然颈动脉内膜剥脱手术未能体现出对颈动脉支架手术的压倒性优势，但在围手术期小的脑卒中、远期再狭窄方面内膜剥脱术略优于支架手术。随着药物治疗的不断发展和进步，越来越多的学者希望通过最优化的药物治疗来取代手术在颈动脉狭窄治疗中的地位，目前美国已经开展了相关的临床研究，希望试验结果能给我们提供更加合理的治疗方式。

## 参 考 文 献

[1] Adams HP Jr, Bendixen BH, Kappelle LJ, et al. Classification of subtype of acute ischemic stroke. Definitions for use in a multicenter clinical trial. TOAST. Trial of Org 10172 in Acute Stroke Treatment[J]. Stroke. 1993, 24 (1): 35-41.

[2] Barnett HJ, Taylor DW, Eliasziw M, et al. Benefit of carotid endarterectomy in patients with symptomatic moderate or severe stenosis. North American Symptomatic

Carotid Endarterectomy Trial Collaborators[J]. N Engl J Med. 1998；339（20）：1415-1425.

[3] Halliday A，Harrison M，Hayter E，et al. 10-year stroke prevention after successful carotid endarterectomy for asymptomatic stenosis（ACST-1）：a multicentre randomised trial[J]. Lancet. 2010，376（9746）：1074-1084.

[4] 中华医学会神经病学分会，中华医学会神经病学分会脑血管病学组. 中国缺血性脑卒中和短暂性脑缺血发作二级预防指南2014[J]. 中华神经科杂志，2015，48（04）：258-273.

[5] Kumar S，Lombardi JV，Alexander JB，et al. Modified eversion carotid endarterectomy[J]. Ann Vasc Surg，2013，27（2）：178-185.

[6] Howard VJ，Meschia JF，Lal BK，et al. Carotid revascularization and medical management for asymptomatic carotid stenosis：Protocol of the CREST-2 clinical trials[J]. Int J Stroke，2017，[Epub ahead of print].

# 病例 5：高血压脑出血

## ✲ [实习医师汇报病历]

患者女性，64 岁。因"突发右侧肢体无力 3h"入院。患者于入院 3h 前进餐时突发右侧肢体无力，无头痛、头晕、恶心、呕吐、肢体麻木、肢体抽搐、口角抽搐、意识不清、听力下降、视物模糊、视物重影，朋友发现后急诊送入院。急诊 CT 提示：左侧基底节区脑出血，遂以"左侧基底节区脑出血"收入院。起病以来，患者精神状态可，体力情况一般，食欲食量一般，睡眠情况一般，体重无明显变化，大、小便如常。患者既往有确诊高血压 1 级二十余年，长期口服厄贝沙坦治疗（一天 2 片），血压控制良好，但入院前因外出旅游已停药一周。

体格检查 T 36.4℃，R 64 次/min，P 16 次/min，BP 184/93mmHg。右侧肢体痛温觉减退、左侧正常。四肢肌力：左侧上下肢 5 级，右侧上下肢 4 级。

辅助检查 头颅 CT（图 4-23）：左侧基底节区见不规则团状高密度影，CT 值约 65Hu，大小约 22mm×17mm，其周伴薄带低密度影；余脑实质内未见异常密度灶，脑室系统无扩大、变形，脑沟、脑裂、脑池无增宽，中线结构无偏移。

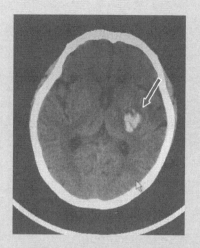

图 4-23　头颅 CT：高血压脑出血（左侧基底节区）

**诊断**　①高血压脑出血（左侧基底节区）；②高血压病 3 级。

**治疗**　完善术前准备，包括血常规等三大常规、凝血功能、肝肾功能、电解质检验，完善心电图、胸部 X 线片、腹部超声等常规术前评估。除外上述常规的外科术前检查以外，还有如下专科检查和处理：完善头颅 CT 平扫；卧床，监测并控制血压。

 **主任医师常问实习医师的问题**

### ● 高血压如何分级？

答：高血压分为 3 级。

1 级高血压（轻度）：收缩压 140～159mmHg，或舒张压 90～99mmHg。

2 级高血压（中度）：收缩压 160～179mmHg，或舒张压 100～109mmHg。

3 级高血压（重度）：收缩压≥180mmHg，或舒张压≥110mmHg。

### ● 目前考虑的诊断的依据是什么？

答：患者既往有高血压病史二十余年，入院时血压 184/93mmHg，高血压 3 级诊断明确；患者突发肢体乏力，头颅 CT 显示左侧基底节区高密度影。

 [住院医师或主治医师补充病历]

> 患者老年女性，"突发右侧肢体无力 3h"入院，查体右侧肢体痛温觉减退、左侧正常。四肢肌力：左侧上下肢 5 级，右侧上下肢 4 级。头颅 CT：左侧基底节区见不规则团状高密度影。因此考虑左侧基底节区出血。

## 主任医师常问住院医师、进修医师或主治医师的问题

### 对该患者的诊断是否有不同意见？

答：单纯肢体乏力除了脑出血，还可能是脑梗死，应结合患者病史及临床表现、辅助检查综合判断。就此患者而言，诊断依据应完善如下。

（1）患者既往有高血压病史二十余年。

（2）患者进餐时突发右侧肢体无力，提示脑卒中。

（3）入院完善 CT 提示"左侧基底节区脑出血"。

综上，患者诊断"高血压脑出血（左侧基底节区）"及"高血压 3 级"明确。

### 此患者脑出血是什么原因造成？

答：患者既往有高血压病史二十余年，发病前停用控制血压药物。进餐时患者突发右侧肢体乏力，影像学检查证实基底节区出血。高血压性脑出血是非创伤性颅内出血最常见的病因，约 95％颅内出血患者患高血压。高血压脑出血的发生部位以基底节区最常见（60％～95％）。因此首先考虑左侧基底节区高血压脑出血可能性大。

### 常见的脑出血病因还有什么？

答：脑出血的病因主要分两大类——高血压脑出血和非高血压性脑出血。后者多见于脑血管畸形、脑动脉淀粉样变性、脑瘤卒中、血液病、真菌性脑动脉炎、钩端螺旋体病性脑动脉炎、脑外伤等。

● **此病需和哪些常见病变进行鉴别诊断？**

答：（1）脑梗死、脑栓塞　CT 是简便有效的鉴别手段。急性期和亚急性期脑梗死 CT 表现为病变区密度减低和脑肿胀，有时可见受累血管 CT 值较正常血管增高 30～40Hu。此点可与脑出血明显鉴别。见图 4-24。

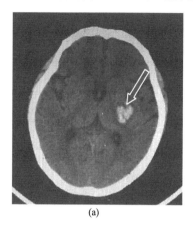
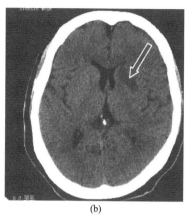

(a)　　　　　　　　　　　　　　　(b)

图 4-24　基底节区脑出血 CT 表现（左）与
基底节区脑梗死 CT 表现（右）

（2）外伤性颅内血肿（硬膜外血肿、硬膜下血肿）　患者多伴外伤病史，且意识障碍往往较肢体瘫痪症状出现早。见图 4-25。

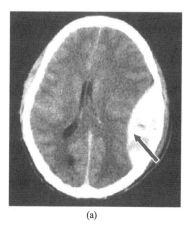
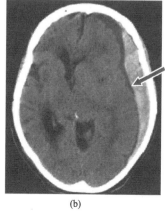

(a)　　　　　　　　　　　　　　　(b)

图 4-25　硬膜外血肿（左）与硬膜下血肿（右）CT 表现

● 高血压脑出血的 CT 分型如何？ 本例属于第几型？

答：高血压脑出血最常见于基底节区，针对基底节区脑出血的 CT 分型如下。

Ⅰ型：血肿位于外囊、壳核。

Ⅱ型：血肿扩展至内囊前肢。

Ⅲa型：血肿扩展至内囊后肢。

Ⅲb型：血肿扩展至内囊后肢，破入脑室。

Ⅳa型：血肿扩展至内囊前后肢。

Ⅵb型：血肿扩展至内囊前后肢，破入脑室。

Ⅴ型：血肿扩展至内囊、丘脑。

本例属于Ⅱ型。

● 根据 CT 分级，是否有不同的治疗策略？

答：高血压脑出血中，基底节区出血选择治疗方法时，应该遵循如下原则：上述各型出血量≤30ml，脑干池形态正常，可以采用内科治疗；出血量＞30ml，脑干池受压者需施行手术治疗。手术方式可根据 CT 进行，即Ⅰ、Ⅱ型出血多采取锥颅穿刺术；Ⅲ、Ⅴ型需行开颅血肿清除术，若破入脑室者可同时行脑室外引流术。若为其他部位脑出血，需根据其他相应分型决定。

● 高血压脑出血的治疗方法有哪些？

答：(1) 内科治疗　根据病情分析，若选择内科治疗，应注意保持患者情绪稳定，卧床休息 2～4 周。过度烦躁不安时可适量使用镇静药物，便秘者可给予缓泻药，排尿困难者可予留置尿管并定期膀胱冲洗及排尿训练。昏迷患者需注意保持呼吸道通畅，防止误吸。保持血氧饱和度 95％以上。24h 内常规监测体温、血压、呼吸、心电、瞳孔、意识等变化，对于昏迷患者监测时间应酌情延长。同时注意维持患者水电解质平衡、营养、适当控制颅内压、保持血压、血糖水平平稳。

(2) 外科治疗　目的在于清除血肿、降低颅内压。需注意掌握手术适应证：①意识障碍程度逐渐进行性加重或昏迷；②血肿量较大，如幕上超过 30ml，幕下超过 10ml；③血肿不大但中线结构移位超过 1cm、脑室或脑池受压明显者。或脑室内出血，引起梗阻性脑积水、脑室铸型者；④颅内血肿出血量虽未达到手术指征，但血肿压迫明显，引起严重神经功能障碍者；⑤脑干出血通常较少考虑直接手术，待病情稳定后，出血量多时可采用立体定向穿刺治疗（如并发脑室出血，出现脑积水可根据情况行脑室外引流或分流术）；⑥ 老年多灶性脑出血，发病前有多系统严重疾患者多不宜手术。

 ［主治医师再次补充病历］

　　患者老年女性，因"突发右侧肢体无力 3h"入院，查体右侧肢体痛温觉减退、右侧肢体肌力下降，若查体仔细，可追踪患者是否存在偏盲，即是否存在内囊受侵致典型的"三偏综合征"。因一侧视束和视放射的神经纤维，来自两眼同侧的视网膜的神经纤维，经内囊后支到矩状裂视觉中枢，反映对侧视野，如内囊受损、视放射受损，会产生对侧视野偏盲。

## 主任医师常问住院医师、进修医师或主治医师的问题

### 脑出血血肿清除的手术方式有哪些？

　　答：（1）传统开颅　传统大骨瓣开颅适用于血肿量大，出血部位不深，中线移位超过 1cm，或已有脑疝的危重病。其优缺点使其长久以来备受争议，一方面传统开颅具有术野清晰、止血确切、颅内压减低充分、并可根据情况进行去骨瓣减压术的优点；另一方面，其缺点也比较明显，如手术需全身麻醉，时间长、创伤大，增加患者负担及术后感染风险。

　　（2）小骨窗开颅　小骨窗开颅清除血肿是根据定位采取小骨窗，较常规手术损伤小。但其缺点也较明显，如术野过于狭窄，减压不够充分和术中止血困难等。术前如合并脑疝者不宜采用此手术方式。

　　（3）穿刺血肿抽吸术　采用定位血肿穿刺抽吸术，抽取部分血肿后，外置闭式引流；引流管内定时注入尿激酶，持续引流 3～5 天，后复查 CT 再拔管。缺点是减压不充分，只适用于亚急性期后慢性期大部液化的血肿。

　　（4）神经内镜脑内血肿清除术　是在立体定向下钻孔，将内镜导入血肿腔，反复冲洗抽吸清除血肿。其优点是直视下完成手术操作，能有效止血；吸除血肿后能直视下观察效果，避免了手术操作的盲目性和不必要的损伤；手术操作简单；定位准确，脑损伤小。当然，此术式也存

在其缺点，例如视野狭窄，手术空间小难以观察全貌致血肿清除不彻底，血凝块易使视野模糊而影响可见度和手术操作。

### ● 术后有哪些常见的并发症？如何处理？

答：高血压脑出血常见的并发症包括肺部感染、上消化道出血、发热、水电解质紊乱、下肢深静脉血栓形成等。

（1）肺部感染　误吸是合并肺炎的主要原因，一般通过生命体征监测、体格检查、胸片确证。肺炎的治疗包括呼吸支持和抗生素治疗，应定期对患者进行痰培养，根据药物敏感试验（药敏）结果调整抗生素；对昏迷3天以上并伴上呼吸道梗阻（低氧血症）患者建议行气管切开，改善通气状态，方便呼吸道管理。

（2）上消化道出血　应激性溃疡是脑卒中患者急性期常见并发症。其处理方法包括：a. 胃内灌洗，冰生理盐水 100～200ml，其中 50～100ml 加入去甲肾上腺素 1～2mg 经胃管注入；无效者可将另外 50～100ml 冰盐水中加入凝血酶 1000～2000U 注入。b. 使用抑制胃酸药物，奥美拉唑首次 80mg 静推，后改为 40mg bid 静滴。c. 注意补液，防止电解质紊乱甚至休克。

（3）发热　应注意区分中枢性高热和感染性发热，积极寻求发热原因，并应用物理降温和退热药物治疗。

（4）水电解质紊乱　定期复查离子、肝肾功能，及时纠正内环境紊乱。

（5）下肢深静脉血栓形成　目前尚缺乏有效的预防措施，研究表明，低分子肝素能有效降低其发生风险，但其增加颅内出血的风险尚缺乏足够数据报道。

### ● 术后监护的注意事项有哪些？

答：除留意上述术后并发症外，还应注意以下事项。

（1）患者术后应注意控制血压，原则上在保持颅脑灌注压前提下控制血压，临床上通常主张将收缩压控制在 150～160mmHg 水平。

（2）因手术骚扰或原发出血病灶影响，患者术后仍存在颅内水肿可能，需监测颅内压。根据目前最新版《国际重型颅脑损伤救治指南》（第四版），颅内压应控制在 22mmHg 以下，如超过此数值应结合患者 GCS 评分、影像学评价综合确定进一步诊疗方案。因此，术后监测颅内压、评估患者意识，及时复查 CT 获取影像学支持，是当今循证医学推荐的术后监护建议。

（3）术后使用气压治疗，有助于降低双下肢深静脉血栓风险。

 ［主治医师再次补充病历］

> 患者老年女性，因"突发右侧肢体无力3h"入院，查体右侧肢体痛温觉减退、右侧肢体肌力下降，结合影像学检查诊断"高血压脑出血（左侧基底节区）"明确。因患者入院生命体征平稳，瞳孔等大，意识清楚，影像学检查提示幕上出血量约6ml（＜30ml），治疗方案上暂予非手术治疗。但需注意患者出现长期卧床并发症的可能。

## 主任医师常问进修医师或主治医师的问题

### 若患者病情发展，需施行手术，术后患者出现发热，应该如何处理？

答：首先应考虑感染导致发热，评估患者术后管道留置情况及感染风险，伴寒战时留取血培养标本，予退热处理。根据药物敏感试验结果调整抗生素使用情况。其次，需警惕中枢性高热，其一般有如下特点：a. 突发高热，体温可直线上升，达40～41℃，持续数小时至数天；或体温突然下降至正常；b. 躯干温度高，肢体温度次之，双侧温度可不对称，相差超过0.5℃；c. 虽然高热，但中毒症状不明显，不伴发抖；d. 无颜面及躯体皮肤潮红等反应；e. 一般不伴脉搏和呼吸增快；f. 无感染证据；g. 高热时使用抗生素或解热药无效，但氯丙嗪及冷敷可有效。

## 主任医师总结

本例中患者为幕上脑出血（左侧基底节区，6ml），结合患者生命体征及临床表现，主治医生予非手术治疗：持续心电监护、监测颅内压、20％甘露醇注射液125ml静脉注射、0.9％氯化钠溶液2ml静脉注射＋呋塞米（速尿）20mg、12.5％人血白蛋白50ml静脉滴注、0.9％氯化钠溶液250ml静脉注射＋单唾液酸四己糖神经节苷脂钠40mg静脉滴注，辅以雾化祛痰、抑酸保护胃黏膜、营养支持等对症支持治疗。1个月后复查头颅CT见图4-26：

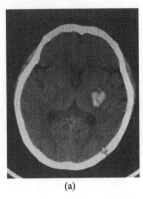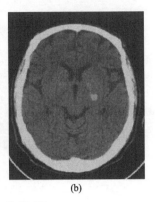

(a)        (b)

图 4-26　头颅 CT

左侧基底节区见不规则团状高密度影较前片缩小，CT 值约 38HU；余脑实质内未见异常密度灶，脑室系统无扩大、变形，脑沟、脑裂、脑池无增宽，中线结构无偏移。

后患者血压波动在（126～140）/（80～92）mmHg。右侧肢体痛温觉较前恢复。

四肢肌力：左侧上下肢 4 级，右侧上下肢 4 级。考虑治疗有效

　　高血压脑出血是脑出血疾病中常见的类型，应注意鉴别诊断，及时对病情进行评估，选择合理的治疗方案。就神经外科临床医生而言，脑出血的外科治疗方案有多种选择。高血压性基底节区脑内血肿采用经外侧裂-岛叶皮质入路可减少手术对皮质功能损伤，可有效减少手术创伤对神经功能的影响，有利于改善患者预后。小骨窗开颅、微创穿刺及神经内镜在术后神经功能恢复率、近远期临床预后等方面均优于大骨瓣开颅，具有良好的应用前景。小骨窗血肿清除术、微创穿刺血肿清除术及神经内镜血肿清除术三种微创手术方式各有其优缺点，需对患者临床特点、血肿部位、血肿量、占位效应、全身情况、有无并发症、医师的技术能力以及医院的设备条件进行综合评估，选择相应的个体化手术方式和手术入路，使颅神经功能得到最大程度的保护，进一步规范高血压出血治疗。此外，围术期患者的管理也需要年轻临床医师积极实践、积累经验，只有这样，患者才能从中获取最大收益，快速康复。

参 考 文 献

[1]　高亮主译. 国际重型颅脑损伤伤救治指南. 第四版. 中华神经创伤外科电子杂志. 2016, 2（5）：1-96.

[2]　王忠诚. 神经外科学. 武汉：湖北科学技术出版社，2005.

[3]　吴江，贾建平，霍立英. 神经病学. 北京：人民卫生出版社，2007.

［4］ Peter Duus，刘宗惠，徐霓霓主译. Duus 神经系统疾病定位诊断学：解剖生理临床. 第 8 版. 北京：中国海洋大学出版社，2006.

［5］ 赵继宗，周定标，周良辅. 2464 例高血压脑出血外科治疗多中心单盲研究. 中华医学杂志，2005，（32）：2238-2242.

［6］ 曾冉，王飞红，袁邦清等. 高血压脑出血不同手术方式及手术时机的比较. 广东医学. 2016，37（3）：393-396.

# 病例 6：烟雾病

## ［实习医师汇报病历］

患者男性，41 岁。因"间断性头晕 2 年，右侧肢体乏力、言语不清 7 天"入院。患者入院前 2 年开始出现头晕，间断性发作，劳累及剧烈运动后明显，无头痛，无呕吐，未予特殊治疗。入院前 7 天突感右侧肢体乏力，言语表达欠清晰，在当地查头颅 MRI（图 4-27）提示多发性腔隙性脑梗死，给予扩血管治疗，言语表达稍好转，肢体乏力无改善。病程中，无发热，食欲好，二便正常。

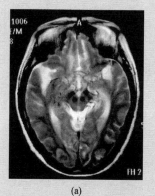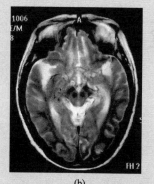

(a)　　　　　　　　　　(b)

图 4-27　MRI 提示多发腔隙性脑梗死

体格检查　T 36.8℃，R 16 次/min，P 77 次/min，BP 112/75mmHg。意识清楚，理解力正常，言语表达稍缓慢，对答切题，右侧肢体触觉痛觉稍迟钝，肌力右侧肢体 3 级，左侧 5 级，其他颅神经检查正常，病理征阴性。

　　**辅助检查**　全脑血管造影（图 4-28）：双侧颈内动脉末端闭塞，大脑前、中动脉变细，符合烟雾病表现。CT 血管灌注成像（图 4-29）：左侧基底节、放射冠低密度灶，脑血流灌注血流量、血流速度左侧比右侧小，平均通过时间、达到高峰时间左侧延迟。

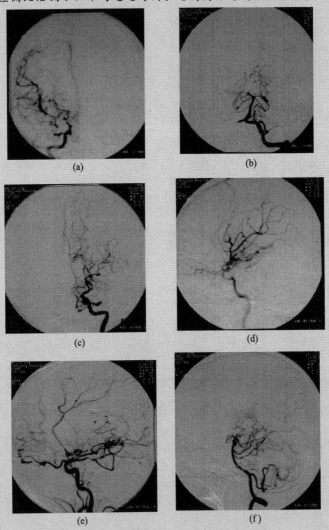

图 4-28　造影提示双侧颈内动脉末端闭塞，
大脑前、中动脉变细，大量烟雾血管形成

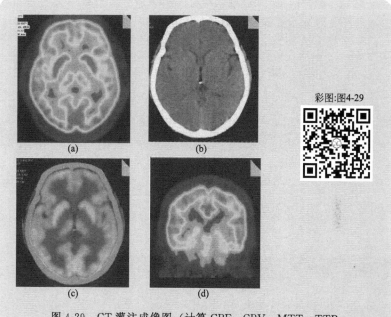

图 4-29　CT 灌注成像图（计算 CBF、CBV、MTT、TTP 提示左侧脑血流灌注比右侧更差）

诊断　烟雾病。

治疗　完善术前准备，包括血常规等三大常规、凝血功能、肝肾功能、电解质检验，完善心电图、胸部 X 线片、腹部超声等常规术前评估。

## ❓ 主任医师常问实习医师的问题

### ● 什么是烟雾病？

答：烟雾病（moyamoya）是原发性颈内动脉末端进行性狭窄、闭塞及脑底出现异常血管扩张网所致的脑出血或缺血性疾病。

### ● 烟雾病的病因和发病特点是什么？

答：烟雾病的病因目前不是十分清楚，部分病例可能与细菌、病毒、结核和血吸虫感染有关。发病特点：儿童以缺血多见（70%

以上），表现为 TIA、缺血性脑卒中、智力衰退、癫痫、头痛和不自主运动等。成人即可表现出血（40％以上），如脑内出血、脑室内出血、蛛网膜下腔出血；又可表现缺血，TIA、脑血管性痴呆、神经功能缺失等。

⊛ ［住院医师或主治医师补充病历］

> 　　患者男性，41 岁。因"间断性头晕 2 年，右侧肢体乏力、言语不清 7 天"，查体：言语表达稍缓慢，对答切题，右侧肢体触觉痛觉稍迟钝，肌力右侧肢体 3 级，左侧 5 级。全脑血管造影：左侧大脑中动脉起始段闭塞，右侧大脑中动脉稍变细，符合烟雾病表现。CT 血管灌注成像：左侧血流灌注明显比右侧少。患者以脑缺血起病，造影证实为烟雾病，缺血以左侧明显。

## ❓ 主任医师常问住院医师或进修医师的问题

### ● 烟雾病的诊断方法有哪些？

答：(1) CT、MRI 检查了解脑缺血及出血的部位、程度。

(2) 血管造影（DSA）检查了解颅内主要动脉的狭窄和闭塞、异常血管网、侧支循环的形成以及颅外供血动脉和颅内受血动脉情况。

(3) 多普勒及血流灌注检查了解血流动力学指标。

### ● 烟雾病的临床分型是什么？

答：根据 Matushima（1990）的分型标准。

Ⅰ型（TIA 型）：TIA 或 RIND 发作每月≤2 次，无神经功能障碍，头颅 CT 无阳性发现。

Ⅱ型（频发 TIA 型）：TIA 或 RIND 发作每月≥2 次，余同上。

Ⅲ型（TIA-脑梗死型）：脑缺血频发并后遗神经功能障碍，头颅 CT 可见低密度梗死灶。

Ⅳ型（脑梗死-TIA 型）：脑梗死起病，以后有 TIA 或 RIND 发作，偶然仍可有再次出现脑梗死。

Ⅴ型（脑梗死型）：脑梗死起病，可反复发生梗死，但无 TIA 或 RIND 发作。

Ⅵ型（出血型或其他）：侧支烟雾血管破裂出血或者微小动脉瘤出血，并且无法归纳为上述各类型，颈内动脉各分支完全闭塞，烟雾消失，脑供血完全依赖于颈外动脉和椎基底动脉系统的侧支循环。

该患者属Ⅲ型。

### 烟雾病的血管造影表现是什么？

答：烟雾病的血管造影表现，Suzuki 等将烟雾病的 DSA 表现分 6 个阶段。

（1）ICA 床突上段狭窄，常为双侧。

（2）脑内主要血管扩张，脑底动脉支扩张，出现"烟雾状血管"。

（3）ICA 进一步狭窄，累及 ACA、MCA，脑表面的软膜动脉侧支循环增加，"烟雾"更浓，最具特征。

（4）整个前循环甚至 PCA 也狭窄和闭塞，异常血管网变细。

（5）颈外动脉通过硬膜支参与侧支代偿。

（6）颈内动脉及其支完全闭塞，烟雾消失，脑供血完全依赖于颈外动脉和椎基底动脉系统的侧支循环。

[主治医师补充病历]

该患者完善术前各种检查，无手术禁忌，3 天前行左侧颞浅动脉-大脑中动脉吻合加脑膜翻转、颞肌贴敷术，术中吻合口通畅（图 4-30、图 4-31），目前右侧肢体肌力 4 级，感觉障碍和言语表达缓慢比术前减轻。

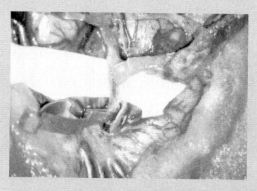

图 4-30　吻合后

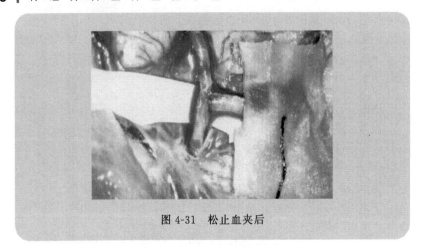

图 4-31　松止血夹后

## ❓ 主任医师常问主治医师的问题

### ● 烟雾病的治疗原则是什么？ 外科治疗方式有哪些？

答：（1）烟雾病的治疗原则

① 内科治疗：以对症为主，如止血、改善血液循环、神经营养等，效果欠佳。

② 外科治疗：出血型清除血肿、外引流；出血恢复期及缺血型，将颅外动脉的血液直接供应缺血脑组织，帮助建立侧支循环，预防脑梗死，防止病情发展。

（2）外科治疗的方式

① 直接手术：颅外-颅内血管吻合或血管搭桥术。

② 间接手术：脑-颞肌血管融合术、脑-脑膜-动脉-颞肌血管融合术、脑-脑膜-动脉-血管融合术、硬脑膜翻转术、颅骨钻孔术、大网膜移植术等。

③ 直接手术＋间接手术，最常用。

### ● 烟雾病的手术指征是什么？ 最常用的颅外动脉-颅内动脉吻合术是什么？

答：（1）出现进展型的缺血症状。

（2）有脑血流不足的证据。

（3）有脑血流储备功能不足的证据而没有手术禁忌证者。

（4）脑出血恢复期，仍有脑血流不足。

（5）两侧缺血，先做缺血严重侧。

最常用的颅外动脉-颅内动脉吻合术是颞浅动脉-大脑中动脉吻合术。

### ● 颞浅动脉-大脑中动脉吻合术前准备有哪些？

答：颞浅动脉-大脑中动脉吻合术前准备包括以下几项。

（1）常规术前各种检查，无手术禁忌。

（2）CT 或 MRI 扫描，明确有无脑梗死及范围。

（3）脑血流量的测定（脑血流灌注成像、PET、SPECT、多普勒超声等），了解血流情况。

（4）全脑血管造影，了解脑血管狭窄程度、侧支循环、供血及受血动脉况（摄取分数）（血流循环），常规准备皮肤，预防性应用抗生素，术前一天给予阿司匹林 600mg 口服，准备各种显微吻合器械及物品。

术中监测要点：脑电图、运动诱发电位、血压、血气分析。

### ● 颞浅动脉-大脑中动脉吻合术后处理要点有哪些？

答：颞浅动脉-大脑中动脉吻合术后处理要点为避免加压包扎，少用止血药，维持正常血压，使用抗血小板凝集药，其他同常规手术。

### ● 颞浅动脉-大脑中动脉吻合术的主要并发症有哪些？

答：颞浅动脉-大脑中动脉吻合的主要并发症有头皮坏死、颅内出血、脑脊液漏、感染、癫痫发作、血栓形成、脑梗死等。

### ● 如何进行颞浅动脉-大脑中动脉吻合术的疗效评估？

答：颞浅动脉-大脑中动脉吻合术的疗效评估通过以下方法进行。

（1）症状和体征，有无改善。

（2）观察颞浅动脉，了解供血情况。

（3）脑电图检查了解脑功能。

（4）CT、MRI 了解脑缺血及梗死情况。

（5）血管造影了解吻合是否通畅。

（6）多普勒超声、脑血流、脑灌注等了解脑血流动力学状态。

## 主任医师总结 ·········

烟雾病是一种少见的血管闭塞性疾病，有的表现为缺血症状，有些以出血起病。原因不清楚，可能与先天血管发育异常，加上后天血管炎症有关，内科治疗是扩血管改善血流供应，消炎等，效果不佳，病情进行性加重。

手术治疗有望改善症状，目前普遍采纳直接手术加间接手术。严格掌握手术适应证，完善术前准备，两侧手术分次做更安全。

血管吻合要选择好供血和受血动脉，游离动脉要防止血管痉挛，必要时外敷罂粟碱，做端侧吻合，血管吻合通畅性判断包括：定性判断如术中多普勒、术中荧光造影，定量判断如术中超声血流监测仪。

术中要监测脑血流、脑代谢、电生理。①脑血流：DSA、荧光造影、多普勒检查、了解血管是否通畅，血流量及方向。②脑代谢：皮质下脑代谢率检测。③电生理：诱发电位、肌电图等。

预防各种并发症，要定期随访，了解预后。

## 参 考 文 献

[1] Ha M，Choi CH，Lee JI，et al. The Efficacy of Single Barrel Superficial Temporal Artery-middle Cerebral Artery Bypass in Treatment of Adult Patients with Ischemic-type? Moyamoya Disease. J Cerebrovasc Endovasc Neurosurg，2016，18（3）：239-246.

[2] Gupta R，M Moore J，Adeeb N，et al. Clinical presentation，progression，and treatment outcomes of moyamoya disease in the elderly. Acta Neurochir（Wien），2016，158（12）：2409-2414.

[3] Noh HJ，Kim SJ，Kim JS，et al. Long term outcome and predictors of ischemic stroke recurrence in adult moyamoya disease. J Neurol Sci，2015，359（1-2）：381-388.

[4] 刘兴炬，张东，王硕等. 手术与保守治疗烟雾病患者的单中心长期随访观察. 中华医学杂志，2012，92（9）：604-607.

[5] 李正友，孔令胜，韩光魁等. 颞浅动脉-大脑中动脉吻合术治疗成人烟雾病. 中华医学杂志，2015，95（43）：3501-3504.

# 病例 7：硬脊膜动静脉瘘

❀ [住院医师汇报病历]

患者男性，62岁。因"双下肢麻木、无力8个月加重伴二便障碍5个月"入院。患者8个月前无诱因出现双下肢远端无力，以右侧为甚，自诉下楼梯时易摔倒，伴有酸胀感，尚能行走，无踩棉花感，不伴有麻木等不适，上述症状持续加重，至5个月前发展至站立困难，行走时需一侧拐杖辅助，并出现二便障碍，表现为排尿费力，伴有尿不尽感，大便3～5天/次，就诊于当地医院行腰椎CT检查，诊断为"腰椎间盘膨出并椎管狭窄"，予以甲钴胺口服治疗，上述症状未见明显缓解，进一步行胸椎MRI检查提示脊髓背侧异常信号，不排除脊髓血管畸形，现为求进一步诊疗以"脊髓血管畸形"收入我科。

患者发病以来神志清楚，睡眠可，二便如上述，体重未见明显增减。

体格检查　T 36.0℃，R 16 次/min，P 60 次/min，BP 130/80mmHg。双下肢肌力左侧近端5级，远端4级，右侧近端4级，远端3级，双侧肌张力正常；双侧L1以下针刺觉及轻触觉减退，位置觉及振动觉正常，双侧膝腱反射正常，跟腱反射减低，双侧Babinski征及Chaddock征阴性。

辅助检查　胸椎MRI（图4-32）显示：胸6～12椎体水平脊髓增

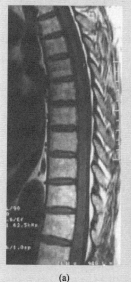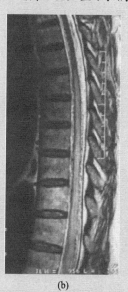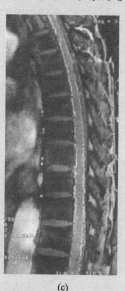

(a)　　　　　　　　(b)　　　　　　　　(c)

图 4-32　胸椎 MRI 表现

粗，伴异常信号，T1WI 为等信号，T2WI 为高信号，边缘模糊，椎管内脊髓表面可见迂曲流空信号，增强扫描可见脊髓表面迂曲流空信号强化明显。

　　诊断　脊髓血管畸形；硬脊膜动静脉瘘。

　　治疗　完善术前准备，包括三大常规、凝血功能、肝肾功能、电解质等检查，完善心电图、胸部 X 线片等常规术前评估。排除上述常规的外科术前检查以外，还需要进一步完善脊髓血管造影等检查。

## 主任医师常问实习医师的问题

### ● 目前考虑的诊断是什么？

　　答：脊髓血管畸形；硬脊膜动静脉瘘。

### ● 要确诊硬脊膜动静脉瘘一般可选做哪些检查？

　　答：确诊硬脊膜动静脉瘘一般可行以下检查。

　　（1）脊髓 MRI　能够有效显示脊髓病变，如淤血、水肿、梗死、出血等，T2WI 和增强扫描可以更清楚地显示髓内异常信号及髓周流空信号，是脊髓血管畸形诊断首选的检查方法，并可将 SDAVF 与脊髓髓内动静脉畸形相鉴别。

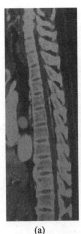
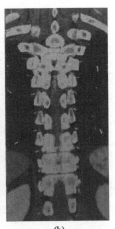

(a)　　　　　　　　(b)

图 4-33　脊髓 CTA

（2）脊髓 CTA（图 4-33） 扫描速度快，范围长，可在短时间内完成对全脊髓的扫描，可作为脊髓血管畸形的筛选方法。脊髓 CTA 可以较为清楚地显示 SDAVF 的引流静脉及瘘口位置。

（3）脊髓 MRA（图 4-34） 常规 MRI 对 SDAVF 具有诊断价值，但对于显示供血动脉、瘘口和引流静脉的走向显示受限，MRA 能够清除显示迂曲、扩张的血管和细小的血管，可以较为准确地显示 SDAVF 的供血动脉、瘘口和引流静脉。

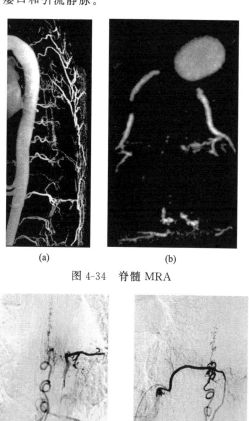

(a)　　　　　　　(b)

图 4-34　脊髓 MRA

(a)　　　　　　　(b)

图 4-35　脊髓 DSA

（4）脊髓 DSA（图 4-35） DSA 是诊断 SDAVF 的"金标准"，通过血管内造影可以将供血动脉、瘘口、引流静脉准确地显示出来。

### ● 硬脊膜动静脉瘘的解剖基础是什么？

答：硬脊膜动静脉瘘的瘘口位于神经袖套穿硬膜处，由节段动脉发出的硬膜支供血，通过根静脉进入髓周静脉，由于脊髓静脉在解剖上没有静脉瓣，血流由根静脉反流至脊髓表面正常的静脉回流系统，使得髓周静脉压力增高，致使髓内静脉压力也随之增高造成脊髓正常静脉回流障碍，脊髓淤血、水肿。

### ● 硬脊膜动静脉瘘的致病机制是什么？

答：脊髓静脉高压所致脊髓水肿是最常见的硬脊膜动静脉瘘致病机制，由于动静脉之间的短路，正常脊髓静脉直接接受来自供血动脉的血液，造成静脉压力增高，引起脊髓淤血性水肿。除此之外，在颅颈交界区动静脉瘘的病例中还有约半数的患者是以蛛网膜下腔出血起病。

#### ❀［主治医师补充病历］

> 中老年患者，以双下肢感觉、运动异常伴二便障碍起病，脊髓 MRI 示脊髓髓内长节段水肿信号，伴有脊髓表现迂曲扩张异常血管影。脊髓 DSA 明确为左侧胸 7 肋间动脉发出节段动脉的硬膜支供应瘘口，由髓周静脉双向引流；因此硬脊膜动静脉瘘诊断成立。术前心肺功能及凝血功能等评估未见明显异常。

### ❓ 主任医师常问住院医师、进修医师或主治医师的问题

### ● 对该患者的诊断是否有不同意见？

答：患者老年男性，慢性起病，进行性加重，主要表现为双下肢的感觉和运动障碍，并伴有二便异常，MRI 可见脊髓水肿明显，表面有明显迂曲扩张的异常血管影，首先考虑硬脊膜动静脉瘘。

### ● 需和哪些常见病变进行鉴别诊断？

答：（1）急性横贯性脊髓炎 该病可发生于任何年龄，其中青壮年

巨多，约半数患者在发病前有上呼吸道感染或胃肠道感染病史，起病较急，症状主要变现为损伤阶段以下躯体感觉障碍和躯体运动障碍，伴有尿便功能异常；脊髓 MRI 显示病变节段脊髓内斑片状长 T1 长 T2 信号，受累脊髓水肿、增粗。

（2）视神经脊髓炎　是水通道蛋白介导的视神经和脊髓炎性脱鞘病变。急性起病，表现为脊髓损害症状包括感觉、运动及二便异常；除此之外还常伴有视力下降等视神经炎表现，病变长，累及多个脊髓节段；脊髓 MRI 可见病变节段脊髓弥漫增粗，T2 加权信号增高，增强扫描病变区不强化或轻度强化。

（3）其他类型的脊髓血管　以脊髓静脉高压起病的脊髓血管疾病还包括髓周动静脉瘘、脊髓动静脉畸形以及向脊髓引流的硬脑膜动静脉瘘，MRI 均可见明显的脊髓水肿和髓周迂曲扩张的血管影，但脊髓动静脉畸形病变位于髓内，髓周动静脉瘘的瘘口位于脊髓表面，供血动脉来源于脊髓前动脉和脊髓后动脉；表现为脊髓水肿的硬脑膜动静脉瘘核磁表现与硬脊膜动静脉瘘极为相似，但脊髓血管造影结果正常，需进一步行全脑血管造影明确诊断。

### 脊髓血管畸形脊髓功能评价最常用的功能评分指标是什么？

答：脊髓血管畸形脊髓功能评价最常用的功能评分指标是改良阿米诺夫评分量，见表 4-4。

表 4-4　改良阿米诺夫评分

| 步态 | |
| --- | --- |
| 0. | 正常步态及下肢力量 |
| 1. | 下肢力弱，但行走不受限 |
| 2. | 运动耐力受限 |
| 3. | 行走时需要一根拐杖或一些支持 |
| 4. | 行走时需要双拐 |
| 5. | 不能站立，卧床或需要轮椅 |
| 小便 | |
| 0. | 正常 |
| 1. | 尿急，尿频，尿迟 |
| 2. | 偶尔失禁或潴留 |
| 3. | 持续失禁或潴留 |

续表

| 大便 | |
|---|---|
| 0. | 正常 |
| 1. | 轻度便秘,对通便药物反应好 |
| 2. | 偶尔失禁或持续严重便秘 |
| 3. | 持续失禁 |

**✤ ［主治医师再次补充病历］**

　　患者各项术前检查完成后无手术禁忌,向患者及家属交代病情、可采取的治疗方案和各自的优缺点,家属选择开刀手术治疗。手术过程顺利,术中将引流静脉根部予以电凝切断,术后患者未见新发症状,切口愈合良好。

## ❓ 主任医师常问住院医师、进修医师或主治医师的问题

### ● 硬脊膜动静脉瘘的治疗原则是什么? 具体手段有哪些?

　　答:硬脊膜动静脉瘘的治疗原则是切断动静脉之间的异常沟通,从而缓解脊髓静脉高压。目前该病治疗手段包括硬膜内切断引流静脉起始部或栓塞动静脉瘘及引流静脉起始部。手术切断可以引流静脉达到治愈,效果肯定,很少复发;介入栓塞治疗创伤小,但复发率高。

### ● 正常脊髓的血供有哪些来源?

　　答:脊髓的供血动脉来自三组动脉。
　　(1) 来自椎动脉、颈升动脉、颈深动脉和第一肋间动脉。
　　(2) 来自主动脉发出的肋间动脉和腰动脉。
　　(3) 来自髂内动脉的髂腰动脉、骶正中动脉和骶外侧动脉。
　　由上述三组动脉发出根髓动脉、脊髓前动脉、脊髓后动脉供应脊髓。

### 主任医师总结

　　硬脊膜动静脉瘘是临床上最常见的一类脊髓血管畸形,但仍属罕见病,每年每百万人口发生率为3～5例,该病好发于中老年男性,往往

隐匿起病，临床症状无特异性，因此易误诊为脊髓炎、脊柱退行性变等疾病。脊髓 MRI T2WI 扫描如发现髓内长节段异常高信号伴髓周异常血管流空影，需进一步行全脊髓血管造影检查，一旦确诊为硬脊膜动静脉瘘应尽早手术，显微外科手术及血管内栓塞治疗均能够获得解剖治愈，但介入栓塞治疗的复发率较高。

## 参 考 文 献

［1］ 张鸿祺，柳江，王建生等. 介入栓塞治疗硬脊膜动静脉瘘的疗效分析. 中华外科杂志，2013，51（3）：216-220.

［2］ Krings T，Geibprasert S. Spinal Dural Arteriovenous Fistulas. American Journal of Neuroradiology，2009，30（4）：639-648.

［3］ 凌锋，Merland J J. 椎管内静脉高压引起的脊髓病变. 中华神经外科杂志，1985，（03）：13-16.

# 第五章 颈、腰椎退行性疾病

## 病例 1：颈椎病

⊛ [实习医师汇报病历]

患者男性，45 岁。因"左上肢麻木半年，加重伴右侧躯体及右下肢麻木 4 个月"入院。患者于半年前工作后出现左上肢麻木，以左手拇指、示指及中指为主，休息后稍缓解，无颈部活动障碍，无头痛、头晕及行走不稳，当时未治疗。4 个月前，逐渐感左手麻木较前加重，左手指活动不灵活，伴右侧躯干及右下肢麻木，就诊于当地医院，给予镇痛、活血等对症治疗后症状无明显好转，行颈 MRI 检查，提示颈椎退行性变并颈 2-6 椎间盘突出，颈 4-6 水平椎管狭窄，相应水平脊髓变性。患者为求进一步治疗就诊于我院，以"颈椎病"收入院。自发病来，精神饮食尚可，无头痛头晕、颈部疼痛等，自诉二便无异常。

体格检查 体温 36.5℃，呼吸 18 次/min，脉搏 78 次/min，血压 163/96mmHg。神志清楚，言语流利，双侧瞳孔等大等圆，直径约 3.0mm，对光反应灵敏，两侧眼球活动充分，面部针刺无异常，伸舌居中，无声音嘶哑、吞咽困难、饮食呛咳，两侧耸肩有力。左上肢、右侧躯干及右下肢痛温觉减退，余肢体感觉正常；四肢肌力 5 级，肌张力正常。两侧肱二头肌腱反射、肱三头肌腱反射、桡骨膜反射及两侧膝腱反射、跟腱反射（＋），左侧 Hoffman 征（＋），右侧（－），两侧 Babinski 征（－）；两侧腹壁反射（＋＋），两侧指鼻试验、跟膝胫试验未见异常；闭目难立征（－）；四肢两点辨别觉、震动觉未见异常。

辅助检查 颈椎 MRI（图 5-1）提示颈椎退行性变并颈 2-6 椎间盘突出，颈 4-6 椎体水平椎管狭窄，相应水平脊髓变性。

诊断 颈椎病、颈椎间盘突出（C4-5、C5-6）、椎管狭窄（C4-6）、脊髓变性。

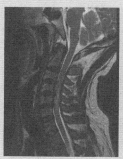
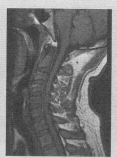
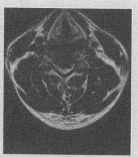

(a) 核磁T2WI(矢状位)　　(b) 核磁T1WI(矢状位)　　(c) 核磁T2WI(冠状位)

图 5-1　颈 4-6 节段脊髓受压，颈 4-6 节段脊髓前方受压椎间盘
突出压迫脊髓，脊髓内高信号

治疗　完善三大常规、凝血功能、肝肾功能、电解质、HCV、HIV 等检查。完善心电图、胸部 X 线片和颈椎三维 CT 等术前评估。拟行右侧颈前入路 C5 椎体次全切＋C4-5、C5-6 椎间盘切除＋C4-6 椎体间融合固定术。

 **主任医师常问实习医师的问题**

● **目前考虑的诊断是什么？**

答：颈椎病、颈椎间盘突出（C4-5、C5-6）、椎管狭窄（C4-6）、脊髓变性。

● **该疾病的临床特点有哪些？**

答：（1）病理表现　为椎管狭窄、椎间盘纤维软骨变性、软骨板碎裂、髓核变性、空腔形成等。椎间盘膨出，椎旁韧带增生肥厚，骨质硬化，骨赘形成，压迫邻近神经根及椎动脉。椎体后缘骨质增生、椎间盘膨出或突出，椎板及黄韧带肥厚突入椎管内可以压迫脊髓。位于前方的骨赘可引起交感神经干的功能障碍。颈椎前缘的巨大骨赘向前压迫食管，可出现吞咽异物感或吞咽困难。

（2）临床表现　主要是根性症状及脊髓症状。左上肢、右侧躯干及右下肢痛温觉减退，是突出间盘压迫神经根及脊髓所致，痛温觉减退是压迫脊髓薄束楔束所致。

（3）颈椎 MRI 提示颈椎退行性变并颈 2-6 椎间盘突出，颈 4-6 椎体水平椎管狭窄，相应水平脊髓变性。颈 CT 提示 C3-7 椎管及椎间孔狭窄，C4-5、C5-6 椎间盘向后突出。

结合患者的临床特点及颈椎影像学检查，符合颈椎病的诊断。

### ● 如何建立颈椎病的临床诊断思维？

答：颈椎病的临床思维必须建立在病史、症状、体征及辅助检查的基础之上。

（1）病史和症状

① 左上肢麻木半年，加重伴右侧躯体及右下肢麻木 4 个月。

② 左上肢麻木、右侧躯体及右下肢麻木，应该仔细询问麻木发生的时间、性质、有无规律等，有无放射性疼痛，症状进展情况，双下肢有无踩棉感，行走是否平稳等。

③ 麻木发生前有无颈部外伤；是否存在根性疼痛。

④ 上肢活动时有无加重，休息或口服镇痛药物后能否缓解。

（2）查体

① 一般情况：精神状态是否佳，营养状态是否好。

② 神经系统查体：颈椎病压迫颈部脊髓腹侧、神经根、钩椎关节增生可椎动脉及神经根等，所以可出现四肢皮肤感觉、运动障碍，深感觉障碍，腱反射亢进、减弱或消失，出现病理反射等，还可出现头晕，尤其转头时头晕等。

（3）辅助检查

① 是否行颈椎 MRI 检查。

② 是否行颈椎三维 CT 检查。

③ 必要时行肌电图检查。

（4）确定诊断的思维程序

① 肢体及躯体麻木症状。

② 左上肢、右侧躯干及右下肢痛温觉减退，余肢体感觉正常；四肢肌力 5 级，肌张力正常。两侧肱二头肌腱反射、肱三头肌腱反射、桡骨膜反射及两侧膝腱反射、跟腱反射（＋），左侧 Hoffman 征（＋）、右侧（－），两侧 Babinski 征（－）；两侧腹壁反射（＋＋），两侧指鼻试验、跟膝胫试验未见异常；闭目难立征（－）等体征。

③ 影像学阳性检查结果。

## 如何在诊断过程中建立确定性思维并进行鉴别诊断？

答：（1）针对左上肢麻木、右侧躯体及右下肢麻木，主要与小脑扁桃体下疝畸形、椎管内肿瘤、后纵韧带骨化等鉴别，仔细询问麻木发生的规律，还要除外肩周炎，是否生活在潮湿环境等。

（2）针对影像学提示颈椎病表现的，应注意颈椎间盘突出的程度，压迫脊髓及神经根的程度，有无合并钙化，局部椎管是否狭窄等。

（3）小脑扁桃体下疝畸形是因颅脑先天发育异常，小脑扁桃体向下延伸或同时有脑干下部和第四脑室畸形，经枕骨大孔突入颈椎管的先天发育异常，常伴脊髓空洞症或颅底骨性畸形等。一般分为四型，其中Ⅱ型最常见，临床表现头痛、头晕，四肢感觉、运动障碍，声音嘶哑，饮食呛咳等，严重者可有肌肉萎缩、呼吸障碍等。影像学表现为小脑扁桃体向下进入椎管内，超过枕骨大孔前后缘 5mm，即可诊断。椎管内肿瘤：主要分为脊髓内肿瘤和髓外硬膜下肿瘤，脊髓内肿瘤出现自上而下的症状，髓外肿瘤一般自下而上出现症状，主要表现为肢体感觉运动障碍。颈椎管后纵韧带骨化症：主要是颈椎管狭窄症状，可有四肢感觉、运动障碍，行走不稳，踩棉感等。

◈ ［住院医师或主治医师补充病历］

患者 4 个月前逐渐感左手麻木较前加重，左手指活动不灵活，伴右侧躯干及右下肢麻木，非手术治疗无明显好转。

 **主任医师常问住院医师、进修医师或主治医师的问题**

## 颈椎病的相关辅助检查有哪些？如何判定？

答：（1）颈椎 MRI，颈椎间盘向后突出压迫硬膜囊即可诊断，主要了解脊髓及神经根受压情况，有无合并脊髓变性，MRI 可确诊本病。

（2）颈椎三维 CT 检查，主要排除突出的髓核有无钙化，椎管是否狭窄。观察颈椎生理曲度变化等。

（3）肌电图检查，主要鉴别肢体麻木、疼痛症状是否来自脊髓病变，比如多发硬化等。

● **颈椎病相关检查的选择原则是什么？**

答：应先行颈椎 MRI 及三维 CT 检查，确诊颈椎间盘突出，以及是否合并脊髓变性等。

● **对目前的诊断有何不同的补充意见？ 如何选择合适的手术方式？**

答：该诊断为颈椎病、颈椎间盘突出、椎管狭窄、脊髓变性。影像学检查提示脊髓腹侧受压明显，并且局部脊髓变性，应采用颈前入路椎间盘切除、C5 椎体次全切及 C4-6 椎体间固定融合术，术中应对硬膜囊前方及两侧神经孔充分减压，术中避免脑脊液漏，神经孔减压应注意保护椎动脉。

● **颈椎病手术治疗的原则有哪些？**

答：颈椎病手术治疗的原则是解除脊髓及神经根的压迫，充分方式主要包括前路手术、后路手术及前后联合手术。前路手术主要有：椎体次全切＋椎间盘切除＋椎体间固定融合术（ACCF）、椎间盘突出＋椎体间固定融合术（ACDF）及人工椎间盘置换术。后路手术主要有：椎板切除＋固定融合术、单开门手术及双开门手术。对于单纯神经根型颈椎病，可行后路椎间孔减压术。选择何种减压方式，取决于颈椎间盘突出程度，有无钙化，颈椎生理曲度变化，以及患者临床症状，所以术前应对病情进行充分评估，选择合适的手术方式，达到治疗疾病的目的。

● **颈椎病的手术方式及其适应证与禁忌证各有哪些？**

答：（1）颈椎病的手术方式主要是减压术，包括：前路手术、后路手术（保留蛛网膜完整）及前后联合手术。

（2）颈椎病手术的适应证　诊断明确，非手术治疗无效，或反复发作，脊髓型颈椎病症状进行性加重者，合并椎管狭窄者。

（3）颈椎病手术的禁忌证　合并全身其他脏器质性疾病者，局部皮肤感染或皮肤病者，不同意手术者等。

✺ ［主治医师再次补充病历］

　　患者术中发现两侧 C4-5、C5-6 节段髓核向后突出，压迫硬膜囊，左侧明显，切除突出的髓核，并行两侧椎间孔减压，使神经根及硬膜囊充分减压。硬膜囊、两侧椎动脉、神经根保护完好。颈动脉及其分支、喉返神经等保护完好。

 **主任医师常问住院医师、进修医师或主治医师的问题**

● **术后有哪些常见并发症？如何判断、处理？**

答：（1）呼吸困难 术后早期可能出现呼吸困难，甚至窒息，与术区局部渗血相关，保证呼吸同时应急诊行探查术，清除血肿，彻底止血。

（2）饮食呛咳、吞咽困难、声音嘶哑 手术影响喉返神经所致，吞咽困难还可能于气管后方内固定物有关，饮食呛咳及吞咽困难可行鼻饲饮食，行神经营养及高压氧等治疗，待神经功能恢复。

（3）四肢感觉、运动障碍 术后如出现四肢感觉减退、肌力下降，应行神经康复治疗，肢体功能锻炼，预防深静脉血栓、褥疮等。

（4）二便障碍 表现为排尿排便障碍，保留导尿，人工协助排便，预防泌尿系统感染。

（5）术后头痛、发热 给予抗生素对症治疗，预防内固定相关感染，注意补充热量。

**主任医师总结**

（1）颈椎病是指因颈椎间盘退变及其继发性改变，刺激或压迫相邻脊髓、神经、血管和食管等组织，并引起症状或体征。可分为脊髓型、神经根型、椎动脉型、交感型颈椎病4型，以脊髓型及神经根型多见。脊髓型颈椎病，症状较重，主要表现为四肢浅感觉障碍，上肢还有精细动作笨拙，肌肉萎缩，腱反射亢进，病理征阳性等。神经根型颈椎病，主要表现为单一神经支配区疼痛、肌力障碍，腱反射减弱，臂丛牵拉试验阳性等。诊断主要依靠颈椎 MRI 及三维 CT，MRI 可清楚地显示脊髓及神经根有无受压，脊髓有无变性，颈椎 CT 可明确局部骨质增生压迫脊髓及神经根情况等。

（2）目前颈椎病治疗可先行非手术治疗，主要有卧床休息、颈托制动、中西药物治疗、颈椎理疗牵引、按摩推拿、针灸、局部封闭等方法。行非手术治疗3～6个月无效的，可考虑手术治疗。手术方法分为前路手术、后路手术、前后路联合手术。又可分为融合性手术和非融合性手术。

（3）采取何种手术方式治疗颈椎病，取决于临床症状、影像学检查等。

（4）颈椎病手术后，肢体感觉、运动障碍者可行神经营养及神经康复治疗。

## 参 考 文 献

[1]　郝定均. 实用颈椎外科学. 北京：人民卫生出版社，2007.

[2]　袁文. 颈椎病的手术治疗及其存在的问题. 中国脊柱脊髓杂志，2004，14（3）：133-135.

# 病例 2：腰椎间盘突出

⊛ ［实习医师汇报病历］

患者女性，36 岁。因"摔倒后腰背部及左下肢剧烈疼痛 2h"入院。患者 2h 前不慎摔倒，臀部着地，自感腰部及左下肢剧烈疼痛，伴双下肢麻木，行走及坐位受限，无二便失禁，平卧后疼痛稍缓解，可拄拐行走。急诊就诊我院，行腰椎 MRI 提示腰椎退行性改变，L5-S1 间盘向左后明显突出。以"腰椎间盘突出"收入院。自发病来，精神饮食可，二便可自理。

体格检查　T 36.5℃，R 18 次/min，P 84 次/min，BP 103/65mmHg。神志清楚，言语流利，双侧瞳孔等大等圆，直径约 3.0mm，对光反应灵敏，两侧眼球活动充分。左下肢外侧皮肤浅感觉减退，双上肢及右下肢肌力 5 级，左下肢肌力 4 级，肌张力正常。双侧膝腱反射、跟腱反射（＋），Babinski 征（－）。左下肢直腿抬高试验 60°（＋）。

辅助检查　腰椎 MRI 提示腰椎退行性变，椎间盘向左后方突出，压迫脊髓及左侧神经根，髓核向外脱出（图 5-2）。

诊断　腰椎间盘突出（L5-S1）。

治疗　完善三大常规、凝血功能、肝肾功能、电解质、乙肝两对

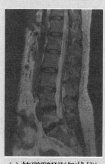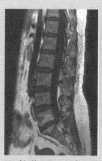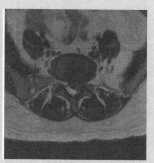

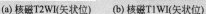

(a) 核磁T2WI(矢状位)　　(b) 核磁T1WI(矢状位)　　(c) 核磁T2WI(冠状位)

图 5-2　L5-S1 节段髓核脱出椎间盘组织向左后方脱出，
压迫硬膜囊压迫硬膜囊及神经根

半、HCV、HIV 等检查。完善心电图、胸部 X 线片等术前评估。拟
行腰背部后正中入路管道扩张辅助下 L5-S1 髓核切除术。

##  主任医师常问实习医师的问题

### ● 目前考虑的诊断是什么？

答：腰椎间盘突出（L5-S1）。

### ● 腰椎间盘突出的临床特点有哪些？

答：腰椎间盘突出的临床特点如下。

（1）患者摔倒，臀部着地，腰部及左下肢剧烈疼痛，伴双下肢麻木，
行走及坐位受限，无二便失禁，平卧后疼痛稍缓解，可拄拐行走。查体
左下肢外侧皮肤浅感觉减退，双上肢及右下肢肌力 5 级，左下肢肌力 4
级，肌张力正常。双侧膝腱反射、跟腱反射（＋），Babinski 征（－）。左
下肢直腿抬高试验 60°（＋）。腰椎 MRI 提示腰椎退行性变，椎间盘向左
后方突出，压迫脊髓及左侧神经根，髓核向外脱出。

（2）腰椎间盘突出症腰痛的主要表现　急性腰痛、反复发作的腰
痛、慢性持续性腰痛。主要症状：腰痛、坐骨神经痛、腹股沟区或大腿
内侧痛、马尾神经综合征、尾骨疼痛、肢体麻木感。主要体征：姿势性
腰椎侧弯、腰部活动受限、棘突压痛及骶棘肌痉挛、间歇性跛行、神经

系统征象（感觉运动障碍）、直腿抬高试验阳性。

## 如何建立腰椎间盘突出的临床诊断思维？

答：腰椎间盘突出的临床思维必须建立在病史、症状、体征及辅助检查的基础之上。

（1）病史和症状

① 摔倒病史，致急性腰背部及左下肢剧烈疼痛。

② 腰背部及左下肢剧烈疼痛，应该仔细询问疼痛发生的时间、性质、有无规律等，有无放射性疼痛，症状进展情况等。

③ 有无疼痛加重的诱因，如咳嗽、打喷嚏等。

④ 下肢活动时有无加重，休息或口服镇痛药物后能否缓解。

（2）查体

① 一般情况：精神状态是否佳，营养状态是否好。

② 神经系统查体：腰椎间盘突出压迫神经根，一般出现根性疼痛麻木；压迫马尾神经，可出现二便障碍等。

（3）辅助检查

① 是否行腰椎 MRI 检查。

② 是否行腰椎三维 CT 及 X 线片检查。

③ 必要时行肌电图检查。

（4）确定诊断的思维程序

① 腰痛及左下肢疼痛症状。

② 左下肢外侧皮肤浅感觉减退，双上肢及右下肢肌力 4 级，左下肢肌力 5 级，肌张力正常。双侧膝腱反射、跟腱反射（＋），Babinski 征（－）。左下肢直腿抬高试验 60°（＋）的体征。

③ 影像学阳性检查结果。

## 如何在诊断过程中建立确定性思维并进行鉴别诊断？

答：（1）针对急性腰痛及左下肢剧烈疼痛，主要与腰肌劳损、腰椎横突综合征、腰椎滑脱症、腰椎管狭窄症、椎管内肿瘤等鉴别。

① 腰肌劳损：又称功能性腰痛、慢性下腰损伤、腰臀肌筋膜炎等，是腰背部肌肉及其附着点筋膜或骨膜的慢性损伤性炎症，是腰痛的常见原因之一。主要是腰部及腰骶部胀痛、酸痛，反复发作，劳累时加重，休息后可缓解，可随气候变化变化。影像学检查一般无阳性发现。

② 腰椎横突综合征：腰椎横突呈水平位伸出，附近有血管、神经

束经过，有较多的肌肉筋膜附着，特别是第三腰椎横突。腰椎横突受外力作用，容易受损而引起该处附着肌肉筋膜撕裂、出血、瘢痕粘连、筋膜增厚挛缩等，使血管神经束受摩擦、刺激和压迫而产生症状。男性多发，常伴有腰背部轻重不一的外伤史，疼痛性质多变，久坐、久站或晨起后加重，腰背部可有压痛，痛点固定，臀中肌压痛明显。

③ 腰椎滑脱：是指椎体在另一个椎体上向前或向后滑移，即某椎体相对于其邻近的椎体产生了位移。成人腰椎滑脱发病率为 3%～4%，男女比例为 2:1，20～30 岁青年人多发。X 线平片分为五度，Ⅰ 度＜25%，Ⅱ 度 25%～49%，Ⅲ 度 50%～74%，Ⅳ 度 75%～99%，Ⅴ 度 100%，即完全脱离。诊断标准主要有腰腿痛结合影像学检查。

④ 腰椎管狭窄症：起病隐匿，病程进展缓慢，以退行性椎管狭窄症常见。典型的症状包括：腰骶部痛、腿痛，双下肢渐进性无力，由脚部逐渐向上进展的麻木，间歇性跛行，行走困难等。结合 X 线、CT 及临床表现，对其诊断并无困难。

⑤ 椎管内肿瘤：主要分为脊髓内肿瘤和髓外硬膜下肿瘤，脊髓内肿瘤出现自上而下的症状，髓外肿瘤一般自下而上出现症状，主要表现为肢体感觉运动障碍。

（2）针对影像学提示腰椎间盘突出表现的，应注意间盘突出的程度、位置，压迫硬膜囊及神经根的程度，有无合并局部椎管狭窄、腰椎滑脱等。

[住院医师或主治医师补充病历]

> 患者摔倒后即刻出现腰痛及左下肢剧烈疼痛，追问病史，患者间断腰背部疼痛 2 年，且体重较重，89kg。

 主任医师常问住院医师、进修医师或主治医师的问题

### 腰椎间盘突出的相关辅助检查有哪些？ 如何判定？

答：（1）腰椎 MRI，即可明确诊断腰椎间盘突出，并且可清晰地显示硬膜囊及神经根受压情况。

（2）腰椎三维 CT 及 X 线片检查，主要排除突出的髓核有无钙化，椎管是否狭窄，腰椎稳定性等。

● **腰椎间盘突出相关检查的选择原则是什么？**

答：应先行腰椎 MRI 及三维 CT 检查，确诊腰椎间盘突出，以及是否合并椎管狭窄及腰椎不稳等。

● **对目前的诊断有何不同的补充意见？ 如何选择合适的手术方式？**

答：该诊断为腰椎间盘突出，影像学检查提示 L5-S1 间盘突出，左后方压迫硬膜囊及神经根，MRI 检查提示髓核脱出，具备手术指征，采用管道扩张系统辅助下 L5-S1 髓核切除术，术中应对硬膜囊及神经根充分减压，术中避免脑脊液漏。

● **腰椎间盘突出手术治疗的原则有哪些？**

答：腰椎间盘突出的手术治疗主要是解除神经压迫，防止术后神经根粘连，减轻疼痛、麻木症状。

● **腰椎间盘突出的手术方式及其适应证与禁忌证各有哪些？**

答：常用手术方式有后路髓核摘除术（管道系统、显微镜）、椎间孔镜＋椎间盘镜下髓核摘除术、人工髓核置换术、前路经腹膜或腹膜外髓核摘除术及人工椎间盘置换术等。

腰椎间盘突出的手术适应证：①非手术治疗无效，症状进行性加重者；②首次症状剧烈，行动受限及被动体位者；③出现单根神经麻痹或马尾神经麻痹者；④中老年患者病史较长，影响工作和生活者；⑤合并腰椎狭窄者。

腰椎间盘突出的手术禁忌证：①腰椎间盘突出不影响工作生活者；②首次发作或多次发作，未行非手术治疗者；③伴有广泛纤维组织炎、风湿症等症状。

❀ ［主治医师再次补充病历］

患者俯卧位，全麻，行腰背部后正中左侧半椎板管道扩张系统辅助下切除 L5-S1 节段髓核。术中发现髓核脱出，压迫左侧神经根及硬膜囊，取出该间隙髓核以及破损的硬膜囊，椎间隙生理盐水冲洗干净，取自体脂肪置于神经根处，防止术后粘连。硬膜囊、神经根保护完好。

**主任医师常问住院医师、进修医师或主治医师的问题**

### 术后有哪些常见并发症？ 如何判断、处理？

答：（1）感染 切口感染以及椎间隙感染。术后体温升高，腰部及下肢剧烈疼痛。术中严格无菌操作，术后按时切口换药，必要时抗生素治疗。

（2）神经损伤 可有疼痛、麻木症状，完全损伤者，支配区域感觉、运动丧失。术中仔细操作，动作轻柔，可配合使用显微镜或内镜。

（3）大血管损伤 出现血压下降，严重可出现失血性休克。术中切除椎间隙内髓核时避免进入过伸，动作轻柔。

（4）粘连和瘢痕 手术部位神经根与裸露硬脊膜常发生粘连及瘢痕，导致腰痛或神经根放射痛。术中可取自体脂肪填充，以及稀释地塞米松冲洗，预防术后神经根或硬膜囊粘连。

（5）脊柱不稳 部分患者术后腿痛消失，而腰痛持续存在，不能排除腰椎不稳，拍腰椎动力位 X 线片可明确。术后佩戴腰围，严重者二次手术行固定术。

### 主任医师总结 

（1）腰椎间盘突出症是指椎间盘变性、纤维环破裂、髓核突出刺激或压迫神经根、马尾神经所表现出的一种综合征，是腰腿的最常见原因。多发生于 L4-5、L5-S1，约占 95％。发病年龄多在 20～50 岁。本病是中老年人常见病、多发病，根据临床症状、体征及影像学检查，不难诊断。治疗方法主要是非手术治疗和手术疗法。非手术疗法主要包括：卧床休息、牵引、理疗推拿按摩等、激素硬膜外注射、痛点封闭、髓核化学溶核等，适应证：初次发病且病程较短者（3 个月内）、病程虽长但症状轻者、突出程度轻者、不同意手术者。手术方法主要有：后路髓核摘除术（管道扩张系统、显微镜）、椎间孔镜＋椎间盘镜下髓核摘除术、人工髓核置换术、前路经腹膜或腹膜外髓核摘除术及人工椎间盘置换术等。

（2）腰椎间盘突出主要分为膨出型、突出型、脱出型、Schmorl 结节及经骨突出型。膨出型：指纤维环破裂，而表面完整，髓核因压力向椎管局部隆起，表面光滑。突出型：纤维环完全破裂，髓核突出椎管，仅有后纵韧带或一层纤维膜覆盖，表面呈菜花状。该类型常需要手术治疗。脱出型：又称游离型，椎间盘破裂，间盘碎块进入椎管内，改型首选手术治疗。Schmorl 结节及经骨突出型：Schmorl 结节髓核经上、下软骨板的发育性后天性裂隙，突入椎体骨松质内形成的结节，经骨突出型是指髓核沿椎体软骨终板和椎体之间的骨管通道，向前纵韧带方向突出，形成椎体前缘的游离骨块。这两种形式的间盘突出，在临床可引起腰痛，但不引起根性症状，往往不需要手术。

（3）主要症状为腰腿痛、肢体麻木、坐骨神经痛、马尾神经综合征等。主要体征有代偿性腰椎侧凸、腰部活动受限、棘突及棘旁压痛叩击痛、间歇性跛行、直腿抬高试验阳性等。

### 参 考 文 献

[1] 田伟. 实用骨科学. 北京：人民卫生出版社，2008.
[2] 赵新岗，梁聪，王寅千等. METR-x 系统辅助下显微外科手术治疗腰椎间盘突出症. 中国现代神经疾病杂志，2016，16（4）：216-220.

# 病例 3：腰椎管狭窄

❀ [实习医师汇报病历]

　　患者女性，78 岁。因"腰背部疼痛 3 年，加重伴行走受限半年"入院。患者于 3 年前无明显诱因出现腰背部疼痛，向右下肢放射，无下肢无力，无间歇跛行，无二便障碍。未予诊治，3 年来，腰背部疼痛及行走受限间断发作，休息或服用镇痛药物后症状能有缓解。半年前出现腰背部疼痛加重，右下肢酸胀、麻木，右下肢无力，行走约 10m 出现间歇性跛行。就诊于当地医院，行腰椎 MRI 检查，提示腰椎管狭窄、腰椎滑脱、腰椎间盘突出，建议手术治疗。患者为求进一步治疗就诊于我院，以"腰椎管狭窄、腰椎间盘突出"收入院。自发病来，精神饮食尚可，自诉二便无异常。

　　体格检查　体温 37.4℃，呼吸 20 次/min，脉搏 82 次/min，血压 158/84mmHg。神志清楚，言语流利，双侧瞳孔等大等圆，直径约 3.0mm，对光反应灵敏，两侧眼球活动充分，面部针刺无异常，伸舌居中，两侧耸肩有力。右小腿外侧及足背感觉减退，余肢体感觉无明显异常。四肢肌力肌力5级，肌张力正常。四肢腱反射（＋＋），Babinski征未引出。两侧腹壁反射（＋＋），两侧指鼻试验、跟膝胫试验未见异常；闭目难立征（一）。

辅助检查 腰椎MRI［图5-3(a)、(b)］提示腰椎退行性改变，L1-5椎管狭窄，L1-S1间盘后突。腰椎三维CT［图5-3(c)］：腰椎生理曲度存在，稍向左弯曲，腰椎退行性变，L2-S1椎间隙变窄，L1-S1间盘后突，局部椎管前后径变窄，约10mm。

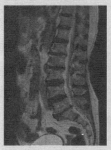
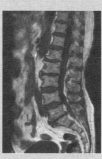
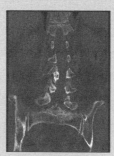

(a) 核磁T2WI(矢状位)　　(b) 核磁T1WI(矢状位)　　(c) 核磁三维CT(冠状位)

图5-3 腰2-S1节段椎管狭窄，腰椎向左弯曲，L4-5右侧
间盘向后突出。椎间孔狭窄

诊断 腰椎管狭窄、腰椎间盘突出、骨质疏松。

治疗 完善三大常规、凝血功能、肝肾功能、电解质、乙肝两对半、HCV、HIV等检查。完善心电图、胸部X线片和腰椎三维CT等术前评估。拟行腰背部后正中入路椎管扩大减压＋椎弓根融合内固定术。

 **主任医师常问实习医师的问题**

● **目前考虑的诊断是什么？**

答：腰椎管狭窄、腰椎间盘突出、骨质疏松。

● **该疾病的临床特点有哪些？**

答：该疾病的临床特点如下。

（1）腰背部间断疼痛，休息后能缓解，半年前腰背部疼痛加重，并出现右下肢行走受限，右下肢酸胀、麻木，感行走无力，行走约 10m 出现跛行。查体腿外侧及足背感觉减退，余肢体感觉无明显异常。四肢肌力 4 级，肌张力正常。四肢腱反射（＋＋），Babinski 征未引出。两侧腹壁反射（＋＋），两侧指鼻试验、跟膝胫试验未见异常；闭目难立征（－）。腰椎 MRI 提示腰椎退行性改变，L1-5 椎管狭窄，L1-S1 间盘后突。腰椎三维 CT：腰椎生理曲度存在，稍向左弯曲，腰椎退行性变，L2-S1 椎间隙变窄，L1-S1 间盘后突，局部椎管前后径变窄，约 10mm。

（2）腰椎管狭窄主要症状有腰痛及坐骨神经痛、神经源性间歇性跛行；主要体征有间歇性跛行、下肢通温觉障碍、肌力减退、腱反射异常等，中央管狭窄可出现马尾神经压迫症状，即会阴部感觉障碍，括约肌功能障碍。

### ● 如何建立腰椎管狭窄的临床诊断思维？

答：腰椎管狭窄的临床思维必须建立在病史、症状、体征及辅助检查的基础之上。

（1）病史和症状

① 腰背部疼痛 3 年，加重伴行走受限半年。

② 腰背部疼痛，应该仔细询问疼痛的性质、时间、有无规律，有无放射性疼痛，行走受限是因疼痛还是器质性病变导致等。

③ 疼痛发生前有无腰部外伤。

④ 行走时有无加重，休息或口服镇痛药物后能否缓解。

（2）查体

① 一般情况：精神状态是否佳，营养状态是否好。

② 神经系统查体：腰椎管狭窄，是指各种原因引起椎管各径线缩短，压迫硬膜囊、脊髓及神经根，导致腰痛及腰腿痛，双下肢进行性无力、麻木、间歇性跛行，行走困难等，严重可出现二便障碍。

（3）辅助检查

① 是否行腰椎 MRI 检查。

② 是否行腰椎三维 CT 检查。

③ 必要时行肌电图检查。

（4）确定诊断的思维程序

① 腰痛伴行走受限症状。

② 右小腿外侧及足背觉减退，余肢体感觉无明显异常。四肢肌

力肌力 4 级，肌张力正常。四肢腱反射（＋＋），Babinski 征未引出。两侧腹壁反射（＋＋），两侧指鼻试验、跟膝胫试验未见异常；闭目难立征（－）等体征。

③ 影像学阳性检查结果。

### 如何在诊断过程中建立确定性思维并进行鉴别诊断？

答：（1）针对腰痛伴行走受限，主要与腰椎间盘突出、腰椎滑脱等鉴别，仔细询问腰痛发生的规律，行走受限的原因等。

（2）腰椎间盘突出症　因椎间盘变性纤维环破裂，髓核突出刺激或压迫神经根、马尾神经所表现的一种综合征。主要诊断依据，腰痛、坐骨神经痛、马尾神经综合征、腰部活动受限、病变间隙棘突压痛、直腿抬高试验阳性。腰椎滑脱，是指椎体在另一个椎体上向前或向后滑移，即某椎体相对于其邻近的椎体产生了位移。成人腰椎滑脱发病率为 3％～4％，男女比例为 2∶1，20～30 岁青年人多发。X 线平片分为四度，Ⅰ度＜25％，Ⅱ度 25％～49％，Ⅲ度 50％～74％，Ⅳ度 75％～99％，Ⅴ度 100％，即完全脱离。诊断标准主要有腰腿痛结合影像学检查。

（3）针对影像学提示腰椎管狭窄表现的，应注意椎管狭窄的程度、部位，压迫硬膜囊及神经根的程度，有无合并钙化，是否合并椎间孔狭窄，有无腰椎不稳等。

### ［住院医师或主治医师补充病历］

　　患者 3 年前无明显诱因出现腰痛，休息后能缓解，半年前出现右下肢麻木酸胀，感无力，间歇性跛行，且症状进行性加重。

 **主任医师常问住院医师、进修医师或主治医师的问题**

### 腰椎管狭窄症的相关辅助检查有哪些？ 如何判定？

答：（1）腰椎 MRI，椎管狭窄压迫硬膜囊及神经根，主要了解脊髓及神经根受压情况。

（2）腰椎三维 CT 检查，可测量椎管前后径，进一步明确椎管狭窄程度，观察颈椎生理曲度变化，有无腰椎滑脱及腰椎不稳等。

（3）肌电图检查，主要鉴别肢体麻木、疼痛症状是否来自脊髓病变，以及神经根有无损伤。

## 腰椎管狭窄症相关检查的选择原则是什么？

答：应先行腰椎 MRI 及三维 CT 检查，确诊腰椎管狭窄，是否合并椎间孔狭窄等。

## 对目前的诊断有何不同的补充意见？如何选择合适的手术方式？

答：该诊断为腰椎管狭窄、腰椎间盘突出，影像学检查提示局部椎管前后径为 10mm，腰椎管狭窄明确，腰背部疼痛及间歇性跛行症状，具备手术指征，采用腰背部后正中入路椎板切除减压＋L4-5 融合器置入＋椎弓根固定融合术。

## 腰椎管狭窄症手术治疗的原则有哪些？

答：腰椎管狭窄症手术治疗原则是解除硬膜囊及神经根的压迫，减压方式主要是椎板开窗、半椎板切除、全椎板切除、椎板切除减压等，也可采用微创技术减压。对于合并多节段椎板切除、腰椎不稳的患者，可一期行椎弓根内固定融合术，也可采用微创技术减压及经皮椎弓根固定等。

## 腰椎间盘突出症的手术方式及其适应证与禁忌证各有哪些？

答：手术方式主要是减压术，有开放手术减压、微创技术减压（管道、椎间孔镜等）等。

腰椎间盘突出手术的适应证：发育性腰椎管狭窄症；括约肌功能障碍者；神经根传导功能严重丧失，右明显感觉缺失者；反复发作影响工作和正常生活者。

腰椎间盘突出手术的禁忌证：合并全身其他脏器器质性疾病者，局部皮肤感染或皮肤病者，不同意手术者等。

⚙ ［主治医师再次补充病历］

　　术中对椎管充分减压，探查两侧椎间孔，腰椎向左弯曲，右侧 L4-5 椎间孔狭窄明显，行 L4-5 椎间盘切除，间隙内置入融合器，然后行 L4-S1 两侧椎弓根内固定，L5/S1 间隙撑开，并两侧关节突间植骨。硬膜囊及两侧神经根保护完好。

**主任医师常问住院医师、进修医师或主治医师的问题**

● **术后有哪些常见并发症？ 如何判断、处理？**

答：（1）出血　术后早期可出现椎管内血肿，压迫硬膜囊及神经根，导致双下肢感觉运动障碍，二便障碍，严重时可出现截瘫，应急诊行探查术，清除血肿，彻底止血。

（2）其他　双下肢感觉和运动障碍、二便障碍、术后发热见颈椎病术后并发症。

## 主任医师总结

（1）腰椎管狭窄症是指各种原因引起椎管各径线缩短，压迫硬膜囊及神经根，导致相应神经功能障碍的一类疾病，示导致腰腿痛的常见原因。常见于 40 岁以上中老年人，主要表现为腰背部疼痛，间歇性跛行，下肢无力麻木等。包括发育性腰椎管狭窄（中央管狭窄、神经根管狭窄）、退变形腰椎管狭窄（中央管狭窄、神经根管狭窄）、混合型椎管狭窄，以腰椎退变引起的椎管狭窄最常见。腰椎管狭窄症的主要治疗方法有非手术疗法和手术疗法。非手术疗法主要指卧床休息、物理方法（如推拿按摩等）、药物疗法（如非甾体消炎药等）。手术适应证：发育性椎管狭窄、合并括约肌功能障碍者、神经根传导功能严重丧失、有明显感觉缺失者、反复发作影响工作和正常生活着。手术方法主要有显微减压术、减压加融合固定术。随着显微技术的发展，借助手术显微镜优势，更容易实现微创手术。

（2）采取何种手术方式治疗腰椎管狭窄症，取决于临床症状、影像学检查等。

（3）腰椎管狭窄症手术后须佩戴腰围。肢体感觉、运动障碍者可行神经营养及神经康复治疗。

### 参 考 文 献

［1］ 田伟. 实用骨科学，北京：人民卫生出版社，2008.

［2］ 刘克明. 老年退行性腰椎管狭窄症 26 例临床分析，世界最新医学信息文摘：连续型电子期刊，2016，16（45）：17-18.

# 第六章　儿童疾病

## 病例 1：脑膨出

［实习医生汇报病历］

　　患儿男性，1 月龄。因"出生后发现枕部肿物 1 个月"入院。患儿出生后家长即发现其枕部有一肿物，约"核桃"大小，随患儿生长，肿物逐渐增大，家长发现患儿哭闹时肿物可略增大，安静睡眠时又略缩小，至今无破溃、流液。发病以来，患儿食欲好，大小便正常，不伴有呕吐、肢体抽搐等情况。

　　体格检查　T 37℃，R 36 次/min，P 116 次/min，BP 78/52mmHg。神志清楚，头围 40cm，前囟平软，枕部中线处可见一大小约 5cm×5cm×4cm 的肿物，表面无毛发生长，质软，囊性感，无压痛。双眼球活动灵活，双鼻唇沟对称，颈部无抵抗。心、肺、腹未见明显异常体征，四肢肌力 4 级、肌张力正常。生理反射存在，病理征阴性。

　　辅助检查　头颅 CT（图 6-1）示枕骨局部缺损，枕部脑膨出；头颅 MRI（图 6-2）示枕部脑膜脑膨出。

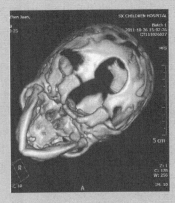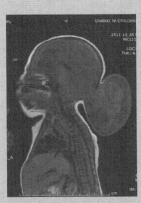

图 6-1　头颅 CT　　　　　　　图 6-2　头颅 MRI

　　诊断　枕部脑膨出。

　　治疗　完善术前准备，行三大常规、凝血七项、血生化、胸部 X 线、心脏超声、腹部超声等术前检查。除了上述常规的术前检查外，还需行如下专科检查和处理：

　　（1）行头颅 CT 检查，了解颅骨发育有无异常。

　　（2）行头颅磁共振静脉成像（MRV）检查，了解静脉窦位置及与膨出物的关系。

　　（3）背部有无毛发生长或肿物、瘘管、色素沉着、血管瘤等，必要时行脊髓 MRI 检查。

 **主任医师常问实习医师的问题**

### ● 目前考虑的诊断是什么？ 需要与哪些疾病相鉴别？

　　答：目前考虑枕部脑膨出。枕部脑膨出需要与下列疾病鉴别。

　　① 枕部头皮血肿：患儿出生后即发现头部肿物，多为产伤所致，一般不合并颅骨缺损，有自行吸收可能，肿物彩超及 CT 检查有助鉴别。

　　② 枕部淋巴管瘤：患儿出生后即发现头部肿物，无产伤史，肿物质地软，不能自行吸收，CT 检查无颅骨缺损，增强扫描无强化，彩超检查有助于鉴别。

　　③ 先天性颅骨缺损：患儿出生后颅骨缺损，缺损区多偏离中线，易合并全身皮肤多发性神经纤维瘤或大小不等的咖啡色斑块，颅骨 CT 及 MRI 可明确颅内状况。

### ● 神经管闭合不全的常见类型有哪些？

　　答：神经管闭合不全的常见类型有颅裂和脊柱裂。

### ● 枕部脑膨出有可能的膨出物有哪些？

　　答：枕部脑膨出有可能的膨出物有枕叶、小脑、脑脊液、静脉窦、第四脑室等。

**主任医师常问住院医师的问题**

● **脑膨出根据膨出物内容如何分类？**

答：根据膨出物的内容来划分，可分成以下几种。

(1) 脑膜膨出（图 6-3） 内容物只有脑膜和脑脊液。

(2) 脑膨出 内容物为脑膜和脑实质而无脑脊液。

(3) 脑膜脑膨出（图 6-4） 内容物为脑膜、脑实质和脑脊液。

(4) 脑囊状膨出 内容物有脑膜、脑实质和部分脑室，但在脑实质与脑膜之间无脑脊液存在。

(5) 脑膜脑囊状膨出（图 6-5） 内容物与脑囊状膨出相似，只是在脑实质与脑膜之间有脑脊液。

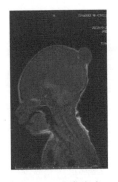
图 6-3　脑膜膨出

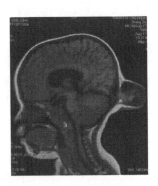
图 6-4　脑膜脑膨出

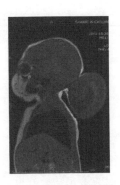
图 6-5　脑膜脑囊状膨出

## 脑膨出的形成机制如何？

答：脑膨出是由于神经管的闭合缺陷引起，由于中胚层分化阶段发生错误所致。中线旁的中胚层未来发育成硬膜和颅骨，将插入到两外胚层之间。如果脑膨出形成，在早期神经胚形成后出现一神经裂口，这个神经裂口导致瘢痕形成及皮肤与神经外胚层的粘连，阻止了中胚层的插入，然后形成一颅骨缺损，通过此缺损，异常的硬膜和神经组织疝出颅骨。

## 根据膨出位置，脑膨出如何分类？

答：脑膨出的位置分类见表 6-1。

**表 6-1 脑膨出位置分类**

| 颅后部脑膨出 | 颅前部脑膨出 |
| --- | --- |
| 枕骨型 | 前顶型 |
| 窦汇上型 | 额筛骨型 |
| 窦汇下型 | 鼻额骨型 |
| 枕颈型 | 鼻筛骨型 |
| 顶骨型 | 鼻眶骨型 |
| 额骨间型 | 额骨间型 |
| 顶骨间型 | 颅面裂型 |
| 前囟型 | 前颅底型 |
| 后囟型 | 翼咽骨型 |
| | 翼眶骨型 |
| | 翼上颌型 |
| | 翼筛骨型 |
| | 经筛骨型 |

## 颅后部脑膨出常合并的中枢神经异常有哪些？

答：（1）脑积水。

（2）扭曲的脑干及小脑的缺失、退化或倒转伴随脑干后移和小脑蚓部前移。

（3）一个微小的后部小凹或小凹囊肿提示 Dandy-walker 综合征存在，常伴随窦汇、横窦及小脑幕的移位。

（4）皮质发育不良及胼胝体发育不良或缺失也常有发生。

### 颅前部脑膨出常见的临床表现有哪些？ 需要注意与哪些疾病鉴别？

答：颅前部脑膨出在出生后面部明显肿胀，而且哭泣或做 Valsalva 动作（捏鼻鼓气）时团块会增大。鼻-眶区脑膨出需与皮样囊肿或畸胎瘤鉴别，后者无波动感，不随哭闹而增大。鼻筛型脑膨出可在儿童期甚至成人期才被发现，首先表现为鼻腔肿物，可能被误诊为鼻息肉。鼻筛型脑膨出与鼻息肉可以从流行病学特征、位置及临床特征上相鉴别，鼻息肉在儿童期非常罕见，其起源于鼻甲，不越过中线，不随颈静脉压迫而增大，不引起鼻梁增宽，借此可以和脑膨出相鉴别。前颅底型脑膨出需与畸胎瘤相鉴别，脑脊液漏和反复脑膜炎常提示前颅底型脑膨出可能。

## ❓ 主任医师常问主治医师的问题

### 脑膨出的手术的目的是什么？

答：脑膨出的手术的目的是纠正畸形、防止脑脊液漏及保留有功能的神经血管。

### 手术的预后与哪些因素有关？

答：手术的预后与脑积水、其他颅脑畸形、抽搐、功能性脑组织的疝出有关。

### 颅后部脑膨出的手术要点有哪些？

答：（1）反复向家长说明患儿病情及预后，征得同意后手术。

（2）手术可采取纵向切口或横向切口。

（3）分离正常组织与异常上皮至颅骨缺损处的囊颈处。

（4）可先释放脑脊液减压。

（5）异常的胶质样神经组织可以去除，但要注意保护重要神经、血管。

（6）硬膜需严密缝合，必要时可应用硬膜替代材料。

（7）小的颅骨缺损一般不需修补，如需要修补颅骨，宜等待患儿5～6岁后可应用人工材料修补。

术中情况见图 6-6。

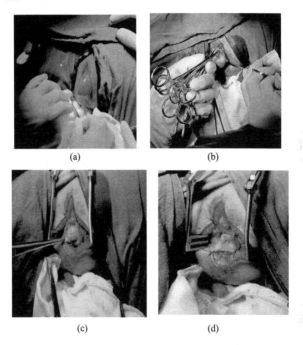

(a)　(b)

(c)　(d)

图 6-6　颅后部脑膨出术中图片

取枕部肿物基底部纵棱形切口，逐层切开皮肤、皮下至骨膜，暴露颅骨缺损，
切开膨出脑膜，切除内容物，在颅骨缺损处结扎关闭脑膜，翻转缝合
缺损旁骨膜覆盖缺损

### 颅前部脑膨出经颅手术的要点有哪些？

答：（1）仰卧位，冠状切口，彻底止血，在颅前窝底上方双额开颅。

（2）如有较大的、位置靠后的颅底缺损，可行腰椎穿刺术，能降低颅内压力、减少未成熟脑组织的回缩效应、有利于修补硬膜。

（3）根据需要确定是否保留膨出物、确定结扎或松解疝出组织，尽可能早的缝合硬膜，严密缝合伤口。

（4）如果颅底有大的缺损，建议用自体骨片移植，婴儿期可有顶骨骨片移植，较大儿童可用分离皮片移植，然后纠正鼻部、面部、眶部畸形。

（5）大多前部脑膨出需做内眦肌松解术。

（6）为防止双眼距过宽，需行眶骨移位术。

（7）鼻泪管必须保留，如堵塞，需插管保持通畅或行鼻腔-泪囊造瘘术，避免术后泪囊炎的发生。

（8）为了达到面部及鼻眶区的美观需要缩窄双眼间距、修整额骨与鼻骨使其达到一比较正常的鼻额角。

### ● 脑膨出术后有哪些并发症？

答：（1）局部积液　如果脑脊液吸收障碍，液体会积聚在修补部位，影响切口愈合。可以通过间歇性抽液、加压包扎来控制。

（2）脑积水　表现为患儿头围增大、前囟饱满，经颅超声检查可见脑室进行性扩大，此时可以放置脑室腹腔分流进行治疗。如果在脑脊液通路上发生感染，必须先给患儿放置脑室外引流，待伤口愈合、感染治愈后，再行脑积水分流手术。虽然脑膜脑膨出中脑积水的发生率远高于脑膜膨出，但两者脑积水的治疗方法是相同的。

（3）癫痫　癫痫的发生与中枢神经系统发育不全的关系比与脑膨出修补的关系更大。

### ● 如何避免术后脑积水？ 如何发现？ 怎样处理？

答：（1）颅后部脑膨出合并脑积水的概率较高，很少为先天性，多为术后发生。

（2）确保术中硬膜缝合无渗漏。

（3）每日换药观察伤口情况。

（4）定期行头颅 CT 或超声，评估脑室变化。

（5）如脑积水发展到手术已不可避免时，应在伤口脑脊液漏之前实施脑室-腹腔分流术。

### 主任医师总结

脑膨出是较少见的神经发育畸形，通过分子水平的基因分析来了解此病的发病基础是当今研究的热点。目前认为脑膨出是在初级和次级神

经胚形成之后神经发育出现错误造成的。颅前部脑膨出和颅后部脑膨出
在体征、症状及手术注意事项等方面有明显的不同，和后部脑膨出一
样，前部脑膨出的手术目的也为纠正畸形、防止脑脊液漏及保留有功能
的神经血管。对于复杂的颅面畸形，还需考虑美观问题，包括：纠正内
眦过宽，维持眼轴的水平位，纠正眼距过宽，保留鼻泪管通畅，重建鼻
骨畸形。经颅手术比颅外手术相对安全，其优点有：①可以松解硬膜缺
损及其内容物的粘连；②可以严密缝合硬膜；③避免鼻腔的污染。近
年随着光学技术的进步、内镜设备及内镜硬膜缝合技术的发展、手术
经验的积累，微创内镜技术的临床应用越来越广泛。内镜技术需要术
前详尽的影像学检查及无框架立体定位技术，辅以合适的内镜设备
（如光学、冲洗、操作和烧灼设备），可以较容易地修补硬膜及颅底。
内镜经典入路为经鼻途径，避免了经颅手术的巨大创伤，对于没有较
大颅面缺损的前部及颅底脑膨出，内镜技术具有较明显优势。颅前部
脑膨出比颅后部脑膨出预后良好，但是，最近研究显示，脑膨出预后
跟发病位置并无关系，而与有无并发脑积水和抽搐有关。颅前部脑膨
出两个远期并发症为：视觉和嗅觉功能异常。对于没有合并颅脑畸
形、神经解剖异常和其他系统畸形的脑膨出患儿，如果能控制并发症
的发生，则预后良好。随着颅脑影像学及微创技术的发展，脑膨出的
外科治疗已取得长足发展。

## 参 考 文 献

[1] Saint-Hilaire EG: Des adhérences de l'exterieur du foetus, considérées comme le prin-
cipal fait occasionnel de la monstruosité, et observations nouvelles à l'appui de cette
théorie. Archives Générales de Médecine. Journal Publié par une Société de Médecins,
1827, 14: 392-406.

[2] Lo BWY, Kulkarni AV, Rutka JT, et al. Clinical predictors of developmental
outcome in patients with cephaloceles. J Neurosurg Pediatr, 2008, 2: 254-257.

[3] Castelnuovo P, Bignami M, Pistochini A, et al. Endoscopic endonasal management of
encephaloceles in children: an eight-year experience. Int J Pediatr Otorhinolarngol,
2009, 73: 1132-1136.

[4] Nyquist GG, Anand VK, Mehra S, et al. Endoscopic endonasal repair of anterior skull
base non-traumatic cerebrospinal fluid leaks, meningoceles, and encephaloceles. J
Neurosurg, 2010, 113: 961-966.

[5] Tabaee A, Anand VK, Cappabianca P, et al. Endoscopic management of spontaneous
meningoencephalocele of the lateral sphenoid sinus. J Neurosurg, 2010, 112:
1070-1077.

# 病例 2：颅缝早闭

⚙ [实习医师汇报病历]

　　男性患儿，11 月龄。主因"发现前囟闭合 6 个月余"入院。患儿于 6 个月前（5 月龄）家长发现前囟已闭合，活动、智力发育较同龄儿落后，现不能抬头，不能独坐，无眼神交流，于当地医院就诊，行 CT 检查示：冠状缝及矢状缝闭合，颅骨发育畸形。为求进一步诊治就诊于我院，门诊以"狭颅症"收入院。

　　体格检查　T 37.4℃，R 20 次/min，P 82 次/min，BP 158/84mmHg。查体：患儿精神可，颅面比例不对称，头围 45cm，前额高尖（图 6-7）。双侧瞳孔等大等圆，眼球运动自如。心肺腹未及明显

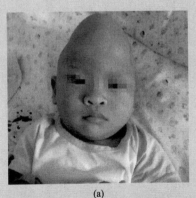
(a)

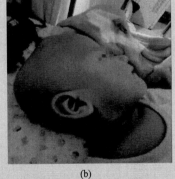
(b)

图 6-7　外观像

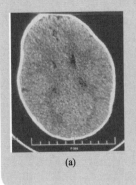
(a)

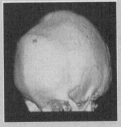
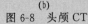
(b)

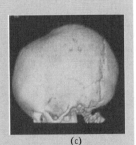
(c)

图 6-8　头颅 CT

异常，四肢肌张力偏低，活动可。腱反射未引出，Babinski征阴性。

辅助检查　头颅CT显示（图6-8）冠状缝及矢状缝基本闭合。

诊断　颅缝早闭。

治疗　完善三大常规、凝血功能、肝肾功能、电解质、乙肝两对半、HCV、HIV等检查。完善心电图、胸部X线片等术前评估。入院后完善相关检查，在全麻下行扩大颅缝再造＋颅骨塑形术。

 **主任医师常问实习医师的问题**

● **目前考虑的诊断是什么？**

答：目前考虑的诊断是颅缝早闭。

● **什么是颅缝早闭？**

答：颅缝早闭（craniosynostosis）又称狭颅症（craniostenosis）。为一条或多条颅缝过早闭合，继而出现头颅发育异常畸形、颅内压增高、脑组织发育障碍等症状及表现。

● **正常人和颅缝早闭患者的颅缝闭合过程有什么区别？**

答：正常人颅缝闭合表现为软骨-骨缝联合-成骨细胞增生-骨融合，是一个由活跃到退化的过程。

颅缝早闭患者表现为软骨-颅缝骨联合-血管活跃，为一个持续活跃的异常过程。

● **颅缝早闭的病因有哪些？**

答：（1）原发性颅缝早闭　由于胎儿在母体子宫内的一种发育缺陷，由于染色体或遗传因子异常所致的畸形。

（2）代谢性颅缝早闭　营养性和生物化学方面的异常导致畸形，如维生素$B_6$缺乏症、维生素D缺乏症、孕妇服用甲氨蝶呤等药物所致颅面畸形。

（3）大脑发育不良性颅缝早闭　破坏脑发育过程的脑膜炎、严重脑积水分流术后等。

## 正常人颅骨颅缝关闭时间是什么时候？

答：正常人颅骨颅缝关闭时间见表6-2。

**表6-2 正常人颅骨颅缝关闭时间**

| 颅缝名称 | 闭合时间 |
|---|---|
| 后囟门及前外侧囟门 | 出生后2～3个月闭合 |
| 前囟门 | 出生后2～3岁 |
| 枕囟门 | 出生后6月 |
| 额缝及矢状缝的小部分 | 出生后1岁内 |
| 额缝 | 8岁前后全部闭合 |
| 矢状缝大部分、冠状缝、人字缝 | 40岁以前全部闭合 |

## 典型的颅缝早闭畸形有哪些？

答：典型的颅缝早闭畸形有以下几种。矢状缝早闭所致的舟状头；双侧冠状缝早闭的尖头畸形；双侧冠状缝早闭伴额蝶、额筛早闭的短头畸形；额缝早闭的三角头畸形；单侧冠状缝或人字缝早闭的斜头畸形；全颅缝早闭的小头畸形；双侧冠状缝、人字缝及颞鳞缝早闭的三叶头畸形。

## 矢状缝早闭的分型有哪些？

答：矢状缝早闭有两种分型——Ⅰ型和Ⅱ型。

Ⅰ型（图6-9）：舟状头型；颅骨存在矢状嵴。

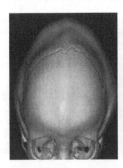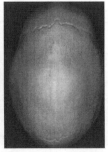

图6-9 头颅三维CT显示消失的矢状缝、凸起的矢状嵴

Ⅱ型（图6-10）：非舟状头型；颅骨存在额嵴。

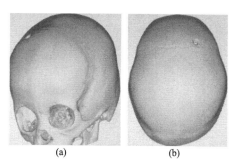

(a)　　　　　　　　　(b)

图 6-10　头颅三维 CT

示消失的矢状缝，无凸起的矢状嵴及凸起的额嵴

另外，矢状缝早闭患者颅前窝相对变小，前颅底骨质变薄（图 6-11）。

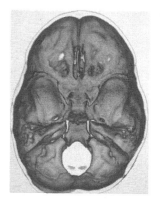

图 6-11　矢状缝早闭患者颅底 CT 表现

## 颅缝早闭常合并的临床表现有哪些？

答：（1）颅内压增高　常为慢性过程，患儿不能表达的头痛症状，呕吐及视盘水肿少见，容易被忽视。

（2）视力减退　主要原因为视盘水肿和静脉回流瘀滞导致视神经萎缩。

（3）神经障碍　严重的颅缝早闭常导致脑组织发育不良引起智力发育障碍。

## 颅缝早闭需和哪些疾病鉴别诊断？

答：（1）小头畸形　头围小于正常小儿 2 个标准差以上时，称为小头畸形，仍是无法治愈的终身性疾病。基因突变异常、代谢紊乱、感染、产前、产后的损伤等因素均可导致先天和后天性小头畸形。近些年研究发现，母婴感染 Zika 病毒与小头畸形和其他脑部异常有关。表现为颅骨形态正常，头颅整体变小（图 6-12）。

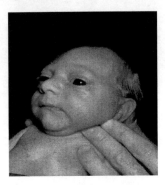

图 6-12　小头畸形的外观表现

（2）单侧前额斜头畸形　一般由产科变形因素及原发性冠状缝早闭所致。前者表现为同侧睑裂变窄；同侧眉毛及耳朵向下移位；鼻根无偏离。后者表现为同侧睑裂增宽；同侧耳朵高于对侧；鼻根偏向受累侧。

（3）后部斜头畸形　后天变形因素及原发性人字缝早闭所致鉴别。前者为鼓励婴儿侧卧位睡姿引起，更为常见。从头顶面角度易观察，前者表现为同侧额部隆起、耳向前移位、枕部扁平，对侧枕部隆起，呈平行四边形。后者表现为同侧顶枕部扁平伴有乳突凸起、耳向后移位，对侧前额隆起、顶部隆起。X 线表现前者无人字缝融合及纤维联合，后者表现为骨性联合。

（4）Crouzon 综合征　为最常见与颅缝早闭相关颅面畸形综合征。常染色体显性遗传疾病，与 FGFR 基因突变相关。其主要表现为双侧冠状缝早闭、尖头畸形，眼球突出，眼外斜和呼吸道梗阻等。另外，伴有上颌骨发育不全导致的面部畸形。一般无智力低下，发育迟缓少见（图 6-13）。

（5）Apert 综合征　与 Crouzon 综合征同为常染色体显性遗传疾病，与 FGFR 基因突变相关。与 Crouzon 综合征表现除继发性面部畸形外，伴有双侧指、趾畸形，肘、膝等大关节强直。另外，伴有特征性神经系统异常表现，包括脑积水、Chiari 畸形和颈椎融合。发育迟缓伴发智力低下常见。典型 Apert 综合征的临床表现可见图 6-14。

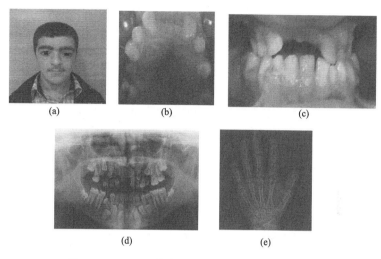

(a)　　　　(b)　　　　(c)

(d)　　　　(e)

图 6-13　Crouzon 综合征的外观、牙齿及 X 线表现

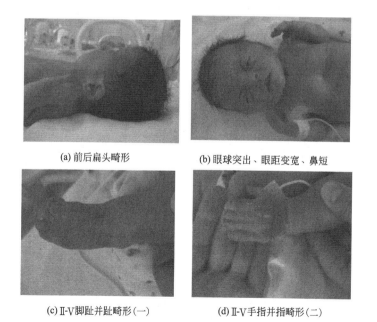

(a) 前后扁头畸形　　　(b) 眼球突出、眼距变宽、鼻短

(c) Ⅱ-Ⅴ脚趾并趾畸形(一)　　　(d) Ⅱ-Ⅴ手指并指畸形(二)

图 6-14　典型 Apert 综合征的临床表现

［住院医师或主治医师补充病历］

> 手术过程中，平行于冠状缝，于其后方 3cm 切开头皮、分离骨膜，暴露颅骨，见前囟已骨化近闭合，双侧冠状缝已闭，额缝、矢状缝闭合凸起。行扩大颅缝再造，局部颅骨塑形，用可吸收颅骨锁及丝线分别固定两侧颞顶及额部塑形后颅骨，冲洗后止血，分层缝合肌肉头皮。

## 主任医师常问住院医师、进修医师或主治医师的问题

### ● 矢状缝早闭的手术治疗方法有哪些？

答：(1) 颅骨重建术　适用于变形较重及年龄较大的患儿。手术进行全颅骨切除，并进行重新塑形及对合。

(2) 颅骨松解术

① 切掉冠状缝后相邻矢状缝颅骨片，呈"π"形。

② 切掉沿矢状缝中线宽度大约为 5cm 颅骨片，及部分相邻双侧人字缝，并行"桶板样"截骨。注意在剔除紧贴矢状窦颅骨片时，容易失血。

⊛ ［主治医师再次补充病历］

> 患儿术后头颅 CT（图 6-15）显示颅骨形态矫正后基本正常。
>
>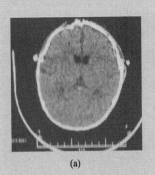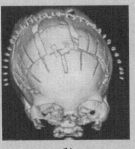
>
> (a)　　　　　　　　　　　　(b)
>
> 图 6-15　患儿术后头颅 CT 表现

主任医师常问住院医师、进修医师或主治医师的问题

### 颅缝早闭的手术效果分级如何？

答：手术效果分级见表 6-3。

表 6-3 手术效果分级

| 级别 | 评价 | 表　现 |
|------|------|--------|
| 1 级 | 完美 | 外观或触摸均感觉不到颅骨异常或不对称 |
| 2 级 | 良好 | 看不出显著异常，但能摸出来，不需要再次手术 |
| 3 级 | 一般 | 能看出异常，多不需要再次手术 |
| 4 级 | 失败 | 无明显改善，需要再次手术 |

### 主任医师总结

颅缝早闭是一种先天性、常染色体显性遗传性疾病。结合特征性临床表现及病史，诊断并无困难。该病主要靠外科治疗。由于出生后脑组织发育较快，一经诊断，应尽早采取解除脑发育限制手段。手术治疗越早，预后越好。

### 参 考 文 献

[1] Bentz ML，Bauer BS，Zuker RM. Pediatric plastic - surgery. 2nd ed. St Louis：Quality Medical Publishing，2008.

[2] Guyuron B，Eriksson E，Persing JA. Plastic surgery，indications and practice. Philadelphia：Saunders Elsevier，2009.

[3] Ciurea AV，Toader C. Genetics of craniosynostosis：review of the literature. J Med Life，2009，2：5- 17.

# 病例 3：小脑扁桃体下疝畸形

#### ❀ ［实习医师汇报病历］

　　患者女性，17 岁，主因间断右侧颈肩部及右上肢麻木疼痛 1 年入院。患者于 1 年前无明显诱因出现右侧颈肩部及右上肢麻木、疼痛，

能忍受，未予重视，间断口服镇痛药物治疗（具体剂量及名称不详）。近3周来麻木、疼痛症状加重，在当地医院就诊，行颈椎MRI检查提示小脑扁桃体下疝畸形并脊髓空洞，建议手术治疗。患者为求手术来我院住院治疗，以"小脑扁桃体下疝畸形并脊髓空洞症"收入院。自发病来，精神饮食尚可，无声音嘶哑、吞咽困难、饮食呛咳等，自诉二便无异常。

体格检查　T 36.8℃，R 18次/min，P 76次/min，BP 120/59mmHg。神志清楚，言语流利，双侧瞳孔等大等圆，直径约3.0mm，对光反应灵敏，两侧眼球活动充分，面部针刺无异常，伸舌居中，无声音嘶哑、吞咽困难、饮食呛咳，两侧耸肩有力。右侧颈肩部右上肢、右侧胸部针刺减退，右侧颈部至右肋缘水平针刺减退明显，四肢肌力4级，肌张力不高，右侧肱二头肌、肱三头肌腱反射、两侧桡骨膜反射（－），左侧肱二头肌腱反射（＋），左侧肱三头肌腱反射（－），两侧膝腱反射（＋＋），两侧跟腱反射（－），Babinski征（－）；两侧腹壁反射（＋＋），两侧指鼻试验、跟膝胫试验未见异常；闭目难立征（－）；四肢两点辨别觉、震动觉未见异常。

辅助检查　颈椎MRI提示小脑扁桃体向下移位约15mm［图6-16(a)］，C2-T2水平脊髓内长T1长T2信号［图6-16(b)］，偏右侧［图6-16(c)］。脑脊液电影提示中脑导水管通畅，桥前池、枕大孔区脑脊液流动未见异常。

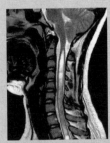 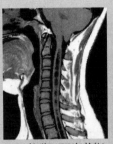 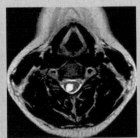

(a) 核磁T2WI(矢状位)　　(b) 核磁T1WI(矢状位)　　(c) 核磁T2WI(冠状位)

图6-16　小脑扁桃体下移，脊髓内 T1 呈低信号，
T2 呈高信号

诊断　小脑扁桃体下疝畸形（Arnold-Chiari 综合征）；脊髓空洞症。

治疗 完善三大常规、凝血功能、肝肾功能、电解质、乙肝两对半、HIV、HCV 等检查，完善心电图、胸部 X 线片和颈椎三维 CT 等评估，拟行枕下后正中入路寰枕畸形减压术。

 **主任医师常问实习医师的问题**

● **目前考虑的诊断是什么？**

答：考虑诊断为小脑扁桃体下疝畸形（Arnold-Chiari 综合征）并脊髓空洞症。

● **如何建立小脑扁桃下疝畸形的临床诊断思维？**

答：小脑扁桃体下疝畸形的临床思维必须建立在病史、症状、体征及辅助检查的基础之上。

视频：枕下后正中入路寰枕畸形减压术

（1）病史和症状

① 右侧颈肩部及右上肢麻木疼痛 1 年余。

② 右侧颈肩部及右上肢麻木疼痛，应该仔细询问麻木、疼痛发生的时间、性质、有无规律等，有无放射性疼痛，症状进展情况等。

③ 麻木、疼痛发生前有无颈部外伤；是否存在神经根性疼痛。

④ 上肢活动时有无加重，休息或口服镇痛药物后能否缓解。

（2）查体

① 一般情况：精神状态是否佳，营养状态是否好。

② 神经系统查体：小脑扁桃体下疝畸形，压迫延脊髓、后组颅神经受累等表现，所以可出现头颈部及四肢皮肤感觉、运动障碍，深感觉障碍，腱反射亢进、减弱或消失，出现病理反射等，还可出现平衡障碍；严重者可出现呼吸障碍、吞咽困难、饮食呛咳、声音嘶哑等。

（3）辅助检查

① 是否行颈椎 MRI 及脑脊液电影检查。

② 是否行颈椎三维 CT 检查。

（4）确定诊断的思维程序

① 右侧颈肩部及右上肢麻木、疼痛等症状。

② 右侧颈肩部右上肢、右侧胸部针刺减退，右侧颈部至右肋缘水平针刺减退明显，四肢肌力 4 级，肌张力不高，右侧肱二头肌、肱三头肌腱反射、两侧桡骨膜反射（－），左侧肱二头肌腱反射（＋），左侧肱三头肌腱反射（－），两侧膝腱反射（＋＋），两侧跟腱反射（－），Babinski 征（－）等体征。

③ 影像学阳性检查结果。

### 如何在诊断过程中建立确定性思维并进行鉴别诊断？

答：（1）针对右侧颈肩部及右上肢麻木、疼痛，主要与颈椎病、椎管内肿瘤、颈椎管后纵韧带骨化症鉴别，仔细询问麻木、疼痛发生的规律，还要除外肩周炎，是否生活在潮湿环境等。

① 颈椎病：是指因颈椎间盘退变及其继发性改变，刺激或压迫相邻脊髓、神经、血管和食管等组织，并引起症状或体征。可分为脊髓型、神经根型、椎动脉型、交感型颈椎病 4 型，以脊髓型及神经根型多见。脊髓型颈椎病，症状较重，主要表现为四肢浅感觉障碍，上肢还有精细动作笨拙，肌肉萎缩，腱反射亢进，病理征阳性等。神经根型颈椎病，主要表现为单一神经支配区疼痛、肌力障碍，腱反射减弱，臂丛牵拉试验阳性等。

② 椎管内肿瘤：主要分为脊髓内肿瘤和髓外硬膜下肿瘤，脊髓内肿瘤出现自上而下的症状，髓外肿瘤一般自下而上出现症状，主要表现为肢体感觉运动障碍。

③ 颈椎管后纵韧带骨化症：主要是颈椎管狭窄症状，可有四肢感觉运动障碍、行走不稳、踩棉感等。

（2）针对影像学提示小脑扁桃体下疝表现的，应注意下疝的程度，压迫延脊髓的程度，有无合并脊髓空洞。

### ❀ ［住院医师或主治医师补充病历］

患者入院前 3 周，右侧颈肩部及右上肢麻木、疼痛加重，自觉右上肢及右侧上胸部感觉不灵敏，四肢活动尚可。

### ？ 主任医师常问住院医师、进修医师或主治医师的问题

### 小脑扁桃体下疝畸形的相关辅助检查有哪些？ 如何判定？

答：（1）颈椎 MRI　小脑扁桃体下移超过枕骨大孔前后缘连线以

下 5mm 即可诊断，主要了解脑干及脊髓受压情况，小脑扁桃体下移的程度，有无合并脊髓空洞症，MRI 可确诊本病。

（2）枕大孔区脑脊液电影检查　是和颈椎 MRI 同时检查项目，主要观察中脑导水管、桥前池、枕大孔区脑脊液流动有无减慢，这主要用于确定术中减压程度。

（3）颈椎三维 CT 检查　主要除外颅颈交界区有无合并骨性畸形，比如颅底凹陷、寰枢椎脱位、寰枕融合等。如合并骨性畸形，可能还需进一步行枕颈融合或寰枢椎融合术。

### ● 小脑扁桃体下疝畸形相关检查的选择原则是什么？

答：应先行颈椎 MRI 及脑脊液电影检查，确诊小脑扁桃体下疝，MRI 如发现合并颅底凹陷或寰枢椎脱位，再行颈椎三维 CT 检查，进一步明确骨性畸形。

### ● 对目前的诊断有何不同的补充意见？ 如何选择合适的手术方式？

答：该诊断为小脑扁桃体下疝畸形并脊髓空洞症；根据颈椎三维 CT 结果，不合并骨型畸形；根据颈椎 MRI 及脑脊液电影检查结果，提示小脑扁桃体下移 15mm，并且枕大孔区脑脊液流动减慢，术中应行硬膜下减压，切除下移的小脑扁桃体，并松解第四脑室闩部，打通脑脊液循环通路，以达到缓解脊髓空洞的目的。

### ● 小脑扁桃体下疝畸形手术治疗的原则有哪些？

答：小脑扁桃体下疝畸形手术治疗原则主要是枕下减压，减压方式有三种，即骨性减压、硬膜扩大减压（保留蛛网膜完整）及枕大池重建。选择何种减压方式，取决于小脑扁桃体下疝程度、脑脊液流动情况及患者临床症状，所以术前应对病情进行充分评估，选择合适的减压方式，达到治疗疾病的目的。

### ● 小脑扁桃体下疝畸形的手术方式及其适应证与禁忌证各有哪些？

答：手术方式主要是枕下减压术，即骨性减压、硬膜扩大减压（保留蛛网膜完整）、枕大池重建。如合并颅底凹陷或寰枢椎脱位，可在原减压手术基础上行枕颈融合固定术或寰枢椎固定融合术。

手术适应证：本疾病是一种慢性进展性疾病，所以一经诊断小脑扁桃体下疝畸形，即建议行减压术。

手术禁忌证：合并其他器官功能障碍者，严重基础病者，孕妇等可考虑非手术治疗。

 ［主治医师再次补充病历］

患者术中发现两侧小脑扁桃体下移至C1后弓水平，松解下疝小脑扁桃体周围粘连，软膜下切除下疝的小脑扁桃体，使之回缩，减轻延脊髓的压迫，探查第四脑室门部，松解第四脑室正中孔出口，见脑脊液流出通畅，搏动良好。两侧小脑后下动脉保护完好。

## 主任医师常问住院医师、进修医师或主治医师的问题

### 术后有哪些常见并发症？ 如何判断、处理？

答：(1) 呼吸障碍  术后可能无自主呼吸，或者自主呼吸微弱，表现为术后不能正常脱呼吸机。除外术区血肿压迫，可呼吸机辅助呼吸1～2天，观察呼吸情况变化，如仍无自主呼吸，需行气管切开，继续呼吸机辅助呼吸治疗，同时行甘露醇脱水、甲基强的松龙冲击治疗。

(2) 饮食呛咳、吞咽困难、声音嘶哑  手术影响后组颅神经所致，饮食呛咳及吞咽困难可行鼻饲饮食，行神经营养及高压氧等治疗，待后组颅神经功能恢复。

(3) 四肢感觉运动障碍  术后如出现四肢感觉减退、肌力下降，应行神经康复治疗，肢体功能锻炼，预防深静脉血栓、褥疮等。

(4) 二便障碍  表现为排尿排便障碍，保留导尿，人工协助排便，预防泌尿系统感染。

(5) 术后头痛、发热  术后体温持续升高，最高可达39℃左右，可能为局部血性脑脊液刺激所致，可行腰椎穿刺或腰大池置管引流对症处理，必要时应用抗生素治疗，注意补充热量。

### 主任医师总结

(1) 小脑扁桃体下疝畸形是一种小脑先天发育畸形，压迫脑干、脊髓、后组颅神经等，常呈慢性进展，主要手术方式是枕下减压术，根据

下疝程度、脑脊液流体动力学情况及有无合并脊髓空洞等，决定采取何种减压方式。术前主要诊断标准：颈椎 MRI 平扫明确小脑扁桃体下疝及有无合并脊髓空洞，脑脊液电影检查初步确定减压程度，颈椎三维 CT 明确有无合并颅颈交界区骨性畸形，术中 B 超再次确定减压程度。这样术前术中的检查方法的联合应用，在保证手术效果的前提下，可进一步减轻手术创伤和患者痛苦。

（2）小脑扁桃体下疝畸形合并颅底凹陷、寰枢椎脱位等，应一期行枕颈固定融合术或寰枢椎固定融合术。

（3）小脑扁桃体下疝畸形行枕下减压术后，常出现发热，术后腰椎穿刺或腰大池置管引流是有效的治疗办法。

## 参 考 文 献

[1] Jian FZ, Chen Z, Wwede KH, et al. Direct posterior reduction and fixation for the treatment of basilar invagination with atlantoaxial dislocation [J]. Neurosurgery，2010，66：678.

[2] 范涛，候哲，赵新岗.先天性颅底凹陷症的临床分型及手术治疗体会（附 103 例报告）.中华神经外科杂志，2014，7（30）：658-662.

# 病例 4：Dandy-Walker 畸形

⚛ ［实习医师汇报病历］

　　患儿男性，5 月龄。因"出生后进行性头围增大 4 个月余"入院。患儿系母孕第一胎，围产期无异常，足月顺产出生，出生时无异常，后发现其头围进行性增大，反应呆滞，与同龄儿相比生长发育缓慢。1 周前在当地医院就诊行头颅 CT 检查提示第四脑室和颅后窝扩大，呈囊状相通，小脑蚓部发育不良，第三脑室及侧脑室显著扩张，考虑脑积水，为进一步治疗来院就诊并收治入院。自起病始，该患儿精神欠佳，无特殊面容，可与人对视，但表情呆滞，无肢体抽搐情况。患儿母孕期间体健，无服药史，产检无提示宫内感染。父母非近亲结婚，家族中无遗传病、传染病和类似病史。发病以来，患儿无呕吐、肢体抽搐等情况，饮食及大小便正常。

**体格检查** T 36.8℃，R 22 次/min，P 118 次/min，BP 86/53mmHg，身高68cm，体重7kg。神志清楚，精神差，表情呆滞，营养差。头颅异常增大，头围54cm，前囟较正常同龄儿明显增宽，约5cm×5cm，触诊张力稍高。头颅叩诊呈破罐声，头皮可见静脉血管怒张。双侧眼球下视，呈现落日征，未见眼球震颤，双侧瞳孔均3mm，对光反应存在。四肢肌张力差，下肢肌肉轻度萎缩。余神经系统因患儿无法合作未能详查。

**辅助检查** 头颅MRI（图6-17）检查示双侧脑室系统对称性显著扩大，脑室前、后角变钝，双侧大脑半球脑实质明显变薄，脑实质内未见明确异常信号，颅后窝枕大池扩大，双侧小脑半球受压、上抬，小脑幕抬高，小脑蚓部缺如。

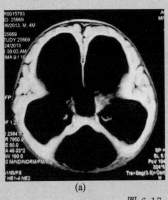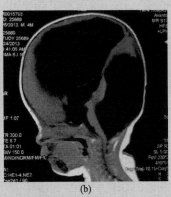

(a)　　　　　　　　　(b)

图6-17 头颅MRI

**诊断** ①Dandy-Walker畸形；②梗阻性脑积水。

**治疗** 完善术前准备，包括三大常规、凝血功能、肝肾功能、电解质等检查。完善心电图、胸部X线片、脑电图检查等常规术前评估。拟行脑室、囊肿-腹腔分流术。

### 🔲 主任医师常问实习医师的问题

● **何谓Dandy-Walker畸形？其主要临床表现是什么？**

答：Dandy-Walker畸形（Dandy-WalkerMalformation，DWM），又

称 Dandy-Walker 综合征（Dandy-Walker syndrome，DWS）、或称第四脑室孔闭塞综合征，是一种罕见的神经系统先天性发育畸形，具体病因尚不十分明确，多认为是常染色体隐性变异、畸变所致，可伴有其他器官畸形。表现为颅后窝的一系列异常，包括第四脑室中间孔或侧孔为先天性纤维网、纤维带或囊肿所致闭塞；枕大池被先天性脑脊膜膨出、小脑异位或脑膜感染粘连所致阻塞，以及颅后窝中线肿瘤等造成程度不同的侧脑室扩张，约 1/3 伴脑积水。

Dandy-Walker 畸形的主要临床表现为脑积水和高颅压症状，多于出生后 6 个月内出现脑积水和颅内压增高，表现为兴奋性增强、头痛、呕吐等。可伴有眼球震颤、滑车神经麻痹、步态蹒跚及小脑性共济失调。头颅扩大以枕部为主，出现前后径增宽，年长儿童可出现共济失调、宽基步态等小脑症状，以及智力低下、癫痫发作等。严重者可出现痉挛状态，双侧 Babinski 征阳性，可因延髓呼吸中枢受干扰而死亡。临床上凡不明原因反复呕吐，抽搐而无颅内感染及癫痫诊断依据者，在排除了慢性肝、肾疾病，按佝偻病正规治疗后精神运动发育仍明显落后于同龄儿，同时伴有其他部位畸形者，要警惕 DWM 的可能性。

● **该病有何影像学特点？**

答：30 年以前该病的影像学诊断主要依靠脑室造影。近三十年来，CT 特别是 MRI 的应用使其诊断的精确性与便捷性大大增高。

DWM 的 CT 影像学特点：小脑蚓部体积变小或缺如，小脑半球分离伴萎缩改变，脑干受挤压向前推移，分离的小脑半球与前移的脑干共同形成横断面上的实质性"臀形"；扩大的第四脑室和扩大的枕大池相通，形成巨大的脑脊液密度样囊肿，颅后窝扩大，枕骨变薄，天幕上移；桥前池、延髓池、桥小脑角池和第四脑室侧隐窝消失；导水管上方即幕上脑室不同程度积水，两侧大脑可受压变薄，沟回变浅。

MRI 是诊断 DWM 的最可靠的影像学检查。DWM 的特征性 MRI 表现（图 6-18）为：①颅后窝极度增大，伴横窦及窦汇抬高，超过人字缝。②天幕的上抬超过人字缝，在冠状位和矢状位上显示尤其清楚。③巨大的囊肿占据了颅后窝中线的绝大部分，并与扩大的第四脑室相通。④常伴有不同程度的脑积水，导水管扭结不通。巨脑，小脑下蚓部缺如。⑤上蚓部被扩大的第四脑室及后方的囊腔推挤向前上方移位。

早孕期及中孕早期的阴道超声检查可使 DWM 的诊断率大大增加。DWM 的经典声像图：DWM 超声表现为小脑蚓部完全或部分发育不全，

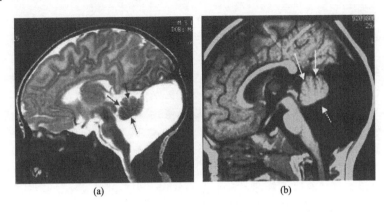

(a)　　　　　　　　　　(b)

图 6-18　DWM 的特征性 MRI 表现

小脑半球分开，小脑幕上旋，小脑延髓池明显扩张并与增大的第四脑室连通；Dandy-Walker 变异型表现为不同程度的小脑蚓部发育不全，伴有或不伴小脑延髓池增宽；单纯小脑延髓池增宽仅显示小脑延髓池扩张，有完整的小脑蚓部和第四脑室。

❋ ［住院医师或进修医师补充病历］

　　入院后追问病史，患儿近 1 个月来食欲较差，平时早上偶有呕奶情况。入院后各项化验检查未见异常，脑电图检查示双侧额部慢波改变，未见痫样放电，中度异常脑电图。拟行分流手术。

## ❓ 主任医师常问主治医师或进修医师的问题

### ● Dandy-Walker 畸形需与哪些疾病进行鉴别？

　　答：该病临床诊断较为困难，主要依靠其典型的影像学特征，需与其他颅后窝先天发育异常性囊肿及脑积水鉴别。

　　(1) Blake 囊肿（Blake's pouchcyst，BPC）　正常 Blake 小袋在 17～19 周开窗形成正中孔，BPC 是由于胚胎期正中孔形成障碍所致 Blake 小袋退化失败，引起髓帆向颅后窝池的囊性扩张，其囊肿与第四脑室相通（图 6-19）。文献报道大枕大池可能是 BPC 的变异型，因此二者从超声到临床表现及预后均有很多相似之处。BPC 的超声表现为小脑蚓部大小及形态正常，第四脑室扩张合并小脑蚓部上悬，颅后窝池正常，小脑幕位置正常。

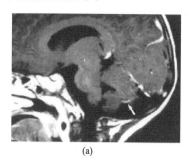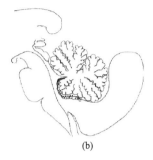

(a) (b)

图 6-19　Blake 囊肿的 MRI 影像及示意

（2）颅后窝蛛网膜囊肿　与其他部位的蛛网膜囊肿一样均是脑脊液在脑外异常的局限性聚集。多数为蛛网膜囊肿先天发育异常所致，少数可由颅脑外伤、感染、术后蛛网膜粘连所致。头颅 MRI 检查提示脑脊液样长 T1 长 T2 信号，囊壁薄而光滑，不强化，常有占位效应及脑积水，不与四脑室相通，无小脑发育不良（图 6-20）。

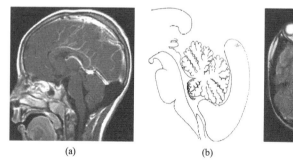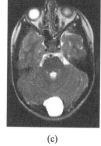

(a) (b) (c)

图 6-20　后颅窝蛛网膜囊肿的 MRI 影像及示意

（3）大枕大池（mega cisterna magna）　是指颅后窝的枕大池脑脊液腔扩大。影像学检查发现枕大池在小脑皮质或小脑蚓部距离枕骨内板超过 10mm 以上，即可认为是大枕大池。可能是由于小脑与第四脑室发育不良，小脑退行性变或由于蛛网膜囊肿所致。MRI 表现为颅后窝扩大，颅后窝脑脊液腔扩大，与四脑室相通，小脑发育不良程度较轻。

（4）小脑发育不全　是小脑蚓部及小脑半球发育不完全，可为单发畸形，也可为 Dandy-Walker 畸形中的一部分。MRI 检查可见很小的残存小脑蚓部及小脑前叶，小脑脚严重发育不全或缺如，脑干特别是脑桥发育很小，可合并 Dandy-walker 畸形（图 6-21）。

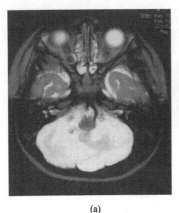
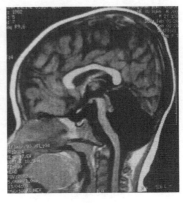

(a)　　　　　　　　　　　　(b)

图 6-21　小脑发育不全的 MRI 影像

### ● 该病的自然病史及预后如何？

答：DWM 的预后取决于临床症状与并发症的严重程度，合并多种先天性畸形会缩短预期寿命。Alexiou 等在 19 例 DWM 病例分析中报道，89% 的患儿在平均 4.4 年后仍然存活。

DWM 对于智力发育的影响是多种多样的，半数患儿有正常的认知水平，然而另外一些患儿即便脑积水得到早期正确的治疗，智力发育也难以达到正常水平。有报道称严重的脑积水、灰质异位、听力视力障碍、其他系统畸形与智力发育低下有关，并且可以用来预测未来智力发育状况。也有研究认为 DWM 中小脑蚓部的解剖结构是否正常与神经系统及智力发育状况有统计学联系。在严重小脑蚓部畸形的病例中，智力障碍非常常见，然而小脑蚓部相对正常并且没有其他脑部畸形表现的预后较好。

### ● 该病的发生有何分子遗传学背景？

答：迄今为止，关于 DWM 的分子遗传模式尚未完全阐明。但多认为本病为多因子遗传性疾病，由遗传和环境因素共同作用所致。相关因素可能包括与宫内风疹、巨细胞病毒或弓形体感染及使用华法林和饮酒等有关。

近些年来，随着生物分子技术的发展，一些学者对 DWM 的基因学进行了进一步探索。国外一些学者将临床病例结合细胞遗传学分析，发现部分 DWS 患者存在 9P 四倍体型染色体异常。Biaicher 等对 13 例早期流产的三倍体胎儿进行分析，发现其中4例患有 DWS 或 DWV（Dandy-Walker 变异型），并提出 DWS 和 DWV 应作为胎儿三倍体的附加超声标志。2001年 Grinberg 等纠报道了7例3q中间缺失的 DWS，将 DWS 关键区域定位在细菌人工染色体的 3q24-3q25，并在此区域内定义了首个与 DWS 相关的关键片段，即包括小脑基因的2个邻近锌指结构 ZICI 和 ZIC。相信更多的候选基因筛选、鉴定及其对疾病演变所起作用方面的研究，将有助于获许更多的 DWM 信息。

⊛ ［主治医师再次补充病历］

　　患儿入院后各项辅助检查结果回报提示无手术禁忌，在气管内全麻下行侧脑室-囊肿联合腹腔分流术（图 6-22），于右侧枕部及同侧颅后窝分别钻孔一枚，分别行右侧侧脑室枕角、四脑室穿刺留置脑室管，及采用"Y"形连接管，将侧脑室、第四脑室引流管共同接入同一分流阀，共用一条腹腔管。为防止脑脊液通过"Y"形管倒流，可分别在两管近端安装单向阀门。整个手术过程顺利，患儿术后恢复好，按期拆线出院。分流泵初始压力 $100mmH_2O$，嘱术后动态影像学随访调压及神经发育评估。

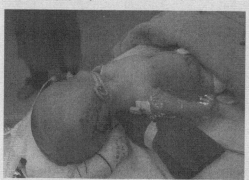

图 6-22　侧脑室-囊肿联合腹腔分流术

 **主任医师常问主治医师的问题**

● **Dandy-Walker 畸形的主要治疗方法有哪些？**

　　答：约五分之一的 Dandy-Walker 畸形患儿无明显临床症状，不需要特殊治疗，对合并有脑积水的 DWM 患儿的治疗方法仍存在争论。针对脑积水的 DWM 外科治疗方法主要有 3 种：①单纯囊肿切除术，适用于无脑积水患者；②脑室分流术、囊肿分流术以及侧脑室和囊肿双分流术；③内镜治疗。其中直接切除囊肿效果不佳，不少学者认为单纯切除囊肿术后早期容易复发。脑脊液分流手术方式不影响长期智力发育，仅行脑室腹腔分流而不进行后颅囊肿分流并没有有效减轻颅后窝压力，可使颅后窝囊肿增大并向上疝出压迫脑干，并且单纯脑室腹腔分流被认为是后天性中脑导水管狭窄形成发展的原因。有报道认为单纯囊肿腹腔分流术能够减小脑室和囊肿的体积，然而有报道认为此法会增加并发症的发生率。目前多数临床研究者认为联合分流可能是最佳的治疗方法，该术式可使颅后窝囊肿和侧脑室同时得到减压，是 DWM 的有效手术方法。Mohanty 等的研究认为内镜治疗对 DWM 患儿是一种可接受的有效方法，但其在减小脑室和囊肿体积方面的效果不如分流术显著。

● **该病的手术治疗指征和禁忌证有哪些？**

答：(1) 手术治疗适应证

① 伴脑积水的 Dandy-Walker 畸形。

② 合并脑积水的孤立性第四脑室。

(2) 主要禁忌证

① 颅内感染尚未控制者。

② 腹腔有炎症或腹水者。

③ 脑脊液蛋白含量过高，超过 500mg/L，或有新鲜出血者。

④ 头颈部或胸腹部皮肤有感染者。

● **如何进行侧脑室脑室-囊肿联合分流术？**

答：(1) 手术步骤如下。示意图见图 6-23。

① 术前基础麻醉或全麻，取仰卧位，头转向左侧，备好头、颈、胸腹部皮肤。

② 头部切口：右耳廓上 4～5cm，向后至枕外隆凸，向下至颈 1 水平。

③ 颅后窝钻孔：皮瓣向枕下翻开，暴露枕骨鳞部，于中线旁右侧 2.0cm 钻孔，扩大骨窗，直径约 1.5cm。切开硬脑膜，于小脑皮质无血管处，以导针导引分流管，自外侧方斜向对侧外耳道方向穿刺，置入第

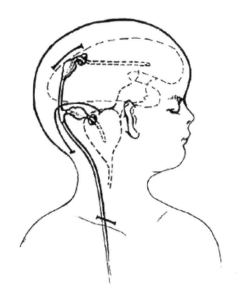

图 6-23　侧脑室脑室-囊肿联合分流术示意

四脑室或囊肿后，拔除导针再将管再置入 2～3cm。脑脊液流出通畅后，将引流管固定于硬脑膜或骨膜上，于骨孔咬一斜面，将第四脑室管引至右乳突后，安装分流泵。

④ 枕部颅骨钻孔行同侧侧脑室枕角脑室穿刺置管。

⑤ 分离皮下隧道、安装腹腔导管同 V-P 术。

⑥ 采用"Y"形连接管，将侧脑室、第四脑室引流管共同接入同一分流阀，共用一条腹腔管。为防止脑脊液通过"Y"形管倒流，可分别在两管近端安装单向阀门。

（2）术中注意要点

① 第四脑室穿刺需斜线穿刺，可以减少引流管对第四脑室底部的损伤。

② 采用"Y"形管时，由于局部连接装置较多，连接要牢靠，避免弯折，并需防止两管相互倒灌。

## 主任医师总结

Dandy-Walker 畸形是一种罕见的神经系统先天性发育畸形。小脑蚓部以及第四脑室发育异常被认为是该病的主要原因。目前，其病因尚不十分明确，多认为是常染色体隐性变异、畸变所致，可合并胼胝体发育不全等脑发育异常及其他系统的畸形，包括并指（趾）、多指（趾）、Klipper-feil综合征和Walker-Warburg综合征。根据影像学表现可分为两型。①典型Dandy-Walker畸形：有三个特征，即小脑蚓部部分或全部缺如，第四脑室背侧与枕大池相通，枕大池极度扩张伴有横窦、窦汇、小脑幕上移。②变异型Dandy-Walker畸形：第四脑室上部及小脑上蚓部相对正常，下蚓部发育不全，脑积水发生较典型少，程度较轻。

本病例患儿属于典型Dandy-Walker畸形，主要临床表现为慢性进行性头围增大，合并颅内压增高症状及精神运动发育迟缓等表现。因为病情发展缓慢，家长未予重视，患儿头部明显异常增大后就诊，影像学检查才得以确诊。头颅MRI检查显示为典型Dandy-Walker畸形影像学特征：小脑蚓部全部缺如，第四脑室背侧与枕大池相通，枕大池极度扩张，合并横窦、窦汇、小脑幕明显上移。

目前，Dandy-Walker畸形的治疗主要以外科手术为主，手术方式有颅后窝囊肿切除术、脑脊液分流术及颅后窝囊肿切除术加脑脊液分流术。手术方式的选择仍存在争议。脑室脊液分流术是本病安全有效的治疗方法，可选择脑室-腹腔分流术、囊肿-腹腔分流术以及脑室-囊肿联合腹腔分流术，有利于减轻脑室积水、降低颅内压、促进脑组织发育、改善神经系统功能。近期病情有一定程度改善，但远期效果欠佳。对于症状不典型的变异型Dandy-Walker畸形是否应行手术治疗，以及应优先做何种分流术，国内外仍存在争论，但国内倾向于行囊肿-腹腔分流术。

## 参 考 文 献

[1] 张玉龙，官媛，高国栋. Dandy-Walker综合征及其研究进展[J]. 卒中与神经疾病，2006，13（06）：373-375.

[2] 谢国强，陈晓雷，许百男. Dandy-Walker综合征（4例报告）[J]. 中国神经精神疾病杂志，2012，38（09）：540-543.

[3] 郭含涛. Dandy-Walker综合征的MRI诊断及鉴别诊断[J]. 吉林医学，2008，29（23）：2162-2163.

[4] Nelson MD, Maher K, Gilles FH. A different approach to cysts of the posterior fossa. Pediatr Radiol, 2004, 34：720-732.

[5] Mohanty A, Biswas A, Satish S, et al. Treatment options for Dandy-Walker malformation. J Neurosurg, 2006, 105 (5 Suppl)：348-356.

[6] Correa GG, Amaral LF, Vedolin LM. Neuroimaging of Dandy-Walker malformation：new concepts. Top Magn Reson Imaging, 2011, 22 (6)：303-312.

# 病例 5：脊髓栓系综合征

⊛ [实习医生汇报病历]

患儿男性，3 岁。因"左下肢跛行 2 年"入院。患儿出生后腰骶背部有大片毛发生长，1 岁左右患儿会走路后家长发现其行走不稳，左下肢跛行渐明显。随患儿生长，发现左足也逐渐变小，未预特殊治疗。发病以来，患儿食欲好，大小便能自主控制，不伴有呕吐、发热、抽搐等不适。

体格检查　T 36.5℃，R 23 次/min，P 106 次/min，BP 84/56mmHg。神志清楚，腰骶背部中线处可见大片毛发生长。左下肢肌力 4 级，右下肢肌力 5 级，双下肢肌张力正常，左下肢同一部位周径较右下肢短，左足小于右侧（图 6-24）。双下肢生理反射存在，病理征阴性。

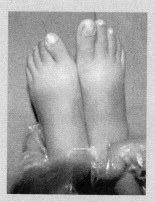

图 6-24　双足外观

辅助检查　腰骶部 CT（图 6-25）：L5 水平脊髓纵裂（Ⅰ型），骶板未闭合。腰骶部 MRI（图 6-26）：脊髓栓系、L2-3 水平脊髓空洞、L5 水平脊髓纵裂（Ⅰ型）。

诊断　脊髓栓系综合征，脊髓空洞症，脊髓纵裂（Ⅰ型）。

治疗　完善术前准备，行三大常规、凝血七项、血生化、乙肝两对半、HCV、HIV 检查；行胸部 X 线、心脏超声、腹部超声等术前检查。还需行如下专科检查和处理：

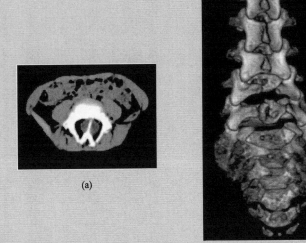

图 6-25　腰骶部 CT 及三维重建

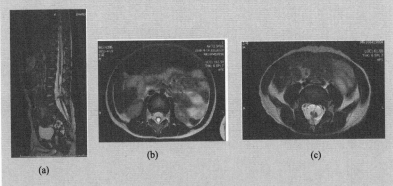

图 6-26　腰骶部 MRI

（1）行头颅 CT 和 MRI 检查，了解是否合并脑积水或小脑扁桃体下疝。

（2）行尿流动力学及直肠肛门测压，了解尿动力系统及排便功能。

（3）行泌尿系彩超及膀胱残余尿流检测，了解泌尿系器质状态和排尿功能。

（4）双下肢肌电图，了解双下肢肌肉传导有无异常。

 **主任医师常问实习医师的问题**

● **目前考虑的诊断是什么？ 需要与哪些疾病相鉴别？**

答：目前诊断脊髓栓系综合征（tethered cord syndrome，TCS）、脊髓空洞症、脊髓纵裂（Ⅰ型）。需要与下面疾病鉴别。

（1）脑瘫　患儿多为产伤所致脑损伤，外周肌肉失去上运动神经元抑制性反馈控制，常表现为受累肢体肌张力高，但无肌肉萎缩，行头颅MRI可助诊。

（2）先天性髋关节脱位　是四肢畸形中最常见的一种，新生儿常可见臀部皮纹外观不对称，外展试验阳性，较大儿童有跛行步态，X线检查可以证实有无脱位。

（3）肌营养不良症　患儿行走困难，跛行，有进行性肌肉萎缩，肌电图有异常表现，肌酸磷酸激酶（CPK）增高。

● **脊髓栓系形成因素有哪些？**

答：脊髓栓系形成的原因有各种类型的脊柱裂并脊髓/脊膜膨出、潜毛窦、脊髓纵裂，脊髓圆锥低位，终丝短缩、增粗、纤维粘连、脂肪变性，椎管内手术后粘连等病变。

● **脊髓栓系的临床表现有哪些？ 最常见的症状是什么？**

答：脊髓栓系的临床表现是多器官、非特异性的。主要分为四类，即：神经系统症状（感觉或运动功能异常）、泌尿系统症状（大小便功能障碍）、神经-皮肤系统症状（背部毛发聚集、斑块等）、神经-骨骼系统症状（如下肢畸形、足畸形等）。最常见的症状是泌尿系统症状。

 **主任医师常问住院医师的问题**

● **脊髓栓系综合征如何分型？ 不同分型的脊髓栓系如何处理？**

答：根据病因分为以下几种类型。

（1）**终丝牵拉型**（图 6-27） 脊髓圆锥末端低于 L3 水平，术中辨认脊髓末端与终丝的界限，低位切断终丝。

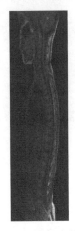 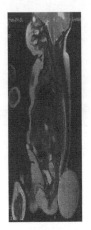

图 6-27 终丝牵拉型 　　　　图 6-28 脊膜（脊髓）膨出型

（2）**脊膜（脊髓）膨出型**（图 6-28） 应扩大膨出部位上下各 1 个椎板，找到椎管内正常硬脊膜的边界，游离膨出的硬膜囊，同时注意保护膨出的脊髓神经，在松解神经粘连的同时切除多余硬膜囊，还纳脊髓神经。最后对腰骶部硬膜进行重塑。

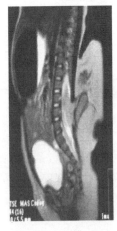 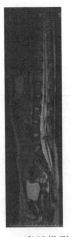

图 6-29 脂肪瘤型 　　　　图 6-30 脊髓纵裂畸形

（3）**脂肪瘤型**（图 6-29） 脂肪瘤型 TCS 的表现形式多样，手术相对复杂。根据脂肪瘤与脊髓圆锥及马尾神经关系，按 Chapman 等分成三种类型：尾侧型、背侧型和横贯型。对尾侧型脂肪瘤，术中辨认出脊髓末端与终丝脂肪瘤的界限，将脂肪瘤切除；对于背侧型 TCS，在神经电生理监测下，保留神经基板的界限采用 CUSA 大多可以做到全切或近全切除脂肪瘤；对于一部分横贯型 TCS，难以找到完整的神经界面，且脂肪瘤内常有神经穿过，仅能做大部分切除。在切除脂肪瘤并松解神经粘连后，缝合脊髓软膜，封闭脊髓创面，以减少局部粘连。最后采用人工材料硬膜扩大修补硬膜囊。

（4）脊髓纵裂畸形（图 6-30） 对Ⅰ、Ⅱ型脊髓纵裂畸形（Pang 分型：Ⅰ型为骨性分隔，Ⅱ型为纤维或膜性分隔）采用的手术方式不同。对Ⅰ型脊髓纵裂畸形，在去除骨性纵膈的同时，切除部分硬膜使双硬膜囊成为单硬膜囊，彻底解除对脊髓的卡压，同时行终丝切断术。对Ⅱ型脊髓纵裂畸形，应具体分析造成脊髓栓系的原因，行脊髓神经粘连松解或终丝切断术。

（5）术后瘢痕粘连型（图 6-31） 手术中切除粘连的瘢痕；在显微镜及电生理监测下松解神经粘连。采用人工硬膜扩大修补硬膜囊。

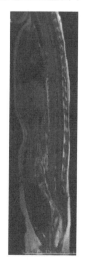 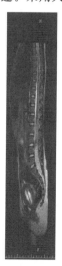 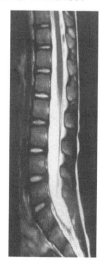

图 6-31 术后瘢痕 　　图 6-32 肿瘤型 　　图 6-33 隐匿性
　　粘连型 　　　　　　　　　　　　　　　脊髓栓系

（6）肿瘤型（图 6-32） 脊髓内肿瘤同时合并脊髓圆锥末端低于 L3 水平。手术切除髓内肿瘤，需同时在硬膜囊末端切断终丝，松解栓系。

（7）隐匿性脊髓栓系（图 6-33） 脊髓圆锥位置正常（L2 水平以上），仅需在 L3-L4 水平切断终丝即可。

## 脊髓栓系的形成机制如何？

答：胚胎发育早期，脊髓与椎管等长，随着胎龄增长，脊柱生长速度快于脊髓，脊髓远端进行性向头端移位，妊娠 30 周，圆锥上升到 L3 水平，终丝由圆锥尾部细胞团退化形成，正常终丝纤细、柔软，能允许圆锥缓慢上升。脊柱裂早期若形成栓系，胚胎发育中，脊髓下端不能自然上升，脊髓及马尾神经受到持续牵张、压迫，引起神经组织缺血、缺氧性改变，进而产生一系列临床症状。

## 脊髓栓系的诊断方式有哪些?

答：（1）MRI 是诊断 TCS 最有用的方法。典型 MRI 影像学表现为低位圆锥（低于 L3 水平）伴圆锥的异常变细或终丝增厚（直径超过 2mm）。对于隐匿性脊髓栓系，腰骶部 MRI 显示脊髓圆锥位置正常，不像典型 TCS 那样能给出明确的诊断，但一条紧张而增粗、脂肪浸润的终丝仍能给我们许多提示。此外，MRI 还可发现脊髓脊膜膨出，终丝脂肪瘤、皮样囊肿及脊髓纵裂、脊髓空洞、蛛网膜下隙扩张或阻塞，后者常常提示尾部脊髓或神经根粘连。动态 MRI 通过变化体位有助于确认和排除 TCS。也有助于确认栓系的责任部位。

（2）婴幼儿因椎管后部结构尚未完全成熟和骨化，超声可显示脊髓圆锥。如果脊髓远端搏动消失则提示 TCS。

（3）尿流动力学对脊髓栓系有很高的诊断价值，尤其是圆锥位置正常的隐匿性脊髓栓系。尿流动力学检查包括膀胱内压测定、尿道压力分布测定、膀胱镜检查和尿道括约肌肌电图（EMG）检查。任何年龄组临床表现均可有括约肌功能障碍，最常见逼尿肌反射亢进及无效收缩，也可有膀胱顺应性、协调、感觉下降。尿流动力学检测在初诊时对确定括约肌功能障碍非常重要。同样可作为判断预后的指示器。

（4）神经电生理学检查包括躯体感觉诱发电位（SEP）、运动诱发电位（MEPs）、EMG 和神经传导测定（NCS）等，对 TCS 的诊断、术中监护、评估预后均有积极的应用价值。

## 如何选择脊髓栓系综合征的手术时机？

答：TCS 手术时机的选择比较统一的观点是及早手术。手术年龄越小术后功能恢复越好。但亦需要结合患儿的一般情况以及手术耐受情况。可根据病情以及技术状况，确定手术时间。临床实践证明，新生儿手术耐受性良好。小儿脊髓栓系综合征诊断明确后，主张在新生儿期或无症状时手术，目前已经得到国内外的广泛认可。

 ［主治医师补充病历］

> 脊髓栓系诊断明确后，应早期手术。术前与麻醉师沟通，气管插管麻醉时建议使用中短效肌松剂。患儿采用侧俯卧位或俯卧位，安置术中电生理监测电极，腋下垫枕，防止因手术时间长而造成上肢麻痹。手术必须在显微镜下操作，彻底解除造成 TCS 的一切病理因素。

## 主任医师常问主治医师的问题

### ● 脊髓栓系手术的基本原则是什么？ 术中应注意哪些要点？

答：手术的根本原则是彻底解除造成 TCS 的一切病理因素。椎管扩大探查、脊髓栓系松解及脊膜修补术是治疗 TCS 较为理想的手术方法。术中应注意如下。

（1）操作应在显微镜下进行，避免神经损伤和出血以利提高手术疗效。

（2）显露病变应用高速气钻切开 1～2 个正常椎板，术后给予复位成型，以防局部粘连和瘢痕压迫。

（3）术中应用电刺激器或诱发电位来确定终丝的位置，以免损伤神经根，建议诱发电位监测在松解粘连前或切开硬膜前开始。

（4）切除能对硬脊膜囊、脊髓、马尾神经造成牵拉和压迫的异常骨性或软骨组织，尽量使脊髓神经根松解，但切勿造成神经根损伤。

（5）逐层充分止血，皮下放置引流管，防止术后形成皮下积液、硬脊膜外血肿。根据引流量，决定拔除引流管的时间。对于脂肪瘤型 TCS，术后更应放置硅胶管引流，防止皮下积液。

### ● 脊髓栓系合并脊髓空洞患儿的治疗原则是什么？

答：对脊髓栓系合并脊髓空洞症患儿，若 MRI 影像显示空洞腔大，

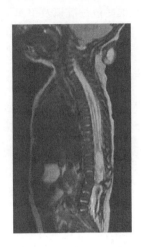

图 6-34　脊髓栓系合并脊髓
空洞、脊髓纵裂患儿术前 MRI
显示空洞/脊髓＞0.5，术中行空洞开窗术

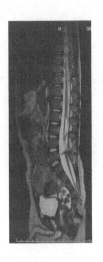

图 6-35　另一脊髓栓系合并脊髓空洞、
脊髓纵裂患儿，术后 3 个月随访 MRI
显示脊髓空洞较术前缩小

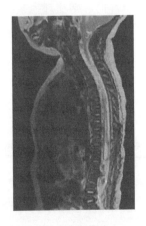

图 6-36　脊髓栓系合并脊髓
空洞、脊髓纵裂患儿
术后 3 个月 MRI
显示脊髓空洞明显缩小

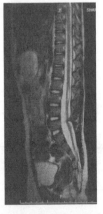

图 6-37　另一脊髓栓系合并脊髓空洞、
脊髓纵裂患儿，术前 MRI
显示空洞/脊髓＜0.5，
术中仅行栓系松解、
脊髓纵裂骨嵴拔除

空洞/脊髓＞0.5（图 6-34），均应行一期手术治疗；如果空洞/脊

髓＜0.5（图 6-35），可暂不处理，术后随访观察；如果脊髓空洞进行性增大，可行手术治疗。部分病例脊髓栓系术后脊髓空洞无变化或缩小。

术后随访影像见图 3-36、图 3-37。

### ● 术后再栓系的临床表现及评估方法有哪些？

答：（1）术后再栓系表现为术前症状无改善或仅轻微改善。术后患儿症状稳定后，任何新的神经系统问题的进展或出现新的需矫正的畸形，都应对是否再栓系进行评估。

（2）如果患者主诉有新出现的背痛、腿痛或原有的背痛、腿痛加重，或有了新的神经系统症状出现（例如：四肢肌力弱及尿失禁），应该复查脊髓 MRI。

（3）MRI 显示新出现脊髓空洞或原有的脊髓空洞扩大，常提示临床恶化证据，结合临床症状作为诊断再栓系的根据。由于膀胱逼尿肌功能的改变是隐蔽的，所以应定期行尿流动力学检查。

### ● MRI 能否作为 TCS 术后脊髓再栓系的诊断标准，为什么？

答：MRI 影像对 TCS 术后脊髓再栓系的评估没有太多价值，主要有两点原因：其一，第一次术后脊髓末端位置很少发生变化；其二，影像证明瘢痕组织区再栓系率非常高，但只有一小部分有临床症状而需再手术。事实上，再栓系虽然可以发生在术后几个月到几年间的任何时间，只要引起临床症状者需再次手术治疗。

## 主任医师总结

脊髓栓系可能有明显临床症状或者仅表现轻微的症状，如尿路感染发生频率增加或足部畸形进展。一些婴儿泌尿系统问题不会立即表现出来。在一个研究中，半数患有脊髓脊膜膨出的儿童在出生时，膀胱的功能尚正常，而在 4 月龄时出现了膀胱功能的异常。对于几乎所有患有脊柱裂的儿童来说，推荐持续的泌尿系统随访，即使是那些没有下肢感知功能缺陷的患儿也应如此。大约 90％ 的拥有正常神经系统功能的脊柱裂患儿存在排尿异常。

小儿脊髓栓系综合征诊断明确后，主张在新生儿期或无症状时手术，目前已经得到国内外的广泛认可。手术应该具备熟练的显微神经外科技术基础，良好的麻醉配合，充分的术前准备，术中应用电生理监测避免神经损伤。TCS手术神经松解后，下肢远端神经营养状态会有明显改善，肌力改善主要表现为踝关节及足趾背屈和跖屈的力量及活动改善。对于已经发生的肌肉萎缩和骨骼畸形，手术后不能直接恢复，但可以防止畸形的加重。术后随访排便功能85.71%均有不同程度的改善，排尿功能57.1%有不同程度改善，术后大小便功能改善者一般需0.5～1年左右达稳定水平，有的甚至需要更长时间。

近年有学者提出隐匿性脊髓栓系综合征（occult tethered cord syndrome，OTCS)，指脊髓圆锥位置正常，但终丝常有脂肪瘤，出现临床症状类似于脊髓栓系综合征的一组疾病，Warder认为超过18%的TCS患者实际上圆锥位置在正常水平，即"隐匿性脊髓栓系综合征"。该类型患儿如果出现临床症状，建议早期行终丝切断术。

## 参 考 文 献

[1] 尚爱加，张远征，程东源，等.儿童脊髓栓系综合征的临床分型、手术治疗及疗效分析[J].中华神经外科杂志，2012，28（6）：606-610.

[2] 鲍南，金惠明，李玉华，等.显性脊柱裂术后脊髓再栓系的诊断和治疗[J].中华小儿外科杂志，2000，21（3）：175-176.

[3] 齐林，芦山，吕强，等.儿童脊髓脊膜膨出合并脊髓栓系综合征术后功能恢复的随访[J].中华神经外科杂志，2012，28（10）：1010-1014.

[4] Lauren R, Ostling, Karin S, Bierbrauer, et al. Outcome, reoperation, and complications in 99 consecutive children operated for tight or fatty filum.[J] World Neurosurgery，2012，77（1）：187-191.

[5] Yong RL, Habrock-Bach TH, Vaughan M, et al. Symptomatic retethering of the spinal cord following section of a tight filum terminale[J]. Neurosurgery，2011，68：1594-1602.

[6] Metcalfe PD, Luerssen TG, King SJ, et al. Treatment of the occult tethered spinal cord for neuropathic bladder：results of sectioning the filum terminale[J]. Urol，2006，176：1826 - 1829, discussion 1830.

[7] Steinbok P, Kariyattil R, Mac Neily AE. Comparison of section of filum terminale and non- neurosurgical management for urinary incontinence in patients with normal conus position andpossible occult tethered cord syndrome[J]. Neurosurgery，2007，61：550 - 555, discussion 555 - 556.

[8] Sillen U, Hansson E, Hermansson G, et al：Development of the urodynamic pattern in infants with myelomeningocele. Br J Urol，1996，78：596-601.

[9] Mevorach R, Bogaert G, Baskin L, et al：Lower urinary tract function in ambulatory children with spina bifida. Br J Urol，1996，77：593-596.

[10] Yundt KD, Park TS, Kaurfman BA. Normal diameter of filum terminale in

children：In vivo measurement[J]. Pediatr Neurosurg，1997，27：257-259.

# 病例 6：颅内蛛网膜囊肿

## ✿ ［实习医师汇报病历］

　　患儿男性，9 岁。因"反复头痛半年，加重 1 天"入院。缘于入院前半年无明显诱因出现阵发性头痛，以左侧颞部明显，呈闷痛样性质，未向他处放射，每次持续约数分钟至半小时不等，尚可忍受，休息后可缓解，无发热、呕吐、四肢抽搐，无偏瘫、失语、智力异常等，未重视未诊治。1 天前上述症状加重，部位及性质同前，发作更为频繁，无法正常学习、生活。病程中，食欲尚可，二便正常。

　　**体格检查**　T 36.7℃，P 98 次/min，R 20 次/min，BP 96/58mmHg。神志清楚，言语清晰，对答可，记忆力、定向力、反应力正常。头围 54cm，头颅外观无畸形。双侧瞳孔等大等圆，直径约 3.0mm，对光反应灵敏，双眼各向活动正常。双侧额纹对称，口角无歪斜，伸舌居中。颈软，心肺腹部查体无明显异常，四肢肌力及肌张力正常，双侧病理征阴性，脑膜刺激征阴性，小脑征阴性。

　　**辅助检查**　头颅 CT 平扫（图 6-38）提示左侧颅中窝蛛网膜囊肿。头颅 MRI 平扫（图 6-39）提示左侧颅中窝占位性病变，大小为 8.0cm×6.5cm×6.4cm，考虑蛛网膜囊肿。

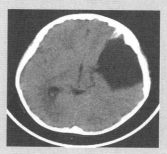

图 6-38　头颅 CT

　　**诊断**　左侧颅中窝蛛网膜囊肿。

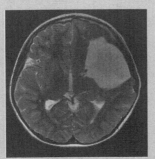

(a) T2加权像

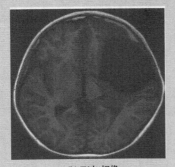

(b) T1加权像

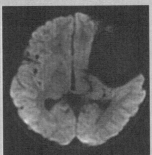

(c) DWI

图 6-39  头颅 MRI

**治疗**  完善术前准备，包括三大常规、凝血功能、肝肾功能、电解质检验，完善心电图、胸部 X 线片、腹部超声等常规术前评估。除了上述常规的外科术前检查以外，还有如下专科检查和处理。

（1）脑电图  未见明显脑电异常。

（2）眼科检查  测眼压 10mmHg（眼压计测量法）。

（3）腰椎穿刺术  颅内压 130mmHg，脑脊液常规及生化正常。

（4）予以在全麻下行蛛网膜囊肿造瘘术。

 **主任医师常问实习医师的问题**

● **目前考虑的诊断是什么？ 诊断依据是什么？**

答：（1）目前考虑诊断左侧颅中窝蛛网膜囊肿。

（2）诊断依据　患者为小儿男性，病程长，病程隐匿，反复头痛半年加重1天的病史。头痛部位为左侧颞部，呈闷痛样性质，未向他处放射，每次持续约数分钟至半小时不等，休息后可缓解。查体未见明显阳性体征。头颅CT见左侧颅中窝占位性病变，考虑蛛网膜囊肿。

● **颅中窝蛛网膜囊肿是何种性质的肿物？**

答：蛛网膜囊肿是包裹脑脊液样液体的蛛网膜袋状结构，是一种先天性的良性占位性病变。约占颅内良性占位性病变1%。

● **蛛网膜囊肿的症状通常有哪些？**

答：颅中窝蛛网膜囊肿最常见，常表现为头痛、癫痫发作、运动障碍、发育迟缓等症状。鞍区和鞍上池蛛网膜囊肿，可引起脑积水症状、视力损害和垂体功能损害，少数蛛网膜囊肿压迫第三脑室结构和丘脑可出现摇头娃娃征。脑桥小脑角池蛛网膜囊肿位置邻近诸多结构，临床表现较为复杂，包括脑积水症状、小脑共济失调和脑神经受累症状，后者包括听力障碍、面瘫、复视、吞咽困难等。

脑室内蛛网膜囊肿较为少见，典型症状是头痛、呕吐，常为囊肿阻塞脑脊液通路引起的急性脑积水所致。此外，外伤后囊肿破裂出血可形成硬膜下血肿或积液，可能出现颅内高压征、局部神经功能障碍等症状。若合并其他先天性疾病，伴随的症状可能更为复杂。

● **蛛网膜囊肿如何分类？**

答：（1）按病因分类　分为原发性和获得性。一般认为原发性蛛网膜囊肿可能起源于胚胎时期蛛网膜的异常发育，病因可能是间充质细胞发育缺陷或脑脊液异常流动等。而获得性蛛网膜囊肿形成可能与含铁血黄素、炎症细胞性质的囊液有关。

（2）按部位分类　分为椎管内和颅内蛛网膜囊肿。后者更为常见，按颅内部位不同，可分为颅中窝、大脑凸面、鞍上池等蛛网膜囊肿。

（3）按有无临床症状分类　分为症状性蛛网膜囊肿及无症状蛛网膜囊肿。

✤ ［住院医师或主治医师补充病历］

　　患者为9岁小男孩，因"反复头痛半年，加重1天"为主诉入院。查体主要为头围异常增大。头颅CT平扫可见左侧颅中窝低密度占位，体积约 8.0cm×6.5cm×6.4cm，考虑良性囊性占位性病变，如蛛网膜囊肿、表皮样囊肿等。进一步查头颅 MRI 平扫均提示左侧颅中窝占位性病变，提示蛛网膜囊肿。

 **主任医师常问住院医师、进修医师或主治医师的问题**

### 对该患者的诊断是否有不同意见？

答：患者为小儿男性，以头痛为主诉，头颅脑 CT 及 MRI 提示左侧颅中窝囊性占位性病变，CT 上呈低密度，MRI T1 低信号，T2 高信号，DWI 低信号，首先考虑蛛网膜囊肿。

### 需与哪些常见病变进行鉴别诊断？

答：（1）表皮样囊肿　具有沿缝生长的特点，形态常不规则。DWI 上呈高信号。

（2）胶样囊肿　多位于第三脑室，呈圆形，CT 平扫呈均质高密度。

### 如何做好蛛网膜囊肿术前评估？

答：临床小儿蛛网膜囊肿病情评估，不仅依赖于临床症状，还需要结合影像学、电生理学等技术。头颅 MRI 不仅能确认囊肿存在，还能呈现 CSF 流动模式及囊肿与脑组织关系情况。CT 脑池造影术可进一步显示蛛网膜囊肿的沟通情况，并可将其分为沟通性（囊肿在 1h 内充盈）、部分沟通性（囊肿在 3h 内充盈）、非沟通性蛛网膜囊肿（囊肿在 24h 后不充盈或少量充盈）三类。常规超声检查可发现妊娠期蛛网膜囊肿胎儿，并可进一步行染色体评估及胎儿 MRI 检查，以排除其他畸形。对年长儿，幕上蛛网膜囊肿可行 EEG，以了解是否需要抗癫痫治疗。此外，有些学者认为蛛网膜囊肿患者可能存在认知功能缺陷，推荐予以年长的患儿进行神经生理学检测，以发现更多的易忽略的临床综合征。综上所述，虽然临床检查手段丰富多样，但是以头颅 CT/MRI 最为重要，它能直接或间接显示囊肿的张力、与蛛网膜下隙沟通情况，为手术治疗提供直接的证据。

### 蛛网膜囊肿的手术指征是什么？

答：无症状蛛网膜囊肿以非手术治疗为主。而症状性蛛网膜囊肿治疗仍有争议，但大多数学者认为较为合理的手术指征包括：①囊肿破裂形成硬膜下积液或血肿；②显著颅内高压症状；③局灶性神经体征，包括偏瘫、视力减退及局部脑神经功能障碍等；④难治性癫痫；⑤呈膨胀性生长的囊肿，如局部颅骨隆起、周围脑组织受压或合并脑积水。

### ● 蛛网膜囊肿的自然病史是什么？

答：自然病史上，囊肿体积绝大多数可稳定，仅极少数增大或缩小；其中囊肿增大的现象较受关注，但目前该现象的具体机制还不明确。尽管一些学者提出囊壁脑脊液活性分泌机制、球-阀机制等学说，但仍无法完美解释上述现象。

### ● 蛛网膜囊肿的治疗方法有哪些？

答：常见的手术方式有造瘘术和分流术，但最佳手术方式仍有争议，一般认为手术方式主要取决于个人选择以及以下多种因素，包括：患者症状、囊肿位置、囊肿形状、囊肿内间隔情况、毗邻的神经血管结构以及术者的经验和技术擅长，其中囊肿位置、患者年龄较为重要。目前研究显示，开窗术和分流术手术远期效果相当，但分流术存在分流管依赖、颅内感染等诸多严重缺陷，故部分学者赞同先行开窗术，效果欠佳时再行分流术。甚至部分学者认为位于鞍上池、脑桥小脑角池、颅后窝、颅中窝蛛网膜囊肿首选神经内镜下囊肿开窗术，大脑凸面蛛网膜囊肿可选显微镜下囊肿开窗术或分流术。

### ◎ ［主治医师再次补充病历］

> 追问病史，患儿出生史：G1P1，足月顺产，目前学习成绩中等。在发热和长时间学习时常自觉头晕，甚至头痛，但无恶心、呕吐。脑电图检查无异常。

### 主任医师常问住院医师、进修医师或主治医师的问题

### ● 患儿在发热和学习时头晕可能预示什么？

答：可能预示颅内顺应性降低，目前有部分报道张力性蛛网膜囊肿颅内顺应性下降，手术可能改善。

● **蛛网膜囊肿分流术与造瘘术的优缺点是什么？**

答：造瘘术、分流术是目前较为常用的外科治疗策略。尽管目前主流手术方式均可达到缓解或治愈临床症状的目的，但一般认为小儿蛛网膜囊肿最佳的手术方式取决于囊肿的位置、囊肿内间隔情况、毗邻的神经血管结构以及术者的经验和技术擅长等情况。显微镜下囊肿造瘘术最大的优点是可以避免分流管依赖，然而只有轻微症状的小儿蛛网膜囊肿行开颅手术其收益值得进一步评估。其近期并发症包括脑膜炎、偏瘫、动眼神经麻痹、硬膜下血肿、癫痫发作，甚至死亡，而远期并发症较为少见。相对于造瘘术，分流术是一类较为传统的手术方式，然而不应忽视其复杂的并发症。它的主要缺点是并发症发生率相对较高，近期并发症包括意外出血、颅内感染、头皮愈合不良、皮下积液等，远期并发症包括终身分流依赖、分流障碍、分流管堵塞、分流管脱落等。此外，过低的分流阀压力可能引起高速分流，导致裂隙囊肿综合征等并发症。笔者认为小儿蛛网膜囊肿可优先选择造瘘术，尽量避免行分流术；但在造瘘术失败的情况下，可考虑分流术。目前，外侧裂池蛛网膜囊肿的治疗在大多数医学中心优先选择显微镜下囊肿造瘘术和内镜囊肿造瘘术。

## 主任医师总结

随着影像学技术的普及和群众医疗需求的增加，蛛网膜囊肿逐渐称为神经外科临床工作不可忽视的病种，大家需要提高对它的进一步认识，尤其是小儿神经外科。需要注意的是目前大多数无症状蛛网膜囊肿仍然被推荐为随访观察，不宜积极手术，尤其是分流术。而对伴有症状的蛛网膜囊肿，需要借助各种辅助检查手段确认该症状与蛛网膜囊肿之间存在责任关系，而且手术应当基于可以解决问题的目的。

## 参 考 文 献

[1] 黄建煌，陈耀，林志雄等. 小儿颅内蛛网膜囊肿 488 例临床特征分析[J]. 中华神经医学杂志，2015，14（2）：145-150.

[2] Rengachary S S, Watanabe I. Ultrastructure and pathogenesis of intracranial arachnoid cysts[J]. J Neuropathol Exp Neurol，1981，40（1）：61-83.

[3] Zada G, Krieger M D, Mcnatt S A, et al. Pathogenesis and treatment of intracranial arachnoid cysts in pediatric patients younger than 2 years of age[J]. Neurosurg Focus，2007，22（2）：E1.

[4] Wang X, Chen J X, You C, et al. CT cisternography in intracranial symptomatic arachnoid cysts: classification and treatment[J]. J Neurol Sci，2012，318（1-2）：

125-130.

[5] Gjerde P B. Intracranial arachnoid cysts: impairment of higher cognitive functions and postoperative improvement[J]. J Neurodev Disord, 2013, 5 (1): 1-10.

[6] Mckinney G. Endoscopy versus microsurgical cyst excision and shunting for treating intracranial arachnoid cysts[J]. J Neurosurg Pediatr, 2011, 8 (2): 158-164.

[7] 郭俭, 席永强, 汤深. 囊壁切除加囊腔屏蔽术治疗颅内蛛网膜囊肿[J]. 中国临床神经外科杂志, 2008, 13 (11): 688-690.

[8] Helland C A, Aarhus M, Knappskog P, et al. Increased NKCC1 expression in arachnoid cysts supports secretory basis for cyst formation[J]. Exp Neurol, 2010, 224 (2): 424-428.

[9] Hoffmann K T, Hosten N, Meyer B U, et al. CSF flow studies of intracranial cysts and cyst-like lesions achieved using reversed fast imaging with steady-state precession MR sequences[J]. AJNR Am J Neuroradiol, 2000, 21 (3): 493-502.

[10] Duz B, Kaya S, Daneyemez M, et al. Surgical management strategies of intracranial arachnoid cysts: a single institution experience of 75 cases[J]. Turk Neurosurg, 2012, 22 (5): 591-598.

[11] Fulkerson D H, Vogel T D, Baker A A, et al. Cyst-ventricle stent as primary or salvage treatment for posterior fossa arachnoid cysts[J]. J Neurosurg Pediatr, 2011, 7 (5): 549-556.

[12] Oertel J M, Wagner W, Mondorf Y, et al. Endoscopic treatment of arachnoid cysts: a detailed account of surgical techniques and results[J]. Neurosurgery, 2010, 67 (3): 824-836.

[13] Spacca B, Kandasamy J, Mallucci C L, et al. Endoscopic treatment of middle fossa arachnoid cysts: a series of 40 patients treated endoscopically in two centres[J]. Childs Nerv Syst, 2010, 26 (2): 163-172.

[14] 林志雄, 黄建煌, 梅文忠等. 小儿颅内蛛网膜囊肿手术治疗探讨[J]. 中华神经医学杂志, 2014, 13 (5): 508-511.

# 病例 7：颅骨嗜酸性肉芽肿

⊛ ［实习医师汇报病历］

　　患儿男性，1 岁 11 月。因"左眼红肿 2 个月余，加重伴左眼球突出 20 天"入院。患者家属代述：缘于 2 个月前患儿无明显诱因出现左眼红肿，并伴有分泌物增多，视力未见明显异常，右眼正常。曾就诊于当地医院眼科，考虑"结膜炎"，予以滴眼液滴眼抗炎处理（具体不详）；患儿病情未见明显改善。约20天前患儿左眼红肿症状明显加重，伴有左眼球外凸。为求明确诊断就诊予于某地眼科医院，行眼眶CT检查提示：颅中窝占位，建议手术治疗。

　　**体格检查**　T 36.5℃，R 20次/min，P 100次/min，BP 120/80mmHg。发育正常，头颅正常无畸形。右眼正常，左眼结膜充血、红肿，眼球外凸（图6-40）；双侧瞳孔等大等圆，直径3.5mm，对光反应灵敏，双眼视力、视野查体不合作。

　　**辅助检查**　头颅CT（图6-41）提示左侧眼眶外侧壁见梭形软组织密度肿块，边界清楚，周围骨质破坏吸收。头颅MRI（图6-42）：左眶外侧壁见不均匀长T1、稍短T2信号影，增强见大片不均匀强化；左侧眼球受压变形、外突；向颞窝膨胀生长，左颞极脑组织受压变形。

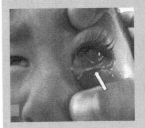

图6-40　术前左眼体征

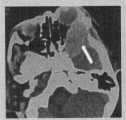

(a) 脑窗像

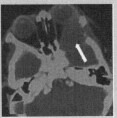

(b) 骨窗像

图6-41　头颅CT平扫

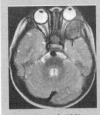

(a) T2WI水平位

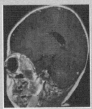

(b) 增强矢状位

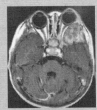

(c) 水平位

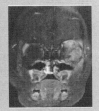

(d) 冠状位

图6-42　头颅MRI

示左眶外侧壁一类梭形不均匀稍短T2信号影像，边界清楚，左眼球受压向外突出；向颞窝膨胀生长，左颞极脑组织受压变形

　　**诊断**　颅内外沟通性占位性病变（颞窝、眼眶，左）：嗜酸性肉芽肿？

　　**治疗**　完善术前准备，包括三大常规、凝血功能、肝肾功能、电解质检验，完善心电图、胸部X线片等常规术前评估。拟行左颞窝-眼眶区病变切除术。

**主任医师常问实习医师的问题**

● **该患者的临床特点是什么？**

答：（1）幼儿患者，因幼儿言语表述困难，主要表现出左眼球渐突出体征，眼睑闭合影响，致球结膜炎，示眶内病变存在。

（2）体格检查 左眼结膜充血、红肿，眼球外凸。

（3）头颅 CT 平扫和头颅 MRI 示左侧眼眶外侧壁、蝶骨翼中外侧部病变。

结合患者的临床特点和头颅 CT 影像，符合左颞窝-眼眶区颅内外沟通性占位性病变，病变性质考虑嗜酸性肉芽肿可能性大。

● **嗜酸性肉芽肿的临床诊断要点是什么？**

答：（1）多发于小儿和青年，男性多于女性。

（2）临床表现 局部疼痛、压痛、逐渐增大的颅骨占位性病变。颅骨好发于额骨、顶骨及颞骨，而枕骨少见。

（3）部分患者实验室检查示白细胞总数略增高，嗜酸性粒细胞增多，血沉加快。

（4）头颅 X 线检查示颅骨的突起性病变，呈圆形或椭圆形溶骨性破坏，同时累及内外板，无骨质硬化，边缘与正常骨分界清楚。

（5）CT 典型表现为骨破坏区内的软组织肿块，中央为高密度。

● **目前考虑的诊断是什么？**

答：颅内外沟通性占位性病变（颞窝、眼眶，左），嗜酸性肉芽肿可能性大。

● **目前的最佳治疗方案是什么？**

答：目前患儿占位症状明确，患儿左眼球外凸，并继发球结膜充血、红肿，结膜炎表现，具有明确手术指征，手术治疗是最佳方案。左眶外侧壁、颞窝蝶骨翼区的嗜酸性肉芽肿单病灶病变仅行手术即可，予以手术可全切病灶。

● **常规术前准备有哪些？**

答：（1）仔细查体，排除合并其他骨质部位、系统病灶同时存在。

嗜酸性肉芽肿是朗格汉斯细胞组织增多症的最轻型，需注意有无同时存在其他脏器多灶病变。

（2）实验室检验，包括三大常规、肝肾功能、感染性疾病相关抗体筛查、输血全套等。

（3）头颅 CT 平扫及三维重建。

（4）心肺功能评估，如心电图、胸部 X 线片等。

（5）腹部超声检查排除肝脾、胃肠道等部位合并病变存在。

● **要确诊该病变性质有哪些方案？**

答：（1）手术切除病变，行病理学检查。

（2）立体定向穿刺活检。

※ ［住院医师或主治医师补充病历］

> 结合患儿病史及相关影像学检查，考虑左颞窝-眼眶区颅内外沟通性占位性病变，嗜酸性肉芽肿可能性大。完善术前准备后在全麻下拟行左额颞开颅左颞窝-眼眶区病变切除术，做左额颞部弧形切口。切开头皮、颞肌，骨膜下分离皮瓣，显露左额骨颧突区、颞骨颞窝区骨质，关键孔钻骨孔，铣刀游离骨瓣，大小约 4.0cm×4.0cm，探查见左颧骨近蝶骨嵴处颅骨破坏，约 1.5cm×1.5cm 骨质吸收，被一软组织病变占据，病变突出至颞肌间隙，眶外侧壁骨质被病变组织破坏，病变位于左颅中窝底前方及左眶外侧部，位于硬脑膜外，实性，病变大小约 4.0cm×2.5cm×3.0cm，色灰红，部分质韧，部分质软，血供较丰富，边界清楚。术中取小块组织行快速冰冻病理学检查提示：嗜酸性肉芽肿。显微镜下分块全部切除病变。术中过程顺利。

**?** **主任医师常问住院医师、进修医师或主治医师的问题**

● **嗜酸性肉芽肿与朗格汉斯细胞组织增多症的关系如何？ 需与哪些常见病变进行鉴别诊断？**

答：嗜酸性肉芽肿是朗格汉斯细胞组织增多症的最轻微型，朗格汉斯细胞组织增多症还包括多灶性嗜酸性肉芽肿（Hand-Schüller-Christian 病）和 Letterer-Siwe 综合征。一般认为这三种病变为同一基本病理改变的不同阶段。首先应仔细查体及检查排除合并皮肤、骨骼、肝脾、肺、胸腺、胃肠道、内分泌腺、口腔、耳等其他脏器病变，明确是否为颅骨单病灶还是多病灶或多系统病灶。其次需与以下疾病鉴别。

（1）颅骨骨纤维异常增殖症　好发于儿童及青年，女性多于男。多为单发，少数影响骨骼，女性患者可伴有内分泌紊乱，如性早熟、甲状腺功能亢进、Cushing 病等，称 Albright 综合征。颅骨病变多见于额骨、蝶骨及颅底部。症状主要由颅骨增厚引起，表现局部骨质畸形、突眼、视力下降、压迫颅神经麻痹等。CT、MRI 影像上见病变顺着骨最初的骨轮廓生长。CT（图 6-43）有助于诊断，见骨皮质薄但完整和典型的"毛玻璃样改变"。MRI 平扫（图 6-44）示较均匀一致的信号改变，以长 T1、短 T2 信号为主，增强扫描呈强化表现。

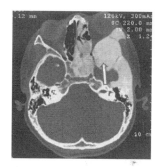

图 6-43　头颅 CT 示左侧蝶骨、筛骨、颞骨岩部、眶外侧壁沿骨轮廓生长骨膨大（箭头所示），"毛玻璃样改变"改变，视神经管变窄

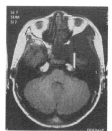 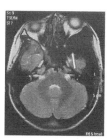 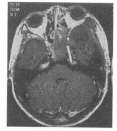

(a) T1WI示病变呈长　　(b) T2WI示病变呈短　　(c) T1增强示病灶强化
　　T1信号改变　　　　　　T2信号改变

图 6-44　头颅 MRI

（2）颅骨海绵状血管瘤　颅骨血管瘤在组织学上分为毛细血管瘤、海绵状血管瘤及混合型血管瘤，以海绵状血管瘤多见，是骨小梁之间掺

杂了瘤样增生的血管组织，源于颅骨板障血管，由颈外动脉分支供血，以脑膜中动脉、颞浅动脉及枕动脉供血为主，构成了大量血窦与薄壁血管从而形成血管瘤。以青中年多见，男：女发病率之比为1：3到1：2，早期多以无痛、缓慢生长的颅骨肿物（表皮正常）为主要特征，当病变破坏颅骨外板向外生长刺激骨膜时，可表现为疼痛性头部包块，当病变较大时可伴有相应的颅内高压和相应的神经定位体征。CT（图6-45）骨窗位上表现为板障膨胀，内外皮质变薄或外板破坏消失，呈边界清晰的膨胀性破坏区，内有放射状骨嵴骨性间隔，放射状骨针与颅板垂直，表现为典型的溶骨性的"蜂窝状"或"日光放射"状改变。MRI信号特点复杂（图6-46），在T1WI像上多呈低信号，区内混杂有高信号；在T2WI像上多呈高信号，区内混杂有低信号，如病变周围低信号"黑环"，系大量含铁血黄素沉积所致，是海绵状血管瘤的特征性表现。

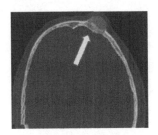

图 6-45　左额骨海绵状血管瘤、CT 影像
骨窗位呈特征性的蜂窝状改变

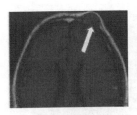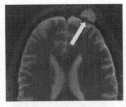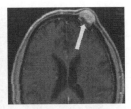

(a) T1WI呈低信号区内　　(b) T2WI呈高信号区内　　(c) 增强呈不均匀强化
　　混杂有高信号　　　　　　混杂有低信号

图 6-46　左额骨海绵状血管瘤的 MRI 影像

（3）颅骨表皮样囊肿　又称颅骨胆脂瘤，多见于青壮年，颅骨任何部位均可发生，主要位于中线四周，以额骨顶骨多见，起源于异位的外胚叶组织，也可以是外伤后的结果（与病史符合）。CT 表现为病灶区

板障局限性增宽，内外板膨出、菲薄或消失，缺损骨边缘清楚。病灶常有完整的包膜，CT 值高低不等，可为脂肪密度至软组织密度，增强后无明显强化。MRI 示囊肿多呈长 T1 长 T2 信号改变，DWI 呈高信号，增强后通常不强化。

（4）颅骨皮样囊肿　以前囟部周围和前颅底中线区颅骨受累多见，一般进展缓慢。皮样囊肿内为脂肪密度 CT 值多为负值，常在 −15～10HU。

（5）颅骨动脉瘤样骨囊肿　CT 扫描病变呈囊状膨胀性骨质破坏，骨壳菲薄，破坏区部分患者可见多个含液囊腔，有时可见液平面。病灶有肥皂泡状外观。MRI（图 6-47）显示病变呈分叶状，可见多个液-液面，其内的嵴状突起信号较低，这可能是纤维组织。

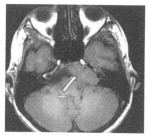

(a) T1WI示左颈静脉孔区并向小脑延髓间隙生长呈长T1为主不均匀信号团块影(箭头所示)

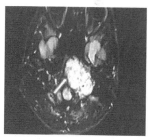

(b) Flair 示病变以高信号为主多分隔样不均匀信号团块影

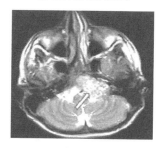

(c) T2WI示病变长、短T2混杂分隔样不均匀信号团块影

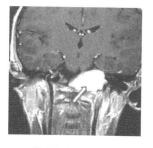

(d) T1增强示病灶均匀明显强化

图 6-47　左颈静脉孔区动脉瘤样骨囊肿的 MRI 影像

（6）颅骨转移瘤　发病年龄为中老年人，常可查出原发肿瘤，大多为多发、溶骨性、边界不清楚，常出现软组织肿块，多呈累及内外板及

板障的边界不清楚的低密度骨质破坏区。常需要结合临床病史。

（7）颅骨单发骨髓瘤　好发于老年人，多呈广泛性穿凿性溶骨性破坏，累及内外板及板障，结合临床本周蛋白阳性或骨髓穿刺常可确诊。

❀ ［主治医师再次补充病历］

术后复查头颅 CT 平扫（图 6-48）示左眶外侧壁-颞窝区病变切除完全。病理学检查（图 6-49）朗格汉斯组织细胞增生症（骨嗜酸性肉芽肿）。考虑患者为颅骨单病灶病变，已手术全切病灶，后续定期临床观察。

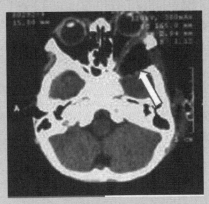

图 6-48　术后复查头颅 CT 平扫

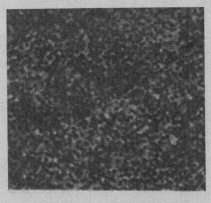

图 6-49　病理学检查

## ● 颅骨嗜酸性肉芽肿的治疗方法有哪些？

答：据嗜酸性肉芽肿病变的数量、涉及的器官、系统合理选择治疗方案。

（1）手术治疗　骨骼病变的主要治疗方法。颅骨单病灶仅行手术治疗即可，多病灶需结合放疗或放疗。在最大程度保留功能的前提下全切肿瘤，并将缺损的边缘咬除，直到正常骨组织。

（2）化疗　有以下三种情况：①颅骨多病灶损害术后推荐化疗；②颅骨单病灶术后复发；③嗜酸性肉芽肿为多系统的朗格汉斯细胞组织增多症表现时，首选化疗；化疗推荐长春碱和泼尼松龙联合方案。

（3）放疗　对多发病变广泛者或较大的病灶仅行病灶刮除术，经活检证实后可采用放射治疗，一般用 15Gy 小剂量照射即可。

## ● 嗜酸性肉芽肿患者什么时候需进行化疗，其化疗主要方案是什么？

答：对于多病灶骨损害和（或）颅骨损害伴或不伴软组织损害的多病灶患者术后推荐化疗。化疗方案推荐以长春碱和泼尼松龙两药联合为基础的方案。

### 主任医师总结

嗜酸性肉芽肿是朗格汉斯细胞组织增多症分型中的最轻微型——单系统、单一病灶，好发于儿童和青年，多数在 15 岁前诊断，发病率在此年龄段为（0.2～1）/10 万。其临床表现常见：局部疼痛、肿胀、红细胞沉降率升高、嗜酸性粒细胞增多。结合 CT 和 MRI 影像特点可基本明确诊断。

但需注意朗格汉斯细胞组织增多症还包括单系统、多病灶（Hand-Schüller-Christian 病）和多系统、多病灶（Letterer-Siwe 综合征），与嗜酸性肉芽肿一起属同一基本病理改变的不同阶段。诊断时需明确病灶是骨骼单灶或多灶病变，是单系统或多系统病变，这决定了后续的治疗方案。颅骨单病灶嗜酸性肉芽肿经手术全切后可临床观察或可仅予以局部低剂量放疗。多病灶骨损害和（或）颅骨损害伴或不伴软组织损害的患者术后推荐化疗。单病灶嗜酸性肉芽肿治疗后一般预后较好；但需要观察，有 15%～20% 患者可能复发，复发后需化疗。

# 参 考 文 献

[1] Aghaghazvini L1，Sedighi N，Karami P，et al. Skull base aneurysmal bone cyst presented with foramen jugular syndrome and multi-osseous involvement. Iran J Radiol. 2012，9（3）：157-60.

[2] 狄广福，胡杨杨，江晓春等. 颅骨海绵状血管瘤影像及病理分析. 中国神经精神疾病杂志，2017，43（4）：225-228.

[3] 陈忠平，杨群英. 神经系统肿瘤化疗手册. 北京：北京大学医学出版社. 2012.

[4] 赵继宗. 神经外科手册. 第七版. 南京：江苏科学技术出版社. 2013.

[5] 陈杰，李甘地. 病理学. 第2版. 北京：人民卫生出版社. 2010.

# 第七章 脑积水

## 病例 1：特发性正常压力脑积水

⊛ [实习医师汇报病历]

患者男性，71岁。因"行走不稳、记忆力下降、尿失禁半年"入院。患者半年前无明显诱因出现行走不稳，伴记忆力下降。伴尿失禁，无人事不省，无头晕、头痛，无恶心、呕吐，无四肢抽搐、大便失禁，无麻木感，一周前外院行 MRI 检查诊断："脑积水"，建议手术治疗，转诊我院。发病半年以来，患者小便失禁，其他一般情况尚可。

体格检查　T 36.5℃，R 20 次/min，P 80 次/min，BP 140/90mmHg。神志清楚，反应迟钝，言语迟缓，记忆力下降。头颅无畸形，双瞳孔等大等圆，直径 3mm，对光反应灵敏，无眼球震颤。颈无抵抗，四肢肌力 5⁻ 级，肌张力正常，双膝腱反射存在，双侧 Babinski 征（－），双侧 Kernig 征、Brudzinski 征（－）。直线行走迈步缓慢，不稳。

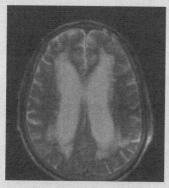
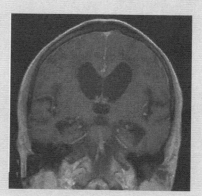

(a) T2加权像示双侧侧脑室扩张，双额角高信号间质水肿表现

(b) 冠状位示双侧侧裂池增宽，但颅顶层面脑沟和蛛网膜下明显变窄

图 7-1　头颅 MRI 平扫

辅助检查　头颅 MRI 平扫＋增强（图 7-1）示：中度脑室扩大，侧裂池增宽，也可见脑沟和蛛网膜下隙增宽，但颅顶层面脑沟和蛛网膜下明显变窄。

诊断　正常压力脑积水。

治疗　完善术前准备，包括三大常规、凝血功能、肝肾功能、电解质检验，完善心电图、胸部 X 线片、腹部超声等常规术前评估。

（1）监测血压，控制血压稳定。

（2）专科检查和处理

①腰穿脑脊液压力测定、脑脊液常规、生化检查。

②腰穿放液试验。

（3）无手术禁忌证，腰穿放液试验阳性拟行侧脑室腹腔脑脊液分流术治疗。

## ？ 主任医师常问实习医师的问题

### ● 特发性正常压力脑积水的概念是什么？

答：特发性正常压力脑积水（idiopathic normal pressure hydrocephalus，iNPH）是以痴呆、步态不稳和尿失禁为临床三主征的综合征，伴随脑室扩大但脑脊液压力正常，且无导致上述症状的疾患存在。

### ● 此患者的临床特点是什么？

答：（1）老龄患者，发病相对缓慢。半年前无明显诱因出现步态不稳，伴记忆力下降、尿失禁。

（2）体格检查反应迟钝，言语迟缓，记忆力下降。行走迈步缓慢，不稳。

（3）头颅 MRI 平扫示全脑室扩张，双侧脑室额角脑室旁间质水肿，外侧裂池增宽，大脑凸面的脑沟和蛛网膜下隙变窄。

结合患者的病史、体格检查及头颅 MRI 影像，符合特发性正常压力脑积水诊断。

### ● 特发性正常压力脑积水诊断常用的辅助检查方法有哪些？

答：（1）CT 和 MRI 检查　均可见脑室扩大，常用 Evans's 指数（双侧侧脑室额角间最大距离/同一平面双侧颅骨内板的最大距离）来测量脑室，此值在＞0.3 表示脑室扩大。在 MRI 平扫 T2 加权像中轴位像上见脑室周围高信号间质水肿表现；矢状位像上胼胝体抬高或变薄；特别上冠状位像上显示：侧裂池以上及中线两侧脑沟及蛛网膜下隙变窄，多见于额叶后部及顶叶，与之形成鲜明对照的是侧裂池、大脑凸面下部（侧裂池以下）及腹侧脑沟脑池增宽，形成本病特有的"蛛网膜下隙不成比例扩大的脑积水"（DESH）征，具有重要的价值。

（2）脑脊液放液试验　是通过腰穿引流一定量的 CSF 后观察临床症状有无改善的一种方法，该试验即是诊断的有效方法之一，也是评估分流手术有效性的主要方法。每次引流 CSF 为 30～50ml，如果临床症状呈进行性加重则有必要至少在 1 周后重复 CSF 引流测试，引流量可比首次多。对于 CSF 单次引流测试阴性的患者，可考虑进行 CSF 持续外引流测试，控制性引流量为 500ml/3d。

（3）CSF 动力学测试（脑脊液容量负荷测试）　通过向蛛网膜下隙注射正常生理盐水，可测定 CSF 流出阻力（outflow resistance，Ro）及 CSF 流出传导力（outflow conductance，Cout）。但由于 Ro 值在不同单位测定，结果不是恒定的；而且 Ro 值和术后症状改善程度之间，还没有相关性的研究结果；此外 Ro 和 Cout 测定缺乏标准化的数值。因此，此方法为非强制性测试方法。

✳ ［住院医师补充病历］

> 　　入院后行腰穿脑脊液测压为 150mmH$_2$O，单次脑脊液放液 30ml。脑脊液常规＋生化检查正常。行腰穿脑脊液放液试验后患者言语增多，较前流畅，步态不稳有所改善。结合老年患者，临床表现为行走不稳、记忆力下降、尿失禁三主征，头颅 MRI 影像上脑积水表现，无明确继发性正常压力脑积水病因存在，腰穿脑脊液测压正常压力，腰穿脑脊液放液试验后临床症状改善，诊断特发性正常压力脑积水。

 **主任医师常问住院医师的问题**

● **特发性正常压力脑积水的诊断分类和诊断标准是什么？**

答：（1）2005 年国际指南中将 iNPH 分为很可能性 iNPH、可能性

iNPH 及不可能性 iNPH 三类。诊断标准 见表 7-1。

### 表 7-1 国际指南中三种 iNPH 的诊断标准

一、很可能性 iNPH

(一)病史

患者的症状必须得到其发病前和目前状况知情者的证实,且必须包括如下情况:

1. 起病隐匿(非急性)。

2. 年龄>40 岁。

3. 病程至少 3~6 个月。

4. 既往无头部外伤、脑内出血、脑膜炎或其他可引起继发性脑积水的疾病。

5. 病情呈进展性。

6. 无其他可解释患者症状的神经、精神或全身性疾病存在。

(二)脑影像学检查

发病后 CT 或 MRI 检查,必须包括如下征象:

1. 脑室扩大,且非脑萎缩引起或先天性扩大(Evans's 指数>0.3,或对比测量确定)。

2. 无明显的 CSF 循环受阻。

3. 至少有下列征象之一:

(1)侧脑室颞角扩大且非海马萎缩所致。

(2)胼胝体角≥40°。

(3)脑组织含水量改变的征象,包括 CT 和 MRI 上脑室周围的密度或信号改变,且非血管缺血性改变或脱髓鞘所致。

(4)MRI 上导水管或第四脑室可见流空征象。

4. 其他征象:可支持 iNPH 的诊断,但对很可能性 iNPH 的诊断并非必须。

(1)发病前影像学检查显示脑室小或无脑积水征象。

(2)放射性核素脑池显像图显示,48~72h 大脑凸面放射性核素延迟清除。

(3)电影 MRI 或其他技术显示脑室内的流速增快。

(4)SPECT 乙酰唑胺负荷检查显示脑室周围灌注降低但并非乙酰唑胺的改变所致。

(三)临床表现

根据 Fisher、Hakim 等的经典定义,患者必须有步态/平衡障碍,此外还至少有认知损害或泌尿系症状的一种,或两者兼有。

1. 关于步态/平衡的表现,至少有下列的 2 种情况且非完全为其他疾患所致:

(1)步幅高度降低。

(2)步幅长度缩短。

(3)步频降低(行走速度)。

(4)行走时躯干摇摆增加。

(5)站立时脚距增宽。

(6)行走时脚趾外展。

(7)后冲步态(自发性或诱发性)。

(8)整体转向(转向 180°时需≥3 步完成)。

(9)行走平衡受损,如 8 步连贯步态测试中需要≥2 次的纠正。

2. 关于认知障碍,必须有病史记载证实存在损害(根据年龄和受教育程度调整),和(或)认知筛查工具测试中的能力下降,或至少有下列情况的 2 种,且非其他疾患能够完全解释:

(1)精神运动迟缓(反应潜伏期延长)。

(2)精细运动速度减慢。

(3)精细运动准确性降低。

(4)分散或维持注意力困难。

(5)记忆力受损,尤其是近事遗忘。

(6)执行功能障碍,例如多步骤操作能力、工作记忆、抽象力/类比性和洞察力的损害。

(7)行为或人格的改变。

3. 关于尿失禁的症状,有下列的任何一种情况者即可成立:

(1)间断性或持续性尿失禁且无原发性泌尿系疾患。

(2)持续性尿失禁。

（3）大小便失禁。

或者有下列情况的两种者：

（1）尿急（频繁的尿意和急需排空的感觉）。

（2）尿频（尽管正常液体摄入，但平均 12h ＞6 次的排尿）。

（3）夜尿增多（平均每晚 2 次以上的排尿）。

（四）生理学检查

腰穿脑脊液检查 ICP 为 5 ～ 18mmHg（70～245mmH$_2$O）。所测定的压力明显高于或低于该范围者，则不符合很可能性 iNPH 的诊断。

二、可能性 iNPH

（一）病史

患者的症状可表现为：

1.亚急性起病或不能确定。

2.儿童后的任何年龄发病。

3.既往可有轻型头部外伤、远期的脑内出血或儿童和青春期脑膜炎或其他疾患，但诊治的医生认为非病因相关性。

4.可同时存在其他神经、心理或全身性疾患，但诊治的医生认为并非是患者状况的全部病因。

5.可以是非进展性或进展性不明显。

（二）脑影像学检查

脑室扩大伴随脑积水，但有下列情况之一：

1. 脑萎缩的严重程度足以解释脑室的扩大。

2.结构性的病灶可能影响脑室的大小。

（三）临床表现

有下列症状之一者：

1.尿失禁和（或）认知损害，但无明显的步态或平衡障碍。

2.仅有步态障碍或痴呆。

（四）生理学检查

无腰穿 ICP 测定结果，或测定的 ICP 在诊断为很可能性 iNPH 的范围之外。

三、不可能性 iNPH

（一）无脑室扩大征象。

（二）有 ICP 增高体征，如视盘水肿。

（三）无 iNPH 的三联征的任一表现。

（四）症状能以其他病因解释（如椎管狭窄）

（2）2016 年中华医学会神经外科学分会发布的《中国特发性正常压力脑积水诊治专家共识》将 iNPH 分为临床可疑、临床诊断和临床确诊 3 个诊断级别。

① 临床可疑

a. 成人缓慢起病并逐渐加重，症状可波动性加重或缓解；临床上有典型步态障碍、认知功能障碍和尿失禁三联征表现中的至少 1 种症状。

b. 影像学显示脑室增大（Evan's 指数＞0.3），并且无其他引起脑室增大的病因存在；脑室周围可有（或）无低密度（CT）或高信号（MRI 的 T2 加权像）征象；冠状位影像显示"DESH"征。

c. 腰椎穿刺（侧卧位）或脑室内 ICP 监测证实 ICP≤200mmH$_2$O，脑脊液常规和生化检查正常。

d. 临床、影像学和生化检查排除可能引起上述临床表现的其他神经系统和非神经系统疾患存在。部分患者同时伴有帕金森病、阿尔茨海默病和缺血性脑血管病存在。

② 临床诊断

a. 符合临床可疑 iNPH 的诊断标准。

b. 同时符合下列标准之一者:

· 脑脊液放液试验测试后症状改善;

· 脑脊液持续引流测试后症状改善。

③ 临床确诊:临床可疑或者临床诊断患者,经过脑脊液分流手术外科干预后疗效明显改善的患者为确诊。

● **特发性正常压力脑积水应与哪些疾病鉴别诊断?**

答:特发性正常压力脑积水应与下列疾病鉴别诊断。

(1)脑萎缩 多见于 50 岁以后患者,可有记忆力减退和行走迟缓,但进展缓慢,达数年之久。脑萎缩在影像学上表现为脑室和蛛网膜下隙均扩大(图 7-2),脑室轻度扩大,无脑室周围渗出,脑沟、侧裂池、基底池等明显扩大,脑脊液释放试验阴性。

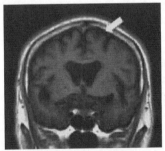 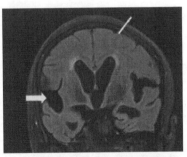

(a) 冠状位T1WI像示脑萎缩患者蛛网膜下隙均匀扩大

(b) iNPH患者侧裂池以上及中线两侧脑沟及蛛网膜下隙变窄(细箭头),侧裂池增宽,形成本病特有的"蛛网膜下隙不成比例扩大"

图 7-2 脑萎缩的 MRI 表现

(2)其他引起痴呆的病症

① 阿尔茨海默病:隐匿起病,进展缓慢,早期以近事记忆力减退为主要表现,随病情继续发展渐出现智能、认知功能障碍,经数年病情进展,后期才出现步态障碍和小便失禁。影像上常表现为脑萎缩。

② 血管性痴呆:常有高血压或脑动脉硬化、脑卒中或脑供血不足

病史。认知功能障碍或突然加重，或波动或阶梯式进展。查体可有局灶性神经定位体征。影像上可发现多发腔隙性脑梗死或大梗死灶，或广泛的脑室周围白质损害。

（3）引起步态障碍的疾病

① 帕金森病或帕金森综合征：好发于中老年人，病程很长，主要表现为肢体震颤、肌强直及运动迟缓，少数晚期患者可出现痴呆。

② 其他引起步态障碍的疾病：如椎管狭窄、周围神经病变、慢性酒精中毒，根据病史，不难鉴别。

（4）其他引起尿频、尿急、尿失禁的疾病　如尿路感染、良性前列腺增生、膀胱或前列腺肿瘤等，可有尿液性状改变，无认知障碍、步态障碍表现。影像学上无脑积水改变，可有泌尿系统疾病相应的影像学表现。

### ● 特发性正压脑积水的手术治疗方法有哪些？

答：特发性正压脑积水的手术治疗主要有两种。

（1）分流手术　包括脑室-腹腔分流术（V-P）、脑室-心房分流术（V-A）和腰池-腹腔分流术（L-P）。V-P 分流是最常用的方法，疗效肯定。近几年 L-P 分流术逐渐受到重视，被许多学者建议采用。

（2）部分患者可做第三脑室底造瘘术，但不建议首选此方法。

### ● 分流手术治疗的有效性的诊断流程是什么？

答：国际指南中确定分流有效 iNPH 的诊断流程。虽然还没有循证医学证实的确定性的推荐标准，但国际指南中推荐如下诊断流程来确定分流有效的患者。

（1）临床评估　根据病史、神经系统体检和神经影像学检查结果，将患者初步诊断为很可能性、可能性或不可能性 iNPH。

（2）辅助诊断方法　为了避免手术并发症和改善分流的有效率，对所有很可能性和可能性的 iNPH 者，都应该采用辅助诊断方法 CSF-Tap 试验、Ro 评估和（或）ELD 进行筛选。

（3）脑脊液引流度试验（CSF TapTest）　为最初采用的辅助诊断方法。一次释放 40～50ml CSF 有阳性反应者，分流有效率要高于仅采用临床评估诊断者。但该方法的敏感性低（26%～61%），不能作为排除诊断的方法。

（4）Ro 试验　与 CSF-Tap 试验相比较，Ro 试验的敏感性较高（57%～100%），但阳性预测价值（positive predictive value，PPV）（75%～92%）则类似。

（5）腰池外引流（external lumbar drainage，ELD）　引流量＞300ml 时，敏感性可高达 50%～100%，PPV 也可达 80%～100%，是确定 iNPH 分流是否有效的最有效方法，但患者需住院，且并发症的发生率也高于 CSF-Tap 试验和 Ro 试验。确定分流有效 iNPH 的诊断流程见图 7-3。

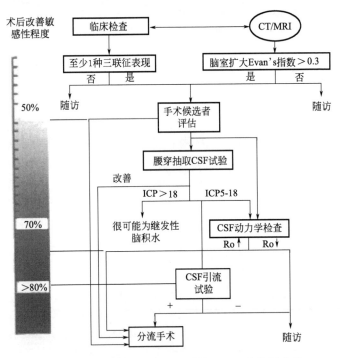

图 7-3　国际指南中确定分流有效 iNPH 的诊断流程

✿ ［主治医师补充病历］

　　患者行左侧侧脑室腹腔脑脊液分流术，选择可调压分流管，术中分流阀初始压设定为中高档位。分流管脑室端置入颅内 5.0cm，位于左侧侧脑室额角内，分流阀置于顶部帽状腱膜下。分流管腹腔端经耳后、颈右侧方、胸前皮下组织间隙，于剑突下做一纵形切口置入腹腔。

手术示意见图 7-4。

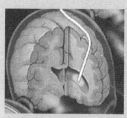
(a) 分流管脑室端置入侧脑室额角

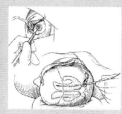
(b) 分流管脑室端置入侧脑室枕角

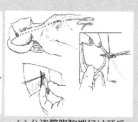
(c) 分流管腹腔端经过耳后、颈旁、胸前皮下隧道，上腹部做切口置入腹腔内

图 7-4 手术示意

## ● 如何进行特发性正压脑积水术后疗效评估和术后随访？

答：国际指南的术后疗效评估目前尚无标准化和术后评估方法，诊治原则推荐如图 7-5 所示。

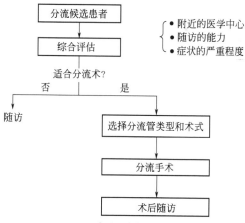

图 7-5 国际指南中术前评估和术后随访评估流程

（1）短期疗效评估主要受手术相关并发症的影响，应在术后3个月、6个月和12个月进行，推荐的术前评估和术后随访流程见图7-5。

（2）术后硬脑膜下积液（血肿）无占位者，可先观察或调高压力；有占位者则应手术。

（3）术后无改善或一过性改善的评估流程见图7-6。

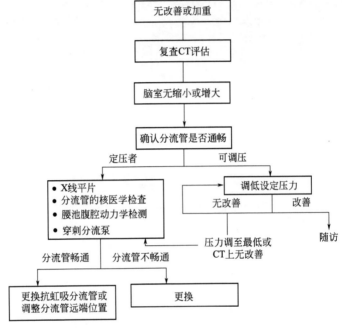

图 7-6　国际指南中术后无改善者的诊治流程

（4）应采用客观的评分方法，对"三联征"的改善程度进行评估。此外，采用日常生活能力（ADL）进行功能的评估。

（5）长期的随访评估，必须考虑合并疾病（心脑血管疾病和血管性疾病等）、预期寿命和其他社会因素的影响。

### 主任医师总结

iNPH多发于老年患者，而此年龄段患者易患阿尔茨海默病、血管性痴呆等影响认知神经功能的老年人脑部疾病，有时尚可两种疾病共存，影响分流治疗效果，正确的诊断是非常重要的，术前正确评估分流效果也是合理治疗的关键所在。研究证明脑脊液放液试验后步态改善、脑脊液动力学测试阳性、MRI 检测到脑脊液高速率通过中脑导水管可预测分流手术的有效性，但也应注意其应用的不足之处，检查可有潜在的并发症发生，检查费用较高，另尚有少部分研究认为其预测性并不理想，可能需要设计出更佳科学有效的预测分流有效性的流程，需要更多的临床随访数据积累。随着神经影像的进步，脑脊液标记物研究进展，相信能为正确的诊断提供更充分的依据。

本例患者诊断明确，术前评估支持分流手术有效，手术适应证明确，选择可调压分流管行脑室腹腔脑脊液分流术治疗正确，术后临床症状改善，治疗有效。

### 参 考 文 献

[1] 周良辅. 现代神经外科学. 第二版. 上海：复旦大学出版社，2015.

[2] 中国医师协会神经外科医师分会. 中国脑积水规范化治疗专家共识（2013 版）. 中华神经外科杂志，2013，29（6）：634-637.

[3] 梁玉敏，丁圣豪，吴海波等. 国际和日本特发性正常压力脑积水指南解读. 中华神经外科杂志，2011，27（4）：423-427.

[4] Halperin JJ, Kurlan R, Schwalb JM, et al. Practice guideline：Idiopathic normal pressure hydrocephalus：Response to shunting and predictors of response. Neurology，2015，85（23）：2063-2067.

[5] 中华医学会神经外科学分会，中华医学会神经病学分会，中国神经外科重症管理协作组. 中国特发性正常压力脑积水诊治专家共识（2016）. 中华医学杂志，2016，96（21）：1635-1638.

# 病例 2：脑积水

❀ [实习医师汇报病历]

患者女性，55 岁。以"'脑动脉瘤'出血术后 2 个月余，头痛、呕吐 2 周"为主诉入院。患者于入院前 2 个月余因"突发头痛 14h 余"急诊入院，头颅 CT 示"蛛网膜下腔出血"，头颅 CTA 考虑"大脑前交通动脉动脉瘤"。诊断为"急性脑血管意外：①大脑前交通动脉动脉瘤破裂出血；②蛛网膜下腔出血"。予行"血管介入前交通动脉瘤栓塞术"，手术顺利，术后予防止脑血管痉挛、控制血压、对症治疗，具体诊疗不详。颅内出血吸收，头痛缓解，一般情况好转出院休养。于 2 周前无明显诱因出现间歇头痛，渐加重，伴间歇恶心，偶伴进食后呕吐，为胃内容物，量少。无发热，无四肢抽搐。到当地复查头颅 CT 提示"脑积水"，转来我院就诊，拟"脑积水"收入院。

**体格检查** T 36.7℃，R 20 次/min，P 86 次/min，BP 127/90mmHg。神志清楚，反应迟钝，记忆力下降。双侧瞳孔等大等圆，直径约 3.0mm，对光反应灵敏，双侧鼻唇沟对称，颈软，四肢肌力 5 级，四肢肌张力稍增高。四肢腱反射对称活跃，双侧 Brudzinski 征、Kernig 征（—），双侧 Babinski 征（—）。

**辅助检查** 头颅 CT 平扫（图 7-7）示轻度双侧侧脑室扩张，三脑室、四脑室扩张，双侧脑室额角周围低密度水肿改变，幕上脑组织肿胀，脑皮质沟回变浅。

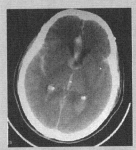 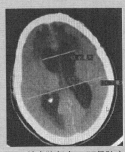 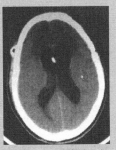

(a) 前交通动脉瘤破裂，CT见前纵裂池、右侧侧裂池、脑室内高密度蛛网膜下腔出血　(b) 并发脑积水，CT见脑室扩张并双侧侧脑室额角低密度间质水肿，Evan's指数0.38　(c) 行V-P分流术后CT见脑水肿减轻，脑皮质脑沟回较前清晰

图 7-7 头颅 CT 平扫

**诊断** ①脑积水；②前交通动脉瘤破裂出血术后；③高血压病。

**治疗** 完善术前准备，包括三大常规、凝血功能、肝肾功能、电解质检验等，完善心电图、胸部 X 线片、腹部超声等常规术前评估。拟行侧脑室腹腔分流术治疗。

（1）监测血压，控制血压稳定。

（2）专科检查和处理 腰穿脑脊液压力测定、脑脊液常规、生化检查。

## ❓ 主任医师常问实习医师的问题

### ⬤ 脑积水的概念是什么？

答：脑积水是指由各种原因引起的脑脊液分泌过多、循环受阻或吸收障碍而导致脑脊液在脑室系统和（或）蛛网膜下隙过多积聚的状态，常伴有脑室扩大、脑实质相应减少和颅内压增高。

### ⬤ 如何建立脑积水的临床诊断思维？

答：脑积水的诊断建立在病史、体格检查、辅助检查之上。

（1）病史和症状　脑积水的临床表现受发病年龄、病因、颅内压力、病程进程等因素而有所不同。

① 颅缝未闭的婴幼儿：出现喂食困难、易激惹、活动减少、频繁呕吐，在小儿中有时与多见急性胃肠炎和胃肠型急性呼吸道感染的症状类似，应注意患儿无法表述主观症状，需注意有无头围增大、前囟增大、"落日征"等脑积水的体征。

② 颅缝已闭的儿童和成人出现头痛、呕吐颅高压症状，需注意头痛的发生性质、时间、程度、规律特点，脑积水常为颅内疾病的合并表现，症状的特点有利于分析继发性病因。突发、剧烈的头痛常为脑血管瘤破裂等脑血管破裂出血。有渐进性相对缓慢进展的过程，可能与颅内肿瘤引起的梗阻性脑积水。合并发热，需注意中枢神经系统感染性因素引起脑积水。合并中轴线体表发育畸形，与中枢神经系统先天性发育异常相关可能。

③ 出现步态不稳、痴呆、尿失禁，结合年龄为 60 岁以上的老年人，应考虑特发性正常压力脑积水的可能。

④ 注意是否存在颅脑外伤、脑血管破裂出血、中枢神经系统感染、颅内肿瘤手术等病史。

（2）查体

① 颅缝未闭的婴幼儿：头颅增大，头皮变薄，静脉扩张，颅缝分离，前囟扩大、张力增高，"落日征"（表现为上视困难，眼球下移，巩膜外露，形同落日）。意识：慢性脑积水、正常压力脑积水可渐出现注意力下降、记忆力下降、思维迟钝、反应迟缓等。急性进展性脑积水、诱发脑疝可出现进行性意识障碍、昏迷。

② 颅缝已闭合的儿童：头颅增大，Macewen 征阳性；头部叩诊有

"破壶音"，提示颅骨骨缝又分离；视盘水肿。

③ 成人：出现视盘水肿、眼球外展障碍、视野缺损、肌张力增高等。

④ 意识：慢性脑积水、正常压力脑积水可渐出现注意力下降、记忆力下降、思维迟钝、反应迟缓等皮质下痴呆表现。急性进展性脑积水、诱发脑疝可出现进行性意识障碍、昏迷。

（3）辅助检查

① 是否做过头颅 CT、MRI 检查。

② 是否做过腰穿脑脊液常规、生化检查；怀疑感染时，是否有做一般细菌学革兰染色涂片、墨汁染色、细菌培养检查；怀疑肿瘤时，是否有做肿瘤细胞学检查；疑诊正常压力脑积水，是否有做脑脊液动力学测试。

（4）确定诊断的思维程度

① 颅缝未闭的婴幼儿出现头颅增大，头皮变薄，静脉扩张，颅缝分离，前囟扩大、张力增高，"落日征"。

② 颅缝已闭合的儿童、成人出现头痛、呕吐、视盘水肿。

③ 60 岁以上的老年人出现步态不稳、痴呆、尿失禁。

④ 影像学检查阳性结果。

❀ ［住院医师补充病历］

> 入院后行腰穿脑脊液测压为 200mmH$_2$O。脑脊液常规＋生化检查正常。目前诊断：脑积水（成人，高压力性，出血后，进展性，交通性）。

## ❓ 主任医师常问住院医师的问题

### ● 常用的辅助诊断脑积水的方法有哪些？ 如何判定？

答：（1）脑脊液检查　脑脊液常规、生化初步明确有无中枢神经系统感染，有助于排除椎管内梗阻，是否适合行分流手术治疗。怀疑肿瘤相关脑积水，同时行肿瘤细胞学、肿瘤标记物检查，有助于明确肿瘤类型。脑脊液动力学检查是分类诊断脑积水、评估正常压力脑积水分流有效性的重要依据。

（2）头颅 CT 检查　可见脑室扩大，常用 Evan's 指数（双侧侧脑室额角间最大距离/同一平面双侧颅骨内板的最大距离）来测量脑室，此值在＞0.33 表示脑室扩大。见脑室周围低密度间质水肿表现。头颅CT 可初步明确有无脑积水影像依据，明确脑积水严重程度，对明确继发性脑积水的病因有帮助。见图 7-8。

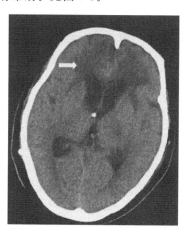

图 7-8　前交通动脉破裂动脉瘤术后 2 个月余复查头颅 CT
平扫示双侧侧脑室额角低密度间质水肿表现

（3）MRI 检查　是诊断脑积水主要的和可靠的方法，明确病因、分类和评估治疗效果。MRI 平扫可见脑室扩大。在 MRI 平扫 T2 加权像中轴位像上见脑室周围高信号间质水肿表现；矢状位像上胼胝体抬高或变薄。有研究认为在冠状位像上大脑凸面蛛网膜下隙变窄而外侧裂增宽，对诊断正常压力脑积水具有重要的价值。3DCISS 具有高信号噪声比、极高的空间分辨率和良好的脑脊液、脑组织对比度。此技术能提供脑室、脑池内详细的解剖和隔膜细节，显示隔膜的位置、数量和范围，明确脑脊液通路上隔膜导致脑积水的梗阻部位（图 7-9）。cinePC 是目前观测脑脊液流动唯一的非侵袭性技术，为脑脊液循环动力学提供了重要的信息，有助于明确梗阻性脑积水的梗阻部位。

● **脑积水的分类是什么？ 对目前的诊断有何补充意见？**

答：（1）脑积水的分类　按发病年龄分为儿童脑积水和成人脑积水。按流体动力学分为交通性和梗阻性脑积水；现代的观点则认为所有

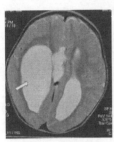 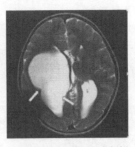 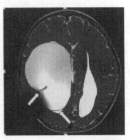

(a) TSE T2加权像可见右侧侧脑室明显扩张

(b) TSE T2加权像示行右侧脑室-腹腔分流术后右侧脑室仍扩张, 积水未改善, 对同时存在脑室内其他异常并未明显表现, 甚至可能无法发现

(c) 3DCISS序列成像清晰地发现右侧侧脑室内存在囊肿, 清晰发现囊肿壁边界, 并见分流管脑室端仅进入脑室内, 但仍位于脑室囊肿壁外, 故分流无效

图 7-9　脑积水的 MRI 表现

脑积水都是梗阻性的, 交通性脑积水的梗阻发生在第四脑室出口远端, 即蛛网膜下隙 (以基底池多见)、蛛网膜颗粒或静脉回流。按时限进展分为先天性和后天性脑积水, 急性脑积水、亚急性脑积水和慢性脑积水, 按病程进展与否分为进展性和静止性脑积水; 按影像学检查分为单纯性、继发性和代偿性脑积水; 按病理生理分为高压力性、正常压力性、脑萎缩性脑积水。

(2) 结合患者年龄、病理生理、病因、病程时限、脑脊液流行动力学分类, 完善诊断为脑积水 (成人, 高压力性, 出血后, 进展性, 交通性)。

完善诊断分类, 对如何选择治疗方法是有积极意义的。

### ● 脑积水的治疗原则是什么?

答: 脑积水的治疗原则是解决脑积水和解除病因兼顾, 综合考虑患者的个体因素, 进行个体化治疗。

### ● 脑积水的治疗方法有哪些?

答: (1) 临床观察　适用于婴幼儿良性脑外积水, 部分婴幼儿出血后脑积水脑室扩张自行缓解后静止期, 无临床症状和精神运动神经功能损害的静止性脑积水。

(2) 药物治疗　减少脑脊液分泌和增加机体水分排出。目的在于减轻脑积水有关的继发性脑损害, 主要应用于针对脑积水病因治疗前的暂时过渡性治疗。常用的有：①抑制脑脊液分泌药物，如乙酰唑胺；②利尿药，如呋塞米；③渗透利尿药物，如山梨醇和甘露醇。

（3）手术治疗

① 内镜手术：常用的包括内镜下第三脑室底造瘘术、内镜下中脑导水管成形术或扩张术，内镜下脑室内囊肿内造瘘术、透明隔造瘘术等。

② 脑脊液分流手术：是将脑室或枕大池的脑脊液分流至其他部位。

③ 解除梗阻的手术：手术切除引起脑脊液循环障碍的肿瘤、囊肿、分隔等病变。

④ 减少脑脊液形成：侧脑室内脉络丛切除术或电灼术，因疗效差，现很少用。

## ● 第三脑室底造瘘术的适应证是什么？ 禁忌证是什么？

答：（1）适应证　梗阻性脑积水，尤其是梗阻发生在第三脑室后部至第四脑室出口之间的脑积水，是第三脑室造瘘术的最佳适应证；部分交通性脑积水；分流术失败的脑积水；2岁以上的小儿脑积水。

（2）禁忌证　炎症和出血引起的脑积水，存在广泛蛛网膜下隙粘连和脑脊液吸收障碍。

## ● 脑脊液分流术的适应证是什么？ 禁忌证是什么？

答：（1）适应证　交通性脑积水；梗阻性脑积水（不适合第三脑室造瘘术）；复杂性脑积水；其他治疗无效的有症状的假脑瘤；正常压力脑积水。

（2）禁忌证　活动性颅内感染；脑脊液升高；早产儿（体重＜2.5kg）；脑脊液分流至腹腔的禁忌证；腹部感染、多次腹部手术造成腹腔粘连；脑脊液分流至心房的禁忌证，如败血症、心律失常或其他器质性心脏病。

### ❀ ［主治医师补充病历］

　　患者为出血后、进展性、交通性脑积水，首选分流手术治疗，行右侧侧脑室腹腔脑脊液分流术，选择可调压分流管，术中分流阀初始压设定为中高档。分流管脑室端置入颅内5.0cm，位于右侧侧脑室额角内，分流阀置于右额顶部帽状腱膜下。分流管腹腔端经耳后、颈右侧方、胸前皮下组织间隙，于左上腹旁正中做一长约3.0cm纵形切口，将分流管腹腔端置入腹腔。切口及术中情况见图7-10、图7-11。

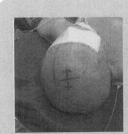
(a) 右额手术切口

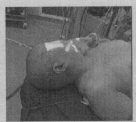
(b) 右顶手术切口

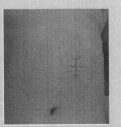
(c) 上腹中线旁左侧
腹部切口

图 7-10 切口

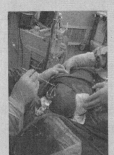
(a) 右额分流管脑室
端穿刺右额角

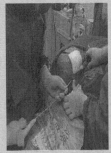
(b) 用从右顶经颈旁(右侧)、
胸骨前至腹部经皮下通
隧道引分流管腹腔端

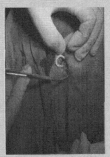
(c) 帽状腱膜下层分离间隙
后,将分流管阀门装置
塞至帽状腱膜下层

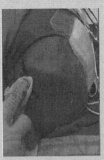
(d) 分流阀门装置已置于
帽状腱膜下层间隙

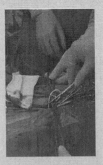
(e) 分流管各装置已接好,
并经皮下引至腹部切口,
确认脑脊液经分流管腹腔
引出引流通畅后,将分流
管腹腔端置入腹腔

图 7-11 术中情况

● **根据术前的评估，如何合理的选择脑积水的手术方式？**

答：手术方式的选择需从以下几方面考虑。

（1）是否为急性进展性脑积水 急性进展性脑积水需积极处理，严重者需紧急手术减轻脑积水，避免进展出现脑疝危及生命等严重后果。

（2）是单纯性脑积水还是继发性脑积水 急性单纯性交通性脑积水进展，无分流手术禁忌证，选择脑脊液分流手术。若继发性脑积水的原发病因是梗阻性病因，是否手术可解除梗阻。手术可解除梗阻者，在脑积水急性进展期可暂时做脑脊液外引流术，避免脑积水加重诱发脑疝，并为切除梗阻病变手术创造更好的脑组织顺应性，减少并发症。无法手术切除梗阻病变的能否选择内镜手术，内镜手术有效的，优先选择内镜手术。内镜无效的，选择脑脊液分流手术。

（3）年龄因素 <1岁的患儿选择第三脑底造瘘手术成功率低，应慎重选择。

（4）第三脑室造瘘术 适合自第三脑室后部起至第四脑室出口区域病变引起的梗阻性脑积水、部分交通性脑积水患者。

（5）脑脊液分流手术 常用的分流手术方法有脑室-腹腔分流术（V-P）、脑室-心房分流术（V-A）和腰池-腹腔分流术（L-P）。V-P分流术适合大多数类型的脑积水。L-P分流术适合于交通性脑积水和正常压力脑积水，有小脑扁桃体下疝的患者为禁忌证。V-A分流术用于不适合V-P分流术者，有严重呼吸、循环系统疾病者为禁忌证。分流至其它部分如：枕大池、胸腔、胆囊、输尿管、膀胱等，现已很少用或已被淘汰。

● **内镜手术在脑积水治疗中的主要作用有哪些？**

答：内镜手术在脑积水治疗中的主要作用有以下几项。

（1）形成脑脊液循环新的路径 第三脑室底造瘘术。

（2）恢复脑脊液循环的正常通路 内镜下中脑导水管成形术、囊肿或隔膜造瘘术。

（3）减少脑脊液的分泌 脑室内脉络丛切除或电灼术。

（4）在复杂性多房的脑积水间造瘘形成一个相通的腔室。

● **第三脑室底造瘘术的手术要点有哪些？**

答：第三脑室底造瘘术的手术要点如下。

（1）头皮切口 冠状缝前2cm，旁开中线3cm。

（2）行颅骨钻孔　脑针常规侧脑室穿刺成功后置入神经内镜，经室间孔进入第三脑室，使用球囊、微型钳等方法在双乳头体前方与漏斗隐窝间无血管区进行造瘘。

（3）关键点　将第三脑室底壁和基底池的蛛网膜全部打通，同时造瘘口要大于0.5cm。第三脑室底造瘘术示意见图7-12。

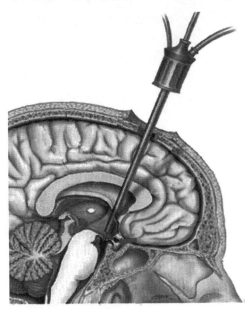

图7-12　脑室镜三脑室底造瘘术示意

### 分流手术前应满足的基本原则有哪些？

答：由于分流术后可出现较高比率的并发症，是否行分流需慎重，手术准备需充分。行分流手术前应满足以下基本原则：①分流管手术置入是必须的；②没有其他更好的治疗可以选择；③术前计划和手术流程已经过周密安排；④手术操作人员经过良好的培训和考核；⑤患者的身体状态已调整至最佳；⑥脑脊液感染已治愈，脑脊液性状已正常；⑦分流装置准备完善、到位。

### 分流管选择的一般原则是什么？

答：综合考虑年龄（正常小儿随年龄增长，颅内压力逐渐增高）、脑室大小、病理类型等因素。只要患者能够站立，要选择抗虹吸分流管；对于可能长期卧床的患者，要选择低压或中压分流管；学龄前的病儿，选择中压或高压抗虹吸管；10岁以上或有室旁水肿的患者，选择高压抗虹吸管（慎用中压抗虹吸管）；对脑室极度扩大、皮质薄的患者（包括婴幼儿），用高压抗虹吸管或体外可调压型分流管；正压性脑积水，可考虑用中压抗虹吸管，推荐使用体外可调压型分流管，以减少分流术后并发症；对于需要做L-P分流术，要使用专用的L-P分流装置（管）。

### ● 常见分流装置种类有哪些？

答：分流管的种类有两大类型，脑室-腹腔（V-P）分流管系统和腰蛛网膜下腔-腹腔（L-P）分流管系统。据分流管的压力类型分为固定压力管和体外可调压分流管。分流管分流阀门主要分为以下类型：固定压力阀门、固定压力阀门并有抗虹吸装置、可调压阀门、可调压阀门并有抗虹吸着装置及可调节抗虹吸阀门。固定压力管分为低压、中压、中高压和高压。是否抗虹吸、阀门是单向还是双向。一般分为低压（5～50mmH$_2$O）、中压（51～110mmH$_2$O）和高压（111～180mmH$_2$O）。可调压分流管不同产品分流管（泵）的可调节梯度档不一样。一定要先调节到较高档位，术后数天至数月内，根据临床症状和影像学表现，逐步调整档位，以此逐步降低脑室内压力，预防过度引流。由于在人正常站立位时，L-P分流泵是横置位，而V-P分流泵是垂直位。因此，L-P分流管与V-P分流管的不同点在于分流泵内部阀结构不同。儿童型分流管：因为儿童头皮薄，故其分流泵外形较成人型要细小，但其压力与成人型分流管相同。抗虹吸型分流管：当人体站立时，在分流管的脑室端与腹腔端之间会产生静水压（即虹吸）。在分流泵内有特殊阀装置，可以抵消此静水压力，即抗虹吸作用。如无特殊原因，脑室内原则上应该使用抗虹吸分流管。体外可调压型分流管（表7-2）：分流阀门内的结构分成可调节的不同梯度，用调节器在体外可将其调节到临床所需的压力范围。

表7-2　3种可调压分流管的主要性能

| 品牌 | 压力范围/mmH$_2$O | 挡数 | 每挡压力/mmH$_2$O | 是否抗虹吸 | 抗磁场强度 |
|------|------|------|------|------|------|
| 蛇牌 | 0～200 | 20 | 10 | 是 | 3.0T |
| 强生 | 30～200 | 18 | 10 | 两种 | ≤3.0T 不损坏阀门，但可改变压力设置 |
| 美敦力 | 20～180 | 5 | 30 | 两种 | — |

## ● V-P 分流手术技术的手术要点有哪些？

答：脑室-腹腔分流术常用的脑室端穿刺点是额角、枕角和三角区。以脑室（额角、枕角、三角区)-腹腔分流术为例，说明手术的基本要点和手术顺序。

（1）体位　患者平卧位，头偏向对侧，颈下垫衬软布卷使颈部平直。这样做便于皮下通条的通过。

（2）头皮切口

① 额角切口：冠状缝前 3cm，旁开中线 3cm。

② 枕角切口：横窦上 6cm，旁开中线 3cm。

③ 三角区切口：外耳孔上方和后方各 4cm；做垂直于分流管走行的小切口 2cm。

（3）在头皮切口端，用弯头组织钳沿皮下通条的下方扩大皮下空腔，用于放置分流泵。切开硬膜的长度不能太大，2~3mm 即可，以防止脑脊液从扩大的间隙顺分流管和皮下隧道流出。

（4）脑室穿刺点和穿刺方向

① 额角穿刺方向：向双耳连线方向垂直进入，深度约 5cm。分流管的头端位于侧脑室的额角内。

② 枕角穿刺：从枕部骨孔向同侧眉弓中点上 2cm 点的方向穿刺，深度约 11cm。

③ 三角区穿刺：外耳孔上方和后方各 4cm 处，垂直进针深度 4~5cm。

（5）腹部操作　上腹旁中线横切口（成人可以做纵切口）约 3cm，分层切开皮下脂肪层、腹直肌前鞘和分开腹肌，腹直肌后鞘切一个小口，找到腹膜切 2mm 小口，放入分流管的腹腔端，放入的长度为 40~60cm。腹腔端的分流管不能固定在腹壁上，这样有利于患儿身高增长时分流管逐渐外滑。

（6）其他事项　在手术中，一旦打开分流管的外包装，一定要将分流管浸泡在含有抗生素的生理盐水中，以与空气隔绝。

## ● 脑脊液分流术术后有哪些常见并发症？ 如何判断、处理？

答：（1）分流装置故障

① 分流管近端堵塞：最多见，可因脉络丛粘连、血块堵塞或脑组织粘连所致。

② 分流阀门堵塞：脑室炎、脑室内出血、脑肿瘤手术后、脑脊液中的细胞、蛋白或纤维素含量增高，可使分流阀门堵塞。

③ 分流管远端堵塞：分流管远端裂隙开口被血块、大网膜或纤维素堵塞；形成腹腔假性囊肿；严重的腹腔粘连；分流管远端不在腹腔内。

检查方法：体检发现部分患者分流管周围有积液，CT 扫描显示脑室未缩小或再度扩大。按压分流阀门后不能再充盈（一般情况下，阀门应该在 15～30s 内再充盈）或穿刺储液囊不能抽出脑脊液，提示脑室端不通。若难以压瘪阀门，表明阀门本身或分流管远端堵塞。对于因脑脊液蛋白或纤维素含量过高引起的分流管堵塞应注意预防，如控制炎症、出血等，先进行脑脊液外引流，待化验正常后再进行分流术。疑有腹腔假性囊肿者，经腹部 B 超确诊后，应拔除分流管，在腹腔其他象限处（如左侧髂窝）重置分流管，或改做脑室心房分流；若假性囊肿为感染所致，应在感染控制后再行分流术。

（2）感染　患者可出现发热、头痛或腹痛，分流管皮下红肿等（图 7-13），严重者出现癫痫和意识障碍。脑脊液常规、生化、细菌涂片和细菌培养，可获得阳性结果。一旦确诊，应立即去除分流装置，改做脑室外引流、腰大池持续引流，并经验性使用抗生素，根据细菌涂片或细菌培养结果调整抗生素，严重感染可考虑脑室内或经腰大池鞘注给药，还应考虑至真菌感染可能。脑脊液检查连续 3 次正常后，继续巩固抗感染治疗 10～14 天，再考虑重行分流术。手术中严格无菌操作是预防感染的重要环节。

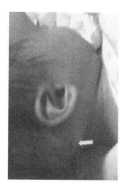

图 7-13　分流阀门储液囊区皮下积液

（3）分流过度　可引起低颅内压、裂隙脑室、硬膜下血肿或积液

（图 7-14）、颅缝早闭和颅腔狭小，中脑导水管狭窄等。

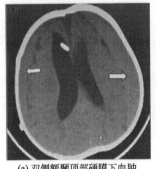
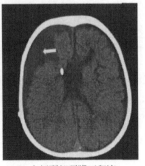

(a) 双侧额颞顶部硬膜下血肿　　(b) 右额颞部硬膜下积液

图 7-14　过渡引流

① 低颅内压：表现为典型的直立性头痛，其原因是直立时分流管的虹吸效应更明显。CT 扫描显示脑室正常或缩小，脑室内压力 ≤ 60mmH$_2$O。应检查阀门，若压力低，需要更换高压阀门或可调压阀门；若压力不低，则需加用抗虹吸装置。

② 裂隙脑室综合征：出现间隙性头痛、恶心、呕吐、昏睡等，症状可与体位变化相关，直立后头痛，在平卧后、呕吐后或过度换气后可缓解，CT 扫描示脑室小于正常，按压阀门后再充盈缓慢。症状轻者先行非手术治疗，如使用抗偏头痛药物等。对颅缝早闭和颅腔狭小的患者，行颞肌下减压术，同时切开硬膜，扩容颅腔。对颅腔大小正常，且非手术治疗无效的，可更换高压阀门或可调压阀门，并加用抗虹吸装置。对不能确认原因或更换分流装置无效的患者，可拔除分流管，行脑室外引流，同时进行颅内压监测。颅内压升高，有症状，若脑室扩大，可尝试第三脑室底造瘘术；若脑室无扩大，可采用抗虹吸的可调压分流管进行脑室腹腔分流术，并加腰大池腹腔分流术；颅内压正常，无症状，脑室无明显扩大，可拔管随访；低颅内压，在有脑脊液引流的情况下，逐渐抬高引流管，若无症状，脑室扩大，夹管 48h 后仍无症状，可拔管随访；若有症状，脑室扩大，可尝试第三脑室造瘘术或采用抗虹吸的可调压分流管进行脑室腹腔分流术。

③ 硬膜下血肿或积液：分流过度导致脑组织塌陷引起桥静脉撕裂出血。CT 或 MRI 复查时被发现。轻度硬膜下血肿或积液，可予以非手术治疗；明显的或有症状的硬膜下血肿或积液，应进行手术治疗；同时

分流依赖的患者需要更换高压阀门或可调压阀门，非分流依赖的患者可临时阻断分流装置，以减少分流；对硬膜下积液者，可行积液腹腔分流。

（4）其他

① 分流管近端并发症：包括穿刺过深或方向错误，穿刺道出血、脑室内出血等（图7-15）。

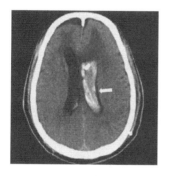

图7-15 穿刺侧脑室内出血

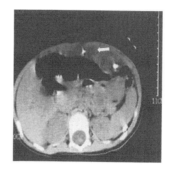

图7-16 见左侧腹壁下分流管旁
软组织肿胀影（腹壁下感染）

② 分流管远端并发症

a. 远端移位：移位至胸壁、腹壁导致感染（图7-16），腹腔内形成囊肿（图7-17）移位至阴囊内（图7-18），偶见穿破横膈，进入胸腔、心包。X线平片可发现移位。治疗予以手术纠正。

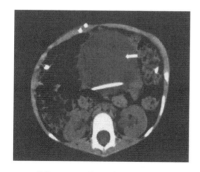

图7-17 分流管腹腔端旁
形成腹腔内囊肿

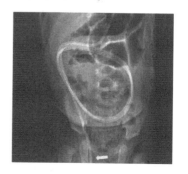

图7-18 分流管腹腔端经
右侧腹股沟管入右侧阴囊

b. 脏器穿孔：刺破肠道、胃、膀胱等，应手术拔除分流管，更换分流方式。

c. 肠梗阻或肠绞窄。

d. 心房端并发症：空气栓塞、心律失常、分流管刺破心脏引起心脏压塞、腔静脉或心房血栓形成、肺栓塞等。

③ 分流管装置外露：分流管外露，常继发感染，应手术拔除分流管。

### ● 分流术后并发感染的常见高危因素有哪些？

答：分流术后并发感染的常见高危因素有小儿（尤其小于 1 岁患儿）、早产儿、免疫抑制、脑积水的病因（脊髓脊膜膨出、脑室出血）、脑脊液漏、曾有或伴有系统感染及分流管翻修手术。

### ● 如何治疗分流管感染？

答：为更好地治疗分流管感染需考虑到以下几方面。

（1）分流管是否需拔除　如果拔除，是否立即更换或暂时行脑脊液外引流后二期更换。此情况有以下四种选择。

① 单纯全身或鞘内应用抗生素抗感染治疗。一般用于全身情况差，无法耐受麻醉的患者，或裂隙脑室很难以再次置入分流管。

② 立即拔除原有的分流管，并同时重新置入新的分流管。

③ 将分流管外引置引流，待感染治愈后重置新的分流管。

④ 拔除分流管，并置入脑脊液外引流装置，待感染治愈，并满足连续的脑脊液细菌培养阴性，脑脊液白细胞计数$<30\times10^6$/L，葡萄糖比值（脑脊液葡萄糖/血清葡萄糖）$<0.4$，脑脊液蛋白$<0.5$g/L，重新置入新的分流管。

据报道第④方案治疗成功率最高，第①种最易失败。

（2）抗感染最佳时程需多久　一般原则为脑脊液细菌培养阴性后继续应用 10～14 天，但对于高致力或高耐药性致病菌感染需应用更久。

（3）在重新置入分流管前脑脊液外引流需持续多久　多数学者分流管认为需待脑脊液无菌后再重新置入分流管。

（4）抗感染最有效的方案　一般遵循以下原则选择抗菌药物：对致病菌的高敏感性、良好的脑脊液穿透性、治疗经验、当地致病菌谱。最初的治疗需选择广谱的能覆盖革兰阳性菌的抗生素，因在分流管感染的致病菌以革兰阳性菌为主。必要时可经脑脊液外引流装置将抗生素注入脑室内进行抗感染治疗。

### 如何降低分流手术的感染率？

答：减少分流手术后感染的主要方法有以下几种。

（1）严格手术操作流程和无菌操作　防止分流管污染。

（2）改进手术流程　减少人员进入手术室；手术安排在当天的第一台；手术区域皮肤使用无菌贴膜；双层手套，用无菌器械接触分流管，而不用手接触；用抗菌药物液浸泡分流装置；术口严密缝合，防止脑脊液漏。

（3）于手术开始前备皮。

（4）手术区域用聚维碘酮消毒皮肤 10min 后予粘贴无菌贴膜。

（5）缩短手术时间。

（6）由经验丰富的医师进行手术操作。

（7）围手术期的预防性抗生素应用。Regel 等曾报道在置入分流管时脑室内注入抗生素（万古霉素和庆大霉素）使感染率由 6.5% 降至 0.4%。

### 裂隙脑综合征的病理生理机制是什么？

答：裂隙脑综合征的病理生理机制考虑与脑脊液过度引流相关。因分流管远端所置区域的虹吸作用，在重力作用下形成负压。在脑发育期，脑脊液过度引流，脑室壁闭合，脑组织完全占满颅腔。由此导致脑组织顺应性受损，脑室系统闭合致间歇性脑室端分流管阻塞。因失去代偿机制，分流管梗阻引发症状，但并不伴有脑室大小的变化。偶尔并发症严重时可危及生命。

### 脑积水分流术后如何随访？

答：必须提醒依赖分流治疗的脑积水患者，他们的分流装置随时可能出现失效，如果有不适，尤其出现严重的头痛，应随时复诊。分流障碍多发生在分流术后第一年，分流感染多在术后 3 个月内，故在术后第一年应密切随访。婴儿可通过超声监测脑室变化，超声和磁共振检查有避免放射线的风险，随年龄增长，其渐被 CT 检查所替代，检查脑室大小。随访中 CT 检查最常用。在术后 1 个月、3 个月、6 个月、12 个月复查，到 5 岁每年检查一次；此后每 2 年复查一次，18 岁以后无异常可 5 年复查一次。应用可调压分流管的患者，在行 1.5T 及以上高磁场 MRI 检查后应对压力阀门进行较对，部分患者可能出现压力调节阀压力变动。间歇 2 年以上的复诊，复诊时建议复核压力调节阀门的压力有无变动。复诊最好在同一个医疗团队，以保证获得可持续的满意的医疗服务。

## 主任医师总结

脑积水常为中枢神经系统疾病的表现形式之一，临床上以继发性脑积水相对多见。对于其治疗，应结合患者的年龄、病理生理、病因、病程时限、脑脊液流行动力学分类，并考虑患者的经济因素、神经外科技术水平，进行个体化的治疗。结合本例来看，选择侧脑室腹腔脑脊液分流术手术的适应证明确。

本例患者术前未行 MRI 3D CISS、脑脊液电影成像检查，是否也有可能适合第三脑室底造瘘术未能明确，存在遗憾。选择脑脊液分流手术短期内症状能获得明显效果，但医疗经费相对要高，分流手术后需长期随访，出现分流相关的并发症概率要多。

### 参 考 文 献

[1] 周良辅. 现代神经外科学. 第二版. 上海：复旦大学出版社，2015.

[2] 中国医师协会神经外科医师分会. 中国脑积水规范化治疗专家共识（2013 版）. 中华神经外科杂志，2013，29（6）：634-637.

[3] Concezio Di Rocco, Mehmet Turgut, G Jallo, et al. Complications of CSF Shunting in Hydrocephalus. Switzerland：Springer International Publishing, 2015：123-147.

[4] Dinçer A, Özek MM. Radiologic evaluation of pediatric hydrocephalus. Childs Nerv Syst，2011，27（10）：1543-1562.

# 第八章　中枢神经系统感染和寄生虫疾病

## 病例 1：脑脓肿

⚜ ［实习医师汇报病历］

　　患者女性，50 岁。因"头痛 1 个月余，发热 3 周，加重伴左侧肢体乏力 2 周"入院。患者 1 个月前开始出现头痛，程度不重，未予重视。3 周前开始出现发热，体温波动于 38℃左右，未给予特殊治疗。2 周前头痛逐渐加重，并出现左侧肢体乏力，行走困难，遂入院检查治疗。追问病史，5 年前有中耳炎病史，偶有复发。

　　体格检查　T 37.5℃，R 17 次/min，P 76 次/min，BP 145/90mmHg。神志呈嗜睡状态，定向力、记忆力差，右侧肢体肌力正常，左侧肢体肌力 3 级。

　　辅助检查　头颅 CT（图 8-1）示右侧额叶、基底节区巨大囊性占位性病变，占位效应明显，中线结构明显向对侧偏移。头颅 MRI（图 8-2）示右侧额叶、基底节区巨大囊实性占位性病变，囊壁较薄，周围水肿明显，中线结构明显偏移，增强扫描实性部分明显强化。血常规：白细胞 $12.0 \times 10^9$，中性粒细胞比例 85%。

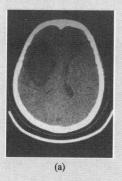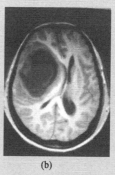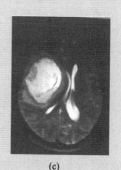

(a)　　　　　　　　　(b)　　　　　　　　　(c)

图 8-1　头颅 CT

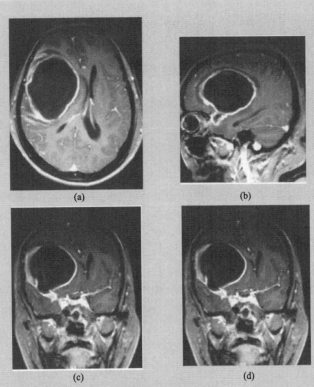

(a)                              (b)

(c)                              (d)

图 8-2　头颅 MRI

　　**诊断**　右侧额叶基底节区囊实性占位性病变，脑脓肿？

　　**治疗**　入院后给予脱水、对症支持等治疗，完善各项常规检查，行右侧额颞叶开颅探查＋右额基底节区占位性病变切除术，术中见脑组织压力较高，局部水肿明显，穿刺抽出乳白色脓液约 30ml，然后显微镜下行脓肿包膜切除，术腔留置外引流管。术后给予抗感染等治疗。

 **主任医师常问实习医生的问题**

● **该患者的诊断及依据是什么？**

　　答：患者为中年女性，现病史为头痛 1 个月余，发热 3 周，加重伴左侧肢体乏力 2 周，既往有中耳炎病史。查体：神志呈嗜睡状态，定向力、记忆力差，右侧肢体肌力正常，左侧肢体肌力 3 级。头颅 CT 及 MRI 示右侧额叶、基底节区巨大囊实性占位性病变，囊壁较薄，周围水肿明显，中线结构明显偏移，增强扫描实性部分明显强化。血常规示白细胞和中性粒细胞比例都高。根据以上资料分析，患者右侧额叶基底节区囊实性占位性病变诊断明确，性质首先考虑脑脓肿。后经开颅探查手术证实病变为脓肿。

### ● 脑脓肿的病因是什么？

答：脑脓肿根据其感染来源可分为耳源性、鼻源性、外伤性、血源性和隐源性。以耳源性脑脓肿最常见。近年来，由于医疗卫生条件的改善和诊治水平的提高，隐源性感染显升高，而耳源性和血源性感染则相对下降。

耳源性脑脓肿的好发部位为颞叶和小脑。鼻源性脑脓肿的好发部位为额叶。多为单房性，位置表浅，为外科治疗提供了良好条件。血源性和隐源性脑脓肿的好发部位为大脑中动脉供血区，包括额、顶、颞叶及大脑深部，多发及多房性脓肿较多见。此类患者有原发感染灶，发病过程典型者诊断不难，但隐源性或慢性脓肿，常给诊断带来困难，易误诊为其他颅内占位性病变。多发性脓肿、多房性脓肿，尤其位于脑深部者，临床处理也较困难。

 **主任医师常问住院医师和主治医师的问题**

### ● 对该患者的诊断是否有不同意见？ 如何进行鉴别诊断？

答：该患者影像学检查明确提示颅内占位性病变，结合患者发热、白细胞高、中耳炎病史等资料，首先考虑脑脓肿的诊断，当然，手术证实前也不能排除胶质细胞瘤、转移瘤等可能性。

（1）脑脓肿　是化脓菌在脑实质感染的一种炎症性疾病。依脑脓肿所在位置不同，临床表现各异，可表现为头痛、头晕、恶心、呕吐、肢体瘫痪、脑膜刺激征、失语、癫痫等症状。CT 上化脓期为不规则低密度，包膜形成期表现为环状高密度，中心低密度，增强扫描明显强化，环壁厚薄均匀。MRI 上化脓期 T1WI 呈低信号，T2WI 呈高信号，脓肿壁 T1WI、T2WI 呈等信号，脓肿中心及周围水肿呈 T1WI 低信号、T2WI 高信号影，增强扫描呈环形强化。脓肿形成期脓肿壁等信号或高信号，T2WI 呈环状低信号，脓腔呈 T1WI 低信号，T2WI 呈高信号，增强后表现为薄壁光滑的环形强化。DWI脓肿中囊液均表现为高信号。结合该患临床表现与影像学考虑本病可能性大。

（2）星形细胞瘤 是最常见的脑胶质细胞瘤，成年星形细胞瘤多见于额叶、顶叶、颞叶。胶质细胞瘤以20～40岁多见，肿瘤一般生长较缓慢，其临床症状、体征取决于病变部位和肿瘤病理特征。常见症状有头痛、呕吐、偏盲、偏瘫、感觉障碍、癫痫发作和精神症状等。CT、MRI增强的环不规则、薄厚不均较脑脓肿更明显，环周及环内可伴有结节或不规则强化，瘤周围水肿明显。

（3）转移瘤 好发年龄为40～60岁，最常见的原发肿瘤是肺癌、胃肠道癌、乳腺癌等。多发生于脑灰白质交界处，多数位于幕上，常见有头痛、抽搐、癫痫、精神症状等。根据转移瘤部位不同而出现肢体远端、感觉障碍、脑神经麻痹及视盘水肿等体征。多数已知有原发恶性肿瘤，CT、MRI上肿瘤大多位于脑灰白质交界区，呈类圆形，瘤周围水肿明显，增强扫描呈环形强化，环壁较厚且不均匀。

### 头颅 CT 对脑脓肿诊断的敏感性如何？

答：典型的成熟期脓肿的CT平扫表现为片状不规则低密度区。约50%的病例在中央坏死区与水肿区间有完整或不完整，规则或不规则的高密度的环形影。强化后脓肿中央为低密度区，周围有薄壁（一般<0.4cm），光滑，均匀一致的环形强化。其形态一般为圆形或椭圆形，也可成不规则形。外周为为低密度的水肿区。多房性脓肿为多个相连的环状强化。脑室内或（和）脑室周围可出现条带状强化。可出现明显的占位效应。早期包膜形成期，包膜轻度强化，表现为完整或不完整、不规则的浅淡环状强化，环壁厚薄不均匀。脑炎期的CT表现，平扫为片状低密度区，或混杂密度。强化时多出现结节状强化，或不完全的强化环。少数患者也可出现环状强化，此时如进行连续扫描，则可发现脑炎期环状强化出现较晚（10～20min），且逐渐增厚，最后造影剂渗入中心低密度区呈结节状强化，有利于区别脑炎期与包膜形成期。

### 头颅 MRI 对脑脓肿的诊断价值有哪些？

答：MRI比CT更容易区分坏死、液化和脑炎。脑炎期在T1加权像上表现为边界不清楚的不规则低信号区。T2加权像则为片状高信号区，与周围水肿区融合为一体，中心脑炎区则呈略低信号，周围脑组织灰白质对比度消失。用Gd-DTPA增强扫描，T1加权像呈不规则的弥漫性强化。脓肿包膜形成期，脓肿液在 T1 加权像上为边界清晰的明显低信号区，周围水肿带为中度低信号区。T2 加权像上脓肿为中度高信号或高信号，而水肿区则为明显高信号。脓肿壁在 T1 加权像上为等或略高信号环带，T2 加权像则为在高信号坏死灶周围有一低信号暗带，特征为薄壁、光滑不连续，在脑炎期则无此表现。Gd-DTPA 增强，表现和 CT 增强扫描相似，T1 加权像上呈明显的环状高信号增强。

### ● 脑脓肿的病理分期如何？

答：脑脓肿可发生于脑内任何部位，以皮质与皮质下交界区最多见，常为单发，也可单发多房或多发。传统的脑脓肿病理演变过程分为 3 个时期：急性化脓性脑炎（或脑膜脑炎）期、化脓期和包膜形成期。国外有学者根据脑脓肿的病理组织学特点提出 4 个分期：早期脑炎期（1～3 天）、晚期脑炎期（4～9 天）、早期包膜形成期（10～15 天）、晚期包膜形成期（14 天以上）。脑脓肿包膜一般于感染后 10～14 天初步形成，4～8 周完全形成。脓肿包膜的厚薄不一，在近大脑皮质处，因血管丰富而包膜形成较厚，在白质深处的脑室旁包膜薄而脆。因此，形成了脑脓肿易向脑室破溃的特点。

### ● 脑脓肿不同阶段的治疗方法有哪些？

答：应根据患者的具体情况、不同病期采用不同的治疗方法。对处于急性脑炎感染尚未局限化、脓肿包膜尚未形成者，应以内科治疗为主。全身应用抗生素，因此时尚无法进行细菌学检查，无法确定病原菌及治疗敏感药物，因而应选用广谱抗生素并联合用药，剂量应用足。内科治疗的指征，多数学者主张为：①直径 2cm 以下；②多发性脓肿；③脑炎期脓肿，特别是 CT 呈结节状强化，无明显脓肿形成者。

脓肿局限化，已有包膜形成时应采用外科治疗。脓肿包膜形成约需 3 周，因而 3 周以前者宜采用内科治疗，但也并不绝对，如患者颅内压很高，已有脑疝迹象者，应及时采用适当的外科治疗。

### ● 脑脓肿的外科治疗手段有哪些？

答：外科治疗基本方法有两种——穿刺引流和手术切除。

（1）**手术切除**　适用于已有完整包膜形成，且包膜较厚者；位于非功能区，较表浅，手术可到达者；全身情况允许手术切除者；经穿刺引流治疗无效者；多房性脓肿。手术切除损伤较大，但可彻底去除病灶。

（2）穿刺引流 脓肿包膜不完整或薄壁脓肿，位于重要功能区或脑深部脓肿；脓肿巨大，有颅内高压危象，有破溃危险者；儿童、老年或全身情况不佳者。穿刺抽出脓液后，用抗生素液反复冲洗，最后留置少量抗生素液。术后定时 CT 复查，观察脓肿闭合情况，如有必要可反复穿刺。穿刺后是否留置引流管意见不一。一般主张：脓肿较大（大于3cm），脓肿壁较厚，脓液黏稠，抽出脓液较少者宜放置导管外引流，术后反复冲洗。

近年立体定向技术和脑镜技术发展很快，立体定向穿刺定位准确，损伤小，操作简便，安全可靠，可避免盲目穿刺引起的并发症，更适用于较小的位于重要功能区或脑深部的脓肿，也可用于多发性脓肿的多点穿刺。立体定向结合脑内镜用于多房性脓肿穿刺，可打开脓腔间隔，一次彻底的冲洗引流。

过去认为穿刺治疗脓肿的复发率高于手术切除，故主张脓肿应以切除为佳，但经大批病例分析，发现脓肿复发率与两种不同手术方法并无直接关系，关键在于针对病情不同选择恰当的治疗方法。

内科治疗及外科治疗均全身应用抗生素，抗生素治疗应维持一定的时间，可以减少复发率，一般主张不得少于 3 周，还有主张 6～7 周者。

## 主任医师总结

脑脓肿是一种中枢神经系统感染性疾病，早期诊断和及时治疗对其预后至关重要。脑脓肿主要临床表现有三：局部或（和）全身感染症状；颅内压增高症状和脑局灶症状。临床工作中对一些非典型脑脓肿、脑内高级别胶质细胞瘤和转移癌的鉴别比较困难，易造成误诊、误治。不同脑脓肿患者因脓肿数量、大小、位置以及患者自身条件等方面存在差异，其治疗预后存在差异。

脑脓肿根据感染途径可分为耳源性、鼻源性、血源性、外伤性、隐源性等。临床表现除原发病表现外，还有发热、颅内压增高、神经功能缺损等。发热伴有颅内压增高或神经功能缺损症状常提示颅内感染可能，但临床上不少患者无发热，给其诊断造成一定困难，需及时行相关影像学检查。

CT 和 MRI 检查是诊断脑脓肿的主要影像学方法。典型的成熟期脑脓肿 CT 平扫为境界不清楚、形态不规则的低密度区，增强后环形强化。MRI 检查脓肿腔在 T1WI 上为低信号，在 T2WI 为高信号，增强后可见环形强化，脓肿壁完整、光滑、均匀。脓肿包膜在 T1WI 显示不清，在 T2WI 为一光滑的、薄壁的低信号"暗带"，为脓肿包膜的特征性表现。这些影像学特点有助于脑脓肿的诊断，再结合患者临床上有发热、白细胞计数增高等感染表现，脑脓肿的诊断比较容易。

脑脓肿的治疗方式主要包括药物治疗和手术治疗，具体治疗方式需综合考虑多方面因素，因为脓肿的解剖位置、数量、大小以及患者的年龄、神经功能状态等都会影响脑脓肿治疗决策的制订。因此，及时恰当的治疗对脑脓肿患者的预后非常重要。

单纯抗菌药物治疗适用于无明显颅内压增高、脓肿较小（直径＜2.5cm），或无明显占位效应的多发性脓肿。应选择血脑屏障透过性好的广谱抗生素联合治疗，并根据细菌培养结果、影像学复查结果及患者临床症状变化调整抗生素。

脑脓肿经非手术治疗无效者（抗生素应用2周临床症状和影像学检查均无改善）则需要手术治疗。手术方式主要包括穿刺引流和开颅脓肿切除。

在治疗脑脓肿的同时，还需注意去除潜在诱因，如中耳炎、牙龈炎、先天性心脏病等，及时请专科处理，减少复发的可能。另外也应积极治疗脑脓肿患者的基础疾病及易感因素，如糖尿病、免疫抑制或缺陷等，以改善脑脓肿患者的预后。

## 参 考 文 献

[1] 何金超，夏成雨，傅先明. 脑脓肿的影像学诊断和治疗进展，山东医药，2015，55（13）：104-106.

[2] 郑峥，宿英英. 脑脓肿治疗研究进展. 中国神经免疫学和神经病学杂志，2006，13（1）：60-62.

[3] 王忠诚. 王忠诚神经外科学. 武汉：湖北科学技术出版社，2005.

[4] 赵继宗. 神经外科学. 北京：人民卫生出版社，2007.

# 病例2：脑裂头蚴病

⊛ [实习医师汇报病历]

　　患者，广东省云浮市人。因"发作性四肢抽搐伴一过性神志不清1天"入院。患者于入院前1天课堂中无明显诱因突发晕倒并四肢抽搐发作，表现为神志不清，四肢呈伸直状并有不自主抽动，双侧眼球上翻，口吐白沫，约 3min 后肢体抽搐停止，随后自行苏醒，诉全身乏力，被学校急送至当地医院就诊，行头颅 CT 检查提示右侧额叶可疑占位性病变，考虑继发性癫痫，给予肌注"地西泮"，口服丙戊酸钠抗癫痫治疗及对症支持处理，为进一步诊治转来我院。发病前患者一般状况好，无诉头痛、呕吐、视物模糊及肢体乏力、抽搐等情况，精神、饮食及大小便正常。

**体格检查** T 36.3℃，R 16 次/min，P 73 次/min，BP 98/63mmHg。神志清楚，计算力、记忆力及理解力均正常，言语清晰流利，对答切题，查体合作。头颅外观大小正常，无眼球震颤，脑神经检查未见正常。四肢肌力、肌张力正常，深浅感觉无异常，指鼻试验、跟膝胫试验阴性，病理征阴性。

**辅助检查** 头颅 CT 扫描（图 8-3）提示右侧额叶低密度及高低密度灶；头颅 MRI 扫描检查结果提示：右侧额叶占位病变，T1WI 呈稍低信号，T2WI 呈较高信号，增强扫描见病变区呈不均匀强化，病灶中心明显结节样强化，扭曲条索状，周围散在不均匀环状强化，病灶周围脑实质可见不规则大片状水肿信号（图 8-4），考虑为寄生虫性肉芽肿，待排除胶质细胞瘤。

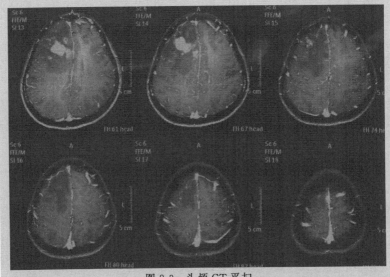

图 8-3 头颅 CT 平扫

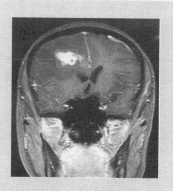

图 8-4　头颅 MRI 扫描

　　**诊断**　①右侧额叶占位性病变：寄生虫肉芽肿。②继发性癫痫。
　　**治疗**　完善术前准备，包括三大常规、凝血功能、肝肾功能、电解质检验，血清寄生虫抗体筛查（ELISA 法）。完善心电图、胸部 X 线片、腹部超声等常规术前评估。做动态脑电图检查。

## ❓ 主任医师常问实习医师的问题

### ● 该患者的初步诊断是什么？ 主要诊断依据有哪些？

　　答：初步诊断为右侧额叶寄生虫肉芽肿（考虑为脑裂头蚴病）和继发性癫痫。主要诊断依据：①青年在校学生，突发起病；②表现为突发肢体抽搐发作伴短暂意识丧失；③头颅 CT 扫描提示可疑右侧额叶占位性病变，MRI 检查示右侧额叶病变，轻度占位效应，T1WI 呈稍低信号，T2WI 呈较高信号，增强扫描见病变区呈不均匀强化，病灶中心明显结节样强化，扭曲条索状，周围散在不均匀环状强化，病灶周围脑实质可见不规则大片状水肿信号。符合脑裂头蚴病特征性影像学改变；④本地区多见的热带寄生虫病类型。

### ● 脑裂头蚴病需要与哪些疾病进行鉴别？

　　答：患者诊断考虑脑裂头蚴病后，需要与以下几类疾病进行鉴别。
　　（1）其他寄生虫肉芽肿性脑病　脑裂头蚴病与可与多种其他类型寄生虫肉芽肿影像表现相似，如血吸虫脑病、弓形体脑病、脑囊虫病、肺吸虫脑病等。血吸虫脑病一般形成较小的单环脓肿，有来自疫区的相关病史；弓形体脑病多表现为脑内散在分布、多发单环小脓肿，治疗后可短期消失；脑囊虫病多表现为脑内多发薄壁小囊泡，泡内可见点状等密度或等信号偏心性头节，而非较厚壁的脓肿。脑裂头蚴病病灶 MRI 增强扫描呈匐形管状、串珠状、扭曲条索状及绳结状强化，具有一定的特征性，其他寄生虫病未见类似表现。结合寄生虫特异性免疫学检测，如 ELISA 法检测脑脊液、血液中相关性抗体是否阳性可以分别得到确诊。

（2）脑结核　脑内结核性肉芽肿可呈结节样强化，发生干酪样坏死则可呈环形强化。CT 扫描脑结核环形灶中心密度稍高于液体，多见于后颅凹，常聚集呈多环状，可伴有结核性脑膜炎及脑底池脑膜强化等其他结核征象，临床上儿童常有脑外结核病史。结核灶强化少见扭曲条状、绳结状表现。

（3）细菌性脑脓肿　脑脓肿可呈环状强化，颞叶多见，脓肿体积常较大，环壁光滑而有张力，可有相应临床感染症状，少见扭曲条状、串珠状及绳结状强化。

（4）脑肿瘤　临床上脑裂头蚴病易误诊为脑胶质细胞瘤或转移瘤，其主要鉴别点包括：①脑裂头蚴病病灶 MRI 增强检查呈匐行管状、串珠状、扭曲条索状强化，可见虫体形态影像，而脑肿瘤几乎没有此种形态的强化；②动态影像学随访可见脑裂头蚴病病灶强化的位置及形态发生改变，脑肿瘤没有位置的改变；③脑裂头蚴病环形强化灶较小，随访中环形强化灶无增大趋势，占位效应不明显甚至出现"负效应"，而脑肿瘤环形强化灶相对较大，而且病灶呈进行性增大，有明显占位效应；④磁共振波谱（MRS）有助于脑裂头蚴病与脑肿瘤的鉴别，脑肿瘤的共同病理波谱表现为肿瘤强化区域胆碱峰（Cho）升高，N-乙酰天门冬氨酸（NAA）峰和肌酸峰（Cr）下降，脑肿瘤的特征性波谱有助于鉴别；⑤裂头蚴特异抗体酶联免疫吸附试验有助于该病的诊断。

❀ ［住院医师或进修医师补充病历］

　　入院后追问病史，患者诉曾有三次进食野生蛇、生蛇胆史。入院后血清寄生虫抗体筛查（ELISA 法）提示裂头蚴抗体阳性，脑电图检查提示右侧额部慢波改变，合并痫样放电，同龄中度异常脑电图。入院后给予"丙式酸钠（德巴金）"抗癫痫及对症支持治疗，无肢体抽搐发作，一般状况良好，完善相关检查拟行病变切除术。

**主任医师常问住院医师或进修医师的问题**

● **裂头蚴是一种什么样的寄生虫？ 脑裂头蚴病是如何发生的？**

答：裂头蚴是曼氏迭宫绦虫的幼虫。曼氏迭宫绦虫的生活史中存在三个宿主：终宿主为犬、猫等动物，成虫寄生在终宿主的小肠内，虫卵随宿主粪便排出体外，在温度适宜的水中经 3～5 周发育孵出钩球蚴（钩毛蚴）。其第一中间宿主为剑水蚤，钩球蚴在水中游动，若被剑水蚤吞食，可在其血腔中发育为原尾蚴。其第二中间宿主为蛙、蛇、鸟类和猪等动物，含有原尾蚴的剑水蚤被第二中间宿主蝌蚪吞食后，随蝌蚪发育成蛙，原尾蚴也发育成裂头蚴，寄生于蛙腿的肌肉内。当感染有裂头蚴的蛙被蛇、鸟、猪等第二中间宿主吞食后，裂头蚴不能在这些动物的肠道内发育为成虫，而是穿出肠壁，移居至腹腔、肌肉或皮下等处继续生存，蛇、鸟、猪等就成为转续宿主。人类可作为其第二中间宿主、转续宿主或终宿主。人类饮用含尾蚴的生水，摄食含尾蚴的未煮熟蛇、蛙、鸟、梭尾螺的肉，或裂头蚴直接由皮肤、黏膜伤口侵入，即可患裂头蚴病，病变部位包括眼部、颊部、颈部、胸腹壁、乳房和阴囊等，脑裂头蚴病是指裂头蚴侵入颅内引起的病变，比较罕见，但病情常常严重。

脑裂头蚴病的发生系人在生食蛙、蛇肉或饮用含尾蚴生水后，尾蚴穿过肠壁，经腹腔、食管裂孔、纵隔，到达颈部后，沿颈动脉或颈静脉周围上行，裂头蚴最后经破裂孔或颈静脉孔到达颅内。幼虫寄居处周围出现炎症反应，形成肉芽肿和囊肿，幼虫在囊内可伸缩、移动，幼虫的节片可退变甚至钙化，但幼虫头节常处于休眠状态，仍可再生幼虫。脑裂头蚴在脑内存留时间越长，对脑组织损坏越广泛。最常见的症状依次是癫痫、运动障碍和精神异常。有生食蛇、蛙肉或饮用未处理的生水史；裂头蚴特异抗体酶联免疫吸附试验血及脑脊液强阳性；再结合临床症状，应考虑本病诊断。

● **脑裂头蚴病的影像学检查有何特征性表现？**

答：人体感染脑裂头蚴病后，裂头蚴幼虫会在脑组织内穿行，造成坏死隧道，虫体内的蛋白酶能溶解周围组织，引起炎症反应，这就是形成脑裂头蚴病特征性影像学表现的病理学基础，即机械性损伤与炎性肉芽肿并存。因此该病在 CT 检查和磁共振影像上存在动态的特征性表现，强调随访复查。

脑裂头蚴病 CT 检查病灶多呈不规则斑片低密度影，由于其周围有不同程度的炎性反应，病灶周围常伴有水肿，但占位征象多不明显，特征性表现包括：①白质区不规则的低密度占位灶，由于病灶新旧不一，病灶强化程度也不同，可有明显强化或不强化病灶甚至脑萎缩；②可有点状钙化灶，与死亡变性虫体钙盐沉积及裂头蚴体内散在分布有圆形或椭圆形石灰小体有关；③CT 增强常可见小结节样、小环状强化，类似小脓肿或其他肉芽肿样改变，可能为病灶内不规则的管窦道壁、炎性肉芽肿形成或虫体强化。

该病 MRI 的特点主要包括：①病灶主要位于幕上脑实质，以额叶及顶叶最为多见，主要累及白质区，其次为白质与灰质交界区。②病灶呈片状不均匀性异常信号，周围不规则大片状水肿带，T1WI 呈稍低信号，T2WI 呈高信号。③增强扫描病灶呈串珠样增强或扭曲的条索样增强，这些强化灶可缠绕成为特殊的"绳结状"征象，与裂头蚴形态吻合。④慢性裂头蚴病主要表现为肉芽肿形成，并有大量嗜酸性粒细胞浸润，环形强化提示小脓肿形成，直径一般小于 2cm，随访过程中病灶无增大趋势。⑤强化灶位置及形态有改变，数量可有增多，这可能与裂头蚴活动过程中形成新的肉芽肿有关。⑥占位效应不明显，可作为与其他脑肿瘤鉴别的重要依据。

### 脑裂头蚴病除了影像学检查外还有哪些其他辅助诊断手段？

答：脑裂头蚴病的临床诊断除了依靠 CT 与 MRI 检查的特征性表现外，血清裂头蚴抗体免疫学检测，如酶联免疫吸附试验（ELISA）是最常用的辅助诊断手段，不仅创伤小，并且敏感性高、特异性强、简便快速经济，尤其对轻度感染、早期感染、隐性感染、异位寄生和深部组织寄生的病例，是一种较好的术前辅助诊断手段，可弥补病原学和影像学诊断的不足。目前我国尚未建立明确的曼氏裂头蚴病诊断标准，病原学检查阳性是曼氏裂头蚴病确诊的依据，绝大部分患者需通过手术或病理组织活检发现虫体而确诊。病灶常形成嗜酸性肉芽肿或脓肿，内有大量坏死组织，可见窦道痕迹。切片病理学检查常可见病变组织有大量炎性细胞和较多嗜酸性粒细胞浸润。

※ [主治医师再次补充病历]

　　该患者入院后各项辅助检查结果回报提示无手术禁忌，择期在气管内全麻下行开颅探查病灶切除术，术中切开右侧额中回约1.5cm发现异常组织结节，质韧，血运一般，切开后吸出一乳白色条索状物，电灼后剧烈扭动，完整取出后发现为裂头蚴活虫体，可在生理盐水中游动（图8-5、图8-6），术中进一步切除周围病变脑组织。整个手术过程顺利，术后患者恢复好，无任何功能及感觉障碍，予以口服抗癫痫药物，未再发癫痫。术后病理报告：裂头蚴，肠腔内大量虫卵。术后予以肠虫清驱虫治疗，以后注意改变不良饮食习惯，定期予以驱虫。

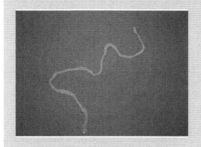

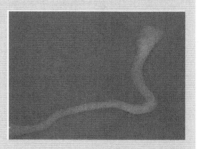

图8-5　病灶取出的白色带状
虫体，活虫蜷曲成团，能
蠕动，体不分节

图8-6　高倍镜下可见虫体头部
膨大，体前端中央呈唇状
凹陷，末端钝圆

## ⍰ 主任医师常问主治医师的问题

● **脑裂头蚴病的主要治疗方法有哪些？ 外科手术治疗的目标是什么？**

　　答：对于全身性裂头蚴病，过去常用治疗药物为吡喹酮，目前比较常用的药物是阿苯哒唑（商品名：肠虫清），早期诊断，治疗效果好。但是对于脑裂头蚴病，药物治疗的效果无法肯定，有文献报道应用大剂量吡喹酮治疗脑裂头蚴病效果良好。由于脑裂头蚴病发病时往往患病时间较长，形成了明显的肉芽肿样改变，往往出现继发性癫痫或神经功能障碍等表现。目前临床上主张病

彩图: 图8-5、
图8-6

灶的外科手术切除是首选方案，外科手术治疗的目标是去除活体裂头蚴，切除炎性肉芽肿样病灶。开颅手术能完整切除包含虫体（包括头节）的肉芽肿结节及其周围变性脑组织，治疗彻底，但手术创伤较大，如病变深在或位于功能区则宜慎重，术中可以结合 B 超、神经导航等技术提高手术安全性。近年来立体定向技术日益发展，裂头蚴特有的线形虫体易被穿刺针所吸取，特别对于活虫，其固有的逃避机制使其虫体与周围脑组织并不粘连，术中多次穿刺抽吸有可能得到虫体，因此脑立体定向穿刺术是一种合理的手术方法。如活检取出活性虫体，必须检查其头节是否完整。该方法微创、安全，对于深部病灶或功能区病灶可以首选，缺点是术中有可能仅获得肉芽肿组织或虫体片段，如未发现头节，需术后密切进行 CT、MRI 随访，观察是否有复发情况。如出现复发病灶，可等待病灶移行至浅表部位或安全区域再考虑做开颅直接手术。

## 主任医师总结 ·······

脑裂头蚴病是指曼氏迭宫绦虫的幼虫——裂头蚴侵入颅内并移行于脑组织中引起的慢性炎性肉芽肿样病变，导致继发性癫痫或神经功能障碍等表现。该病比较罕见，多发生在南方热带地区，但病情常常严重。人类饮用含尾蚴的生水，摄食含尾蚴的未煮熟蛇、蛙、鸟、梭尾螺的肉，或裂头蚴直接由皮肤、黏膜伤口侵入，均可患裂头蚴病。

脑裂头蚴病的临床诊断主要依靠其 CT 和 MRI 影像上存在的动态特征性表现，特别是 MRI 增强扫描病灶表现为匐形管状、串珠状、扭曲条索状及绳结状强化病灶，占位效应轻，有时为"负效应"，这些强化灶可缠绕成为特殊的"绳结状"特征性虫体样征象，且随访过程中病灶位置及形态有所改变，结合血清免疫学检查裂头蚴抗体阳性及特殊的疫水接触史，多可明确诊断脑裂头蚴病。病原学检查阳性是曼氏裂头蚴病确诊的依据，绝大部分患者需通过手术或病理组织活检发现虫体而确诊。

脑裂头蚴病药物治疗的效果无法肯定，有文献报道应用大剂量吡喹酮治疗脑裂头蚴病效果良好。目前临床上主张病灶的外科手术切除是首选方案，外科手术治疗的目标是去除活体裂头蚴，切除炎性肉芽肿样病灶。如病变深在或位于功能区则宜慎重，术中可以结合 B 超、神经导航等技术提高手术安全性。脑立体定向穿刺术是一种合理的手术方法。该方法微创、安全，缺点是术中有可能仅获得肉芽肿组织或虫体片段。如活检取出活性虫体，必须检查其头节是否完整，如未发现头节，需术后密切进行 CT、MRI 随访，观察是否有复发情况。如出现复发病灶，可等待病灶移行至浅表部位或安全区域再考虑做开颅手术。

# 参 考 文 献

［1］ 李德泰，肖立志，彭德红. 儿童脑裂头蚴病的影像诊断及鉴别诊断［J］. 放射学实践，2012，（01）：21-25.

［2］ 丁耀军，柳健，谢安明. 脑裂头蚴病的影像学特征分析［J］. 南昌大学学报（医学版），2011，（05）：35-37＋41.

［3］ 龚才桂，王小宜，刘慧等. 脑裂头蚴病的 MRI 诊断［J］. 中华放射学杂志，2006，（09）：913-917.

［4］ 陈宏，吴劲松，周良辅等. 脑裂头蚴病的诊断与外科治疗［J］. 中国临床神经科学，2003，（02）：166-169.

［5］ 王越，干小仙. 曼氏裂头蚴病诊断研究进展［J］. 中国人兽共患病学报，2007，（09）：942-944.

［6］ 金中高，周林江，姚振威. 脑裂头蚴病的 CT 和 MRI 诊断［J］. 放射学实践，2008，23（07）：749-751.

［7］ Liao H，Li D，Zhou B，et al. Imaging characteristics of cerebral sparganosis with live worms. J Neuroradiol. 2016，43（6）：378-383.

［8］ Hong D，Xie H，Zhu M，et al. Cerebral sparganosis in mainland Chinese patients. J Clin Neurosci. 2013，20（11）：1514-1519.

［9］ Gonzenbach RR，Kong Y，Beck B，et al. High-dose praziquantel therapy for cerebral sparganosis. J Neurol. 2013，260（5）：1423-1425.

［10］ Li YX，Ramsahye H，Yin B，et al. Migration：a notable feature of cerebral sparganosis on follow-up MR imaging. AJNR Am J Neuroradiol. 2013，34（2）：327-333.

［11］ Kim DG，Paek SH，Chang KH，et al. Cerebral sparganosis：clinical manifestations，treatment，and outcome. J Neurosurg. 1996，85（6）：1066-1071.

# 第九章 疼痛和功能神经外科

## 病例1：顽固性癫痫

⚛ [实习医师汇报病历]

患者女性，14岁，右利手。因"发作性右侧肢体抽搐22个月，右侧肢体无力16个月"入院。患者于22个月前无明显诱因出现发作性头右偏，不能言语，持续约1min，当时无意识障碍。于当地医院检查行头颅CT及MRI检查颅内未见明显异常，脑电图提示边缘状态脑电图。患者2天后出现右口角持续性抽搐，于北京某医院就诊，诊断癫痫，予"卡马西平（得理多）"口服治疗后好转。18个月前出现右上肢持续性抽搐，再次前往北京某医院就诊，MRI印象左侧额叶病变，首先考虑炎症性病变，脑电图为高度不正常儿童脑电图，左侧半球为著。17个月前右上肢转为间断性抽搐，并逐步出现右下肢持续性抖动，卧位时明显。并逐步出现右侧面肌无力、上肢无力以手部为甚，而后出现下肢无力，呈进行性加重。1个月前再次于北京某医院诊断考虑线粒体脑肌病可能，予肌肉活检后排除该病。目前此类症状发作频繁，发作形式表现为：头右偏，右口角及上下肢抽搐，发作时意识清楚，言语稍欠流利，抽搐时间短则数十秒，长则2min，发作约每日二十余次。药物治疗方面：由单一应用得理多到逐渐联合应用托吡酯（妥泰）、拉莫三嗪等多种抗癫痫药物联合应用。现口服得理多、妥泰和拉莫三嗪，仍不能满意控制癫痫发作。患者发病前3个月上呼吸道感染（感冒）发热，最高体温为39℃，发热持续4天后好转。患者发病以来，智力逐渐下降，较同龄儿童明显下降。

体格检查 T 37.0℃，R 19次/min，P 80次/min，BP 120/60mmHg。专科查体：神志清楚，言语欠流利，右侧鼻唇沟浅，口角左侧歪斜，伸舌稍右偏，耸肩右侧稍力弱。右手屈曲挛缩，右下肢内翻畸形，右上肢近端肌力4级，远端3级，右下肢肌力4⁺级，左侧肢体肌力 5 级，左侧腱反射正常存在，右侧肱二头肌、肱三头肌、膝腱反射及跟腱反射亢进，右侧 Babinski 征、Cordon 征、Chaddoch 征、Hoffman 征阳性。

辅助检查 头颅 MRI 检查（发病后 5 个月）（图 9-1）：左侧额叶沿中央沟两侧脑灰质可见长 T1 长 T2 信号、Flair 高信号，局部脑组织略肿胀，脑沟略浅。头颅 MRI（发病后 9 个月）（图 9-2）：左颞叶皮质及皮质下多发片状长 T1 长 T2 信号、Flair 高信号，与发病后 5 个月比较左额叶病变范围扩大，左颞叶为新出现病变。头颅 MRI（发病后 19 个月）（图 9-3）：与发病后 9 个月相比，①左额颞进展性病灶，白质逐步受累，左内侧颞叶、扣带回额内侧回、旁中央小叶逐渐受累；②左侧半球进行性脑萎缩，以额颞叶为主。

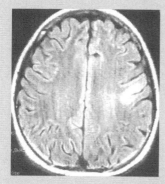

图 9-1 头颅 MRI（发病后 5 个月）

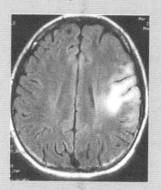

图 9-2 头颅 MRI（发病后 9 个月）

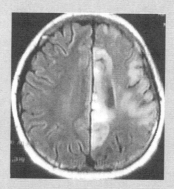

图 9-3 头颅 MRI（发病后 19 个月）

视频脑电图　　间歇期：左枕 α 波明显减弱，左侧半球间断出现棘慢波放电。发作期：多次癫痫发作，表现为右侧肢体强直，右侧嘴角抽动，持续 3～5min，脑电图（图 9-4）为左侧半球节律性慢波，棘慢波，以头后部为著，伴有左侧半球慢波。

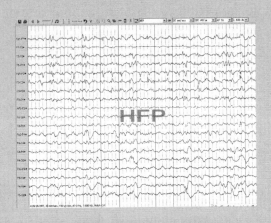

图 9-4　左侧半球间断出现棘慢波放电

视力及视野　　右眼散在暗点，左眼鼻侧上方视野缺损及散在暗点。

诊断　①症状性癫痫部分性发作持续状态；②左侧半球多发异常信号伴萎缩；③Rasmussen 脑炎可能性大。

治疗　完善术前准备，包括三大常规、凝血功能、肝肾功能、电解质检验等，完善心电图、胸部 X 线片、腹部超声等常规术前检查，拟行左侧大脑半球切除术。

 **主任医师常问实习医师的问题**

● **目前患者癫痫发作形式主要是什么?**

答：根据患者家属描述及目前观察到的症状，结合脑电图检查结果，患者的癫痫发作形式属于部分运动性发作并呈现持续状态，部分性发作患者，意识保留，一般持续时间短于 1min，突然出现突然停止，脑电图放电一般局限于抽搐对应的中央沟区域。

● **癫痫的部分性发作是如何分类的？**

答：分为单纯部分性发作、复杂部分性发作及部分继发全身发作。

（1）单纯部分性发作 持续时间较短，一般不超过 1min，起始与结束均较突然，意识保留。可分为：部分运动性发作、部分感觉性发作、自主神经性发作及精神性发作。

（2）复杂部分性发作 也称颞叶发作、精神运动性发作，表现部分性发作伴不同程度意识障碍。痫性放电起源于颞叶或额叶内侧，起源、扩散途径及速度不同，临床表现可差异极大，可先出现单纯部分性发作（时间可长可短），再出现意识障碍。特殊感觉或单纯自主神经性症状常为先兆。

（3）部分性发作继发全身发作 单纯部分性发作可发展为复杂部分性发作，单纯或复杂部分性发作可泛化为全面性强直-阵挛发作，患者醒后若能记得局灶性发作时症状即为先兆。

❀ ［住院医师补充病历］

> 该患者癫痫表现为部分运动性发作及部分性癫痫持续状态，且在发病后 6 个月出现抽搐侧肢体进行性轻偏瘫，患者智力减退。影像学表现为进行性一侧半球萎缩及呈进展性改变，脑电图表现为一侧半球的慢波，棘慢波改变。根据病史、影像学检查和脑电图检查，考虑为 Rasmussen 脑炎。因该病的进展性及药物治疗无效，有手术适应证，可行解剖性或功能性大脑半球切除术。

 **主任医师常问住院医师的问题**

● **患者目前考虑的诊断是什么？ 主要依据是什么？**

答：（1）目前考虑诊断症状性癫痫，不排除 Rasmussen 脑炎（Rasmussen encephalitis，RE）。

（2）诊断依据

① 患者女性，14 岁，右利手。

② 现病史分析：患者发作性右侧肢体抽搐 22 个月，右侧肢体无力 16 个月。发作形式表现为部分运动性发作及部分性发作持续状态（右侧肢体及口角抽搐），伴有渐进性右侧肢体的轻偏瘫。

③ 既往史：患者发病前 3 个月感冒发热病史。

④ 查体：右侧偏瘫。

⑤ 辅助检查：头颅 MRI 提示左脑进行性萎缩。

● **该病主要应与哪些疾病鉴别？**

答：(1) 线粒体脑肌病（图 9-5） 与 Rasmussen 脑炎共同属 kojew-nikow 综合征，也可出现局限性癫痫发作持续状态，呈进行性变化，最终将累及对侧半球，脑电图有时和 Rasmussen 脑炎相似，活检可确诊。

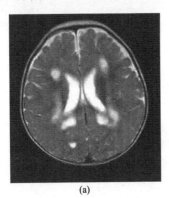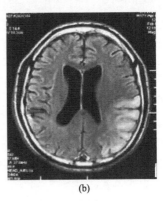

(a)　　　　　　　　　　　　(b)

图 9-5　线粒体脑肌病的 MRI 图像

摘自：靳陶然，沈宏锐，赵哲等．线粒体脑肌病的临床、病理及影像学特点
临床神经病学杂志，2015，28（1）：1-4.

(2) **细菌或病毒性脑炎**（图 9-6） 患者一般有发热病史，有头痛，

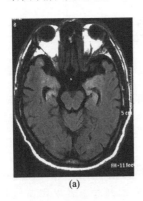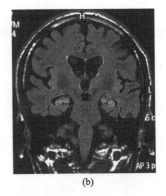

(a)　　　　　　　　　　　　(b)

图 9-6　病毒性脑炎后双侧脑组织萎缩，海马硬化

颈强直等脑炎的体征，一般患者有意识障碍，抽搐多表现为全身强直阵挛发作，腰穿检查可以明确细菌或病毒性脑炎的诊断。

（3）皮质发育不良（图 9-7） 常见于儿童患者，MRI 可见皮质发育不良的典型影像，病变为非进行性改变。

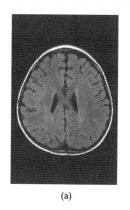 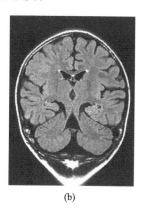

(a)  (b)

图 9-7 右侧额顶叶脑皮质发育不良（FCD）

### ● Rasmussen 脑炎的诊断标准是什么？

答：目前主要参考为 2005 年欧洲标准。

（1）RE 诊断标准 A（European consensus statement，2005） 符合下述三项标准方可确诊。

① 临床：局灶性癫痫发作（伴或不伴部分性癫痫持续状态）及单侧性皮质功能障碍。

② 脑电图：单侧半球脑电活动减慢，伴或不伴癫痫样放电；癫痫发作在脑电图上为单侧起始。

③ MRI：单侧半球局灶性皮质萎缩，至少以下一项：脑灰质或白质 T2/FLAIR 高信号，同侧尾状核头部高信号或萎缩。

（2）诊断标准 B 符合下述二项标准方可确诊。

① 临床表现：部分性癫痫持续状态或进行性单侧大脑皮质功能障碍。

② MRI：进行性单侧半球局灶性皮质萎缩。

③ 病理：T 细胞为主的脑炎，伴有大量小胶质细胞（典型病例可见小胶质细胞结节形成，但并非必不可少），反应性胶质细胞增生。

大量的脑实质内吞噬细胞、B 细胞、浆细胞或病毒包涵体可以排除 Rasmussen 脑炎诊断。

## ● Rasmussen 脑炎的临床分期如何？

答：（1）第一期　前驱期，从首次发作到第二期开始（癫痫发作次数较少，几乎没有偏瘫）。

（2）第二期　急性期，癫痫发作频率进行增加（单纯部分运动发作＞10 次/d），出现偏瘫或偏瘫加重。

（3）第三期　后遗症期，相对稳定，轻偏瘫持续存在，癫痫发作频率较第二期明显减少。

※ ［主治医师补充病历］

肌肉活检（三角肌）结果：光镜下可见肌纤维大小基本正常，未见坏变或再生纤维，极个别纤维周边局部增厚，间质小血管未见明显异常，未见炎性细胞浸润。MGT 染色未见 RRF 或其他异常结构。NADH、SDH 和 CCO 染色均显示少数肌纤维周围局部深染，PAS 染色未见特殊，ORO 染色见部分肌纤维内脂滴轻中度增多。ACP 和 NSE 染色未见明显异常。ATP 染色Ⅰ型和Ⅱ型肌纤维比例大致正常。

根据患者的症状、体征、辅助检查等可以明确 Rasmussen 脑炎的诊断，该疾病的主要特征是一侧半球进行萎缩，萎缩对侧的癫痫部分性发作持续状态及患者的认知功能进行下降，该患者符合以上诊断条件，同进更重要的该病要排除病病毒性脑炎、及线粒体脑肌病，该患者进行了腰穿及肌肉活检排除了以上疾病。因此，诊断成立。因该

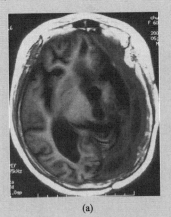 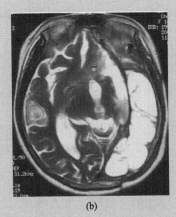

(a)　　　　　　　　　　　　(b)

图 9-8　RE 左侧半球解剖性切除术后 17 个月

病的进展性及药物治疗无效，因此需要手术切除一侧半球，目前对于该病更常用的手术方式是功能性大脑半球切除，既可以达到半球切除的手术效果，又可以一定程度上阻上半脑切除后所造成的脑移位。但患者左侧半球多发性异常信号，为了对该患者的脑组织多处取材进行病理学诊断，因此进行了解剖半球切除，患者术后病理亦证实了该疾病的诊断（图9-8、图9-9）。

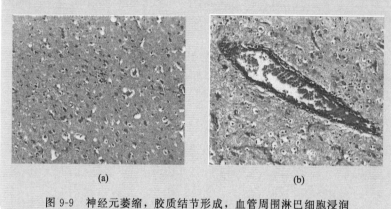

(a)　　　　　　　　　　　　(b)

图 9-9　神经元萎缩，胶质结节形成，血管周围淋巴细胞浸润

## ❓ 主任医师常问主治医师的问题

### ● 该患者为何采用功能半球离断术而不用解剖半球切除术？

答：大脑半球离断术由解剖性大脑半球切除术发展而来，离断技术以最少部分的切除，最大限度的离断脑组织为原则。主要是为了减少解剖性半球切除术的手术并发症如急慢性脑移位、术后脑积水、含铁血黄素沉着病等。功能半球切除术具有所需切口小，时间短，出血少等优点，同时切除了部分脑组织减轻了术后脑水肿的风险。随着各癫痫中心手术技巧的提高及手术方式的改进，功能半球切除术的达到了与解剖或功能半球切除术基本相同的效果。

### ● 半球切除的手术方法有哪些？

答：（1）解剖性大脑半球手术　切除一侧除了基底节区外的所有脑组织。1929年，Dandy实施了第一例肿瘤患者的解剖半球切除。1938

年，Mckenzie 实施了第一例癫痫患者的解剖半球切除术，患者癫痫得到了控制。19 世纪 60 年代，解剖性半球切除术得到广泛应用。但术后发现了一些和手术相关并常见的并发症，包括：术后晚期脑积水、脑表面含铁血黄素的沉积。早期研究发现三分之一患者有上述并发症。之后进行了一系列的手术方式的改进。1983 年，Adams 改良式解剖半球切除术改良法，切除丘脑和基底节以外的病变侧半球脑组织，将原位未缝合的硬脑膜膜缝翻向中线缝合于大脑镰，小脑幕及颅前、颅中窝底的硬膜上，缩小硬膜下隙。栾国明教授自 2004 年对解剖性半球手术进行了改良，切除病变侧除丘脑及基底切所有组织的基础上，用肌片或耳脑胶封闭 Monro 孔，用人工硬膜将基底节固定于同侧的大脑镰，小脑幕及颅前、颅中窝底的硬膜上，硬膜原位缝合，既在一定程度上防止脑移位，又保持了硬膜下隙的完整。

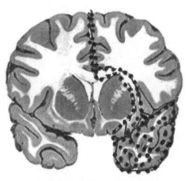

(a) 经纵裂半球离断术并颞叶切除

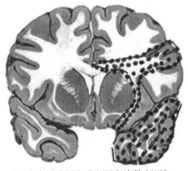

(b) 中央区造漏半球离断术并颞叶切除

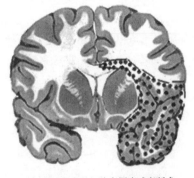

(c) 颞叶及岛盖切除岛周半球离断术

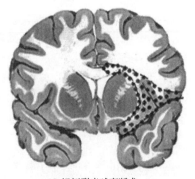

(d) 经侧裂半球离断术

图 9-10 大脑半球离断术示意

（2）功能性大脑半球离断术　因解剖性半球的严重并发症，1974年加拿大蒙特利尔神经病研究所的 Rasmussen 首先提出了患侧半球中央区和颞叶为主的半球切除术，剩余脑组织进行离断，作到了解剖上为次全切除而功能上为全切，为功能性大脑半球切除术。

（3）半球离断术　1992 年后，出现了不同方式的半球离断术出现，包括：经岛叶半球离断术、经侧裂半球离断术和中线旁垂直半球离断等，在尽少做到病侧半球切除的基础上，离断与对侧及同侧丘脑基底节的联系（图 9-10）。

● **Rasmussen 脑炎患者多为儿童，约半数为婴幼儿，诊断为 Rasmussen 脑炎的儿童何时进行手术效果最佳？**

答：依据我们的经验，在疾病发展到第二期前或刚进入第二期时就应积极手术，这样既能达到治愈目的，又可最大程度保留及促进功能恢复，如进入第三期，有可能偏瘫等功能障碍已进入不可恢复状态。儿童患者的早期手术，还会促发受损半球功能的转移，有利于提高患者的长期生活质量。这里需要强调的是，手术后一定要进行系统的功能康复锻炼。早期及时的康复训练可以使患者的语言和运动功能恢复达到最佳效果。

## 主任医师总结

Rasmussen 脑炎是一种散发的起病于儿童期的病因未明的疾病，早期多表现为部分性癫痫或癫痫持续状态，其影像学表现为进行性一侧半球萎缩及 T2 和（或）FLAIR 异常信号。药物治疗无明显效果，疾病发展到晚期将导致患儿偏瘫及智能障碍。抗癫痫药物疗效差，激素冲击治疗或免疫球蛋白治疗部分患者可起到短时的缓解作用。癫痫的不断发作及偏瘫等症状会严重影响儿童的正常发育、教育和成年后的工作。患侧的大脑半球切除是唯一有效的控制癫痫的方法。

关于 RE 手术时机选择问题一直是有争议的。有些学者主张确定诊断后尽早进行半球切除手术；有的学者主张当出现神经功能障碍再行手术（手术不可避免的出现神经功能障碍，如手指精细活动丧失、偏盲、优势半球受影响、失语）。后一种观点的支持在于，观察到并非所有的患者都会出现最大程度的神经功能缺失，特别是那些迟发的患者。而早期外科手术治疗的拥护者认为癫痫完全控制后患者的生活质量提高，保护了脑的进一步发育。根据对 RE 患者手术经验的总结，我们主张一旦确定诊断，应尽早手术治疗。RE 疾病本身决定了其药物难治性及患者不可避免的出现认知功能倒退及运动神经功能损伤，早期手术治疗，可有效地控制癫痫发作及保护健侧脑发育，以代偿病变侧脑的功能。

在 RE 患者中，癫痫完全缓解率为 62.5%～85%。最近报道的 RE 手术病例中，多采用功能半球切除术和大脑半球离断技术。半球术后患者认知功能较术前有一定程度的改善，术后经过正规的肢体及语言康复锻炼，患者近端肌力可达到 4 级以上，可在不依赖外力帮助下行走，但远端肢体特别是手的精细活动功能会丧失，患者术后可较熟练地进行语言交流。

## 参 考 文 献

[1] 关宇光，栾国明，周健. 偏侧惊厥-偏瘫-癫痫综合征的外科治疗[J]. 中华神经外科杂志，2010，26（9）：803-805.

[2] Guan Y, Zhou J, Luan G, et al. Surgical Treatment of Patients with Rasmussen Encephalitis[J]. Stereotact Funct Neurosurg, 2014, 92 (2)：86-93.

[3] 林久銮，周文静，左焕琮等. 大脑半球切除治疗难治性癫痫的术前评估及手术改良（附58例报告）[J]. 中华神经外科杂志，2012，28（10）：1049-1052.

[4] LEW SM, KOOP J, MUELLER WM, et al. Fifty consecutive hemispherectomies：outcomes, evolution of technique, complications, and lessons learned[J]. J Neurosurg, 2014, 74 (2)：182-194, discussion 195.

[5] Lee YJ, Kim EH, Yum MS, et al. Long-Term outcomes of hemispheric disconnection in pediatric patients with intractable epilepsy[J]. J Clin Neurol, 2014, 10 (2)：101-107.

[6] 史增敏，张凯，张建国等. 大脑半球切除术治疗顽固性癫痫的随访研究[J]. 中华神经外科杂志，2016，32（10）：984-988.

[7] 朱丹，郭强，华刚等. 改良功能性大脑半球切除术治疗婴儿偏瘫伴顽固性癫痫（附9例分析）[J]. 中国微侵袭神经外科杂志，2007，12（7）：305-307.

[8] 杨海波，刘思维，刘晓燕等. 难治性癫痫患儿大脑半球离断术后神经功能的影响因素[J]. 中国康复理论与实践. 2016，（22）8：957-961.

[9] Moosa AN, Gupta A, Jehi L, et al. Longitudinal seizure outcome and prognostic predictors after hemispherectomy in 170 children[J]. Neurology, 2013, 80 (3)：253-260.

[10] Van der kolk NM, Boshuisen K, van Empelen R, et al. Etiology-specific differences in motor function after hemispherectomy[J]. Epilepsy Res, 2013, 103 (2-3)：221-230.

[11] 王薇薇，吴逊. 药物难治性癫痫大脑半球手术治疗的预后[J]. 中国现代神经疾病杂志. 2015，15（11）：914-920.

[12] 张忠，江涛. 大脑半球语言功能定位技术[J]. 中国微侵袭神经外科杂志，2009，

14（1）：46-48.

[13] Honda R, Kaido T, Sugal K, et al. Long-term developmental outcome after early hemispherotomy for hemimegalencephaly in infants with epileptic encephalopathy[J]. Epilepsy Behav, 2013, 29（1）：30-35.

# 病例 2：帕金森病

## ❀［实习医师汇报病历］

　　患者男性，58 岁，主诉"渐进性肢体抖动、僵硬、动作缓慢 8 年，加重 2 年"。患者 8 年前无明显诱因出现左手轻微不自主抖动，休息、安静状态下明显，紧张或情绪激动时加重，平静放松后减轻，睡眠后消失，同时感左侧肢体活动不灵活、僵硬，动作较前变慢。因对生活影响不大非特别在意，后来症状逐渐加重，波及左下肢，出现行走拖步，左侧肢体摆动减少，在当地医院就诊检查后诊断为"帕金森病"，给予多巴丝肼片（美多芭）、盐酸苯海索（安坦）等药物治疗，服药后症状明显好转，工作生活无影响。一直坚持门诊服药治疗，服药 3 年后感觉药效逐渐减退，需要逐渐增加药量才能控制症状。3 年前右侧肢体亦出现上述症状，走路越来越慢，小碎步，起床迈步转身费力，呈弯腰驼背姿势，两侧症状不对称。近 2 年来自觉症状加重明显，行走越来越困难迟钝，无法坚持正常工作，现口服美多芭 250mg，每天 4 次，吡贝地尔（泰舒达）50mg，每天 2 次，服美多芭后存在明显"开关"样症状波动，药物无效时日常生活已需要家人帮助。今来我院就诊要求行脑起搏器手术治疗。发病以来患者无诉站立头晕、吞咽困难、饮水呛咳、大小便失禁、平衡障碍等情况。近两年精神睡眠差，饮食正常，长期便秘，服药后生活基本自理。门诊以帕金森病收入院。

　　**体格检查**　T 36.5℃，R 15 次/min，P 68 次/min，BP 128/84mmHg。心肺腹部查体未见异常。神经系统查体：神志清楚，头颅外观大小正常，颜面部表情呆板，面具脸，流涎较多，颜面躯干皮脂分泌增多。双眼球活动无受限，角膜未见 K-F 环；四肢、躯干感觉无异常，四肢肌力 5 级，肌肉无明显萎缩，肱二头肌、膝腱反射无明显亢进，双侧 Hoffmann 征、Babinski 征阴性；闭目难立征（一）。双侧肢体可见搓丸样震颤，四肢肌张力高，左侧肢体症状明显，呈齿轮样强直。屈曲体态，慌张步态，小写征明显。

　　**辅助检查**　外院头颅 MRI 检查提示轻度脑萎缩；血、尿、粪常规，凝血功能、肝肾功能、电解质检验，心电图、胸部 X 线片等常规检查未见明显异常。

　　**诊断**　帕金森病。

　　**治疗**　（1）联合神经内科医师会诊确定治疗方案，按原来方案继续服药治疗。

　　（2）术前评估

　　① 头颅 MRI 检查：明确无严重脑萎缩，基底节区轴位高分辨率 T2 序列扫描，确定双侧丘脑底核（STN）手术靶点。

　　② 疗效评估：用 UPDRS-Ⅲ 量表评估患者运动障碍和复方左旋多巴反应性，经左旋多巴冲击试验（levodopachallenge test）评估 DBS 疗法改善率可达 81％。

　　③ 认知测试：韦氏成人智力量表检查显示无痴呆。

　　④ 精神测试：使用汉密尔顿抑郁量表评估无明显情绪障碍，简明精神病量表评估无精神障碍。

　　（3）微电极引导下双侧丘脑底核深部脑刺激电极（STN-DBS）立体定向置入术。

　　（4）DBS 术后开机调试以及抗帕金森病药物剂量调整。

## ❓ 主任医师常问实习医师的问题

### ● 什么是帕金森病？

　　答：帕金森病（Parkinson's disease，PD）是一种常见的中老年神经系统退行性疾病，主要病理特征为中脑黑质多巴胺能神经元进行性变性死亡合并路易小体形成，伴随纹状体区多巴胺递质降低、多巴胺与乙酰胆碱递质失平衡，临床表现为静止性震颤、肌强直、动作迟缓、姿势平衡障碍等运动症状，以及嗅觉减退、便秘、睡眠行为异常和抑郁等非运动症状。该病最早被英国医生兼地质学家詹姆士·帕金森（James Parkinson）发现并描述，当时还不知道这是什么病，1817 年帕金森医生将有详细观察记录的 6 个病例作了首次公开报道，他根据临床症状将此病称为"震颤麻痹（paralysis agitans）"。其实患者除了震颤，还有肌肉僵直、面部表情减少等其他症状，但是四肢的肌力并没有减退，其后的法国著名神经病学家夏科（Charcot J. M）医生又补充了肌强直体征，改名为"帕金森病"，既为了纪念帕金森医生对认识该病的贡献，又进一步完善了对该病的正确认识。

### ● 帕金森病的临床分型及分级有哪些？

答：目前临床上常用的帕金森病分级方法还是采用 1967 年 Margaret hoehn 和 Melvin Yahr 发表量表，称为 hoehn-Yahr 分级。hoehn-Yahr 各阶段的定义如下。

Ⅰ期：单侧身体受影响，功能减退很小或没有减退。

Ⅱ期：身体双侧或中线受影响，但没有平衡功能障碍。

Ⅲ期：受损害的第一个症状是直立位反射，当转动身体时出现明显的站立不稳或当患者于两脚并立，身体被推动时不能保持平衡。功能方面，患者的活动稍受影响，有某些工作能力的损害，但患者能完全过独立生活。

Ⅳ期：严重的无活动能力，但患者仍可自己走路和站立。

Ⅴ期：除非得到帮助外，只能卧床或坐轮椅。

### ● 帕金森病的主要治疗手段有哪些？

答：帕金森病的治疗方法和手段包括药物治疗、手术治疗、运动疗法、心理疏导及照料护理等。治疗不仅要立足当前，针对帕金森病的运动症状和非运动症状采取全面综合的治疗，并且需要长期管理，以达到长期获益。

药物治疗为首选，是整个治疗过程中的主要治疗手段。目前国内外应用较多的 PD 药物主要分为以下几类：①左旋多巴-外周多巴胺脱羧酶抑制剂；②多巴胺激动剂；③单胺氧化酶 B 抑制剂（MAOBIs）；④儿茶酚-氧位-甲基转移酶抑制剂（COMTIs）；⑤抗胆碱能药物；⑥金刚烷胺等。左旋多巴（L-DOPA）是目前应用最为广泛，也是最为有效的改善 PD 运动症状的药物。

手术治疗则是药物治疗的一种有效补充。对于中晚期 PD 患者，长期的药物治疗已经出现药物疗效减退和严重并发症，而通过系统的药物调整也无法解决，此时，神经外科手术治疗成为了一个首选。脑深部电刺激（DBS）是目前治疗 PD 的最为可行的一种手术治疗方法。

目前应用的治疗手段，无论是药物或手术治疗，只能改善患者的症状，并不能阻止病情的发展，更无法治愈。因此，组织细胞移植、干细胞治疗、基因治疗等方法针对帕金森病的根治研究具有诱人的前景，由于 PD 患者病变部位及病理机制相对明确，且已建立有可靠的疾病动物模型。通过目前的立体定向技术，选择适当的细胞或组织群，移植于帕金森病患者脑内，有望替代受损的多巴胺神经元以达到重建或恢复运动调控功能目的。

⚙ ［住院医师或主治医师补充病历］

> 根据患者发病年龄，早期单侧起病，表现静止性震颤、肌僵直、动作迟缓，进行性加重，美多芭治疗效果良好，根据帕金森病最新临床诊断标准，临床表现中没有绝对排除标准和警示征象，经神经内科医师会诊确定认为原发性帕金森病诊断明确，患者目前病情属 hoehn-Yahr 分级Ⅲ～Ⅳ期，病程时间 8 年余，目前患者无法坚持正常工作，服美多芭后存在"开关"样症状波动，药物无效时日常生活已需要家人帮助，可以考虑行双侧丘脑底核深部脑刺激治疗。

## ❓ 主任医师常问住院医师、进修医师或主治医师的问题

### ● 帕金森病是如何诊断的？

答：2015 年 10 月国际运动障碍协会（MDS）公布了帕金森病最新临床诊断标准，患者首先需要符合帕金森综合征的诊断，这是诊断帕金森病的先决条件。帕金森综合征的诊断必须存在运动迟缓，并且至少存在静止性震颤或肌强直这 2 项主征中的 1 项，核心症状必须是显而易见的，且与其他干扰因素无关。明确患者为帕金森综合征后，按照以下标准进行诊断。

（1）临床确诊帕金森病（PD） 需要具备：不符合绝对排除标准；至少两条支持性标准，且没有警示征象（red flags）。

（2）诊断为很可能为帕金森病 需要具备：①不符合绝对排除标准；②如果出现警示征象，需要通过支持性标准来抵消：a. 如果出现 1 条警示征象，必须需要至少 1 条支持性标准；b. 如果出现 2 条警示征

象，必须需要至少 2 条支持性标准；c. 该分类下不允许出现超过 2 条警示征象。

（3）支持性标准、绝对排除标准和警示征象的具体内容。

① 支持性标准

a. 对多巴胺能药物治疗具有明确且显著的有效应答。在初始治疗期间，患者的功能恢复正常或接近正常水平。在没有明确记录的情况下，初始治疗显著应答可分为以下两种情况：

· 药物剂量增加时症状显著改善，减少时症状显著加重；不包括轻微的改变。以上改变通过客观评分（治疗后 UPDRS-Ⅲ 评分改善超过30%）或主观（可靠的患者或看护者提供明确证实存在显著改变）记录；

· 明确且显著的"开关"期波动；必须在某种程度上包括可预测的剂末现象。

b. 出现左旋多巴诱导的异动症。

c. 临床体格检查记录的单个肢体静止性震颤（既往或本次检查）。

d. 存在嗅觉丧失或心脏 MIBG 闪烁显像法显示存在心脏去交感神经支配。

② 绝对排除标准

a. 明确的小脑异常，比如小脑性步态、肢体共济失调、或者小脑性眼动异常（持续凝视诱发的眼震、巨大的方波急跳、超节律扫视）。

b. 向下的垂直性核上性凝视麻痹，或者选择性的向下的垂直性扫视减慢。

c. 在发病的前 5 年内，诊断为很可能的行为变异型额颞叶痴呆或原发性进行性失语（根据 2011 年发表的共识标准）。

d. 发病超过 3 年仍局限在下肢的帕金森综合征的表现。

e. 采用多巴胺受体阻滞药或多巴胺耗竭剂治疗，且剂量和时间过程与药物诱导的帕金森综合征一致。

f. 尽管病情至少为中等严重程度，但对高剂量的左旋多巴治疗缺乏可观察到的治疗应答。

g. 明确的皮质性的感觉丧失（如在主要感觉器官完整的情况下出现皮肤书写觉和实体辨别觉损害），明确的肢体观念运动性失用或者进行性失语。

h. 突触前多巴胺能系统功能神经影像学检查正常。

i. 明确记录的可导致帕金森综合征或疑似与患者症状相关的其他疾

病，或者基于整体诊断学评估，专业评估医生感觉可能为其他综合征，而不是 PD。

③ 警示征象（Red Flags）

a. 在发病 5 年内出现快速进展的步态障碍，且需要规律使用轮椅。

b. 发病 5 年或 5 年以上，运动症状或体征完全没有进展；除非这种稳定是与治疗相关的。

c. 早期出现的球部功能障碍：发病 5 年内出现的严重的发音困难或构音障碍（大部分时候言语难以理解）或严重的吞咽困难（需要进食较软的食物，或鼻胃管、胃造瘘进食）。

d. 吸气性呼吸功能障碍：出现白天或夜间吸气性喘鸣或者频繁的吸气性叹息。

e. 在发病 5 年内出现严重的自主神经功能障碍，包括：

· 直立性低血压——在站起后 3min 内，收缩压下降至少 30mmHg 或舒张压下降至少 15mmHg，且患者不存在脱水、其他药物治疗或可能解释自主神经功能障碍的疾病；

· 在发病 5 年内出现严重的尿潴留或尿失禁（不包括女性长期或小量压力性尿失禁），且并不是简单的功能性尿失禁。对于男性患者，尿潴留不是由于前列腺疾病引起的，且必须与勃起障碍相关。

f. 在发病 3 年内由于平衡损害导致的反复（＞1 次/年）摔倒。

g. 发病 10 年内出现不成比例地颈部前倾（肌张力障碍）或手足挛缩。

h. 即使是病程到了 5 年也不出现任何一种常见的非运动症状，包括睡眠障碍（保持睡眠障碍性失眠、日间过度嗜睡、快速眼动期睡眠行为障碍），自主神经功能障碍（便秘、日间尿急、症状性直立性低血压）、嗅觉减退、精神障碍（抑郁、焦虑或幻觉）。

i. 其他原因不能解释的锥体束征，定义为锥体束性肢体无力或明确的病理性反射活跃（包括轻度的反射不对称以及孤立性的跖趾反应）。

j. 双侧对称性的帕金森综合征。患者或看护者报告为双侧起病，没有任何特别优势，且客观体格检查也没有观察到明显的特别性。

帕金森的诊断流程见图 9-11。

● **帕金森病术前运动评估的具体方法是什么？**

答：良好的反应性预示着 DBS 疗法的良好效果。术前评估运动障碍和复方左旋多巴反应性，多使用统一 PD 评定量表（UPDRS）Ⅲ作为

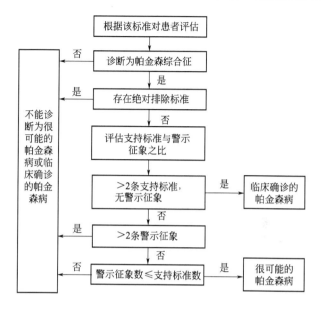

图 9-11 帕金森病的诊断流程

引自：中华医学会神经病学分会帕金森病及运动障碍学组，
中国医师协会神经内科医师分会帕金森病及运动障碍专业.
中国帕金森病的诊断标准（2016 版）.
中华神经科杂志，2016，49（4）：268-271.

评价工具。开期的持续时间并不重要，重要的是运动症状改善程度。左旋多巴冲击试验（levodopa challenge test）是判断 DBS 疗法疗效的重要预测指标，具体方法：被试者试验前 72h 停服多巴胺受体激动剂，试验前 12h 停服复方左旋多巴制剂及其他抗 PD 药物。本试验由 2 位未参加病例筛选的神经科医师进行评测。试验药物应采用复方左旋多巴标准片，服用剂量以之前每天早上第 1 次服用的抗 PD 药物换算为左旋多巴等效剂量（levodopa equivalent dose，LED）的 1.5 倍。空腹状态下，先进行 UPDRS-Ⅲ 评分作为基线，随后口服多潘立酮 10mg，30min 后服用复方左旋多巴标准片，随后每 30min 进行 1 次 UPDRS-Ⅲ 评分，至服药后 4h。计算 UPDRS 的最大改善率，最大改善率=（服药前基线评分－服药后最低评分）/服药前基线评分×100％。

在试验过程中，监测患者心率、血压等，记录不良反应。以 2 位评分者的平均数作为受试者服用复方左旋多巴的最大改善率。改善≥30％

提示 DBS 疗法可能有良好疗效。如除震颤外的症状持续存在，提示 DBS 疗法效果较差。需要指出的是，该试验对难治性震颤疗效的预测价值不大。

### ● 如何选择适合 DBS 疗法的帕金森病患者？

答：DBS 团队通常采用他们认为最佳的方法对患者进行评估，大多数中心都以复方左旋多巴治疗的反应性和 MRI 检查作为临床评估的必要标准。根据《中国帕金森病脑深部电刺激疗法专家共识》建议的，通过以下几个方面评估。

(1) 诊断

① 符合英国 PD 协会脑库（United Kingdom Parkinson's Disease Society Brain Bank）原发性 PD 或中国原发性 PD 的诊断标准。

② 遗传性 PD 或各种基因型 PD，只要对复方左旋多巴反应良好，也可手术。

(2) 病程

① 5 年以下。

② 确诊的原发性 PD 患者，以震颤为主，经规范药物治疗震颤改善不理想，且震颤严重影响患者的生活质量，如患者强烈要求尽早手术以改善症状，经评估后可放宽至病程已满 3 年以下。

(3) 年龄

① 患者年龄应不超过 75 岁。

② 老年患者进行受益和风险的个体化评估后可放宽至 80 岁左右。

③ 以严重震颤为主的老年患者，可适当放宽年龄限制。

(4) 药物使用情况

① 对复方左旋多巴曾经有良好的疗效。

② 已经进行了最佳药物治疗（足剂量，至少使用了复方左旋多巴和多巴胺受体激动剂）。

③ 目前不能满意控制症状，疗效明显下降或出现了棘手的运动波动或异动症，影响生活质量或为药物难治性震颤，或对药物不能耐受。

(5) 病情严重程度 "关"期为 Hoehn-Yahr 分级 3~4 期。

(6) 合理的术后预期 医师在手术前，应就手术预期与患者及其家属充分沟通，建议包括：① 手术不能解决所有的症状，部分症状不能通过手术缓解；② 手术能缓解的症状是引起患者功能障碍的主要原因；③ 不能根治帕金森病，疾病会进展；④ 不是所有患者手术后都能够减药或停药；⑤ 患者需要知晓手术的益处和风险。

（7）共存疾病 存在以下情况者不适宜手术：① 有明显的认知功能障碍，且此认知障碍足以影响患者的日常生活能力（如社交、工作和药物服用等）；② 明显严重（难治性）抑郁、焦虑、精神分裂症等精神类疾病；③ 明显医学共存疾病影响手术或生存期。

（8）适于转诊的候选患者

① 符合上述各项标准。

② 患者和家属有手术意愿和良好的依从性。

③ 能定期随访进行程控。

④ 可考虑转入 DBS 诊疗中心，进行进一步的筛查和评估。

◎ ［主治医师再次补充病历］

患者已行头颅 MRI 轴位高分辨率 T2 序列扫描（图 9-12），术前左旋多巴冲击试验评估 DBS 疗法改善率可达 81%，韦氏成人智力量表检查显示无痴呆，汉密尔顿抑郁量表评估无明显情绪障碍，简明精神病量表评估无精神障碍。各种化验检查提示无手术禁忌证，运动评估提示 DBS 疗法预期良好。经与患者本人及家属详细沟通，确定手术治疗方案。按期行微电极引导下双侧丘脑底核深部脑刺激电极（STN-DBS）立体定向置入术。术中手术切口见图 9-13。手术顺利，术中测试效果满意（图 9-14）。术后复查头颅 MRI 提示电极位置良好（图 9-15）。

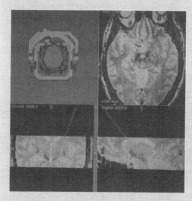

图 9-12 术前 MRI、CT 图像
融合下行手术计划

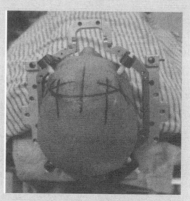

图 9-13 术中手术切口设计

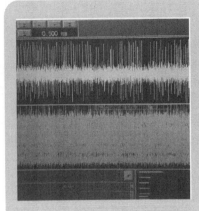 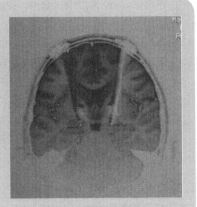

图 9-14　术中微电极记录　　　图 9-15　术后 MRI 复查进行

靶点电生理确认　　　　　　　电极位置确认

 **主任医师常问住院医师、进修医师或主治医师的问题**

### ● 如何选择帕金森病 DBS 疗法的治疗靶点？

答：目前用于帕金森病 DBS 疗法的治疗靶点主要有三个，分别是丘脑底核（STN）、苍白球内侧部（GPi）和丘脑腹外侧中间核（Vim），依据患者临床表现的不同选择其一或其二（表 9-1）。临床上手术部位的选择要考虑患者的具体情况，如年龄、引起功能障碍的主要原因、药物疗效以及患者自己的意愿等。毁损术有效的症状 DBS 亦有效，反之亦然。

**表 9-1　脑内治疗靶点与 PD 典型临床症状的关系**

| 手术靶点 | 震颤 | 僵直 | 行动缓慢 | 异动症 | 步态 | 僵住 |
| --- | --- | --- | --- | --- | --- | --- |
| Vim | ＋＋＋＋ | ＋＋ | － | ＋＋ | － | － |
| GPi | ＋＋＋ | ＋＋ | ＋＋ | ＋＋＋＋ | ＋ | － |
| STN | ＋＋＋＋ | ＋＋＋ | ＋＋＋ | ＋＋＋ | ＋＋ | ＋ |

（1）Vim 核　适合于：①以震颤为主，尤其是伴有姿势性、动作性震颤或药物治疗无效的静止性震颤，影响生活和工作能力者；②单侧症状重，无明显行动缓慢；③左旋多巴类药物引起的异动症。电刺激丘脑 Vim 可使 PD 患者的震颤明显改善。但对 PD 的其他症状，如运动徐缓、肌强直、步态障碍和药物产生的不自主运动等效果不理想。因此对

Vim 刺激已逐渐被 GPi 和 STN 等作用更广的靶点所替代。

（2）GPi　适合于：①原发性 PD；②经过系统的药物治疗，有明确疗效，但疗效进行性减退，并出现症状波动或异动症等副作用；③Hohen-& Yahr"关"状态Ⅲ级以上；④术中能与医生良好合作者。GPi-DBS 可改善帕金森病患者的震颤、运动徐缓、肌强直等症状，其疗效不及 STN-DBS，但是能显著改善左旋多巴诱导的异动症，并且不依赖术后左旋多巴的减量。

（3）STN　适合于：①原发性 PD 患者，服用左旋多巴制剂疗效减退或出现副作用；②有明显的起步困难或步僵；③左旋多巴类药物用量较大，超过每日 1000mg 者；④一侧苍白球毁损术（切开术）后，对侧肢体 PD 症状加重者。STN-DBS 能全面改善帕金森病患者运动障碍、服药并发症，包括运动波动以及异动症，因而是目前 DBS 疗法最主要的靶点，但其改善左旋多巴诱导的异动症依赖术后左旋多巴药物减量，不如 GPi-DBS 直接。因此，合并严重左旋多巴诱导的异动症 PD 患者推荐 GPi-DBS。

此外，最近在脚桥核（pedunculopontine nucleus，PPN）的 DBS 研究结果中表明，对桥脑脚的低频电刺激，可以适度改善步态、姿势等异常，对帕金森非运动症状非但没有不良影响，且能够改善睡眠、认知这两种严重影响 PD 患者的非运动症状。但目前在世界范围内对 PPN-DBS 的研究甚少，还不足以得出可靠的结论以大量应用于临床。

## 帕金森病患者 DBS 术后管理包括哪些方面？

答：帕金森病患者良好的 DBS 术后管理非常重要，包括以下几方面。

（1）PD 患者接受 DBS 疗法后开始使用抗 PD 药的时机　术后清醒并可以自己摄食时。

（2）DBS 疗法后用药方案　初始同术前，根据患者的反应调整用药，以最小有效剂量控制患者的运动症状。术后 1 个月内即可减少服药的数量及种类，大多数患者在术后 3 个月至半年开始进行药物调整，LED 减少 30% 到 70%。DBS 疗法后多巴胺受体激动剂及复方多巴制剂是最常使用的抗 PD 药。

（3）DBS 疗法后开机（即进行第 1 次程控）的时机　脑水肿消退，患者一般情况好即可开机，术后 2~4 周较适宜。

（4）开机参数的设定　绝大多数频率为 130Hz，脉宽 60μs。电压根据患者的反应调整，一般不超过 3V，但脚桥核 DBS 频率较低。

（5）长期 DBS 参数的变化　术后前几年参数需要较多调整，STN-DBS 电压变化较大，较少超过 3.5V；频率变化其次，较少超过 170Hz，脉宽相对变化较少。绝大多数为单极设置，较少双极；随着时间的推移，双极设置的比例稍有增加。

（6）接受 DBS 疗法后，若病情需要行头颅影像学检查，头颅 CT 无需调整参数即可进行；头颅 MRI 检查只适合在 1.5T MRI 机器上进行，检查前要将患者的脉冲发生器电压回零、关机。

（7）接受 DBS 疗法后，患者及家人应详细阅读《神经刺激系统患者手册》。

## 主任医师总结

帕金森病（PD）是一种常见的中枢神经系统变性疾病，多发生于 50～65 岁老年人，发病率随年龄增长而升高。该病以肢体震颤，肌强直，运动缓慢，姿势异常为主要临床表现。其主要病理特征为黑质多巴胺能神经元进行性退变合并路易小体形成，目前发病机制仍未完全明确，现有治疗手段，无论是药物或手术治疗，只能改善患者的症状，并不能阻止病情的发展，更无法治愈。所有患者最终因病情进展而丧失生活能力，给家庭和社会都带来了沉重的负担。

帕金森病的治疗方法有药物治疗、手术治疗、运动疗法、心理疏导及照料护理等，治疗不仅要立足当前，针对帕金森病的运动症状和非运动症状采取全面综合的治疗，并且需要长期管理，以达到长期获益。药物治疗为首选，是整个治疗过程中的主要治疗手段。目前国内外应用较多的 PD 药物主要分为左旋多巴-外周多巴胺脱羧酶抑制剂、多巴胺激动剂、单胺氧化酶 B 抑制剂（MAOBIs）、儿茶酚-氧位-甲基转移酶抑制剂（COMTIs）、抗胆碱能药物、金刚烷胺等类。左旋多巴（L-DOPA）是目前应用最为广泛，也是最为有效的改善 PD 运动症状的药物。

手术治疗则是药物治疗的一种有效补充。对于中晚期 PD 患者，长期的药物治疗已经出现药物疗效减退和严重并发症，而通过系统的药物调整也无法解决，此时，神经外科手术治疗成为了一个首选。脑深部电刺激（DBS）疗法是目前治疗 PD 的最为可行的一种手术方法，该疗法通过立体定向手术，将刺激电极置入脑深部特定神经核团，对核团进行慢性刺激，调节引起症状的异常电活动，从而消除或改善症状，以达到临床治疗目的。DBS 以其创伤小，可控性好，可逆性和副作用少，已

取代核团毁损术成为外科治疗帕金森病的最佳手段，尤其对左旋多巴
（L-DOPA）诱发的异动症，DBS能达到显著临床效果。但是以DBS为
代表的外科手术只是药物疗法的一种有效补充手段。合理选择患者，针
对相应靶点，采取适当的调控参数，DBS可取得比最佳药物治疗更好
的临床疗效。

合理选择患者，DBS疗法已经可以改善大部分PD患者的运动症
状，尤其是对震颤的治疗；至于姿势不稳、步态障碍等PD轴性症状，
虽然低频电刺激PPN已经取得实验性成果，但长期疗效尚不确定，仍
需要进一步研究。DBS对PD患者认知功能、人格方面的影响，仍不清
楚。一方面，需要通过动物实验，结合大规模临床试验，明确DBS的
作用机制，才有可能进一步完善已知靶点刺激方式，获得更持久、稳定
的临床疗效；另一方面，随着DBS的普遍开展，新问题不断涌现，如
STN-DBS术后的冻结步态、姿势障碍，要求不断探索新的理想靶点。

## 参 考 文 献

［1］ 陈生弟. 中华医学会神经病学分会帕金森病及运动障碍学组. 中国帕金森病的诊断
标准（2016版）[J]. 中华神经科杂志，2016，49（4）：268-271.

［2］ 陈生弟，高国栋. 中国帕金森病脑深部刺激疗法专家组. 中国帕金森病脑深部电刺
激疗法专家共识[J]. 中华神经科杂志，2012，45：541-543.

［3］ 陈生弟. 中华医学会神经病学分会帕金森病及运动障碍学组. 中国帕金森病治疗指
南（第三版）[J]. 中华神经科杂志，2014，47：428-433.